Springer
*Berlin
Heidelberg
New York
Barcelona
Budapest
Hongkong
London
Mailand
Paris
Santa Clara
Singapur
Tokio*

Curt Diehm

■ Durchblutungs-störungen

Was hilft bei Erkrankungen der Blut- und Lymphgefäße?

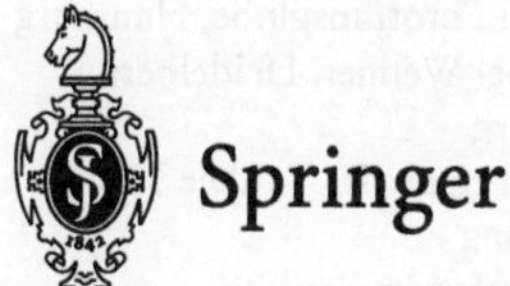

Springer

Mit 92 meist farbigen Abbildungen

ISBN 3-540-60527-4
Springer-Verlag Berlin Heidelberg New York

Redaktion: Ilse Wittig, Heidelberg
Umschlaggestaltung: Bayerl & Ost, Frankfurt
unter Verwendung einer Illustration von Fototransglobe, Hamburg
Innengestaltung: Andreas Gösling, Bärbel Wehner, Heidelberg
Herstellung: Andreas Gösling, Heidelberg
Satz: Schneider Druck GmbH, Rothenburg ob der Tauber
Druck und Bindearbeiten: Appl, Wemding
67/3111 - 5 4 3 2 1 – Gedruckt auf säurefreiem Papier

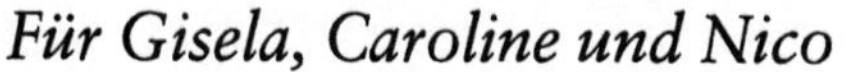

Für Gisela, Caroline und Nico

Inhaltsverzeichnis

Vorwort

Kreislauferkrankungen stehen nach wie vor an der Spitze aller Erkrankungen. Die *Arteriosklerose* und die damit verbundenen Herz-Kreislauf-Erkrankungen sind die Todesursache Nummer eins in den Industrienationen der westlichen Welt: Jeder zweite Bundesbürger stirbt heute an deren Folgen. Unter den Herz-Kreislauf-Erkrankungen ist der Herzinfarkt die häufigste Todesursache, gefolgt vom Schlaganfall und der Lungenembolie.

Periphere Durchblutungsstörungen der Gliedmaßen, im Volksmund auch »Raucherbein« oder »Schaufensterkrankheit« genannt, finden sich in etwa 5–10% der Erwachsenen. Damit ist diese Krankheit etwa genauso häufig wie die Durchblutungsstörungen der Herzkranzgefäße, deren schlimmste Komplikationen der *Herzinfarkt* und der akute Herztod sind.

In unserem Land werden jährlich ca. 35 000 Menschen wegen einer *arteriellen Verschlußkrankheit* der Becken- und Beinarterien amputiert. Wir sind der Auffassung, daß bei einer frühzeitigen Diagnosestellung sowie einer schnellen und konsequenten Behandlung mehr als 80% dieser Patienten vor der Amputation gerettet werden könnten.

Gehirndurchblutungsstörungen und Durchblutungsstörungen der Sinnesorgane mit allen Auswirkungen auf das Gedächtnis, die Konzentration, das Denken und die Wahrnehmung sind mit die größte medizinische Herausforderung unserer Zeit. Durch ein frühzeitiges Erkennen der Alarmsymptome einer Mangeldurchblutung des Gehirns wird eine frühere Behandlung möglich.

Unter uns leben etwa 1 Million Mitbürger, die unter der schweren und schwersten Form quälender *Ohrgeräusche* leiden, dem chronischen komplexen *Tinnitus*. Menschen, die mit permanenten Ohrgeräuschen leben müssen und keine Stille mehr kennen, erkranken häufig auch im psychisch-seelischen Bereich.

Die *Venenkrankheiten* stellen in der Bevölkerung ein bedeutendes gesundheitliches Problem dar. Jede zweite Frau und jeder vierte Mann in der Bundesrepublik leiden an *Krampfadern*. Jeder achte Erwachsene hat eine fortgeschrittene, chronische Erkrankung der Beinvenen. Vom sogenannten offenen venösen Beingeschwür sind annähernd 1,5 Millionen Menschen betroffen. Venenkrankheiten gehören zu den häufigsten Erkrankungen in unserer Gesellschaft. Sie sind zu einer Zivilisationskrankheit mit zunehmender Tendenz geworden. Die Gründe liegen hauptsächlich in unserer ungesunden, bewegungsarmen Lebensweise. Viel zu oft sind Venenkrankheiten früher als Lappalie abgetan worden.

An den gefährlichsten Folgen venöser Erkrankungen, wie der *Lungenembolie* nach einer *Thrombose der tiefen Beinvenen*, sterben heute jährlich ca. 40000 Menschen in der Bundesrepublik. Die Dunkelziffer liegt wahrscheinlich weitaus höher.

Hämorrhoiden gelten als Zivilisationskrankheit. Umschrieb man früher die Hämorrhoiden als »Leiden der heimlichen Örter«, kann man heute offen darüber sprechen, denn in den westlichen Industrienationen leidet praktisch jeder Zweite darunter.

Die Erkrankungen des *Lymphgefäßsystems* sind bis zum heutigen Tag ein Stiefkind der Medizin geblieben. Nur Patienten mit einem schweren chronischen Lymphödem können ermessen, welchen enormen Leidensdruck diese chronischen Stauungserscheinungen infolge einer Lymphabflußstörung verursachen können.

Allen Patienten mit Gefäßkrankheiten soll dieser Ratgeber ein willkommener Helfer sein, der die Betroffenen mündiger macht und das Vertrauensverhältnis zwischen uns Ärzten und den Patienten fördert.

Prof. Dr. med. Curt Diehm
Karlsbad-Langensteinbach 1996

Dank

Mein Dank gebührt meinen Mitarbeiterinnen und Mitarbeitern für kritische Anregungen. Insbesondere Frau Heike Ruck war mir bei der Manuskriptbearbeitung sehr behilflich.

1 Lebenselement Blut

Der Mensch als hochentwickeltes Lebewesen besitzt im *Blutkreislauf* ein Transportsystem, das für die Aufrechterhaltung seiner biologischen Funktionen unerläßliche Voraussetzung ist. Alle Organe benötigen eine optimale *Durchblutung*, um ihre lebenswichtigen Funktionen fehlerfrei und zuverlässig zu erfüllen. Das Blut ist im Grunde ein im Kreislauf zirkulierendes »flüssiges Organ«, das als Transportsystem des Körpers dient.

Ein Erwachsener besitzt durchschnittlich etwa 5 Liter Blut. Im Ruhezustand pumpt das Herz jede Minute ungefähr diese Menge durch die Schlagadern in die Lungen und alle sonstigen Körpergewebe. Es kommt durch die Venen wieder zum Herzen zurück. Dieser Kreislauf wiederholt sich ständig. Bei körperlicher Betätigung erhöht sich die Pumpleistung des Herzens auf bis zu 30 Liter pro Minute und mehr.

Fast die Hälfte des Blutvolumens machen die zellulären Bestandteile aus: die *roten Blutkörperchen* (Erythrozyten), die *weißen Blutkörperchen* (Leukozyten) sowie die *Blutplättchen* (Thrombozyten). Die Hauptaufgabe der roten Blutkörperchen liegt im Sauerstoff- und Kohlendioxidtransport, der weißen in der Immunabwehr und die Hauptaufgabe der Blutplättchen vor allem in der Blutgerinnung. Die andere Hälfte des Blutvolumens besteht aus dem *Plasma*, einer gelblichen, leicht strohfarbenen Flüssigkeit. Das Plasma enthält gelöste Eiweiße, Zucker, Fette, Salze und verschiedene Mineralien.

Das Blut nimmt im Darm die Nährstoffe auf. Diese werden nach der Absorption im Verdauungstrakt und nach Freiwerden aus den Lagerdepots, wie z. B. der Leber, über das Blutsystem zu den Geweben transportiert: Zucker (hauptsächlich Glukose), Fette, Aminosäuren (Bausteine der Eiweiße) sowie verschiedene Vitamine und Mineralien.

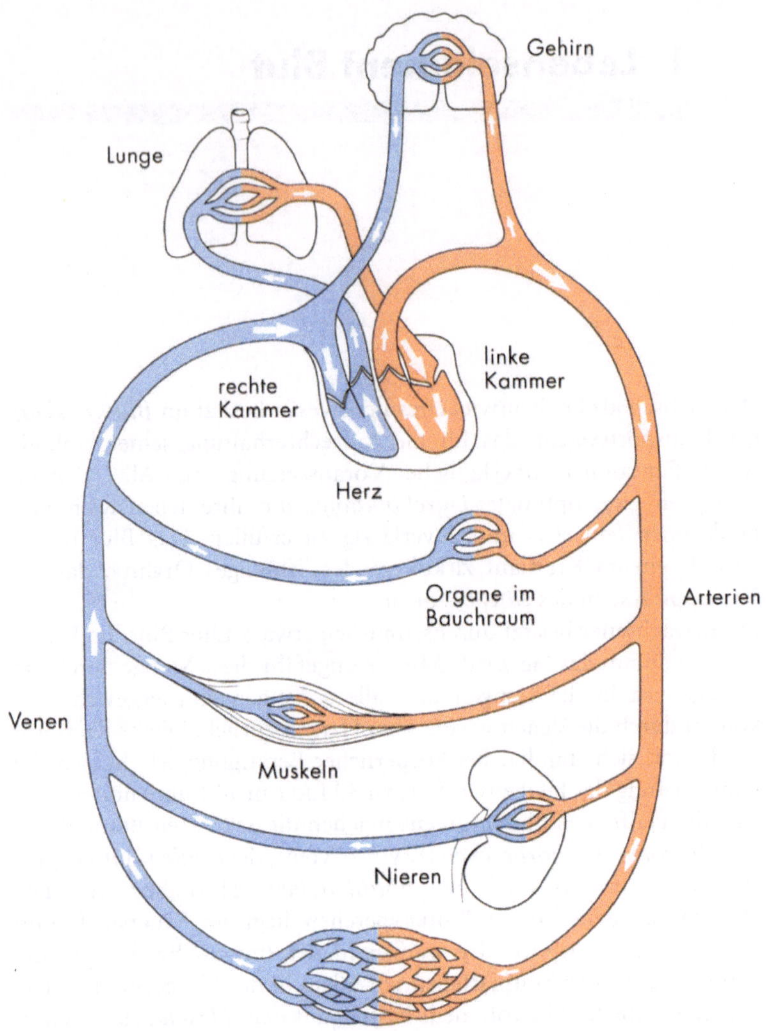

Abb. 1.1. Der Blutkreislauf im menschlichen Organismus. Der Kreislauf besteht aus zwei parallel geschalteten Systemen, dem Körperkreislauf oder sogenannten »großen Kreislauf«, der alle Körperorgane mit Blut versorgt, und dem Lungen- bzw. sogenannten »kleinen Kreislauf«, in dem das Blut vom Kohlendioxid, dem gasförmigen Endprodukt des Stoffwechsels, befreit und mit Sauerstoff beladen wird (Arterien sind rot, Venen blau eingezeichnet).

Im Blut werden auch die Hormone und Abwehrkörper (z. B. Abwehrsysteme gegen Infektionen) befördert.

Von besonderer Bedeutung ist der Kreislauf des Blutes für die Energiegewinnung aller Zellen. In der Lunge wird das Blut mit Sauerstoff beladen und dann vom Herzen über die Schlagadern in den Körper gepumpt. Über die Venen fließt das kohlendioxidbeladene »verbrauchte« Blut wieder zurück zum Herzen und zur Lunge (Abb. 1.1). Der Kreislauf beginnt dann von neuem.

Der linke Herzvorhof übernimmt das in der Lunge mit Sauerstoff beladene Blut und gibt es an die linke Herzkammer weiter, die es in die Hauptschlagader des Körpers (Aorta) pumpt. Von der Aorta gehen die großen arteriellen Blutgefäße für Kopf, Rumpf und innere Organe ab. Die Arterien verzweigen sich immer mehr und werden kleiner. Die kleinsten Arterien werden als »Arteriolen« bezeichnet. Diese haben in ihrer winzigsten Form nur noch eine Muskelzelle in der Wandung. An die Arteriolen schließen sich die muskelfreien Haargefäße (Kapillaren) mit einem Durchmesser von 0,01–0,0035 mm an. Sie stellen ein weit verzweigtes Netz mit einer riesigen Austauschoberfläche dar und durchsetzen alle Organe.

Der Stoffaustausch läuft im Prinzip als Filtrations- und Diffusionsprozeß ab. Das Blut, das die Kapillaren passiert hat, sammelt sich im venösen Gefäßschenkel an, zunächst in den kleinsten Venchen, die man »Venolen« nennt. Das Blut wird dann in den oberflächlichen und tiefen Venen gesammelt und über die untere und obere Körperhohlvene (Vena cava inferior und superior) zum rechten Herzen zurücktransportiert. Während der Erschlaffungsphase des Herzens (Diastole) übernimmt die rechte Herzkammer das venöse Blut und pumpt es in der Anspannungsphase des Herzens (Systole) in den Lungenkreislauf. Auch dieser besteht aus Arterien, Arteriolen und dann in der Endstrecke aus einem Kapillarnetz, das unmittelbar die Lungenbläschen umgibt. Das Kapillarnetz in der Lunge geht wieder in Venolen über; Lungenläppchenvenen vereinigen sich zu Lungenlappenvenen. Schließlich gehen aus jeder Lunge meist zwei Lungenvenen (Venae pulmonales) hervor, die am Lungenstiel austreten und in den linken Herzvorhof münden. Die Arterien des Körpers transportieren hellrotes arterielles (oxygeniertes) Blut. In den Venen befindet sich bläuliches venöses (kohlendioxidangereichertes) Blut. Im Lungenkreislauf ist es umgekehrt: Hier findet sich in den Arterien venöses und in den Venen arterielles Blut.

Ohne Sauerstoff kein Leben

Das Lebenselement schlechthin ist der Sauerstoff, der im Blut von den roten Blutkörperchen von der Lunge zu den einzelnen Organen transportiert wird. Wie wichtig der Sauerstoff für den Menschen ist, zeigt sich daran, daß z. B. bei einer Unterbrechung der Sauerstoffzufuhr zum Gehirn schon nach 5 Sekunden Funktionsstörungen auftreten, nach 15 Sekunden geht bereits das Bewußtsein verloren und nach 3 Minuten sind bleibende Schäden bis hin zum Hirntod wahrscheinlich. Alle Lebensprozesse sind an den Sauerstoff gekoppelt. Die Zellen ge-

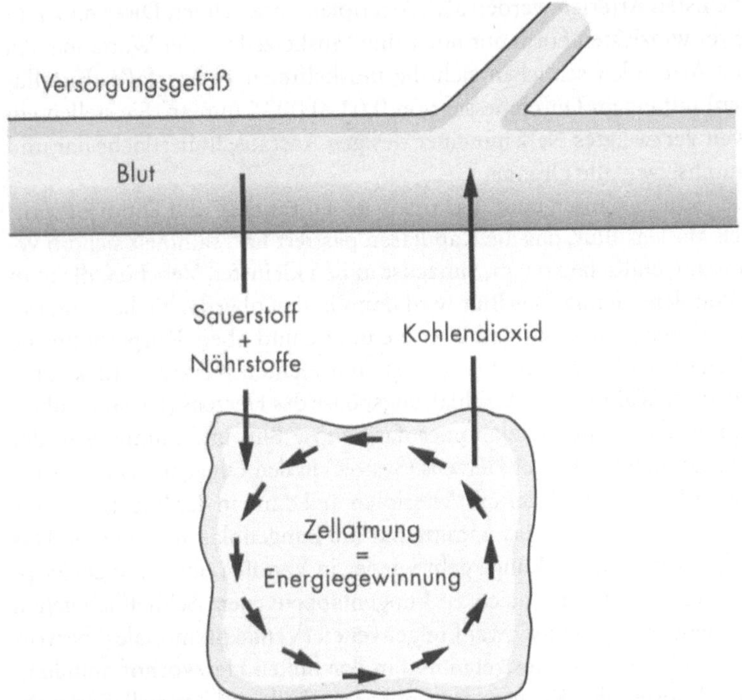

Abb. 1.2. Zellen gewinnen die Energie durch Veratmung des vom Blut herantransportierten Sauerstoffs. Das »Abgas« Kohlendioxid wird an das Blut zurückgegeben.

winnen ihre Energie durch die Veratmung des Sauerstoffs (Abb. 1.2).
Diese Energie treibt alle anderen Lebensprozesse des Organismus an.
Sobald die Energievorräte der Zellen aufgebraucht sind, kommen alle
Vorgänge zum Stillstand.

Die Sauerstoffträger im Blut, die *roten Blutkörperchen*, bilden neben
dem Blutplasma den Hauptbestandteil des Blutes. In der kleinen Menge
von 1 Mikroliter Blut (1 mm^3) sind ungefähr 4,5–5 Millionen rote
Blutkörperchen enthalten. In den Versorgungsgefäßen geben die roten
Blutkörperchen den Sauerstoff an die Gewebe ab und nehmen
gleichzeitig Kohlendioxid, das »Abgas« des Zellstoffwechsels, auf.
Die roten Blutkörperchen sind in höchstem Maße verformbar. Nur so
können sie durch alle Engstellen und die kleinsten Gefäße, die in der
Lichtung deutlich kleiner als sie selbst sind, hindurchfließen (Abb. 1.3).

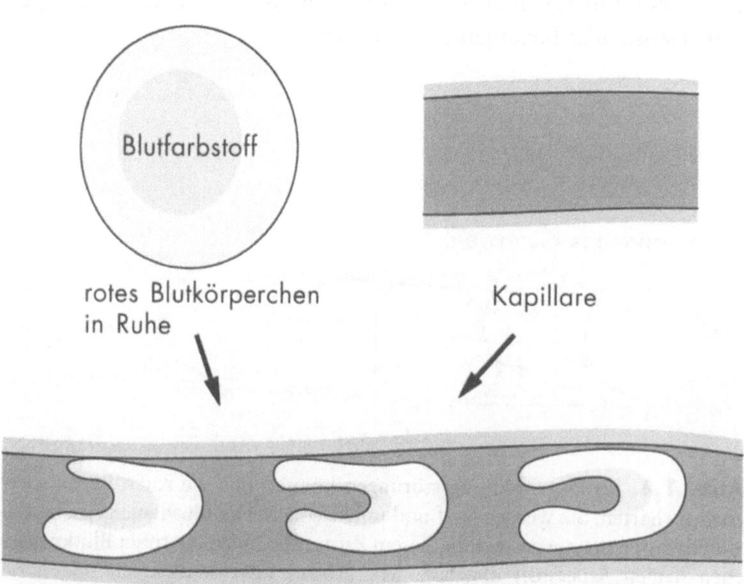

Abb. 1.3. Blutkörperchen sind im Durchmesser größer als die Kapillaren.
Nur wenn sie verformbar sind, können sie durch die Versorgungsgefäße
fließen und Sauerstoff abgeben.

▓ Wenn das Blut nicht mehr fließt

Die Verstopfung einer Schlagader (Arterie) behindert früher oder später den Blutstrom. Meist ist eine *Gefäßverkalkung* (Arteriosklerose) die Ursache für eine Arterienverstopfung. Ähnlich wie bei einem Verkehrsstau die Fahrbahn, sind die Schlagadern durch Kalkablagerungen so stark eingeengt, daß nur noch wenige Fahrzeuge bzw. rote Blutkörperchen hindurch können.

Es entstehen also nicht nur Durchblutungsstörungen in den großen Transportschlagadern; ein großes Problem bei Durchblutungsstörungen ist, daß das Blut in den kleinsten Versorgungsgefäßen sehr zäh wird und verklumpt. Die roten Blutkörperchen werden hart und steif und können in diesem Zustand keinen Sauerstoff mehr abgeben. Mit großen Eiweißmolekülen im Blut bilden sie schließlich dicke Klumpen, die an den Gefäßwänden kleben bleiben. Oft fließt das Blut in den Versorgungsgefäßen dann nur noch ganz stockend, sozusagen schrittweise oder bleibt ganz stehen (Abb. 1.4).

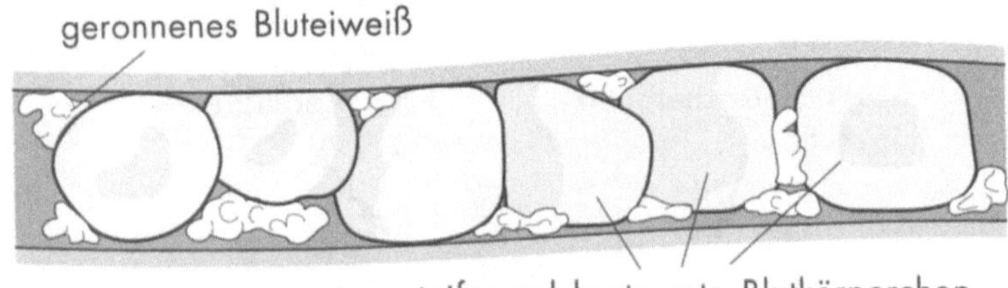

Abb. 1.4. Bei Durchblutungsstörungen können sich die roten Blutkörperchen verhärten. Sie werden steif und unbeweglich. Die Blutfließeigenschaften sind dadurch massiv gestört. In diesem Zustand können die roten Blutkörperchen keinen Sauerstoff abgeben. Mit großen Eiweißmolekülen bilden sie schließlich geldrollenartige Klumpen, die an den Gefäßwänden kleben bleiben. Sobald das Blut steht, erhält das Gewebe weder Sauerstoff noch Nährstoffe. Die Zellatmung ist dann blockiert. Im schlimmsten Fall kommt es sogar zum Gewebetod, wenn ganze Gefäße vollständig verschlossen sind. Oberstes Gebot ist daher: Das Blut muß immer fließend gehalten werden.

Damit bei einer arteriellen Verschlußkrankheit der Blutstrom in den kleinen Versorgungsgefäßen nicht ins Stocken gerät oder schlimmstenfalls ganz zum Stillstand kommt, gilt als oberstes Therapieziel: Das Blut muß vor Klumpenbildung und Gerinnung und die roten Blutkörperchen vor Versteifung geschützt werden. Diese Gefahr ist bei einer Aderverstopfung besonders groß, weil das Blut nur noch langsam fließt. Darüber hinaus ist bekannt, daß bei arteriosklerotischen Gefäßerkrankungen, wie dem *Herzinfarkt*, dem *Schlaganfall* und den *Durchblutungsstörungen in den Becken- und Beinarterien*, die Blutfließeigenschaften schon von vornherein deutlich verschlechtert sind, weil die Beweglichkeit der roten Blutkörperchen erniedrigt und die Viskosität gesteigert ist. Die Viskosität ist ein Maß für die innere Reibung einer Flüssigkeit. Sind die Blutfließeigenschaften gestört, wird das Blut dickflüssiger und zäher. Dadurch wird natürlich die Durchblutung in den kleinsten Haargefäßen sehr viel schlechter. Die weichen und äußerst geschmeidigen roten Blutkörperchen werden wie harte Kugeln und verkeilen sich in den Versorgungsgefäßen, vor allem wenn Sauerstoffmangel zu einer Übersäuerung des Gewebes führt.

Nur im Fließen kann das Blut den Sauerstoff für die Zellatmung auch tatsächlich abgeben. Deshalb ist es auch so wichtig, daß es nie zum Stillstand kommt. Eine Behandlung muß das Blut demnach fließfähiger machen. Die Therapie zur Verbesserung der Fließeigenschaften des Blutes wird als »hämorheologische Therapie« bezeichnet.

Um das bei Durchblutungskrankheiten zähe Blut wieder fließfähiger zu machen, ist zum einen erforderlich, daß der betroffene Patient viel Flüssigkeit trinkt, zum anderen werden spezifische Arzneimittel verabreicht, die die roten Blukörperchen geschmeidiger machen. Wenn das Blut wie bei der Arterienverkalkung nur noch langsam fließt und Sauerstoffwechselendprodukte die roten Blutkörperchen schädigen, schützen diese Arzneimittel die roten Blutkörperchen vor Versteifung und Verklumpung.

Auch der Aderlaß entfaltet seine heilende Wirkung über die Verbesserung der Fließfähigkeit des Blutes. Besonders günstig für die Durchblutung wirkt es sich aus, wenn bei der Behandlung Medikamente und Aderlaß zusammen eingesetzt werden.

Teil A
Erkrankungen der arteriellen Blutgefäße

2 Die arterielle Verschlußkrankheit

◼ Welche Aufgaben haben die Schlagadern?

Der Organismus braucht für seine Versorgung mit Sauerstoff und Nährstoffen eine ausreichende Durchblutung. Dies wird durch ein funktionstüchtiges Herz-Gefäß-System gewährleistet. Das in der Lunge mit Sauerstoff angereicherte Blut wird von der zentralen Pumpstation, dem Herzen, durch die *Schlagadern* (Arterien), die sich immer feiner verzweigen, in den Körper gepumpt. In den kleinsten arteriellen Gefäßen, den sogenannten *Kapillargefäßen* (Haargefäße), erfolgt dann beispielsweise in der Muskulatur oder der Haut der Sauerstoff- und Nährstoffaustausch.

Das verbrauchte sauerstoffarme, deshalb bläuliche Blut, das mit Kohlendioxid und Stoffwechselendprodukten angereichert ist, wird im *Blutadersystem* (Venensystem) gesammelt und wieder dem Herzen zugeleitet. Dieser Kreislauf ist von elementarer Bedeutung für das Leben. Neben den Arterien und den Venen gibt es noch die *Lymphgefäße*, die die Aufgabe haben, über ein spezielles Lymphgefäßsystem das Gewebewasser in das Venensystem zurückzutransportieren.

Viele Menschen leiden an einer Durchblutungsstörung, ohne es zu wissen. Je nach dem, ob zum Beispiel das Herz, das Gehirn, ein Sinnesorgan oder die Gliedmaßen von der Mangeldurchblutung betroffen sind, können die Beschwerden vollkommen verschieden sein. Abbildung 2.1 zeigt die großen Schlagadern, durch die das Blut vom Herzen zu den Organen gepumpt wird. Sind sie verstopft, entstehen Durchblutungskrankheiten. In der Tabelle 2.1 sind die häufigen Krankheiten und ihre Symptome zusammengefaßt, die bei Durchblutungsstörungen infolge einer Schlagaderverstopfung auftreten können.

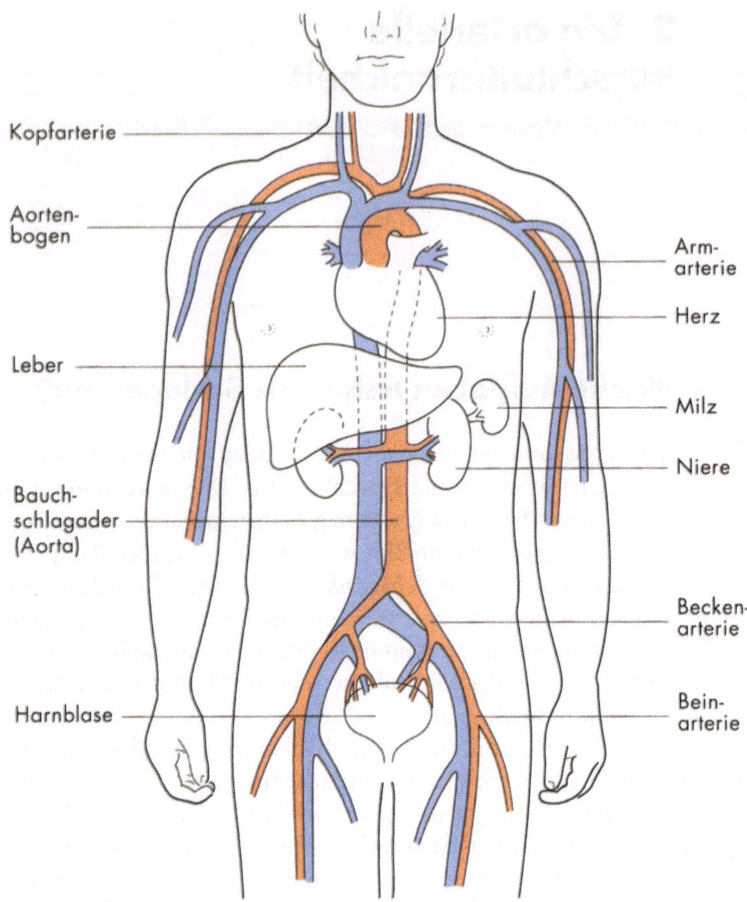

Abb. 2.1. Das Blut wird in großen Schlagadern (*rot*) in den Körper gepumpt.

Risikofaktoren für arteriosklerotische Gefäßerkrankungen

In weltweiten Untersuchungen konnte gezeigt werden, daß es krankmachende Faktoren gibt, die nicht nur den Umbau der gesamten
Schlagadern im Körper beschleunigen und verstärken, sondern in bestimmten Gefäßbezirken besonders intensive Schäden hervorrufen.

Tabelle 2.1. Häufige Krankheiten, die bei Durchblutungsstörungen infolge Schlagaderverstopfung auftreten können.

Erkrankte Schlagadern	Krankheiten und Symptome
Herzkranzgefäße	Angina pectoris, Herzinfarkt, Herzmuskelschwäche, Herzrhythmusstörungen
Becken- und Beinarterien	Raucherbein/Schaufensterkrankheit, offene Beine/Gangrän, Gehschmerzen (intermittierendes Hinken), Störungen der männlichen Sexualfunktion
Hals- und Nackenschlagadern	Schlaganfall, Konzentrations- und Gedächtnisstörungen
Hirnadern	Schlaganfall, Ohrgeräusche, Abnahme des Hörvermögens (z. B. Hörsturz), Schwindel und Gleichgewichtsstörungen, Abnahme des Sehvermögens
Hirnhaut- und Kopfadern	Kopfschmerzen, Migräne

Wir sprechen von »*Risikofaktoren*« im allgemeinen und für die lokalen arteriellen Verschlußkrankheiten im besonderen. Was die Häufigkeit der Risikofaktoren angeht, so gehören die meisten von ihnen zur Kategorie der erworbenen und damit beeinflußbaren Risikofaktoren. Der Heidelberger Arterioskleroseforscher Prof. Schettler hat eine Einteilung der Risikofaktoren vorgenommen und *Risikofaktoren erster Ordnung* von *Risikofaktoren zweiter Ordnung* unterschieden. Zu den Risikofaktoren erster Ordnung gehören: Bluthochdruck, Fettstoffwechselstörungen, inhalatives Zigarettenrauchen und die Zuckerkrankheit. Zu den Risikofaktoren zweiter Ordnung, dies sind also weniger durchschlagende Faktoren, gehören Bewegungsmangel, erhöhte Harnsäure (Hyperurikämie), Übergewicht und vor allem Streß. Je nach betroffenem Gefäßgebiet läßt sich eine Rangordnung der »Risikofaktoren« aufstellen.

Risikofaktoren für den Herzinfarkt

 1. Fettstoffwechselstörung (zu hohes Gesamtcholesterin und zu hohes »böses« LDL-Cholesterin),

2. Zigarettenrauchen,
3. Bluthochdruck (Hypertonie),
4. Zuckerkrankheit (Diabetes mellitus),
5. Hyperfibrinogenämie (zu hoher Fibrinogenwert),
6. Übergewicht (als indirekter Faktor).

Risikofaktoren für den Schlaganfall

1. Bluthochdruck (Hypertonie),
2. Zuckerkrankheit (Diabetes mellitus),
3. Herzkrankheiten (z. B. Herzrhythmusstörungen oder Herzklappenfehler)
4. Rauchen,
5. Alkohol.

Risikofaktoren für das Raucherbein/Schaufensterkrankheit

1. Rauchen,
2. Zuckerkrankheit (Diabetes mellitus),
3. Bluthochdruck (arterielle Hypertonie),
4. Fettstoffwechselstörungen (zu hohe Triglyzeride und zu hohes
   Cholesterin).

Aus der Sicht des praktischen Arztes, der zusammen mit dem Patienten eine Hauptrolle in der Verhinderung (Prävention) von Herz-
Kreislauf-Erkrankungen spielt, ist eine Einteilung in beeinflußbare
und nicht beeinflußbare Risikofaktoren sinnvoll.

Beeinflußbare Risikofaktoren

Bluthochdruck (Hypertonie),
Fettstoffwechselstörung (zu hohes Gesamt- und LDL-Choleste-
rin, zu niedriges »gutes« HDL-Cholesterin),
Zigarettenrauchen,
Übergewicht,
Zuckerkrankheit (Diabetes mellitus),
körperliche Inaktivität,
psychosoziale Charakteristika (psychosozialer Streß),
Hormone (Ovulationshemmer) in Kombination mit rauchen.

Nicht beeinflußbare Risikofaktoren

Belastende Familienvorgeschichte (Vererbung),
Herz-Kreislauf-Erkrankungen vor dem 50. Lebensjahr,
Alter,
männliches Geschlecht (hormonelle Faktoren).

Wie kommt es zur »Arterienverkalkung«?

Die häufigste Erkrankung der Schlagadern ist die Arteriosklerose.

Unter Arteriosklerose versteht man eine chronisch fortschreitende Verhärtung und Verdickung der Gefäßwand durch Einlagerung von Fett, Kalk und Bindegewebsbestandteilen, wodurch die Elastizität abnimmt und die Lichtung des Blutgefäßes zunehmend verlegt wird.

In über 90% der Fälle von Mangeldurchblutungen im Körper ist die Ursache eine Arteriosklerose. Diese Gefäßerkrankung ist besonders heimtückisch, weil sie über viele Jahre unentdeckt langsam voranschreitet und im Prinzip alle Arterien mehr oder weniger befällt. Man

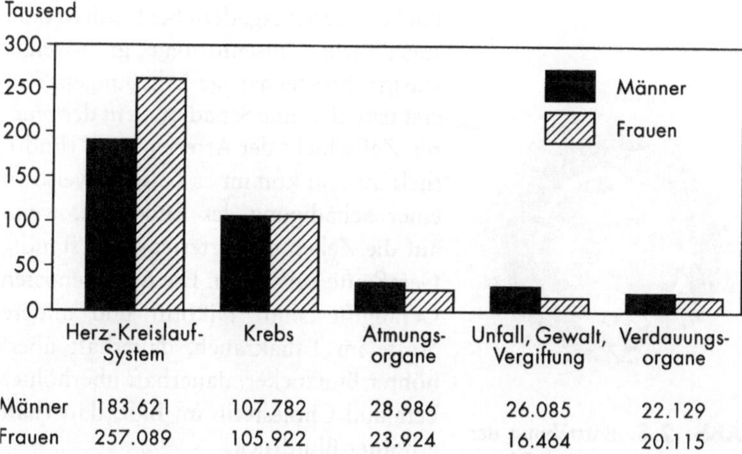

	Herz-Kreislauf-System	Krebs	Atmungs-organe	Unfall, Gewalt, Vergiftung	Verdauungs-organe
Männer	183.621	107.782	28.986	26.085	22.129
Frauen	257.089	105.922	23.924	16.464	20.115

Abb. 2.2. Führende Todesursachen in Deutschland 1993. (Quelle: Statistisches Bundesamt Wiesbaden, 1994).

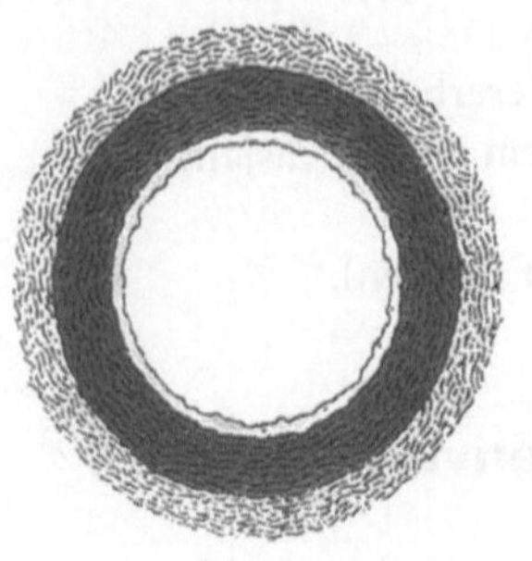

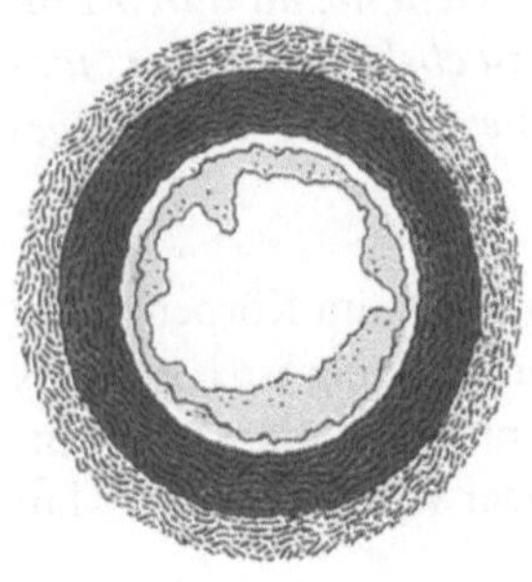

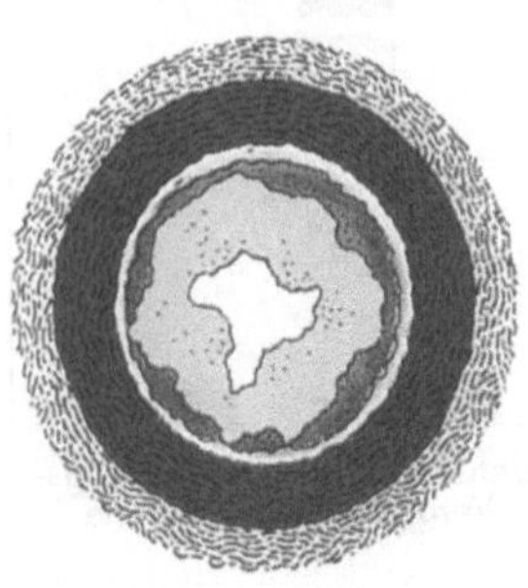

Abb. 2.3. Entstehung der Arteriosklerose. Aus Diehm 1994.

sagt daher auch: Die Arteriosklerose ist eine generalisierte, chronisch fortschreitende Krankheit.

Die Arteriosklerose ist die Hauptursache für die Entstehung der *koronaren Herzerkrankung* (Angina pectoris, Herzinfarkt, Herzleistungsschwäche und Herzrhythmusstörung), des *Schlaganfalls* und der *peripheren arteriellen Verschlußkrankheit* (Raucherbein). Die Arteriosklerose und die damit verbundenen Herz-Kreislauf-Erkrankungen sind die Todesursache Nummer 1 in den Industrienationen der westlichen Welt. Jeder zweite Bundesbürger stirbt heute an einer Herz-Kreislauf-Erkrankung (Abb. 2.2).

Interessanterweise beginnen die Umbauvorgänge in den Schlagadern bereits in der frühen Kindheit. Beim Menschen sind krankhafte Gefäßveränderungen schon in den ersten Lebensjahren zu beobachten. Oft sieht man in den Innenflächen der Schlagadern bei Kindern oder Jugendlichen linsenförmige, grau-weiße, glasige, bläschenartige Erhebungen. Zuerst tritt also eine Schädigung in der inneren Zellschicht der Arterienwand (Endothel) auf. So kommt es beispielsweise zu einer Schädigung des Endothels, wenn auf die Zellen der Arterienwand ständig Gefäßgifte einwirken. Die bedeutendsten Gefäßgifte sind: Nikotin und andere Stoffe im Tabakrauch, dauerhaft überhöhter Blutzucker, dauerhaft überhöhtes Fett und Cholesterin im Blut, dauerhaft erhöhter Blutdruck.

Durch die dauernde Einwirkung der Gefäßgifte wird zuerst die Zellmembran der

Arterieninnenschicht in Mitleidenschaft gezogen. Die Störung in den
Membranen führt zu einem ungeregelten Stoffeinstrom in die Arteri-
enzellen und zu einer Zellschwellung (Abb. 2.3).

Später lagern sich fetthaltige Eiweiße und das Gerinnseleiweiß Fibrinogen in der Gefäßinnenschicht ab. Dies führt zu einer Entzündung in
der Arterienwand mit starkem Wachstum von Bindgewebs- und glatten Muskelzellen. Der Krankheitsprozeß unterhält sich jetzt selbst,
weil sich an der vernarbten Innenschicht des Blutgefäßes Blutplättchen (Thrombozyten) ablagern und plötzlich das Blut gerinnt.

Diese Reize stoßen neue Entzündungsreaktionen und Narbenbildun-
gen an. Im weiteren Verlauf kommt es auch dann sekundär zu Kalk-
einlagerungen. Wirken die Gefäßgifte weiter auf die Arterien, schreitet der Arterioskleroseprozeß unaufhaltsam voran und verschließt die
Gefäße mehr und mehr. Wenn der Blutstrom stark behindert wird,
treten die ersten Symptome der Mangeldurchblutung auf.

Die Spätveränderungen sind durch sogenannte *Plaques* (Abb. 2.4) gekennzeichnet. Das sind erhabene, in die Gefäßlichtung ragende, weiß-
graue, runde oder längliche Herde in einer Ausdehnung von wenigen
Millimetern bis zu mehreren Zentimetern. Diese Herde können in
sich zusammenlaufen und »arteriosklerotische Beete« bilden. Plaques
sind ausgesprochen hart und stellen Barrieren für den Blutstrom dar.

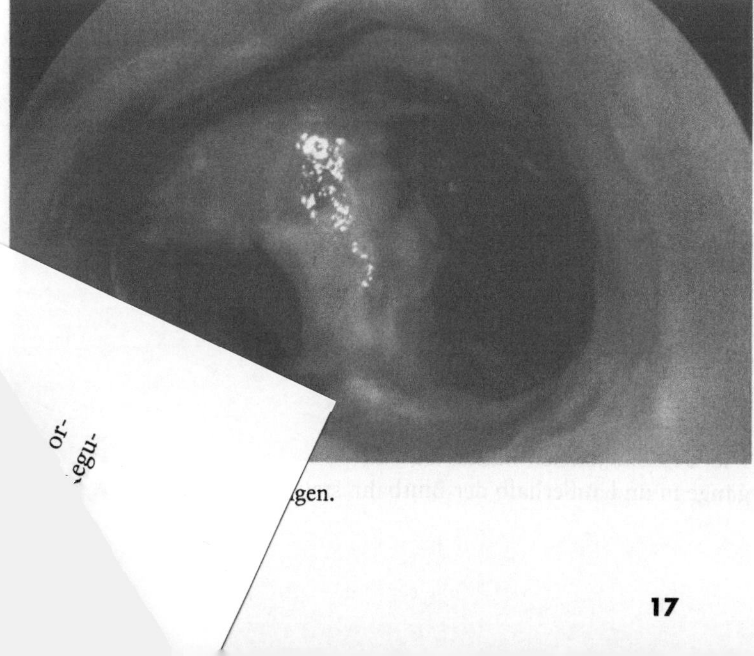

Wenn einmal solche Rauhigkeiten in der Gefäßlichtung entstanden sind, werden Blutplättchen angelockt. Es bilden sich Gerinnsel (Thromben). Dadurch kommt es zu einer schichtweisen Einengung der Gefäßlichtung, die schließlich total verschlossen wird.

Örtliche Besonderheiten der Arteriosklerose

Beim Betrachten der Innenflächen eines aufgeschnittenen Arteriensystems fällt auf, daß der Arterioskleroseprozeß in bestimmten Regionen bevorzugt angetroffen wird. So kommt es vor, daß bei dem einen Patienten nur die große Bauchschlagader, bei einem anderen Patienten nur die Herzkranzgefäße befallen sind. Bei extrem starken Rauchern sind beispielsweise fast ausschließlich die Beckenarterien befallen.
Eine Zunahme und Verstärkung von arteriosklerotischen Beeten findet sich prinzipiell auch an Stellen der Gefäßabgänge. Hier spielen höchstwahrscheinlich Strömungsveränderungen mit Wirbelbildungen eine Rolle. Generell sind alle Gefäßteilungsstellen und Gefäßverzweigungen stärker befallen als die übrigen Arterienabschnitte.

Bedeutung der innersten Gefäßschicht
für die Arterioskleroseentstehung (Endothel)

Ein lange Zeit unterschätztes Organ, die die Blutgefäße auskleidende *Gefäßhaut* könnte den Schlüssel zur besseren Erkennung vieler Herz-Kreislauf-Krankheiten liefern. Die Gefäßhaut rückt in den letzten Jahren immer mehr in den Mittelpunkt der Erforschung des Herz-Kreislauf-Systems.
Die Gefäßhaut ist nicht nur eine Grenzschicht, die die Arterien, Venen und auch Lymphbahnen zur Flußseite hin abdichtet, sondern sie ist ein stoffwechselaktives Organ mit einer riesigen Gesamtoberfläche von ca. 1020 m². Fast 100000mal am Tag, 35 Millionen mal im Jahr ist die Gefäßinnenhaut durch die Herzaktionen im gleichen Rhythmus dem Druck des mit etwa 80 cm pro Sekunde vorbeiströmender Blutes ausgesetzt.
Die Gefäßhautzellen bilden laufend Botenstoffe, die zahlreiche gänge in und außerhalb der Blutbahn steuern. Dazu gehört die

lation des Blutflusses und des Blutdrucks ebenso wie die Reparatur von Gefäßschäden, die Kontrolle der Blutgerinnung und die Steuerung immunologischer Vorgänge. Die Gefäßhaut hat den Charakter eines eigenständigen hochentwickelten stoffwechselaktiven Organs. Gefäßhautzellen tragen zur Kontrolle des Blutgefäßdurchmessers bei, in dem sie gefäßerweiternde und gefäßverengende Substanzen freisetzen. So wurde erst kürzlich entdeckt, daß die Gefäßhaut in der Lage ist, den relaxierenden Faktor freizusetzen, der für die Weitstellung von Blutgefäßen von großer Bedeutung ist. Das Überraschende bei dieser Entdeckung war, daß dieser Faktor als unerwartet einfache Verbindung, nämlich als Stickoxid (NO) identifiziert wurde. Diese Entdeckung hat wichtige Auswirkungen auf die Therapie arteriosklerotischer Komplikationen, denn es gibt zahlreiche Hinweise dafür, daß Medikamente, die die Blutgefäße erweitern, über die Freisetzung von diesen Stickoxiden wirken. So wirken wahrscheinlich die sogenannten Kalziumantagonisten und die Nitropräparate, die ja häufig bei Durchblutungsstörungen des Herzens eingesetzt werden, über diesen Mechanismus gefäßerweiternd. Andererseits nimmt die Aktivität der Stickoxidbildung unter dem Einfluß von Zigarettenrauch und großen Cholesterinmengen ab.
Die Gefäßhaut reguliert auch die Fließeigenschaften des Blutes. Das von der Gefäßhaut gebildete Prostazyklin verhindert nach Beobachtungen des englischen Nobelpreisträgers Sir John Vane ebenso wie das Stickoxid das Anlagern von Blutplättchen (Thrombozyten) an die Gefäßhaut. Bei Bedarf kann die Gefäßhaut jedoch auch eine Blutgerinnung auslösen.

Fortschreiten und Rückbildung der Arteriosklerose

Der Prozeß der Arterioskleroseentstehung läuft phasenweise ab. Sowohl Frühformen als auch fortgeschrittene Arteriosklerosebeete können auf jedem Niveau der Veränderungen stehen bleiben, insbesondere wenn die krankmachenden Gefäßgifte, bzw. die Risikofaktoren, ausgeschaltet werden. So ist für den Risikofaktor *inhalierendes Rauchen* gesichert, daß sich die Progredienz der Erkrankung vermindert, wenn der schädigende Risikofaktor wegfällt. Dies gilt auch für die Normalisierung von krankhaft erhöhten Blutfetten. Auch die Hemmung der Blutplättchenfunktion durch Azetylsalizylsäure (ASS) ist ein wirksames Prinzip zur Prophylaxe des Fortschreitens der Gefäßerkrankung.

Es besteht aber allgemein Übereinstimmung darin, daß der vollständige Verschluß von Arterien durch die Arteriosklerose irreversibel ist. Man ist sich heute einig, daß nur Fettinfiltrationen mit einer Intimaverdickung (sogenannte fettige Streifen oder fettige Plaques) rückbildungsfähig sind. Die Spätstadien der Arteriosklerose, die harten Plaques und die komplizierten aufgebrochenen arteriosklerotischen Geschwüre, sind irreversibel.

▉ Wodurch wird der Arterioskleroseprozeß begünstigt?

Aus groß angelegten Bevölkerungsstudien ist seit langem bekannt, daß bestimmte krankmachende Faktoren existieren, die als »Risikofaktoren der Arterioskleroseentstehung« bezeichnet werden. Dies sind echte krankheitsfördernde Faktoren, die eine mögliche oder sichere Gefährdung anzeigen.

Der Begriff »Risikofaktor« wurde vornehmlich als Folge epidemiologischer Untersuchungen geprägt. Die Autoren der Framingham-Studie (epidemiologische Langzeitstudie der koronaren Herzkrankheit in der amerikanischen Kleinstadt Framingham) benutzten den Ausdruck erstmals zu Beginn der 60er Jahre. Der Begriff Risikofaktor umfaßt die Voraussagekraft bestimmter schädigender Faktoren auf eine Krankheitsentstehung.

▉ Risikofaktoren

▉ Erbliche Veranlagung

»Wir hätten bei der Auswahl unserer Eltern besser aufpassen müssen...«

Es gibt heute keinen Zweifel mehr darüber, daß es familiäre Dispositionen für die Entstehung eines Herzinfarktes und anderer arteriosklerotischer Gefäßerkrankungen gibt. Wir kennen Familien, in denen Herzinfarkte, Schlaganfälle und Durchblutungsstörungen der

Beine eine beeindruckende Häufung mit Auftreten schon im frühen Erwachsenenalter zeigen.

Eine in Edinburgh durchgeführte Untersuchung ergab, daß Männer, deren Verwandte 1. Grades an einer koronaren Herzkrankheit litten, doppelt so häufig selbst an einer koronaren Herzkrankheit erkrankten wie Vergleichsgruppen. Bei über 75% dieser Risikopersonen fanden sich Abnormitäten im Fettstoffwechsel. Interessanterweise hat sich in dieser Untersuchung gezeigt, daß die erhöhte Erkrankungswahrscheinlichkeit in der Gruppe mit diesen erblichen Merkmalen unabhängig sein kann von der Höhe der wirklich vorhandenen Blutfettspiegel.

Aus einer amerikanischen Untersuchung geht hervor, daß das Schlaganfallrisiko für Männer, deren Mutter an einem Schlaganfall gestorben ist, bis auf das Dreifache erhöht war.

Bestimmte Erbfaktoren bestimmen die Risikokonstellation mit. Am wichtigsten sind angeborene Fettstoffwechselstörungen. Hinzu kommen bestimmte Formen des Bluthochdruckes auf erblicher Basis, Neigung zur Zuckerkrankheit und zur Fettsucht. Auch der Alterungsprozeß an sich kann erblich mitbedingt sein: Es gibt Familien, deren Mitglieder sich bis ins hohe Lebensalter einer beträchtlichen biologischen Frische erfreuen, während in anderen Familien die äußeren Zeichen des frühen Alters gehäuft erscheinen.

Bluthochdruck

Der Bluthochdruck ist der wichtigste Risikofaktor für die Entstehung des Schlaganfalles und einer der wichtigsten Risikofaktoren für den Herzinfarkt und die damit oft verbundene Herzleistungsschwäche, für die periphere arterielle Verschlußkrankheit und für Nierengefäßerkrankungen.

Nach den Ergebnissen der Framingham-Studie besteht ein signifikanter Zusammenhang zwischen Blutdruckhöhe und Erkrankungshäufigkeit und Sterblichkeit an Herz-Kreislauf-Erkrankungen. Das Risiko nimmt schon im Normbereich bzw. im Grenzbereich zu und steigt mit der Blutdruckhöhe kontinuierlich an.

Nach der Definition der Weltgesundheitsorganisation (WHO) liegt ein Bluthochdruck vor, wenn der obere Blutdruckwert (systolischer

Wert) über 160 mmHg und/oder der untere Blutdruckwert (diastolischer Blutdruck) über 95 mmHg beträgt.

Eine *Grenzwerthypertonie* liegt vor, wenn der obere Blutdruckwert zwischen 140 und 160 mmHg liegt und der untere zwischen 90 und 95 mmHg.

In der Erwachsenenbevölkerung Deutschlands haben 12–15% einen erhöhten Blutdruck; dies entspricht einer Gesamtzahl von *6–8 Millionen Hochdruckkranken* in Deutschland. Aufgrund der heutigen Erkenntnisse sind von allen Hochdruckkranken:

- 2,5 Millionen bisher nicht bekannt,
- wird nur ca. ein Viertel, das sind ca. 1,6–2 Millionen, ausreichend behandelt,
- weiß etwa die Hälfte nichts von ihrem Leiden,
- ein Achtel weiß es und wird erfolgreich behandelt,
- ein weiteres Achtel ist ebenfalls informiert, wird aber ungenügend behandelt,
- 60% aller Hochdruckkranken haben zum Zeitpunkt der Diagnose bereits deutliche Zeichen einer Herzleistungsschwäche (Herzinsuffizienz).

Warum ist der hohe Blutdruck so gefährlich?

Hoher Blutdruck als einziger Risikofaktor beeinträchtigt die Fließeigenschaft des Blutes, schädigt die inneren Gefäßwandschichten und leitet somit den *Gefäßumbau* ein. Auf vorgeschädigten Gefäßbezirken setzen sich Blutplättchen (Thrombozyten) fest, die der Bildung eines Blutpfropfes (Thrombose) Vorschub leisten. Ein zu hoher Blutdruck führt auch zu verstärkten Turbulenzen an Gefäßverzweigungen. Dies hat wiederum Auswirkungen auf das »Einpressen« von Blutfetten und die Bildung einer Arteriosklerose. Bei den meisten Hochdruckpatienten sind dehalb nicht nur die *Herzkranzgefäße*, sondern auch die *Hirngefäße* und die *Becken-Bein-Gefäße* betroffen.

Aufgrund dessen sollte jeder wissen, wie hoch sein Blutdruck ist. Seit langem haben Ärzte immer wieder empfohlen, daß jeder bemüht sein sollte, die Höhe seines Blutdruckes zu kennen. Bei jedem Gang zum Arzt oder zum Apotheker sollte in Zweifelsfällen der Blutdruck gemessen werden. In zunehmendem Maße werden auch in öffentlichen

Einrichtungen, Ämtern, darüber hinaus in Schulen und Sportvereinen Blutdruckmessungen angeboten. Die Laienmessung muß natürlich sachverständig vom Hausarzt kontrolliert werden.

Was man in der Bevölkerung gegen den Bluthochduck tun kann, ist in den folgenden Leitsätzen wiedergegeben.

Leitsätze zum Bluthochdruck

Wenn hoher Blutdruck in der Familie vorkommt, wenn die bekannten Hochdruckfolgen Schlaganfall, Herzinfarkt, Nierenleistungsschwäche (Niereninsuffizienz) bestehen, sollten laufend ärztliche Kontrollen durchgeführt werden.

Der führende Schrittmacher »Hochdruck« bestimmt allein oder in Gemeinschaft mit anderen Risikofaktoren das Ausmaß und den Ablauf der Arteriosklerose.

Bereits eingetretene Hochdruckschäden am Arteriensystem können korrigiert oder gemildert werden. Das gilt für alle Organsysteme, vor allem für Gehirn, Herz und Nieren.

Die Internationale Gesellschaft und Förderation für Kardiologie sieht in der Hochdruckbehandlung das billigste und bewährteste Mittel, um mit dem Arterioskleroseproblem fertig zu werden.

Das setzt voraus, daß jeder »seinen« Blutdruck kennt. Schon Kinder sollten wissen, was ein Blutdruck ist und was er bedeutet. Im Vorsorgeprogramm der amerikanischen Health Foundation werden Kinder vom 6. Lebensjahr an angehalten, den Blutdruck zu messen. Im Programm »Know your body«, ist der Blutdruck mit dem Blutcholesterin und dem Körpergewicht der wichtigste Faktor.

Jeder sollte einmal im Jahr seinen Blutdruck messen lassen.

Jeder Hochdruckkranke sollte sein Übergewicht abbauen. Alleine dadurch kann der Blutdruck auf normale Werte absinken.

Kochsalz einsparen. Kochsalz läßt den Blutdruck ansteigen – nicht bei allen Menschen – aber bei sehr vielen.

Einige Tips:

Verbannen Sie den Salzstreuer vom Tisch.

Niemals beim Essen »automatisch« salzen.

- Gewürze wie Pfeffer, Paprika und frische Kräuter helfen beim Kochen Salz einzusparen.
- Vorsicht mit gepökeltem Fleisch, Kasseler Rippchen, geräuchertem Speck, rohem Schinken, Salzhering etc.
- Vorsicht mit Salzstangen, Chips, gesalzenen Nüssen.
- Trinken Sie natriumarmes Mineralwasser.
- Ernähren Sie sich kaliumreich: Bananen, Kartoffeln, Erbsen, weiße Bohnen, Linsen, Spinat und Rosenkohl.
- Alkohol nur in Maßen.
- Das Rauchen aufgeben.
- Viel körperliche Aktivität. »Sich regen bringt Segen«.

Bluthochdruckbehandlung ist eine Dauerbehandlung

Der Arzt mißt ihren Blutdruck mit einer Blutdruckmanschette am Arm. Die gemessenen Werte werden in mmHg angegeben, wie die Quecksilbersäule des Blutdruckmeßgerätes steigt oder fällt. Die beiden vom Arzt angegebenen Werte entsprechen dem *systolischen* und dem *diastolischen Blutdruck*. Der erste Blutdruckwert ist der systolische Wert. Es handelt sich dabei um den oberen Wert, der gemessen wird, wenn das Herz das Blut unter hohem Druck in den peripheren Kreislauf pumpt. Der diastolische Druck (dies ist der zweite Wert) ist niedriger und entspricht dem Druck der entsteht, wenn das Herz wieder erschlafft und sich die Herzkammern mit Blut füllen.

Wenn Ärzte Ihren hohen Blutdruck abklären, bekommen sie trotz subtiler Untersuchungen häufig nicht die Ursache der Hochdruckentstehung heraus. In Frage kommen Nierenerkrankungen, seltene Herzfehler, aber auch Störungen des Hormonhaushaltes mit einer gesteigerten Produktion bestimmter Hormone, die den Blutdruck erhöhen. In den meisten Fällen wird eine Blutdrucksteigerung aber auch durch einen falschen Lebensstil begünstigt. Würden wir gesünder leben und uns mehr bewegen, weniger essen, vor allem weniger Alkohol trinken und auch nicht rauchen, so würde es wesentlich weniger Patienten mit einem Bluthochdruck geben.

Das Schwierigste in der Führung des Patienten mit einem erhöhten Blutdruck ist die Tatsache, daß es Hochdruckkranken »blendend« geht. Nur bei stärkerer Blutdrucksteigerung kommt es zu Symptomen wie Kopfschmerzen, Schwindel, Atemnot und Müdigkeit.

Natürlich können diese Krankheitszeichen auch vereinzelt oder gemeinsam auftreten, ohne daß sie etwas mit dem Blutdruck zu tun haben.

Wichtig ist die Tatsache, daß die Hochdruckbehandlung eine *Dauerbehandlung* ist. Wir Ärzte staunen immer wieder darüber, daß bei Neuentdeckung eines erhöhten Blutdruckes die meisten Patienten der Auffassung sind, daß nun eine zeitlich beschränkte Behandlung erforderlich ist (z. B. bis die erste Medikamentenpackung aufgebraucht ist). Dies ist eben leider nicht so. Jede Unterbrechung der Behandlung ist gefährlich und hat ein baldiges Wiederansteigen des Blutdruckes zur Folge mit allen schädlichen Folgen für Herz, Nieren und Gehirn. Als Hochdruckpatient müssen Sie regelmäßig den Arzt aufsuchen, ganz egal, ob Sie sich gut oder schlecht fühlen. Es ist von großem Vorteil, wenn Sie regelmäßig, an verschiedenen Tageszeitpunkten und auch mal nach einer körperlichen Belastung Ihren Blutdruck selbst kontrollieren und Ihre Blutdruckwerte in einen *Blutdruckpaß* eintragen.

Ganz wichtig ist bei dieser Behandlung die *regelmäßige Medikamenteneinnahme*. Ein nicht eingestellter erhöhter Blutdruck verkürzt Ihr Leben entscheidend, ganz egal, ob Sie ansonsten noch gesund sind oder bereits arteriosklerotische Folgeerscheinungen wie z. B. eine Angina pectoris oder einen durchgemachten Herzinfarkt haben.

Wir haben heute Medikamente zur Verfügung, die effektiv blutdrucksenkend wirken, ohne dabei wesentliche Nebenwirkungen zu entfalten. Allerdings müssen diese Medikamente regelmäßig und konsequent eingenommen werden, so wie der Arzt sie verschrieben hat. Machen Sie nicht den Fehler, daß sie ihre Medikamente nicht regelmäßig einnehmen, nur weil sie sich subjektiv gesund fühlen oder weil im Medikamentenbegleitzettel zu viele Nebenwirkungen aufgelistet sind!

Zu Beginn der medikamentösen Therapie wird Ihnen Ihr Arzt erläutern, warum es Ihnen möglicherweise in der ersten Behandlungsphase nicht »so gut« geht wie zuvor, denn die Senkung eines erhöhten Blutdruckes kann zunächst zu Symptomen wie Müdigkeit und Abgeschlagenheit führen. In der Regel verschwinden diese Erscheinungen nach 2–3 Wochen wieder völlig. Gerade in dieser Zeit müssen Sie durchhalten und dürfen die Medikamenteneinnahme nicht unterbrechen.

Relativ umfangreiche und wenig widersprüchliche Daten liegen für den Nikotinkonsum als Risikofaktor für die Arterioskleroseentstehung vor. Neben dem Lungen- und Bronchialkrebs und den Verschlußkrankheiten der Gliedmaßen/Schlagadern (Raucherbein) ist es die koronare Herzkrankheit bzw. der Herzinfarkt, welche beim Zigarettenraucher viel häufiger sind als beim Nichtraucher.

In einer Vielzahl von Untersuchungen konnte nachgewiesen werden, daß zwischen der Intensität des Zigarettenrauchens und der Häufigkeit einer koronaren Herzkrankheit eine enge Korrelation besteht. Es gibt auch genügend gesicherte Untersuchungen dafür, daß das Einstellen des Zigarettenrauchens im Sinne der Vorbeugung zu einer erheblich niedrigeren Krankheits- und Sterblichkeitsrate an koronarer Herzerkrankung führt. Auch Koronarpatienten, die nach einem erlit-

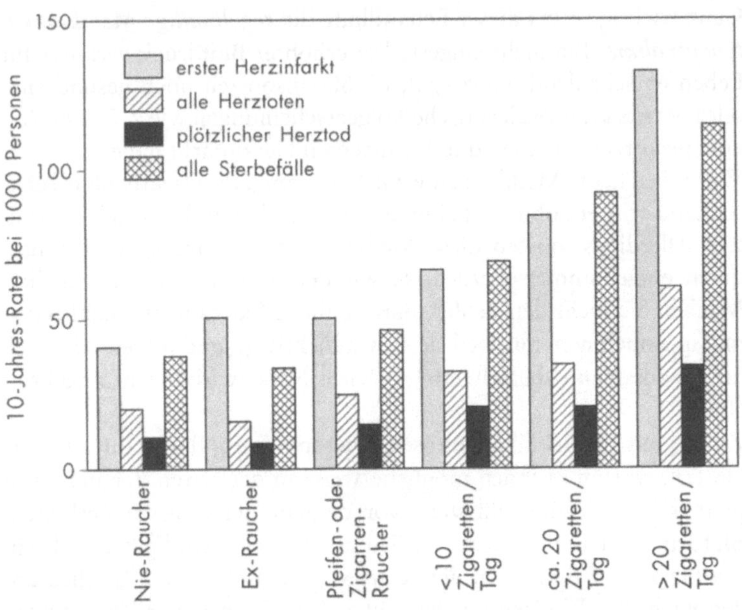

Abb. 2.5. Plötzlicher Herztod und Herzinfarkt in Abhängigkeit von der Anzahl der gerauchten Zigaretten.

tenen Herzinfarkt das Rauchen einstellen, haben ein um 21–50% vermindertes Risiko, einen erneuten Herzinfarkt bzw. einen plötzlichen Herztod zu erleiden als Patienten, die weiter rauchen (Abb. 2.5).

Wie der im Volksmund oft benutzte Name »Raucherbein« schon sagt, ist das Rauchen für das Auftreten und für die Progression der Arteriosklerose im Rahmen einer peripheren arteriellen Verschlußkrankheit der *Risikofaktor Nr. 1.* Bereits vor 100 Jahren erkannte der Heidelberger Neurologe Wilhelm Erb den Zusammenhang zwischen Zigarettenkonsum und dem Hauptsymptom der arteriellen Verschlußkrankheit, dem intermittierenden Hinken (Claudicatio intermittens). Er beschrieb dieses Symptom bei Rauchern dreimal, bei starken Rauchern sogar sechsmal häufiger als bei Nichtrauchern. Die Framingham-Studie zeigte bei starken Rauchern (über 20 Zigaretten pro Tag) eine 4fache Häufung der Claudicatio intermittens. Andere Autoren berichten sogar über ein 9fach erhöhtes Risiko des intermittierenden Hinkens bei schweren Rauchern (über 15 Zigaretten pro Tag). Umgekehrt sind 43% aller Patienten mit einer arteriellen Verschlußkrankheit Raucher. Nach der Framingham-Studie haben Zigarettenraucher auch ein 3mal höheres Hirninfarktrisiko als Nichtraucher.

Frauen, die gleichzeitig rauchen und die »Pille« einnehmen, haben laut einer britischen Untersuchung ein fast 20fach höheres Risiko als ohne diese beiden Faktoren.

Faktoren, die beim Raucher zu einer vorzeitigen und schnellen Arteriosklerose führen

- Rauchen erhöht die *Blutfette,* insbesondere die ungünstige Low-density-Lipoprotein-Fraktion (LDL). Geichzeitig wurde ein Absinken des als günstig angesehenen High-density-Lipoprotein-Cholesterins (HDL) beobachtet.
- Über eine Aktivitätssteigerung des unwillkürlichen Nervensystems («Sympathikus») kommt es über eine Freisetzung der *Streßhormone* Adrenalin und Noradrenalin zu einer Verengung der Blutgefäße (Vasokonstriktion) und dadurch zur Entstehung eines Bluthochdrucks und der Herzschlagfolge.
- Durch die Besetzung des roten Blutfarbstoffs (Hämoglobin) mit *Kohlenmonoxid* wird die Sauerstofftransportkapazität der ro-

ten Blutkörperchen vermindert. Die Folge ist, daß das Gehirn infolge von Sauerstoffnot dem Knochenmark signalisiert, mehr rote Blutkörperchen zu produzieren. Dadurch steigt der sogenannte Hämatokritwert (Verhältnis zwischen körperlichen Bestandteilen im Blut und Blutplasma) an, und es kommt zu einer *Bluteindickung.* Dadurch verschlechtern sich die Blutfließeigenschaften drastisch.

- Ferner führt Rauchen zu einer Abnahme der Beweglichkeit der roten Blutkörperchen und gleichzeitig zu einer Zunahme der Tendenz zum Zusammmenballen. Bei Rauchern ist die *Vollblutviskosität* erhöht.

- Sekundär steigt auch das *Fibrinogen*, eine Vorstufe des Gerinnungsfaktors Fibrin, an, das in den letzten Jahren als neuer Risikofaktor für die Entstehung von Herz-Kreislauf-Erkrankungen (wie Herzinfarkt, Schlaganfall und Beindurchblutungsstörungen) entdeckt wurde. Das Fibrinogen ist maßgeblich mitverantwortlich für die Viskosität des Blutes.

- Rauchen führt darüber hinaus zu einer *Erhöhung der Gerinnungsbereitschaft* des Blutes, insbesondere durch eine verstärkte Klebrigkeit der Blutplättchen (Thrombozyten). Das bringt immer die Gefahr einer Gerinnselbildung im Gefäß mit sich.

- Im Zusammenhang mit dem Schlaganfall ist wichtig, daß aus der Literatur bekannt ist, daß Raucher gegenüber Nichtrauchern eine reduzierte Hirndurchblutung aufweisen. Dies hängt möglicherweise mit den verschlechterten Blutfließeigenschaften zusammen. Kürzlich wurde berichtet, daß sich während längerer Nikotinabstinenz die Hirndurchblutung wieder normalisiert.

- Welche Inhaltsstoffe der Zigarette die Gefäßschädigungen letztendlich bewirken, ist noch nicht sicher erkannt. Bisher sind im Tabakrauch ca. 4000 unterschiedliche chemische Substanzen identifiziert worden, die größtenteils Gefäßgifte darstellen. Arteriosklerose verursachende Substanzen im Tabakrauch sind in erster Linie Nikotin, Kohlenmonoxid und die sogenannten »freien Radikale«.

Ist Pfeifen- und Zigarrenrauchen genauso schädlich wie Zigarettenrauchen?

Die Herzinfarktgefährdung ist bemerkenswerterweise bei Zigarren- und Pfeifenrauchern nicht größer als bei Nichtrauchern. Vermutlich beruht dies auf der Tatsache, daß diese Raucher nicht inhalieren.
Wenn allerdings Zigarettenraucher auf Pfeife oder Zigarre bzw. Zigarillo »umsteigen«, so besteht die Gefahr, daß sie nach wie vor inhalieren und dann verwischen sich die genannten Unterschiede. Umsteiger haben also das gleiche Risiko wie Zigarettenraucher. Dies ist zumindest für das Herzinfarktrisiko bewiesen.
Wir haben auch keine Hinweise dafür, daß Filterzigaretten weniger gefährlich sind. Auch bei nikotinarmen Zigaretten besteht die Gefahr, daß der Gewohnheitsraucher einfach mehr raucht, um sich zu stimulieren. Die Folge ist natürlich auch, daß sich diese Umsteiger damit verstärkt andere Schadstoffe einhandeln. Am ehesten profitieren die mäßig starken Raucher von der »leichten« Zigarette. Es gilt aber als sicher, daß es den mündigen Raucher nicht gibt. Wer leichte Zigaretten raucht, raucht eben häufiger mehr.
Jedenfalls beschleunigt fortgesetztes Rauchen nach der Diagnose einer arteriellen Verschlußkrankheit den Krankheitsprozeß. Raucher haben ein deutlich höheres Amputationsrisiko als Nichtraucher. Interessanterweise haben Raucher auch nach der Eröffnung eines Blutgefäßes, z. B. mit Kathetermethoden, eine deutlich schlechtere Prognose bezüglich eines erneuten Verschlusses als Nichtraucher.

Wie schädlich ist das Passivrauchen?

Labortests zeigen es, Cocktailmixer in rauchigen Bars wissen es, und Wissenschaftler, Lungenfachärzte und Gefäßspezialisten sowie Kinderärzte stimmen darin überein, daß Passivrauchen schädlich ist.
1983 hatte in den USA der Bericht des amerikanischen Umweltschutz-Bundesamtes Aufsehen erregt:

- In einem Jahr wurden mehr als 3000 Lungenkrebsfälle bei Nichtrauchern diagnostiziert.
- 150000 bis 300000 Fälle von schwerer Lungenentzündung und Bronchitis traten bei Kindern auf.
- Bei mehr als 1 Million Kindern hat sich die Asthmasituation massiv verschlechtert.

Die amerikanischen Zigarettenhersteller (z. B. Philip Morris und die Reynolds-Tobacco-Company) starteten 1995 eine Gegenoffensive. Man führte ins Feld, daß die Schädlichkeit des Passivrauchens in wissenschaftlichen Studien noch lange nicht in allen Fällen bewiesen ist. Das amerikanische Umweltschutz-Bundesamt setzte sich zur Wehr. Es wurde darauf hingewiesen, daß der Passivrauch im Gegensatz zum inhalierten Rauch bei Zigarettenrauchern noch »toxischer« (giftiger, schädlicher) ist. Die amerikanischen Spezialisten zweifeln überhaupt nicht mehr daran, daß Passivrauchen zu einem deutlichen Anstieg der *Lungenkrebsfälle* führt und daß insbesondere die Atemwegserkrankungen bei Kindern, die Passivrauch ausgesetzt sind, massiv ansteigen.

Eine Studie an 1906 Rauchern in 5 Städten der USA zeigte, daß nichtrauchende Frauen, die mit Rauchern verheiratet waren, ein 30% größeres Lungenkrebsrisiko haben als jene, die mit einem Nichtraucher verheiratet waren. Ärzte in Massachusetts fanden im Blut von nichtrauchenden Frauen, die mit rauchenden Männern verheiratet waren, eindeutig Spuren von krebserzeugenden Substanzen (Karzinogene).

Kanadische Wissenschaftler konnten zeigen, daß Spuren von Zigaretteninhaltsstoffen bei Neugeborenen mit nur passiv rauchenden Müttern nachweisbar waren.

Die American Heart Association vermutet, daß in den USA pro Jahr 40000 Herztodesfälle nur infolge des Passivrauchens auftreten. In den USA gibt es deshalb keinen Zweifel darüber, daß die Bundesbehörden in Zukunft noch aggressiver gegen das Passivrauchen in den Vereinigten Staaten vorgehen werden.

Raucherentwöhnung

Die Erfolgsziffern der Nikotinentwöhnung bei Patienten mit Raucherbein sind kläglich. Groß angelegte Raucherentwöhnungsprogramme, die in der Bundesrepublik über 5 Jahre angelegt waren, zeigten, daß nur 22% der Probanden Nichtraucher wurden und dies auch nach 5 Jahren blieben, 21% waren völlig therapieresistent und rauchten weiter, nur bei einem Teil kam es zu Teilerfolgen.

In der sekundären Prävention arteriosklerotischer Gefäßerkrankungen sehen die Zahlen etwas günstiger aus. So rauchten drei Monate nach einem akuten Herzinfarkt nur noch 50% der vorherigen Rau-

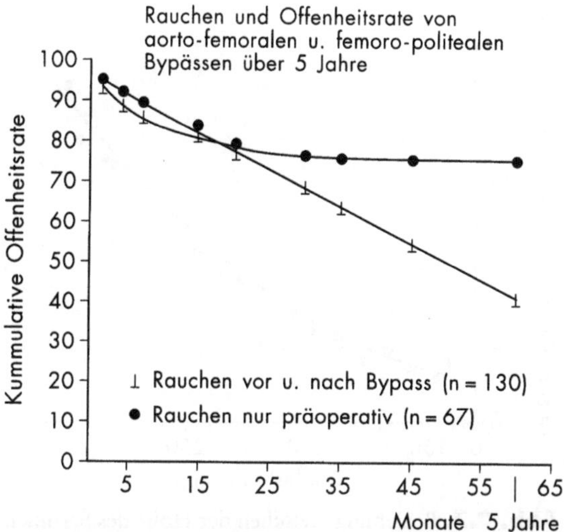

Abb. 2.6. Rauchen und Offenheitsrate nach Bypässen von der Bauchschlagader zu den Oberschenkelarterien und von der Oberschenkelarterie zur Kniegelenkarterie über einen Zeitraum von 5 Jahren.

cher. Besser scheinen auch Patienten nach Gefäßoperationen motivierbar zu sein. Dies ist deshalb wichtig, weil erneute Verschlüsse nach einer Bypassoperation der Beckenarterien bei Rauchern etwa doppelt so häufig auftreten wie bei Nichtrauchern (Abb. 2.6).

Fettstoffwechselstörung

Aus großen epidemiologischen Untersuchungen ist bekannt, daß neben dem Zigarettenrauchen und dem Bluthochdruck krankhafte Veränderungen der Blutfette zu den Risikofaktoren erster Ordnung für die Entstehung von Gefäßkrankheiten gehören (Abb. 2.7).
Die obere Normgrenze für das Gesamtcholesterin und die Triglyzeride im Serum, die in der Praxis am häufigsten bestimmt werden, wurde in den letzten Jahren neu definiert. Die empfohlene Therapie und die Zielwerte werden dabei mehr nach dem zugrunde liegenden Risikofaktorenprofil ausgerichtet.

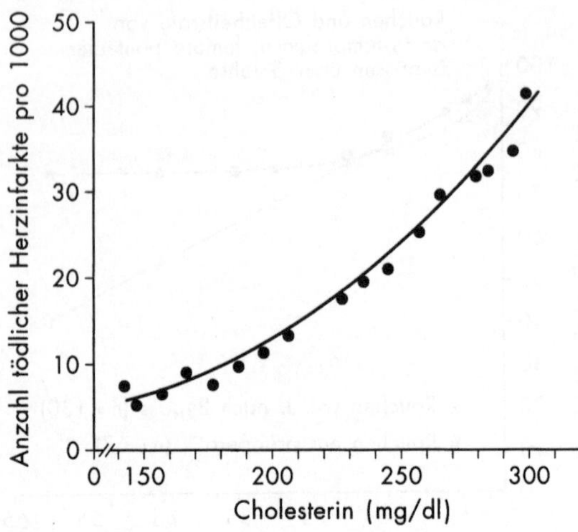

Abb. 2.7. Beziehung zwischen der Höhe des Serumcholesterins und der Anzahl tödlicher Herzinfarkte bei 361662 Männern aus dem MRFIT-Programm. (MRFIT = multiple Risk Factor Intervention Trial, Jama 1982).

Für Erwachsene bis zum 30. Lebensjahr wird eine Senkung des *Cholesterinspiegels* im Blut auf *180 mg/dl* angestrebt. Alle Gesamtcholesterinwerte über 200 mg/dl bei Erwachsenen über 30 Jahre gelten als zu hoch und damit als therapiebedürftig.

Das »HDL«- und »LDL«-Cholesterin

Bekanntlich sind Fette im Blutplasma nicht löslich. Sie werden an Eiweißkörper gebunden, welche die natürliche Form und die Transportform der Fette im Blut darstellen. Es sind die sogenannten Lipoproteine.

Für das Cholesterin stehen als Transportmittel im Blut in erster Linie zwei Eiweißstoffe zur Verfügung, die aufgrund ihrer biochemischen Zusammensetzung (Fetteiweiße, an Eiweiße gebundene Fette) als Lipoproteine hoher und niedriger Dichte bezeichnet werden. Sie werden im Darm und in der Leber gebildet und gehen im Blutkreislauf eine Verbindung mit Cholesterin ein.

Das *LDL-Cholesterin* (Low density lipoprotein = Fetteiweiß niedriger Dichte) nimmt Cholesterin aus dem Blut auf und transportiert es zu verschiedenen Zellen, leider auch in die arteriellen Blutgefäße, wo das LDL-Cholesterin Schrittmacherfunktion für die Arterioskleroseentstehung übernehmen kann. Von daher wird das LDL-Cholesterin auch als »*böses*« (oder schädliches) Cholesterin bezeichnet. Es spielt in der Tat die Hauptrolle bei der Entstehung der Arteriosklerose.

Das *HDL-Cholesterin* (High density lipoprotein = Fetteiweiß hoher Dichte) wird auch als »*gutes*« Cholesterin bezeichnet. Man muß sich

Tabelle 2.2. Behandlung der Hypercholesterinämie.

Ausgangswerte	[mg/dl]	Konstellation	Behandlung
Gesamtcholesterin	200–250	Keine weiteren Risikofaktoren	Einhalten einer Diät
	250–300	Keine weiteren Risikofaktoren	Einhalten einer Diät
	>300	–	Medikamente
LDL-Cholesterin	135–175	Hohes Risiko	Medikamente bei Versagen konservativer Maßnahmen
	175–215	Hohes Risiko	Medikamente
	>215	–	unbedingt Medikamete, Diät nicht ausreichend

Tabelle 2.3. Behandlung der kombinierten Hyperlipidämie.

Ausgangswerte	[mg/dl]	Konstellation	Behandlung
Gesamtcholesterin	200–300	Keine weiteren Risikofaktoren	Einhalten einer Diät
	>300	–	Medikamente
LDL-Cholesterin	135–215	Bei hohem vaskulärem Risiko oder bestehender koronarer Herzkrankheit	Medikamente
	>215	–	–
Triglyzeride	200–400	–	–
	>400	–	–

vorstellen, daß es überflüssiges Cholesterin aufnimmt und sogar bereits in Gefäßwänden befindliches Cholesterin zurückübernehmen kann und zur Leber transportiert. Menschen mit einem hohen HDL-Cholesterin haben einen deutlichen »Arterioskleroseschutz«.

Die Triglyzerid- und Cholesterinkonzentration sowie die HDL-Cholesterinkonzentration von Erwachsenen, sollte mindestens *alle 5 Jahre* untersucht werden, damit Risikopatienten frühzeitig erkannt werden. Die Untersuchung muß in nüchternem Zustand erfolgen. Die Tabellen 2.2 bis 2.5 enthalten die heute gültigen Richtlinien zur Behandlung von Fettstoffwechselstörungen.

Lipoprotein a – ein unabhängiger Risikofaktor?

Seit kurzem haben Wissenschaftler neben dem LDL ein weiteres Blutfett entdeckt, das für die Entstehung der Arteriosklerose eine Rolle spielt.

Neuere Untersuchungen zeigen, daß erhöhte Spiegel von Lipoprotein a im Blut einen wichtigen Risikofaktor für Herzinfarkt und Schlaganfall darstellen.

Tabelle 2.4. Cholesteringehalt wichtiger Lebensmittel (Aus Test 12/90).

Lebensmittel	Cholesterin-gehalt [mg/100 g]	Lebensmittel	Cholesterin-gehalt [mg/100 g]
Bockwurst	100	Kartoffel	0
Vollmilch	11	Sahne (30%)	109
Quark (40%)	37	Quark (10%)	1
Camembert (50%)	93	Schmelzkäse (45%)	82
Schnittkäse (45%)	59	Äpfel	0
Butter	280	Brötchen	0
Hering	60	Aal	142
Lachs	60	Schellfisch	60
Austern	260	Miesmuscheln	150
Krebs/Hummer	155	Kaviarersatz	260
Kalbfleisch	90	Rindfleisch	70
Schweinefleisch	70	Kalbshirn	2150
Kalbsbries	250	Schweineleber	250
Herz	150	Brathähnchen	75
Pute (Keule)	75	Gänsebraten	70

Lipoprotein a, das in seiner Zusammensetzung dem für die arteriosklerotische Gefäßerkrankung ungünstigen LDL-Cholesterin ähnelt, wurde 1963 erstmals im menschlichen Blut gefunden. 1965 bereits erkannte man die enge Beziehung zwischen Lipoprotein a und der Entstehung eines Herzinfarktes. Seit 1974 wird Lipoprotein a als eigenständiger Risikofaktor für die Entwicklung der koronaren Herzkrankheit (Angina pectoris und Herzinfarkt) angesehen.

Heute gilt als gesichert, daß, wenn die Spiegel von Lipoprotein a über 30mg/dl steigen, das Herzinfarktrisiko deutlich erhöht ist. Nach wie vor rangiert jedoch ein erhöhter LDL-Wert mit Abstand auf Platz 1 der Risikoskala beim Herzinfarkt. Ebenso ist ein erhöhtes Lipoprotein a als Risikofaktor für die Entstehung des Schlaganfalls anzusehen. Lipoprotein a scheint ein magisches Bindeglied zwischen den Blutfetten und dem Blutgerinnsel zu sein.

Wie hoch darf Lipoprotein a im Blutplasma sein? Bei den meisten Menschen liegen die Konzentrationen unter 10 mg/dl. Werte über 30 mg sind selten. Die gleichzeitige Erhöhung von Lipoprotein a und

Tabelle 2.5. Zielwerte in Abhängigkeit vom Risikoprofil bei der Hyperlipidämie.

Risiko	Zielwerte [in mg/dl]	
	Gesamtcholesterin	LDL-Cholesterin
Leicht erhöhtes Risiko Gesamtcholesterin 200–300 mg/dl und keine weiteren Risikofaktoren	195–230	155–175
Mäßig erhöhtes Risiko Gesamtcholesterin 200–300 mg/dl und ein weiterer Risikofaktor oder HDL-Cholesterin < 39 mg/dl	195	135–155
Hohes Risiko Bestehende vaskuläre Erkrankung oder Gesamtcholesterin >300 mg/dl oder Gesamtcholesterin 200–300 mg/dl und 2 weitere Risikofaktoren oder Gesamtcholesterin 200–300 mg/dl und ein ausgeprägter weiterer Risikofaktor	175–195	115–135

dem LDL-Cholesterin erhöht das Risiko für die Entstehung einer Arteriosklerose um das Fünffache.

Medikamentös ist eine Senkung erhöhter Konzentration von Lipoprotein a durch hohe Dosen von Niazin sowie durch Omega-3-Fettsäuren (Fischöl) und die Kombination von Cholestyramin und Niazin möglich. Gegenwärtig laufen weltweit noch zahlreiche wissenschaftliche und klinische Untersuchungen mit dem Ziel, den Stellenwert der Lipoprotein a für die Entwicklung der Arteriosklerose genauer zu untersuchen.

Folgende Faktoren erhöhen die HDL-Cholesterinkonzentration im Serum:

Östrogene,
mäßiger Alkoholgenuß,
körperliches Ausdauertraining,
Gewichtsabnahme,
Bezafibrate, Fenofibrate.

Diese Faktoren senken die HDL-Cholesterinkonzentration:

männliche Geschlechtshormone,
Gestagene,
Pille,
Adipositas,
kohlehydratreiche Kost,
Zigarettenrauchen,
viele harntreibende Medikamente (Diuretika).

Ernährungsumstellung bei Patienten mit Fettstoffwechselstörung

Die meisten Patienten mit zu hohen Cholesterin- und Triglyzeridwerten reagieren positiv auf eine zweckmäßige *Ernährungsumstellung*. Nur jene Fälle, die von einer Diät nicht beeinflußt werden können, benötigen eine ergänzende *medikamentöse Therapie*. Für nahezu alle Formen der Hyperlipidämie sind die Prinzipien der Lipidsenkung durch Ernährungsmaßnahmen gleichartig:

- Übergewicht muß reduziert werden. Dadurch bessern sich auch die diabetische Stoffwechsellage, der erhöhte Blutdruck und die erhöhten Harnsäurewerte.
- Auch eine Einschränkung des Zucker- und Alkoholkonsums ist zu empfehlen.
- Senkung der Gesamtfettzufuhr auf 30% der Gesamtkalorien.
- Erhöhung der mehrfach ungesättigten Pflanzenfette und -öle auf 10% unter gleichzeitiger Reduktion der gesättigten Fette.
- Beschränkung des Nahrungscholesterins auf 300 mg/Tag.
- Bei 2–3 Fischmahlzeiten pro Woche und Erhöhung der Faserstoffe in der Nahrung auf 30g/1000 kcal kann eine zusätzliche Cholesterinsenkung um ca. 10% erreicht werden.
- Die wichtigste Maßnahme für übergewichtige Patienten mit einer Hypercholesterinämie bleibt nach wie vor die Gewichtsabnahme bzw. -normalisierung.

Niedrigeres Arterioskleroserisiko bei Vegetariern

Eine aktuelle Studie des Institutes für Sozialmedizin und Epidemiologie des Bundesgesundheitsamtes hat eindeutig gezeigt, daß Risikofaktoren für Herz-Kreislauf-Erkrankungen unter Vegetariern viel weniger verbreitet sind als unter Menschen, die regelmäßig Fleisch und Wurstwaren verzehren. An der *Berliner Vegetarierstudie* nahmen insgesamt 372 Vegetarier (209 Frauen und 163 Männer) teil. Die meisten ernähren sich nach einer eingeschränkten Variante des Vegetarismus. Dies bedeutet, daß zwar auf den Konsum von Fleisch verzichtet wird, jedoch Eier und Milch, Butter und Käse verzehrt werden (Ovo-Lacto-Vegetarier). Die Vegetarier wurden mit einer Kontrollgruppe verglichen, deren Mitglieder sich auch von Fleisch ernährten, und für beide Gruppen wurde darauf geachtet, vornehmlich gesundheitsliebende Personen einzubeziehen, um von der Ernährung unabhängige Risikofaktoren für Herz-Kreislauf-Erkrankungen möglichst gering zu halten, also Patienten, die nicht rauchten, regelmäßig körperlich aktiv waren und nur mäßig Alkohol tranken.
Beim Vergleich der Risikofaktoren Übergewicht, Blutcholesterin und Bluthochdruck, schnitten die Vegetarier weitaus günstiger ab als die Fleischesser. Insgesamt waren Vegetarier nach den Ergebnissen dieser Studie seltener übergewichtig. Hingegen waren fleischessende Män-

Tabelle 2.6 Empfehlung für die Nahrungszusammensetzung einer lipidsenkenden Ernährung.

	Empfehlenswert	In Maßen empfehlenswert	Nicht empfehlenswert
Fett	Alles Fett sollte beschränkt werden	Öle oder Margarinen, die als »reich an mehrfach ungesättigten Fettsäuren« ausgezeichnet sind, z. B. Sonnenblumenöl, Weizenöl, Sojaöl, Distelöl, Olivenöl, Baumwollsamenöl, fettarmer Brotaufstrich	Butter, Bratenfett, Schmalz, Talg, Palmöl, Kokosöl, Margarinen, die nicht »reich an mehrfach ungesättigten Fettsäuren« sind, Brat- und Pflanzenöl unbekannter Herkunft; hydrierte Fette und Öle
Fleisch	Huhn, Truthan, Kalb, Kaninchen, Wild	Mageres Rindfleisch, Speck, Schinken, Schweine- und Lammfleisch; mageres Hackfleisch, hochwertige Hamburger, Leber und Niere	Sichtbares Fett an Fleisch (einschließlich Kruste), Lammbrust, Schweinebauch, durchwachsener Speck, Würstchen, Salami, Pastete, Frühstücksfleisch, Ente, Gans, Fleischpastete, Hackfleisch, das Talg enthält, Haut von Geflügel
Eier und Milchprodukte	Entrahmte Milch, Käsesorten mit niedrigem Fettgehalt, z. B. Hüttenkäse, Quark (Magerstufe), Weichkäse, Weißkäse, Eiweiß, Magerjoghurt	Halbentrahmte Milch, Feta- und Ricottakäse; Parmesan in kleinen Mengen; halbfette Käsesorten (Fettgehalt 20–40%) des Trockengewichts. 2–3 ganze Eier pro Woche	Vollmilch, Pulver- oder Kondensmilch, Schlagsahne, Sahneersatz, Vollfettkäse, Sahnekäse, Vollfettjoghurt
Fisch	Alle weißen Fische, z. B. Dorsch, Schellfisch, Scholle; fetthaltiger Fisch, z. B. Hering, Makrele, Sardinen, Thunfisch, Lachs	In geeignetem Öl gebratener Fisch, Muscheln	Fischrogen, in hartem Fett gebratener Fisch

Tabelle 2.6 (Fortsetzung).

	Empfehlenswert	In Maßen empfehlenswert	Nicht empfehlenswert
Obst und Gemüse	Alle frischen und tiefgefrorenen Gemüse: Erbsen, Bohnen, Mais; getrocknete Gemüse aller Art, z. B. weiße Bohnen, Linsen, Erbsen, sind besonders reich an Fasern; Pellkartoffeln oder gekochte Kartoffeln, wenn möglich, Schalen mitessen; frisches Obst, ungesüßtes Dosenobst, Trockenfrüchte	Pommes frites und Bratkartoffeln, falls in geeignetem Öl oder mehrfach ungesättigten Fetten zubereitet; Avocado, Obst in Sirup, kandiertes Obst	Pommes frites oder Bratkartoffeln in hartem Fett zubereitet. im Ofen zubereitete Pommes frites, Kartoffelchips
Nüsse	Walnüsse, Kastanien Macadamias	Mandeln, Paranüsse, Haselnüsse	Kokosnuß
Getreideprodukte	Vollkornmehl, Vollkornbrot, Vollkornfrühstücksgetreide, Hafermehl, Getreidemehl, Hafergrütze, Mais, ungeschälter Reis und Vollkornnudeln, Knäckebrot	Weißes Mehl, Weißbrot, gezuckerte Frühstücksgetreide, Müsli, geschälter Reis, weiße Nudeln, einfache mittelsüße Kekse	Feingebäck, z. B. Croissants, Brioches, Käsegebäck, gekaufte Torten
Nachtisch	Fettarme Puddingsorten, z. B. Götterspeise, Sorbet, Magermilchpudding, fettarmer Joghurt; fettarme Soßen	Kuchen, Torten, Pudding, Kekse und Saucen, die mit geeigneter Margarine oder Öl zubereitet wurden; fettarmes Speiseeis; Hausgemachtes unter Verwendung mehrfach ungesättigter Fettsäuren	Kuchen und Torten, Pudding und Kekse mit gesättigten Fetten zubereitet, Schmalzgebäck; Butter- und Sahnesaucen; alle Fertigpuddings und -soßen; alles in hartem Fett Fritierte; Milchspeiseeis

Tabelle 2.6 (Fortsetzung).

	Empfehlenswert	In Maßen empfehlenswert	Nicht empfehlenswert
Getränke	Tee, Kaffee mit fettarmer Milch, Mineralwasser, zuckerfreie Erfrischungsgetränke, ungezuckerte Fruchtsäfte; klare Suppen, hausgemachte Gemüsesuppe; alkoholfreies Bier	Süße Erfrischungsgetränke, fettarme Malzgetränke oder fettarme Trinkschokolade (ab und zu); Tütensuppen, Fleischbrühe; Alkohol	Irish Coffee, vollfette Malzgetränke, Trinkschokolade; Cremesuppen; Kaffeeweißmacher (nicht auf Milchbasis)
Süßigkeiten	Zuckerfreie Süßstoffe, z. B. Sacharintabletten oder -lösung	Süß eingelegte Früchte und Chutneys; Marmeladen, Honig, Sirup, Marzipan, Erdnußbutter, Bonbons, Pfefferminz, Zucker, Sorbitol, Glukose und Fruktose	Schokoladenbrotaufstrich, Süßigkeitsriegel, Toffees, Karamelbonbons, Butterkaramellen, Schokolade, Kokosriegel
Gewürze und Soßen	Kräuter, Gewürze, Senf, Pfeffer, Essig; fettarme Soßen, z. B. mit Zitrone oder Magerjoghurt; niedrig-kalorische Salatsoßen oder Mayonnaise	Fleisch- und Fischpastete; Fertigsoßen; Salatsoße aus Essig und Öl, fette Mayonnaise oder Soyasoße	Sahne oder Sahnekäsesoßen

ner dreimal so häufig übergewichtig wie vegetarisch lebende Männer. Vegetarier hatten auch niedrigere Cholesterinwerte: 70% von ihnen besaßen Cholesterinkonzentrationen von unter 200 mg/dl. Derart niedrige Werte erreichten aber nur 40% der Fleischesser, die insgesamt fünfmal mehr Cholesterinspiegel von über 250 mg/dl hatten als Vegetarier.

90% der vegetarisch lebenden Frauen und über 85% der Männer zeigten normale Blutdruckwerte (140/90 mmHg). Bei den Fleisch-

essern blieben nur 76% der Frauen und 76% der Männer innerhalb
der Blutdrucknorm. Dies zeigt, daß der Vegetarismus sich auch sehr
günstig auf den erhöhten Blutdruck auswirkt.

Interessant war auch, daß Vegetarier bei den Nierenfunktionstests
besser abschnitten und niedrigere Harnsäurewerte im Blut aufwiesen.
Man kann daraus ableiten, daß bei Vegetariern Gicht seltener auftritt
als bei Fleischessern. Bekanntlich ist ja ein hoher Gichtwert (Hyperurikämie) auch ein Risikofaktor für die Entstehung arteriosklerotischer Gefäßerkrankungen.

Die Ergebnisse dieser Studie scheinen die Empfehlungen zu rechtfertigen, den Fleischkonsum, der längere Zeit als »gute Ernährung« galt,
deutlich einzuschränken. Empfehlungen für die Nahrungszusammensetzung einer lipidsenkenden Ernährung sind in Tabelle 2.6 aufgeführt.

Fischöl: Schutz vor Gefäßerkrankungen?

Obwohl schon lange bekannt, konnte erst Mitte der 70er Jahre anhand von Untersuchungen nachgewiesen werden, daß der Verzehr
von Seefischen einen gewissen *Schutz vor Herzinfarkten* bietet.

Fische sind eine äußerst wichtige Quelle ungesättigter Fettsäuren (Tabelle 2.7). Insbesondere enthalten Nordmeerfische wie Makrelen,
Dorsch, Lachs, Heringe sehr hohe Anteile an ungesättigten Fettsäuren
und speziell der Omega-3- und Omega-6-Fettsäuren, welche neben
ihrer lipidsenkenden Wirkung auch günstige Effekte auf die gesamte
Blutgerinnung und auf die Blutfließeigenschaften haben. Fischöl beeinflußt auch günstig die Blutgerinnung indem es die körpereigene Fi-
brinolyseaktiviät (spontane Fähigkeit, im Blutgefäß entstandene Blutgerinnsel wieder aufzulösen) steigert. Auch über eine Senkung des
Blutdrucks bei normotonen und bei leicht hypertonen Personen ist berichtet worden.

Bevölkerungen, die eine solche fischreiche Diät einhalten, wie die Es-
kimos, japanische und niederländische Fischer, sind praktisch vor
Infarkten sicher. Nicht leicht zu beantworten ist die Frage, wieviel oder fette Seefische man täglich essen muß, um diesen positiven erreichen. Als Leitlinie empfehlen wir Patienten mit
Fettstoffwechselstörungen den Verzehr von Fisch in jeder Form
sowie gegen die zusätzliche Verwendung von einwand-

Tabelle 2.7. Der Omega-3-Fettsäuregehalt von Meerestieren.

Tierart	Omega-3-Fettsäuren (in g/100 g des eßbaren rohen Anteils)
Makrele	2,5
Seeforelle	1,6
Regenbogenforelle	0,5
Atlantikhering	1,6
Sardinen	1,6
Thunfisch »Albacore«	1,3
Thunfisch allgemein	0,5
Chinook-Lachs	1,4
Atlantischer Lachs	1,2
Goldmakrele	0,5
Europäische Auster	0,5
Taschenkrebs	0,4
Garnele	0,4
Atlantischer Kabeljau/Dorsch	0,3
Schwertfisch	0,2
Hummer	0,2

freien Fischölkapseln ist nichts einzuwenden, wenngleich deren alleiniger Verzehr zwar erhöhte Triglyzeridwerte senken kann, aber auf das Gesamtcholesterin hingegen keinen wesentlichen Einfluß hat. Als Nebenwirkung wurde bisher nur Aufstoßen mit Fischgeschmack beobachtet.

Können Knoblauchmedikamente vorbeugen?

Knoblauch ist ein altes Volksheilmittel, von dem in der letzten Zeit behauptet wurde, es beuge auch der Arteriosklerose in den Schlagadern vor. Besonders in den letzten 15 Jahren wurde Knoblauch, insbesondere Knoblauchpulverdragees, in vielen Studien untersucht. Im Zentrum dieser Studien stehen zum einen die Hauptrisikofaktoren, erhöhte Blutfettwerte und erhöhter Blutdruck, und zum anderen die *Verbesserung der Fließfähigkeit* des Blutes sowie die Verhinderung möglicher Thrombosen infolge eines Zusammenklebens der Blutplättchen.

An 261 Patienten mit erhöhten Blutfettwerten konnte eine signifikante Cholesterin- und Triglyzeridsenkung nachgewiesen werden. Die Patienten nahmen 4 Monate lang ein standardisiertes Knoblauchpulverpräparat oder ein Leerpräparat (Plazebo) ein. Weder der Arzt noch der Patient wußten, ob es sich um das echte oder um das Plazebopräparat handelte. Die Studie bewies, daß durch eine regelmäßige Knoblaucheinnahme der Hauptrisikofaktor für die Entwicklung von Herz-Kreislauf-Erkrankungen, das Serumcholesterin um durchschnittlich 12% gesenkt wurde, außerdem die Triglyzeride um 17%. Ein weiterer positiver Effekt war eine *milde Blutdrucksenkung*. Neben den Risikofaktoren Cholesterin und Blutdruck beeinflussen zahlreiche Blutfaktoren die Entwicklung der Herz-Kreislauf-Erkrankungen. Auch in dieser Hinsicht hat der Knoblauch viele positive Wirkungsweisen. Zum Beispiel stellte man fest, daß die Fließfähigkeit des Blutes durch die Einnahme von Knoblauchpulverpräparaten verbessert werden kann und außerdem die Gefäßdurchblutung insgesamt gesteigert wird. Es kommt zu einer Erweiterung der kleinen Blutgefäße, die damit einen schnelleren Blutdurchfluß ermöglichen. Durch eine zusätzliche Verbesserung der gerinnselauflösenden Aktivität (Fibrinolyse) und durch die Verminderung der Klebrigkeit von Blutplättchen (Thrombozytenaggregation) wird auch das Risiko thrombotischer Gefäßverschlüsse durch Knoblauch vermindert. Die Wirkungen von hochdosiertem Knoblauchpulver auf die Hauptrisikofaktoren der Arteriosklerose sprechen für einen positiven Effekt einer regelmäßigen Einnahme bei der Vorbeugung der Arteriosklerose und des Herzinfarktes. Allerdings sind hier noch viele Fragen offen, die noch geklärt werden müssen.

Schützen Vitamine vor Arteriosklerose?

Wissenschaftlich erwiesen ist, daß ein hoher *Obst – und Gemüseverzehr* mit einem vergleichsweise geringem Tumorbefund und Herz-Kreislauf-Risiko einhergeht. Es ist bis heute nicht geklärt, was die Ursache dafür ist. Eine wichtige Rolle spielt aber wahrscheinlich der hohe Gehalt vieler pflanzlicher Lebensmittel an »antioxidativ« wirkenden Nährstoffen, insbesondere den Vitaminen C, E und den Carotinoiden.

Antioxidantien bieten Schutz vor freien Radikalen

Oxidationen von Molekülen sind elementare und allgegenwärtige biochemische Reaktionen im Stoffwechsel der Zellen. Dabei entstehen kurzwirksame hochreaktive kurzlebige Stoffwechselzwischenprodukte, die als *freie Radikale* bezeichnet werden. Von besonderer klinischer Bedeutung sind in diesem Zusammenhang die Sauerstoffradikale. Diese instabilen Sauerstoffmoleküle sind zwar unentbehrlich für die einwandfreie Funktion des Organismus, im Übermaß vorhanden sind sie aber schädlich für den Organismus und haben an den meisten Erkrankungen – von Krebs bis zu Gefäßkrankheiten – entscheidenden Anteil. Freie Radikale greifen Zellmembranen an und können die sogenannte Radikalenkrankheit verursachen. Freie Radikale sind an degenerativen Prozessen und beim Alterungsprozeß beteiligt. Diese aggressiven Stoffwechselprodukte, die auch eine Kettenreaktion auslösen können, werden im Organismus durch die sogenannten *Antioxidantien* abgefangen. Ein Ungleichgewicht zwischen Radikalbildnern (Oxidantien) und Radikalfängern (Antioxidantien) wird auch als oxidativer Streß bezeichnet.

Die gegen den oxidativen Streß gerichteten Antioxidantien entschärfen im Körper gebildete Sauerstoffradikale und schützen Membranen, LDL-Cholesterin und Zellkerne vor Schäden.

Die Natur hat ein kompliziertes System aus Enzymen und Vitaminen hervorgebracht, das in der Lage ist, die im Stoffwechsel entstandenen Sauerstoffradikale abzufangen. Zu den wichtigsten Antioxidantien in unserer Nahrung gehört Vitamin C, Vitamin E , ß-Carotin und auch Selen. Leider sind die normalen inneren und äußeren Schutzmechanismen oft unzulänglich, weil freie Radikale im Übermaß durch äußere Faktoren, wie z. B.

- Luftverschmutzung,
- Zigarettenrauch,
- UV-Strahlung des Sonnenlichts,
- Pestizide und andere Schadstoffe,
- und wahrscheinlich auch durch ein Übermaß an sportlicher Aktivität

freigesetzt werden.

Vitamin C (Ascorbinsäure) hat einen erheblichen Anteil am Abbau von freien Radikalen. In großen Mengen senkt Vitamin C er-

höhte Triglyzeridspiegel im Blut und mindert die Thromboseneigung.
Auch *ß-Carotin* wird als Antioxidans vom gesunden Organismus benötigt. Es ist die Vorstufe von Vitamin A.
Selen ist Bestandteil eines lebensnotwendigen Fermentes, der Glutathionperoxidase. Es ist eines der wichtigsten antioxidativ wirkenden Enzyme. Von der Deutschen Gesellschaft für Ernährung werden pro Tag 50–100 Mikrogramm, von der Weltgesundheitsorganisation (WHO) sogar mehr als 200 Mikrogramm empfohlen. Die Durchschnittsnahrung enthält jedoch nur weniger als 50 Mikrogramm Selen pro Tag.
Auch pflanzliche Phenole wie Flavonoide, Kumarinabkömmlinge, Zimtsäurederivate und andere organische Säuren sind antioxidative Schutzfaktoren in der Ernährung. Flavonoide kommen in Früchten, Säften, Gemüsen und Tees vor und sind möglicherweise auch verantwortlich für die wahrscheinlich schützende Wirkung von Rotwein und rotem Traubensaft.
Zwei amerikanische Untersuchungen haben gezeigt, daß hohe Vitamin-E-Dosen mit einem niedrigen Herzinfarktrisiko einhergehen. Das wurde sowohl für Männer als auch für Frauen demonstriert. Beide Untersuchungen haben gezeigt, daß die Einnahme von mehr als 100 mg Vitamin E pro Tag über einen Zeitraum von zwei Jahren das Herzinfarktrisiko um etwa 40% senken kann.
Das Antioxidans *Vitamin E* zählt zu den fettlöslichen Vitaminen und schützt vor allem ungesättigte Fettsäuren vor der Oxidation. Es blockiert die Oxidation des schädlichen LDL-Cholesterins und entschärft damit das Fortschreiten der Arteriosklerose. Bekanntlich ist für die Arterioskleroseentstehung das LDL in seiner oxidierten Form verantwortlich. Vitamin E ist das bedeutendste Antioxidans, das im menschlichen Blut vorkommt. Heute nimmt man an, daß die Entwicklung der Arteriosklerose ganz wesentlich dem Einfluß von freien Radikalen zuzuschreiben ist.
Eine gut ausgewogene europäische Ernährung ermöglicht eine tägliche Vitaminaufnahme, die zu einer Optimierung der Blutspiegel bei gesunden Erwachsenen führt, die keinem speziellen oxidativen Streß unterliegen. Dazu reichen etwa 75–150 mg Vitamin C, 15–30 mg Vitamin E und 2–5 mg *ß-Carotin* aus.
Bei regelmäßigem Verzehr von rohem Obst, insbesondere Zitrusfrüchten, ist die Zufuhr von 75–150 mg Vitamin C gewährleistet. Ei-

Tabelle 2.8. Nahrungsmittel als Antioxidantienlieferanten und empfohlene Tagesdosis nach Cooper.

Antioxidans	Lieferanten	Empfohlene Tagesdosis nach Cooper
Vitamin C (Ascorbinsäure)	Acerolakirsche, Papaya, Orange Kantalupmelone, Brokkoli, Rosenkohl, Grapefruit, Erdbeeren, Kiwi, Blumenkohl	500–3000 mg
Vitamin E (Tocopherol)	Weizenkeime, Mandeln, Haselnüsse, Mayonnaise, Maiskeimöl, Baumwollsaatöl, Sonnenblumenöl, Eigelb, Butter	200–12.00 I.E. oder mg (1 I.E. = etwa 1 mg)
ß-Carotin (Karotinoid)	Dunkelgrüne und gelb-orange-farbene Gemüse und Früchte, wie Möhre, Süßkartoffel, Tomate, Spinat, Kürbis, Kantalupmelone, Mango, Papaya, Aprikose, Brokkoli, Paprika	10.000–50.000 I.E. (6–30 mg)
Vitamin A	Milch, Eier, Leber, Lebertran, Käse, Butter	In Form von Zusatz-präparaten nicht empfehlenswert. Nehmen Sie nur ß-Carotin
Selen	Meerestiere, Niere, Leber, Getreide von selenreichen Böden	50–100 mg
Coenzym Q10	Fisch, Nüsse, mageres Fleisch, Fette mit mehrfach ungesättigten Fettsäuren (Q10 wird auch im Organismus gebildet)	Keine Empfehlung
Probucol	Verschreibungspflichtiges Medikament	Keine Empfehlung

ne große bundesdeutsche Ernährungsstudie hat aber gezeigt, daß 10–15% der Männer und 15% der Frauen selten Obst und Gemüse verzehren; das gleiche gilt für Raucher und für Personen mit chronischem Alkoholabusus. Bezüglich der Zufuhr gilt ähnliches für ß-Carotin.

Daß wir jeden Tag 15–30 g Vitamin E mit der Ernährung aufnehmen, ist im Grunde realisierbar, dies erfordert jedoch die Zufuhr von Pflanzenölen, in welchen das Verhältnis von Vitamin E zu hoch ungesättigten Fettsäuren relativ hoch ist. Empfehlenswert in diesem Zusammenhang sind Weizenkeimöl sowie Sonnenblumen- und Olivenöl (kalt gepreßt). Weitere wichtige Vitamin-E-Quellen in unserer Ernährung sind Margarine, aber auch Mayonnaiseprodukte. Die natürliche Vitamin-E-Zufuhr erfolgt also vorwiegend über Fett, da Obst und Gemüse nur begrenzt Vitamin E enthalten (Tabelle 2.8).

Alle diese Zahlen gelten für den durch oxidativen Streß nicht speziell belasteten Erwachsenen (Nichtraucher) bis 65 Jahre. Es gibt aber Gruppen mit erhöhtem Bedarf, dazu gehören Patienten mit starker *Streßbelastung, Raucher, Schwangere, Stillende.* Zigarettenraucher haben einen Mehrbedarf an Vitamin C (mindestens 50–100 mg mehr) und ß-Carotin und wahrscheinlich auch anderen Antioxidantien wie Vitamin E.

Auch Patienten mit operativen Eingriffen haben einen deutlich erhöhten Bedarf an Antioxidantien. Ebenso sind *Sportler* einem erhöhten oxidativen Streß unterworfen.

Es ist natürlich klar, daß eine Steigerung der Antioxidantienzufuhr keine Kompensationsmaßnahme für einen »ungesunden Lebenswandel« darstellt.

Insgesamt besteht noch ein großer Forschungsbedarf. Viele Fragen zum Wirkungsmechanismus und besonders zur optimalen Zufuhr an antioxidativen Nährstoffen sind noch klärungsbedürftig. Dennoch spricht vieles für eine zusätzliche Behandlung mit Vitamin C, Vitamin E und ß-Carotin bei gestreßten Patienten, bei Rauchern, in der Schwangerschaft sowie vor und nach Operationen.

Ballaststoffe senken Blutfette

Als Ballaststoffe bezeichnet man Substanzen, die stark quellen und im menschlichen Darm nicht verdaut werden können.

Die meisten Pflanzenfasern, wie Haferkleie (jedoch nicht Weizenkleie), Pektine, Lignin, Guar und Kautschuk (Pflanzengummen) in Obst, Gemüse und Hafer, haben einen cholesterinsenkenden Effekt. Dies gilt nicht für Weizenkeime und Weizenfasern. Vollkornbrot und andere faserreiche Nahrungsmittel führen zum besseren Sättigungsgefühl und sind weniger kalorienreich als hochraffinierte Getreideprodukte wie Feinmehl in Kuchen, Weißbrot usw.

Auch Plantagofasern, wie sie in Medikamenten wie Metamucil und Mucofalk enthalten sind, haben eine deutliche cholesterinsenkende Wirkung. Die Fasern müssen mit viel Flüssigkeit genommen werden, da sie im Darm quellen. Auch die Kombination von Pektin mit roten Karotten kann den Cholesterinspiegel senken. Eine Mischung mit verschiedenen Ballaststoffen senkt den Serumcholesterinwert effektiver als die alleinige Gabe von Leinsamen.

Bemerkenswert ist jedoch, daß auch Walnüsse deutlich den Cholesterinspiegel senken, ebenso wie Haferflocken.

Dialyseverfahren

Wenn es weder durch Diät noch durch Medikamente gelingt, eine Normalisierungen der Blutfette zu erreichen, können Dialyseverfahren weiterhelfen. Mit dem Verfahren »*HELP*« (heparininduzierte extrakorporale LDL Präzipitation) können die gefährlichen LDL-Fettpartikel aus dem Blut entfernt werden. Sie werden in einer Maschine ausgefällt, wobei auch gerinnungsfördende Substanzen wie Fibrinogen mit aus dem Blut entfernt werden. Die übrigen Bestandteile des Blutplasmas werden wieder in den Kreislauf zurückgeleitet. Mit diesem »Apherese« genannten Verfahren kann man selbst massivste Hypercholesterinämien zur Norm zurückbringen.

Wegen des relativ raschen Wiederanstiegs der LDL muß das Verfahren wöchentlich oder zweiwöchentlich wiederholt werden.

Neben der Besserung von Angina-pectoris-Beschwerden, wurden mittels Herzkatheteruntersuchungen auch Verbesserungen der Herzkranzgefäßdurchmesser über den Rückgang arteriosklerotischer Wandeinlagerungen nachgewiesen. Natürlich sind diese Verfahren nur in speziellen Fällen angezeigt, und diese Behandlungsmethode steht auch nur in wenigen Kliniken zur Verfügung.

Ausdauertraining senkt Blutfette

Eine Senkung krankhaft hoher Blutfette kann auch durch ein Ausdauertraining erreicht werden. Vor allem gelingt durch ein körperliches Training eine Senkung der Triglyzeride, des LDL-Cholesterins und eine Anhebung des HDL-Cholesterins. Geeignete Sportarten sind Wandern, Joggen, Schwimmen, Radfahren und Skilanglauf. Notwendig für eine Beeinflussung von HDL und LDL ist eine Mindesttrainingszeit von 3mal 30 Minuten pro Woche. Erhöhte Triglyzeride werden bereits durch weniger Ausdauerbelastungen gebesssert. Für das LDL-Cholesterin wurde nach 6 Wochen Training eine Senkung von ca. 15 mg/dl pro 10 km Langlauf/Woche berichtet.

Auch ein regelmäßiges Muskeltraining in einem Fitnesscenter mit dem Ziel, die Muskelmasse zu vergrößern, ist sicherlich als sehr günstig für den Fettstoffwechsel zu bezeichnen. Ein Teil der Bodybuilder versucht allerdings die gewünschten Effekte durch die gleichzeitige Einnahme von *Anabolika* zu steigern. Wie die meisten Sexualhormone können die testosteronverwandten Substanzen beträchtliche Veränderungen des Fettstoffwechsels hervorrufen. Es kommt vor allem zu einer sehr stark ausgeprägten Senkung des HDL-Cholesterins. Für Bodybuilder werden teilweise extreme Absenkungen des HDL berichtet. In Einzelfällen kam es sogar zu einem unerwarteten plötzlichen Herztod.

Medikamentöse Senkung erhöhter Blutfette

Haben alle wichtigen Begleitmaßnahmen zur Senkung der erhöhten Blutfette versagt, ist eine medikamentöse Behandlung angezeigt. Aber wirklich nur dann, wenn alle Möglichkeiten der Ernährungsumstellung ausgeschöpft sind bzw. versagt haben. Tabelle 2.9 zeigt eine Übersicht über die gebräuchlichsten blutfettsenkenden Medikamente und deren Wirkungen und Nebenwirkungen.

Die lipidsenkende Wirkstoffgruppe der *Fibrate* leiten sich von dem derzeit praktisch nicht mehr angewendeten Clofibrat ab. Clofibrat führte häufig zu Gallensteinbildung und zum Anstieg der Leberenzyme.

Heute werden eingesetzt: Bezafibrat (Cedur retard), Gemfibrozil (Gevilon), Fenofibrat (Normalip, Lipidil) und andere verwandte Substanzen. Diese Medikamente senken den Triglyzeridspiegel um bis zu

Tabelle 2.9. Wirkungen und Nebenwirkungen lipidsenkender Medikamente (↑ Anstieg, ↑↑ starker Anstieg, ↓ Abfall, ↓↓ starker Abfall, ↔ ohne Effekt).

Wirkstoff*	Wirkungen auf Plasmalipide und Lipoproteine	Mögliche Nebenwirkungen und Wechselwirkungen mit anderen Medikamenten
Gemfibrozil (Gevilon) Bezafibrat (Cedur) Clofibrat (Duolip, Regelan) Etofibrat (Lipo-Merz) Fenofibrat (Lipidie, Normalip)	Triglyzeride ↓↓ Cholesterin ↓ VLDL ↓↓ LDL ↓ HDL ↑↑	Bauch- und Magenschmerzen, Durchfall, Übelkeit, Erbrechen, Wirkung von Antikoagulanzien verstärkt
Lovastatin (Mevinacor) Simvastatin (Zocor, Denan) Pravastatin (Pravasin, Liprevil)	Triglyzeride ↓ Cholesterin ↓↓ VLDL ↓ LDL ↓↓ HDL ↔	Übelkeit, Winde, Durchfall, Verstopfung, Bauchschmerzen, Magenbeschwerden, Hautausschlag, Kopfschmerzen; regelmäßige Augenuntersuchungen empfohlen
Cholestyraminpulver (Quantalan) Colestipolgranulat (Cholestabyl)	Triglyzeride ↑ Cholesterin ↓↓ VLDL ↑ LDL ↓↓ HDL ↔	Verstopfung, Übelkeit, Blähungen, herabgesetzte Aufnahme fettlöslicher Vitamine (A, D und K) und anderer Medikamente durch verzögerte oder verringerte Absorption
Probucoltabletten (Lurselle)	Triglyzeride ↔ Cholesterin ↓ VLDL ↔ LDL ↓ HDL ↓↓	Weicher Stuhl, Durchfall, Blähungen, Bauchschmerzen, Kopfschmerzen, Erbrechen, Verlängerung des QT-Intervalls, senkt HDL-Cholesterinwert
Nikotinsäuretabletten	Triglyzeride ↓↓ Cholesterin ↓ VLDL ↓↓ LDL ↓ HDL ↑ oder ↓	Hitzewallungen, Hautjucken/trockene Haut, Hautausschlag, erhöhte Harnsäurewerte, Leberfunktionsstörungen

80%, das LDL-Cholesterin um bis zu 20% und vermögen das HDL-Cholesterin um 10–20% anzuheben. Fenofibrat senkt darüber hinaus die Harnsäure und Bezafibrat und Fenofibrat senken erhöhte Fibrinogenspiegel. Mögliche Nebenwirkungen sind gastrointestinale Beschwerden (Magendrücken bis zu 3% der Fälle). Daneben ist selten über allergische Hauterscheinungen, Haarausfall und Libidoverlust berichtet worden.

Für die Hypercholesterinämie ist das Cholestyramin, ein *Ionenaustauschharz*, am längsten im Einsatz. Zu dieser Substanzgruppe gehören Cholestyraminpulver (Quantalan) und Colestipolgranulat (Cholestabyl). Diese Medikamente binden im Darmlumen Gallensäuren. Das Medikament wird im Magen nicht resorbiert. Der Einfluß auf die Blutfette ist stark dosisabhängig. Wenn die tägliche Maximaldosis von 3mal 2 Beutel mit jeweils 4 g genommen wird, kann das LDL-Cholesterin um bis zu 35% gesenkt werden. Die Triglyzeridspiegel können leicht ansteigen.

Unerwünschte Begleiterscheinungen sind überwiegend gastrointestinale Beschwerden, vor allem Verstopfung. Austauscherharze können im Darm auch Medikamente wie Digoxin (Herzglykosid) und Thyroxin (Schilddrüsenhormon) binden und ausscheiden. Diese Medikamente sollten deshalb nicht gleichzeitig genommen werden. Generell müssen Medikamente eine Stunde vor oder vier Stunden nach der Gabe von Quantalan oder Cholestabyl eingenommen werden. Neben der verzögerten oder verminderten Aufnahme anderer Arzneimittel werden die fettlöslichen Vitamine A, D, und K vermindert resorbiert. Dadurch können unter Umständen Gerinnungsstörungen des Blutes hervorgerufen werden.

Die längste Erfahrung liegt mit *Nikotinsäure* und ihren Abkömmlingen vor. Sie greifen ebenfalls in den Stoffwechsel ein und bewirken eine gesteigerte Ausscheidung von Cholesterinabbauprodukten.

Nikotinsäure ist ein Bestandteil des Vitamin-B-Komplexes, der in hohen Dosen das LDL deutlich senkt. Um eine ausreichende Wirkung zu erreichen, müssen täglich 2–3,5 g eingenommen werden. Reine Nikotinsäure ist derzeit in Deutschland nicht im Handel, sondern nur in Form des Nikotinsäureanalogons Acipomox (Olbemox).

Unerwünschte Begleiterscheinung ist eine Hautrötung («Flush»), die bei ca. 15% aller Patienten auftritt, allerdings nach kurzer Therapiedauer nachläßt.

Während die Nikotinsäure in den USA als Lipidsenker erster Wahl
für die meisten Fettstoffwechselstörungen eingesetzt wird, wird sie in
Deutschland kaum eingesetzt, eben wegen der häufig auftretenden
Hautrötung. Dies ist eigentlich bedauerlich, da es sich bei der Nikotinsäure um ein relativ sicheres und preiswertes Medikament handelt,
das den Fettstoffwechsel günstig beeinflußt.

Ein Fettsenker, der eine eigene Wirkstoffgruppe bildet, ist *Probucol* (Lur-
selle). Es senkt das LDL-Cholesterin um bis zu 30%. Allerdings kommt
es meist auch zu einer Senkung des HDL-Cholesterins. Probucol kann
sehr effektiv Hautxanthome (bei gleichzeitiger schwerer Hypercholesterinämie) beeinflussen und rückbilden. Gleichzeitig ist Probucol ein stark
wirkendes Antioxidans und schützt das LDL vor einer Oxidation.

In den letzten Jahren sind mehrere Medikamente auf den Markt gekommen, die ein Schlüsselenzym des Cholesterinaufbaus in der Leber
hemmen, sogenannte *Cholesterinsynthesehemmer*. Sie alle bewirken
eine Hemmung der sogenannten HMG-Coenzym-A-Reduktase. Zu
diesen Medikamenten gehören Lovastatin (Mevinacor), Simvastatin
(Zocor), Pravastatin (Pravasin, Liprevil).

Diese Medikamente hindern die Leber an der Cholesterinbildung.
Dadurch wird die Leber in die Lage versetzt, ihre Cholesterinaufnah-
me aus dem Blut durch die Bereitstellung von mehr Aufnahmekapa-
zität für LDL-Cholesterin zu erhöhen. Da die Leber mehr Cholesterin
aufnimmt, bleibt im Blut weniger Cholesterin zurück.

Diese Medikamente senken das LDL-Cholesterin um 30–40% und
das Gesamtcholesterin um 30–35%. Somit handelt es sich bei den Re-
duktasehemmern um die potenteste Wirkstoffgruppe zur Cholesterinsenkung. Triglyzeride werden nur mäßig (bis zu 15%) gesenkt und
das HDL-Cholesterin wird geringfügig um ca. 5% angehoben.

Diese neuartigen Medikamente, für deren Entwicklung die Professo-
ren Goldstein und Brown im Jahre 1986 den Nobelpreis verliehen bekommen haben, sollten ein- bis zweimal am Tag eingenommen werden, vorzugsweise abends, da die Aktivität des HMG-Coenzym-A-
Reduktase nachts höher sein soll.

Die Reduktasehemmer sind im allgemeinen gut verträglich. Nur gelegentlich kommt es zu einem Anstieg der Leberenzyme. Nach dem Absetzen des Medikamentes normalisieren sich die Leberwerte meist
wieder. Weiterhin kann es zu einem Anstieg bestimmter Muskelenzy-
me kommen.

Cholesterinhemmer verhindern den Herztod

Mit die wichtigste medikamentöse Neuentwicklung in den letzten Jahren war die Einführung der oben beschriebenen Hemmstoffe der Cholesterinbiosynthese.

Im Rahmen der 67. Jahrestagung der Amerikanischen Herzgesellschaft wurden die bahnbrechenden Daten der 4 S-Studie (Scandinavien Simvastatin Survival Study) vorgestellt. Simvastatin gehört zu der Gruppe der Medikamente, die in der Leber die Produktion von Cholesterin bremsen. Der Effekt beruht auf der Hemmung eines am Cholesterinaufbau beteiligten Enzyms.

Diese wichtige Untersuchung hat gezeigt, daß der zur Bekämpfung der Arteriosklerose verwendete Cholesterinhemmer Simvastatin (Denan, Zocor) nicht nur die Konzentration der gefährlichen Fette im Blut um rund ein Drittel senkt, sondern das Mittel verringert – ein Jahr nach Beginn der Therapie – auch die Zahl der Herzinfarkte und der Herztode um ein Drittel. Gleichzeitig sinkt das Risiko der Behandelten, einen tödlichen oder nicht tödlichen Herzinfarkt zu bekommen um 34% und das Risiko generell an einem Herz-Kreislauf-Leiden zu sterben, sogar um 42%. Diese Untersuchung gilt bereits jetzt als ein Meilenstein in der gesamten Arterioskleroseforschung.

Die Studie bestätigte auch, daß die modernen Fettsenker nicht nur das »böse« LDL-Cholesterin senken (in dieser Studie um 38%), sondern Simvastatin hat in dieser Studie das »gute« HDL-Cholesterin um 8% angehoben.

Neben Azetylsalizylsäure und Betablockern wird somit die konsequente Cholesterinsenkung zum obligaten Bestandteil der Sekundärprävention einer schweren Krankheit, an der letztendlich mehr als 50% der Gesamtbevölkerung sterben.

Die Untersuchung belegte erstmals zweifelsfrei, daß sich die Therapie mit potenten Cholesterinsenkern nicht in einem »kosmetischen Effekt« auf die Blutfette erschöpft, sondern tatsächlich Leben zu retten vermag. Die Expertenwelt geht davon aus, daß dadurch die seit über 20 Jahren andauernden heftigen Kontroversen über die Nützlichkeit dieser Therapie bei arteriosklerotisch bedingten Herzleiden endgültig entschieden sind. Natürlich sind die Ergebnisse auch ein Beleg dafür, daß erhöhte Cholesterinkonzentrationen zu den bekannten Gefahren mit Arteriosklerose führt. Die Zurückhaltung vieler Ärzte und vieler Spezialisten gegenüber den Cholesterinhemmern ist nunmehr sicherlich nicht mehr zu rechtfertigen. Dennoch muß sehr sorgfältig der notwendige Einsatz des Medikamentes bei jedem Patienten geprüft werden. Da über keine wesentlichen Nebenwirkungen in der Studie berichtet worden ist, dürfte der einzige Nachteil der hohe Preis dieser modernen Cholesterinhemmer sein: 1 Tablette mit 20 mg Simvastatin kostet etwa DM 4,–. Verrechnet man die notwendigen Folgekosten der Arteriosklerosebehandlung von den Ballonkatheterbehandlungen bis zu den Bypassoperationen und den meist notwendigen Rehabilitationsmaßnahmen, dürfte dennoch die Rechnung aufgehen. Es ist abzusehen, daß sich der Einsatz der Cholesterinhemmer im Alltag bewähren und sich darüber hinaus bezahlt machen wird.

Senkung der Blutfette bei Herzinfarktpatienten mit normalen Cholesterinwerten

Während die eben besprochene 4S-Studie Patienten mit erhöhten Blutfettwerten erfaßte, wurden in der anschließenden CARE-Studie (Cholesterol and Recurrent Events Study) 4159 Herzinfarktpatienten mit Gesamtcholesterinwerten unter 240 mg/dl mit dem blutfettsenkenden Medikament Pravastatin (Pravasin, Liprevil) behandelt.
Die Zahl der tödlichen Herzkomplikationen und nicht tödlichen Herzinfarkte konnte dadurch deutlich gesenkt werden. Die 1995 veröffentlichten vorläufigen Ergebnisse brachten unter anderem eine Senkung der tödlichen Herzinfarkte um 37% und der nichttödlichen Herzinfarkte um 24%.
Diese Wirkung war unabhängig davon, ob die betroffenen Patienten zuckerkrank oder nicht zuckerkrank waren, ob sie einen zu hohen oder einen normalen Blutdruck hatten, ob sie rauchten oder nicht rauchten, ob sie alt oder jung, Männer oder Frauen waren.

Blutfettsenkung bei Bypass-Patienten

Nach einer Bypassoperation kommt es bei etwa zwei Dritteln der Patienten zu arteriosklerotischen Veränderungen im Bypass, so daß bei etwa einem Drittel eine erneute Operation notwendig wird. Ziel der Post-Coronary-Artery-Bypass-Graft-Trial-Studie war es deshalb, zu überprüfen, ob eine deutliche Senkung der Cholesterinwerte nach einer Bypassoperation die erneute Arterioskleroseentwicklung verhindern kann. Dabei wurden zwei Behandlungsstrategien untersucht: eine »aggressive« Strategie mit Senkung der LDL-Cholesterinwerte auf unter 85 mg/dl sowie eine »moderate« Strategie mit Senkung der LDL-Cholesterinwerte auf Werte unter 140 mg/dl.

Beide Patientengruppen, deren LDL-Wert zu Beginn der Studie nicht über 200 mg/dl betragen durfte, erhielten dazu das blutfettsenkende Medikament Lovastatin (Mevinacor) in unterschiedlich hoher Dosierung, die »aggressive« Gruppe falls erforderlich zusätzlich noch Cholestyramin (Quantalan).

Nach 4–5 Jahren zeigte sich bei den mit der »aggressiven« Strategie behandelten Patienten ein deutlich besseres Ergebnis als in der »moderaten« Gruppe. Sie hatten um 29% weniger arteriosklerotische Veränderungen bzw. Verschlüsse. Die Anzahl der erneuten Bypassoperationen oder Ballondilatationen konnte dadurch um 29% gesenkt werden.

Diabetes mellitus

Diabetiker entwickeln häufiger und früher arteriosklerotische Gefäßveränderungen als Nichtdiabetiker. Die Arteriosklerose ist in erster Linie für die höhere Sterblichkeit der betroffenen Patienten verantwortlich. Mehr als Dreiviertel der Zuckerkranken sterben an der koronaren Herzkrankheit, gefolgt von Hirndurchblutungsstörungen und von Erkrankungen der Nieren. Die Framingham-Studie zeigt, daß Diabetiker 3–5mal häufiger Verschlußkrankheiten in den Herzkranzgefäßen und in den Becken-Bein-Arterien haben, als dies in der Normalbevölkerung zu beobachten ist.

In der Bundesrepublik leiden etwa 2% der Bevölkerung an einer Zuckerkrankheit. Weitere 2% dürften einen noch nicht erkannten Diabetes haben. In den nächsten Jahren werden demnach ca. 1 Million Menschen an der Zuckerkrankheit leiden und das Risiko einer frühzeitigen generalisierten Arteriosklerose der Blutgefäße haben. Wir gehen heute davon aus, daß beim Diabetiker zu hohe Blutzuckerspiegel (Hyperglykämie) und zu hohe Insulinspiegel im Blut (Hyperinsulinämie) eine wesentliche Rolle bei der Arterioskleroseentstehung spielen.

Gefäßkomplikation bei Zuckerkrankheit

Das Schicksal des zuckerkranken Patienten hinsichtlich der Lebenserwartung wird bestimmt von den arteriosklerotischen Gefäßerkrankungen in den Schlagadern (Makroangiopathie), insbesondere aber auch durch die sogenannte Mikroangiopathie. Die Endstrombahnen des Gefäßgebietes, der Kapillaren, sind besonders betroffen. Ihre zarten Wände sind massiv verdickt und behindern den Stoffaustausch und die Sauerstoffzufuhr. Die Fließeigenschaften des Blutes sind verschlechtert, vor allen Dingen, wenn gleichzeitig Fettstoffwechselstörungen bestehen. Gefährdet sind vor allem die Netzhautarterien am Auge. Deshalb muß jeder Diabetiker regelmäßig vom Augenarzt oder einem sachverständigen Arzt, der die Augenspiegeltechnik beherrscht, kontrolliert werden. Auch die Hornhaut und die Linsen müssen laufend überprüft werden, da es bei Diabetikern bevorzugt zum grauen Star kommt. Schwere Netzhautschäden bewirken Gesichtsausfälle oder sogar Erblindung. Die Durchblutungsstörungen in den großen Blutgefäßen der Beine und die meist vorliegende Störung der Zirkulation in den kleinsten Gefäßen prädisponieren den Diabetiker auch zur Entstehung einer »diabetischen Gangrän«.

Leitsätze zum Diabetes

Das Übergewicht ist der wichtigste Schrittmacher für den Diabetes. Es muß normalisiert werden, dadurch normalisiert sich oft auch schon der Zuckerstoffwechsel.
Je schlechter die Stoffwechselkontrolle ist, desto früher und häufiger entstehen Gefäßkomplikationen.
Wichtig ist, daß der Diabetes früh erkannt wird. Vor allen Dingen bei familiärer Veranlagung müssen regelmäßige Zuckerkontrollen durchgeführt werden.
Alle arterioseklerosefördernden Risikofaktoren wie Hochdruck, Zigarettenrauchen, Fettstoffwechselstörungen werden durch die Zuckerkrankheit in ihrer Auswirkung beträchtlich verstärkt.

Das metabolische Syndrom

Das Zusammentreffen eines erhöhten Blutdrucks, einer Fettstoffwechselstörung sowie von Übergewicht mit stammbetonter Fettverteilung und einer latenten Zuckerkrankheit wird als *metabolisches Syndrom* bezeichnet und besitzt als gemeinsames Bindeglied eine vorgeschaltete Stoffwechselstörung, nämlich die Insulinresistenz, d. h. zu hohe Insulinspiegel im Blut, weil die Muskulatur und die Leber nicht genügend Insulin aufnehmen. 25% der Normalbevölkerung und etwa 70% der Patienten mit einem Hochdruck haben eine Insulinresistenz. Offenbar liegt ein genetischer Defekt an der Skelettmuskulatur und an der Leber vor, der zu einer gestörten Zuckeraufnahme führt. Verstärkt wird die erworbene Insulinresistenz durch Übergewicht und durch Bewegungsmangel. Dies führt kompensatorisch zu einem Insulinanstieg im Blut.

Die erhöhten Insulinspiegel im Blut werden verantwortlich gemacht für die gleichzeitig auftretenden erhöhten Blutfettspiegel.

Erhöhte Harnsäure und Gicht

Erhöhte Harnsäurewerte, die zur *Gicht* führen können, liegen dann vor, wenn der Harnsäurespiegel bei Frauen über 6 mg/dl und bei Männern über 7 mg/dl liegt. Erhöhte Harnsäurewerte (Hyperurikämie) und eine manifeste Gicht werden als Risikofaktoren 2. Ordnung angesehen.

Bislang ist es nicht gelungen, eine klare Korrelation zwischen erhöhten Harnsäurewerten und der Häufigkeit von Herzinfarkten und peripherer arterieller Verschlußkrankheit zu dokumentieren. Es ist heute klar, daß hohe Harnsäurewerte immer wieder auch mit Verschlüssen in den Unterschenkelarterien zusammenhängen und auch die Mediakalzinose (eine ausgeprägte Verkalkung der Mediaschicht) sehr viel häufiger bei Patienten mit hohen Harnsäurewerten auftreten.

Über 7 mg/dl erhöhte Harnsäurewerte finden sich besonders in Verbindung mit anderen Risikofaktoren wie Übergewicht, Bluthochdruck, Zuckerkrankheit. Dies zeigt auch schon, daß die Bedeutung der erhöhten Harnsäurewerte als unabhängiger Risikofaktor für die Entstehung der Arteriosklerose umstritten ist.

Eines ist jedoch wichtig: Ist die Harnsäure erhöht und sind bereits Gichtanfälle aufgetreten, sollte eine längerfristige Behandlung mit harnsäuresenkenden Mitteln durchgeführt werden. Es ist ferner zu beachten, daß die betroffenen Patienten eine ausreichende Trinkmenge von mindestens 2,5 Liter täglich zu sich nehmen, weil die erhöhte Harnsäure auch zu Nierensteinen prädisponiert.

Übergewicht

Nach dem Ernährungsbericht der Deutschen Gesellschaft für Ernährung für das Jahr 1995 ist jeder dritte Bundesbürger übergewichtig.
Es ist bislang nicht bewiesen, daß das Risiko, eine Gefäßkrankheit zu bekommen, mit dem alleinigen Faktor *Fettsucht* (Adipositas) zunimmt. Übergewicht stellt somit, als Einzelfaktor gesehen, keinen Risikofaktor dar. Es hat sich aber gezeigt, daß das Überschreiten des Normalgewichtes um mindestens 20% mit einem erhöhten Risiko auch hinsichtlich von Gefäßerkrankungen, wie beispielsweise dem Herzinfarkt, einhergeht.
Aufgrund der vorliegenden Erfahrungen gehen wir davon aus, daß Fettsucht nur dann kein Gefäßrisiko darstellt, wenn sonst keine Risikofaktoren vorhanden sind. Diese Risikofaktorenkonstellation ist in der Praxis selten, kommt aber immerhin vor. Wie schon wiederholt betont, entwickeln Übergewichtige weitere Risikofaktoren: 90% aller Übergewichtigen weisen ein oder mehrere der Risikofaktoren hoher

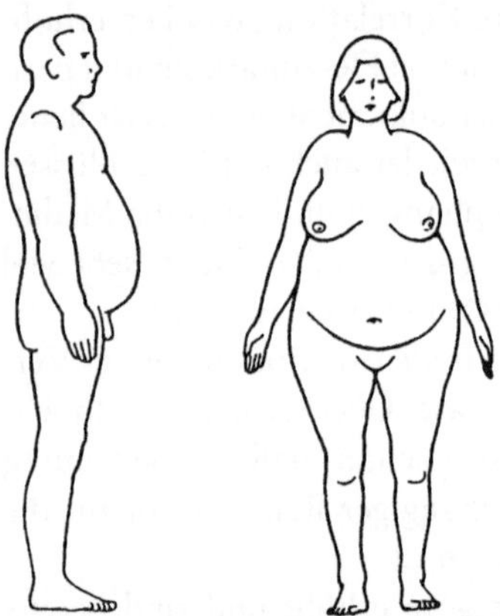

Abb. 2.8. Schematische Darstellung der Fettverteilungstypen: *links* abdominaler Typ (Fetteinlagerung im Bauch- und Taillenbereich) und *rechts* glutealfemoraler Typ.

Blutdruck, Fetttstoffwechselstörung, Zuckerkrankheit oder Gicht auf.

Unter 500 stark fettsüchtigen Patienten der Düsseldorfer Fettstoffwechselambulanz betrug der Anteil der Hochdruckkranken 70%, der Diabetiker 50%, der Patienten mit erhöhten Triglyzeridspiegeln 30% und mit erhöhten Cholesterinwerten und erhöhter Blutharnsäure je 22%.

Diese Erfahrungen zeigen, daß mit dem Vorliegen anderer Risikofaktoren die Auswirkungen des Faktors Übergewicht intensiviert werden. Man kann deshalb das Übergewicht als »Risikofaktor des Risikofaktors« bezeichnen.

Interessant ist, daß eine für die Herzinfarktentstehung besonders gefährliche Fettsucht, die massive Fettanhäufung im Bauchraum ist. Diese Form der Fettsucht, die »androide Fettsucht«, ist häufig mit einer Reihe von uncharakteristischen Veränderungen des Stoffwechsels und des Blutdrucks gekoppelt:

zu hoher Insulinspiegel (Hyperinsulinämie),
Zuckerkrankheit (gestörte Zuckertoleranz),
Fettstoffwechselstörung,
zu hoher Blutdruck.

Dies sind genau wiederum die Faktoren, die unter dem »metabolischen Syndrom« zusammengefaßt werden. Diese vier gebündelten Risikofaktoren werden auch als »tödliches Quartett« bezeichnet, weil ihr gemeinsames Auftreten mit einem hohen Risiko für Herzinfarkte und plötzliche Herz-Kreislauf-Todesfälle verknüpft ist.

Also nicht nur vom Übergewicht per se, sondern auch von der Verteilung der vermehrten Fettmasse hängt es ab, ob eine Person ein metabolisches Syndrom entwickelt oder nicht (Abb. 2.8). Über 90% der Patienten mit metabolischem Syndrom haben eine vermehrte Fetteinlagerung im *Taillen- und Bauchbereich.*

Interessanterweise wird die vermehrte Fettverteilung im Bauchbereich vererbt. Dabei sind bereits normalgewichtige Personen, bei denen man eine abnorme Fettverteilung im Bauch vorfindet, gefährdet, später einmal ein metabolisches Syndrom zu bekommen.

Bereits vor über 100 Jahren wurde vom französischen Arzt Paul Broca das Übergewicht mit dem *Broca-Index* definiert. Danach gilt: Kör-

Tabelle 2.10. Der anzustrebende Body-Mass-Index (BMI) ist altersabhängig.

Alter (Jahre)	BMI[1]
19–24	19–24
25–34	20–25
35–44	21–26
45–54	22–27
55–64	23–28
>64	24–29

[1] Der BMI, der mit der niedrigsten Sterblichkeitsrate verbunden ist, beträgt 19 bei jungen und 29 bei alten Menschen.

pergröße in Zentimeter minus 100 ist das Normalgewicht in Kilogramm. Das Idealgewicht ist bei Frauen 15 und bei Männern 10% niedriger als das Normalgewicht.

Der wegen seiner einfachen Handhabung häufig angewandte Wert hat jedoch den Nachteil, daß kleine Personen zu oft und große Personen zu selten als übergewichtig eingestuft wurden.

Inzwischen wird das Körpergewicht nicht mehr nach dem Broca-Index, sondern anhand des *Body-Mass-Index (BMI)* angegeben. Dabei wird das Gewicht (in kg) durch das Quadrat der Körpergröße (in Meter) dividiert. Je nach Alter gilt ein BMI zwischen 19 und 29 als wünschenswert. Darin ist berücksichtigt, daß der BMI, der mit der niedrigsten Mortalität verbunden ist, im Alter steigt. Ein BMI zwischen 20 und 25 bedeutet Normalgewicht, als Überwichtige betrachtet man Menschen mit einem BMI zwischen 25 und 30. Adipositas liegt dann vor, wenn der BMI-Wert jenseits von 30 liegt (Tabelle 2.10).

Alkohol

Russische Pathologen fanden schon Ende des letzten Jahrhunderts heraus, daß schwere Arterienveränderungen bei Alkoholikern ungewöhnlich selten vorkommen.

Noch vor 50 Jahren wurde bei einem Treffen der New York Academy of Medicine Alkohol als ein Heilmittel gegen Zirkulationsstörungen vorwiegend im Alter gepriesen, und auch heute ist der Glaube an die positive Wirkung eines mäßigen Alkoholgenusses weit verbreitet.

Daraus aber zu schließen, daß Alkohol vor Arteriosklerose schützt, ist völlig abwegig. Das besonders gefährdete Organ bei übermäßigem Alkoholgenuß ist bekanntlich die Leber.

Wir raten unseren Patienten, wenn sie regelmäßig Alkohol trinken, dies mit Maßen zu tun. Die Tagesdosis reinen Alkohols, bei deren Überschreitung ein erhöhtes Risiko beginnt, sind 20 g für Frauen und 40–60 g für Männer. Das sind etwa 0,25–0,5 l Wein. Bei harten Getränken hat man das Maß natürlich schneller erreicht. 0,25–0,5 l Wein oder eine entsprechende Menge Bier pro Tag kann man auch für den Gefäßkranken vertreten. Werden diese Mengen jahrelang überschritten, so besteht die Gefahr, daß das Herz geschädigt wird.

Seit über 30 Jahren wird aus verschiedenen Ländern immer wieder von klinischen Beobachtungen berichtet, die auf einen Zusammenhang zwischen Alkohol und *Schlaganfall* hinweisen. Mit steigendem Alkoholkonsum nehmen vorwiegend die Erkrankungen der Hirngefäße zu. Die Schlaganfallsterblichkeit bei gewohnheitsmäßigen Trinkern ist 3mal so hoch wie bei Gelegenheitstrinkern.

Alkohol ist darüber hinaus ein bedeutsamer Risikofaktor für die Bluthochdruckentstehung. Obwohl Alkohol akut zu einem Blutdruckabfall führt, steigt mit chronischem Alkoholgenuß der mittlere Blutdruck drastisch an. So ist bekannt, daß ein täglicher Genuß von 80 g Alkohol zu einer Zunahme der Häufigkeit von Todesfällen aus Kreislaufursachen führt. Dagegen zeigen geringe Mengen Alkohol einen gewissen schützenden Effekt. Bekannt ist, daß ein regelmäßiger, aber mäßiger Alkoholgenuß zu günstigen Blutfetten führen kann. So ist z. B. eine Erhöhung des »guten« HDL-Cholesterins wiederholt beobachtet worden. Die Akten sind hierüber noch nicht geschlossen. Man weiß zwar, daß ein HDL-Mangel einen selbständigen Risikofaktor für Gefäßkrankheiten darstellt, sollte sich aber davor hüten, dies durch chronische Alkoholzufuhr auszugleichen. Man darf auch nicht vergessen, daß Alkohol eine wichtige Kalorienquelle ist und daß an starken Alkoholgenuß gewöhnte Menschen meist noch andere »Laster« haben, wie z. B. das Zigarettenrauchen.

Unseren Patienten geben wir in Übereinstimmung mit vielen Ärzten, die in bier- und weintrinkenden Gegenden tätig sind, den Rat, die Leberfunktion regelmäßig und sorgfältig überprüfen zu lassen. Diabetiker sollten auch ihren Arzt fragen, ob und welche Alkoholika erlaubt sind. Auch der Gesunde sollte möglichst einen Tag in der Woche den

Alkohol total meiden. Die Ernährung des Alkoholgewöhnten soll vollwertig und ausgewogen sein, dies gilt insbesondere für die Vitamine des B-Komplexes, wie die nervenschützenden Vitamine B1, B2 und B6.

Alkoholgenuß bei Frauen

Schon lange kennt man Geschlechtsunterschiede in der Verträglichkeit des Alkohols. Der Konsum der gleichen Alkoholmenge führt bei Frauen zu höheren Blutalkoholspiegeln als bei Männern. Dies ist durch die geringere Ausstattung der weiblichen Leber mit alkoholabbauenden Enzymen zu erklären. Frauen, die ständig mehr als 2 Flaschen Bier oder 2 Glas Wein (> 40g Alhohol) täglich trinken, müssen mit einer *Leberzirrhose* rechnen. Die lebertoxische Schwelle bei Männern liegt mit 60 g um ein Drittel höher. Weiterhin erkranken Frauen, die regelmäßig Alkohol konsumieren, häufiger an *Brustkrebs*. Andererseits schützt mäßiger Alkoholkonsum vor Arteriosklerose und damit vor Herzinfarkten und Schlaganfällen.

Gibt es eine bestimmte Alkoholmenge, die Frauen mehr nützt als schadet? Diese Frage wurde in einer großen amerikanischen Studie untersucht. 85709 gesunde Frauen zwischen 34 und 59 Jahren wurden über 12 Jahre beobachtet. Insgesamt starben in diesem Zeitraum 2658 Frauen. Es wurden die Todesursachen und das Trinkverhalten analysiert. Verglichen mit Frauen, die keinen Alkohol trinken, war die Sterblichkeit bei Frauen mit sehr geringem Alkoholkonsum, d. h. maximal 2 Flaschen Bier oder 2 Gläser Wein wöchentlich (entsprechend 5 g Alkohol täglich) um 17% vermindert. Bei Frauen mit geringem bis mäßigem Alkoholkonsum, d. h. maximal 1 Flasche Bier oder 1 Glas Wein täglich (entsprechend maximal 29 g Alkohol), war die Sterblichkeit noch um 12% gegenüber den Alkoholabstinenten verringert. Ein täglicher Alkoholkonsum von mehr als 30 g täglich (mehr als 1,5 Flaschen Bier und 1,5 Gläser Wein) führte hingegen zu einem Anstieg der Mortalität um 19%. Die Analyse der Todesursachen zeigte eine Verminderung der Herzinfarkte und Schlaganfälle bei Frauen mit sehr geringem bis mäßigem Alkoholkonsum gegenüber Frauen ohne Alkoholkonsum. Auch bei größeren Alkoholmengen (>30 g täglich) waren Herz-Kreislauf-Erkrankungen als Todesursache seltener, allerdings wurde dieser »günstige Effekt« durch das sprunghafte Ansteigen tödlicher Brustkrebse und Leberzirrhosen mehr als aufgehoben.

Somit scheint es eine optimale »Alkoholdosis« zu geben, die jedoch sehr viel niedriger anzusetzen ist als bisher vermutet und bei maximal 5 g täglich liegt.

Ein beliebtes Dauerthema für Herzspezialisten und Arteriosklerose-forscher, das die Wissenschaftler und Ärzte auch aus ganz persönlichem Interesse beschäftigt, ist das »französische Paradoxon«. Hinter diesem Begriff verbirgt sich ein Sachverhalt, der bis heute noch nicht eindeutig aufgeklärt ist. Vor allem in Südfrankreich gibt es relativ wenige Menschen, die an einer arteriosklerotischen Herz- und Gefäß-krankheit leiden, im Vergleich zu allen Regionen der westlichen Welt. Es gab und gibt immer wieder Spekulationen, woran dies liegen könnte. Zum Beispiel ist dort das Essen weniger fett und weniger schwer und man könnte deshalb vermuten, daß im Durchschnitt in dieser Bevölkerung das LDL-Cholesterin deutlich niedriger ist als in anderen Regionen. Es könnte natürlich auch am Trinken liegen. Wie ernst es den Forschern mit dieser Fragestellung ist, zeigt sich auch daran, daß bei der letzten Sitzung der amerikanischen Herzgesellschaft diese Frage während einer ganzen wissenschaftlichen Sitzung diskutiert wurde. Faßt man die wichtigsten Argumente dieser Sitzung zusammen, so scheint festzustehen, daß moderater Alkoholkonsum sich günstig auf die Blutgerinnung auswirkt, und auch die Blutplättchen eine fast 40%ig geringere Neigung haben, sich zusammenzuballen.

Interessant ist, daß diese Effekte nur mit Rotwein nachzuweisen waren. Weißwein scheint diese günstigen Auswirkungen nicht zu haben.

Kaffee

Die bisher durchgeführten Studien, die sich mit möglichen Zusammenhängen zwischen Kaffeegenuß und Blutfettspiegeln beschäftigen, haben keine eindeutigen Ergebnisse erbracht. Es gibt jedoch Hinweise, daß *aufgebrühter* (gekochter) Kaffee das ungünstige LDL-Cholesterin erhöht, während dies bei Filterkaffee anscheinend nicht der Fall ist. Beim Filterkaffee wird im Papierfilter eine Fettfraktion aus der Kaffeebohne zurückgehalten, die konzentriert verabreicht offenbar zu einer Erhöhung des LDL-Cholesterins führt.

Wir meinen, daß auch beim Kaffeegenuß Mäßigkeit die absolut notwendige Parole ist.

Leitsätze zum Kaffeegenuß

Der gewohnte, nicht übermäßige Kaffeekonsum ist auch für Herz- und Gefäßkranke unbedenklich. Lediglich bei bereits bestehenden Herzrhythmusstörungen muß mit einer Verstärkung der Arrhythmien gerechnet werden.

Gerade ältere Menschen sollten nicht auf ihre gewohnte Tasse Bohnenkaffee verzichten. Bei Hirndurchblutungsstörungen wirkt Kaffee oft erstaunlich gut.

Tee wird im allgemeinen von gefäßkranken Patienten gut vertragen.

Die meisten Kaffeetrinker (mehr als 5 Tassen pro Tag) sind gleichzeitig auch starke Zigarettenraucher. Diese Risikokombination ist natürlich für den Gefäßpatienten äußerst schädlich.

Hoher Fibrinogenspiegel

Zu hohe Fibrinogenwerte sind ein Risiko für die Entstehung des Herzinfarktes, des Schlaganfalles und für Beindurchblutungsstörungen. Fibrinogen ist eine Vorstufe des Fibrins bei der Blutgerinnung. Ist das Fibrinogen zu hoch, verschlechtern sich die *Blutfließeigenschaften* drastisch. Es entsteht eine vermehrte Neigung der Zusammenballung der roten Blutkörperchen und eine Verminderung ihrer Verformbarkeit. Dadurch wird das Blut visköser, also dickflüssiger.

Hohe Fibrinogenspiegel finden sich bei Personen mit hohen Blutfettwerten, Hochdruck, Zuckerkrankheit und Adipositas. Die Einnahme der Pille erhöht den Fibrinogenspiegel ebenso wie das Zigarettenrauchen. Der jahreszeitlich bedingte Anstieg der Herzinfarkte im Winter wurde mit im Winter höheren Fibrinogenspiegel in Verbindung gebracht, wahrscheinlich ausgelöst durch immer wieder auftretende Infekte.

Was können Sie zur Senkung ihres Fibrinogenspiegels selbst beitragen?

 Nicht rauchen, am besten schon gar nicht anfangen, weil es Monate bis Jahre dauern kann, bis sich der durch Rauchen erhöhte Fibrinogenspiegel wieder normalisiert hat.

Regelmäßige körperliche Aktivität scheint den Fibrinogenspiegel klinisch relevant zu senken.

Auch die Reduktion von Fett in der Nahrung reduziert den Fibrinogenspiegel.

Medikamentös kann mit Fibraten, dies sind insbesondere blutfettsenkende Medikamente, wie z. B. Bezafibrat (Cedur retard) und Fenofibrat (Normalip) der Fibrinogenspiegel gesenkt werden.

»Dickes Blut«

Nicht nur die Blutgefäße sind für die Ernährung der Organe von Bedeutung; wichtig ist auch die Beschaffenheit des Blutes. Der Anteil der Blutkörperchen am Blutvolumen wird »*Hämatokrit*« genannt (Normalwert beim Mann: 44–46 Vol.%, bei der Frau: 41–43 Vol.%). Es gibt krankhafte Zustände, bei denen sich die roten Blutkörperchen vermehren und der Hämatokrit weit über 50 Vol.% ansteigen kann. Dadurch verschlechtern sich die *Blutfließeigenschaften* entscheidend und es kommt zu einer Durchblutungsstörung in den kleinsten Haargefäßen. Wir wissen, daß Patienten mit hohen Hämatokritwerten häufiger einen plötzlichen Herztod, einen Hirninfarkt und periphere Arterienverschlüsse erleiden.

In diesen Fällen ist der Aderlaß das Mittel der Wahl. Besonders bei Rauchern kommt es immer wieder zu *Bluteindickungen*, weil bei Rauchern die Bildung von roten Blutkörperchen im Knochenmark durch eine vermeintlich permanente Sauerstoffnot im Organismus aktiviert wird. Dies hängt damit zusammen, daß sich das Kohlenmonoxid im Zigarettenrauch leichter und fester mit dem roten Blutfarbstoff Hämoglobin verbindet (seine Bindung ist ca. 200mal fester) und deshalb beim Raucher ca. 10–20% des roten Blutfarbstoffes für den Stoffaustausch mit Sauerstoff nicht zur Verfügung stehen.

Zu hohe Blutplättchenzahl

...der Thrombozyten (Blutplättchen) scheint ein unabhängi... ...r für Gefäßkrankheiten zu sein. Bei Personen mit einer

erhöhten Anzahl von Blutplättchen (immer über 250000) besteht ein deutlich höheres Risiko, daß sie einem Herz- oder Gefäßtod erliegen. Nach den Ergebnissen einer norwegischen Untersuchung ist bei Thrombozytenzahlen über 250000 mit einer 2fach erhöhten Sterblichkeitsrate zu rechnen. Überraschenderweise hat sich in dieser Untersuchung auch gezeigt, daß Raucher im Durchschnitt höhere Thrombozytenzahlen aufwiesen als Nichtraucher.
Als Konsequenz haben die untersuchenden Ärzte bei erhöhten Thrombozytenwerten die generelle Einnahme von Azetylsalizylsäure (ASS) empfohlen. Bekanntlich verhindert Aspirin das Zusammenballen der Blutplättchen.

Die »Pille« und Gefäßkrankheiten

Mit der weltweiten Einführung der oralen Verhütungsmittel hat die Häufigkeit des hohen Blutdrucks, des Herzinfarktes und des Schlaganfalles bei den »Pillenbenutzerinnen« zugenommen. Wenn noch andere Risikofaktoren, insbesondere Zigarettenrauchen hinzukommen, wird das Risiko, eine Gefäßkrankheit zu bekommen, unverantwortlich hoch. Die Einnahme von oralen Kontrazeptiva hat einen ungünstigen Einfluß auf die Blutgerinnung, die für die spontane Auflösung von entstandenen Thromben in den Blutgefäßen (Fibrinolyse) verantwortlich ist, und auf die Thrombozytenfunktion. Weibliche Sexualhormone beeinflussen die Blutfette in unterschiedlicher Weise: HDL steigt unter Östrogenen an und es kommt allerdings auch zu einer ausgeprägten Senkung des LDL-Cholesterins. Gestagene bewirken das Gegenteil: Sie senken die Triglyzeride und das HDL-Cholesterin und führen zu einer Erhöhung des LDL-Cholesterins. Diese ungünstigen Eigenschaften kommen vor allen Dingen bei Patientinnen über dem 35. Lebensjahr zum tragen. Moderne niedrig dosierte Kontrazeptiva («Mikropille«) beeinflussen den Fettstoffwechsel praktisch nicht mehr.
Relativ häufig tritt bei Kombination der Risikofaktoren »Pille« und Zigarettenrauchen ein »Pseudo-Buerger-Syndrom« auf. Diese Patientinnen neigen zu segmentalen peripheren Verschlüssen im Bereich der Unterschenkel und der Unterarmarterien, wie beim Buerger-Syndrom.

Leitsätze zur Pilleneinnahme

Frauen über 35, die gleichzeitig andere Risikofaktoren, wie Zigarettenrauchen, Übergewicht oder hohen Blutdruck aufweisen, sollten eine andere Form der Empfängnisverhütung mit ihrem Frauenarzt besprechen. Pille und Rauchen sind als kombinierte Risikofaktoren nicht zu verantworten. Besteht eine Frau auf der Einnahme der Pille, so müßten alle anderen Risikofaktoren eliminiert werden.

Bei Frauen unter 35 Jahren, die die Pille einnehmen, sollten in 6monatigen Abständen Kontrollen des Gewichtes, des Blutdrucks und der Blutfette durchgeführt werden.

Ist eine koronare Herzkrankheit bekannt, darf auf keinen Fall die Pille weiter eingenommen werden.

Östrogenarme »Pillen« beinhalten offenbar ein geringeres Risiko.

Sollten Hormone in den Wechseljahren eingenommen werden?

Bekanntlich werden Hormone vielfach im Klimakterium der Frau eingesetzt, um die Beschwerden der Wechseljahre zu beherrschen und um einer Knochenerweichung (Osteoporose) im Alter entgegenzuwirken. Neue Untersuchungen haben gezeigt, daß eine Hormonbehandlung außerdem das Herzinfarktrisiko deutlich vermindern kann. Dafür ist vor allem der Östrogenanteil verantwortlich. Allerdings ist durch eine alleinige Behandlung mit Östrogenen das Risiko eines *Gebärmutterkrebses* erhöht. Deshalb behandelt man heute in den meisten Fällen noch mit einem zweiten Hormon, dem Gestagen, das dieses Risiko wieder neutralisiert. Ob eine Hormonbehandlung zum Einsatz kommen soll, muß sowohl vom Frauenarzt als auch vom Internisten sorgfältig abgewogen werden. Insgesamt scheint die Gesamtbilanz für die Hormonbehandlung im Klimakterium positiv zu sein, da es auch Hinweise gibt, daß bei behandelten Frauen das Risiko eine Alzheimer-Krankheit zu bekommen, niedriger ist als bei unbehandelten Patientinnen. Es steht ferner außer Frage, daß die Lebensqualität bei behandelten Frauen besser ist als bei unbehandelten. Zusammenfassend kann man heute sagen, daß wahrscheinlich der Nutzen einer Östrogen-(Gestagen-) Therapie in der Menopause der Frau im Hinblick auf die häufigen Krankheiten koronare Herzkrankheit und Osteoporose größer ist, als die Risikoerhöhung für den sehr viel selteneren Brustkrebs.

Streß

Streß wird immer wieder mit der Entstehung der Arteriosklerose in Verbindung gebracht. Wissenschaftliche Untersuchungen haben sich hauptsächlich mit Streß und der Herzinfarktgefahr beschäftigt. Die meisten akzeptierten Theorien stimmen darin überein, daß das sogenannte Typ-A-Verhalten mit einem erhöhten Risiko arteriosklerotischer Gefäßerkrankungen, insbesondere der koronaren Herzkrankheit einhergeht.

Charakteristika der Typ-A-Persönlichkeit:

- ehrgeizige, kompetitive, ungeduldige Patienten, mit ungewöhnlichem Wettbewerbsinn,
- Neigung zu Feindseligkeit und Aggressivität,
- Patienten, die ständig unter Zeitdruck stehen und Zwangsvorstellungen gegen verstreichende Zeit haben.

Die Typ-A-Persönlichkeit ist in allen Gesellschaftsschichten vertreten. Die Zugehörigkeit zu diesem Typus hängt nicht vom Beruf und von der sozioökonomischen Stellung ab.
Eine Reihe weiterer psychosozialer Einflußfaktoren erwies sich in bezug auf die Häufigkeit von Herz-Kreislauf-Leiden als relevant. So fand man, daß z. B. Patienten mit einer koronaren Herzkrankheit im besonderem Maße von einschneidenden Lebensereignissen betroffen waren. Sie waren häufiger arbeitslos oder waren an ihrem Arbeitsplatz größerem Zeitdruck ausgesetzt. Während in den 50er Jahren die Koronarerkrankung vor allem in der gesellschaftlichen Oberschicht auftrat (»Managerkrankheit«), sind heute vermehrt die unteren sozialen Schichten betroffen. Man führt dies auf eine besondere Anpassung der Oberschicht an den technologischen Fortschritt und an das vermehrte Freizeitangebot sowie auf einen besonderen Lebensstil zurück, während die soziale Verunsicherung, z. B. durch Arbeitslosigkeit, in den unteren Klassen proportional zunahm.

Körperliche Inaktivität

Dem Sport und vermehrter körperlicher Aktivität wurden seit jeher gesundheitsfördernde und darüber hinaus lebensverlängernde Wirkungen zugeschrieben. Bereits Platon war davon überzeugt, daß regelmäßige muskuläre Aktivität die »Lebenssäfte« erneuert.

Zahlreiche Untersuchungen zeigen, daß regelmäßige körperliche Aktivität in Beruf und Freizeit die Häufigkeit arteriosklerotischer Gefäßveränderungen, insbesondere der koronaren Herzkrankheit, vermindert. Körperliches Training spielt eine herausragende Rolle in der Primär- und Sekundärprävention arteriosklerotischer Gefäßerkrankungen. Die Mechanismen, die bei körperlich Aktiven zu einem verminderten Auftreten der koronaren Herzkrankheit führen, sind weitgehend bekannt:

- Körperliches Ausdauertraining verringert die Wahrscheinlichkeit, einen Herzinfarkt zu erleiden, ganz wesentlich. Die Infarkthäufigkeit steigt bei körperlich inaktiven Menschen im Alter zwischen dem 40. und 60. Lebensjahr um das Vierfache. Ausdauertrainierte haben 60jährig noch das Risiko eines nichttrainierenden 40jährigen.
- Die Senkung der Triglyzeride, der VLDL-Fraktion und des LDL-Cholesterins (akut und chronisch bis 40%) sowie eine Erhöhung des HDL-Cholesterins (10–20 mg/dl).
- Sportlich Aktive haben seltener einen erhöhten Blutdruck als bewegungsarme Vergleichspersonen. Ausdauerbelastungen führen zu einer Weitstellung der peripheren Schlagadern und somit zu einer Abnahme des peripheren Gefäßwiderstandes und zu einer Senkung des systolischen und diastolischen Blutdrucks.
- Sportlich Aktive sind seltener übergewichtig. Körperliche Aktivität wirkt appetithemmend. Ein regelmäßiges körperliches Aufbautraining hilft, erhöhtes Körpergewicht abzubauen und dessen Entstehung zu verhindern.
- Der Diabetes mellitus wird durch Sport sehr günstig beeinflußt. Sport ist neben Insulin und einer adäquaten Diät die wichtigste Säule der Behandlung von Zuckerkrankheiten.
- Senkung des systolischen und diastolischen Blutdrucks und der Pulsfrequenz in Ruhe und unter Belastung.
- Verbesserung des Kohlenhydratstoffwechsels (bei Diabetikern).
- Senkung des Insulinspiegels und eine Steigerung der Insulinwirkung (vor allem beim Übergewichtigen).
- Steigerung der fibrinolytischen Aktivität (spontane Bereitschaft des Blutes, entstandene Gerinnsel wieder aufzulösen).

Eine günstige Beeinflussung der Blutfließeigenschaften (Abnahme der Blutviskosität, Verminderung der Erythrozytenaggregationsneigung, Zunahme der Flexibiltät der roten Blutkörperchen).

Der Genußmittelverbrauch, insbesondere der Nikotinabusus, wird durch regelmäßige Trainingsmaßnahmen meist günstig beeinflußt (»wer fit ist, ist nicht fett und raucht nicht«).

Regelmäßiges Training führt zu einer erhöhten psychischen Stabilität (Streßtoleranz, Selbstbewußtsein, Lebensfreude) und wirkt entängstigend. Die Bewegungstherapie führt in ihren Auswirkungen den Streßreaktionen entgegen (Senkung des Streßhormonspiegels, verstärkte Endorphinproduktion).

Kokain

Kokain ist nach Auffassung amerikanischer Internisten ein klassischer unabhängiger Risikofaktor für die Entstehung von Herz-Kreislauf-Erkrankungen. Dr. Cregler von der der New Yorker Mount Sinai School of Medicine berichtete, daß seit in den 80er Jahren, als Kokain in den USA immer stärker konsumiert wurde, die Fälle von Herz-Kreislauf-Erkrankungen wesentlich häufiger auftraten. Bis zu 10% aller in einer Notfallambulanz behandelter Patienten, wiesen Herz-Kreislauf-Beschwerden auf, die in engem zeitlichen Zusammenhang mit einer Kokaineinnahme standen.

Die klinischen Symptome nach Kokain waren unterschiedlich. Am häufigsten wurden Angina pectoris und Herzinfarkt, Störungen des Herzrhythmus, Herzinnenwand- und Herzmuskelentzündungen, Thrombosen sowie Schlaganfälle boabachtet.

Wie es zu diesen Komplikationen kommt, ist noch nicht bekannt. Die amerikanischen Autoren appellierten an ihre Kollegen, gerade bei jüngeren Patienten mit unklaren Symptomen einer Herz-Kreislauf-Erkrankung an Kokainkonsum zu denken.

Kokain und Alkohol sind besonders unheilvoll!

Wird zu der Kokaineinnahme noch Alkohol getrunken, so ist die Euphorie größer und der Rausch hält länger an. Der Preis dafür: Es treten drastisch mehr Todesfälle auf als unter Kokain alleine.

Jetzt entdeckten amerikanische Wissenschaftler die Ursache dafür: Aus den zwei verschiedenartigen Drogen deckten sie eine dritte, das »Cocaethylen« auf. Diese neue Droge wirkt sehr viel länger. Seine Halbwertszeit ist viermal so lang wie die des Kokain. Die neu entstandene Droge ist gleichzeitig ein aggressives Herzgift, das in vielen Fällen ursächlich verantwortlich für den plötzlichen Herztod bei den Drogenabhängigen sein dürfte.

Ist »weiches Wasser« ein Risikofaktor für den Herzinfarkt?

Tatsächlich konnte seit Ende der 50er Jahre ein Zusammenhang zwischen dem Vorkommen von geringer Wasserhärte (weiches Wasser) und dem häufigeren Auftreten von plötzlichem Herztod und Schlaganfällen festgestellt werden. Neben einem blutdrucksteigernden Gehalt an Kadmium und Blei durch verstärkte Korrosion der Leitungen enthält weiches Trinkwasser weniger Magnesium. Diese Diskussion hat zu einer Renaissance von Magnesiumsalzen in der Therapie von Herz-Kreislauf-Erkrankungen geführt. Die Frage, ob weiches Wasser ein Risikofaktor für die Entstehung des Herzinfarktes darstellt, ist bis heute noch nicht mit letzter Sicherheit geklärt. Als sicher gilt aber, daß Magnesium bei der Therapie des Herzinfarktes und bei Herzrhythmusstörungen eine wichtige Rolle spielt. Beim frischen Herzinfarkt kann Magnesium das Sterblichkeitsrisiko vermindern. Magnesium hat vor allem herzrhythmusstabilisierende Eigenschaften.

Ist die Homozysteinämie ein neuer Risikofaktor?

Ein weiterer Risikofaktor, vor allem in den USA schon seit mehr als einem Jahrzehnt Gegenstand der Arterioskleroseforschung, wurde in Deutschland bislang wahrscheinlich zu wenig beachtet: die Eiweißsubstanz (Aminosäure) Homozystein, ein Zwischenprodukt der Umwandlung von Methionin zu Zystein.
Schon frühzeitig fiel auf, daß Patienten mit einer seltenen Stoffwechselerkrankung, der *Homozysteinurie*, sehr häufig eine frühzeitige generalisierte Arteriosklerose mit frühen Herzinfarkten, Schlag-

anfällen und Verschlüssen der Becken-Bein-Arterien bekamen. Die Rolle des Homozysteins als Risikofaktor für die Arteriosklerose wurde in einer Reihe von Studien bestätigt. Während hohe Homozysteinkonzentrationen bei Gesunden nur mit einer Häufigkeit von etwa 0,5 % vorkommen, wies von den untersuchten Patienten mit peripherer arterieller Verschlußkrankheit, Schlaganfall, Herzinfarkt und chronischer Niereninsuffizienz jeder zweite bis vierte krankhafte Veränderungen im Homozysteinstoffwechsel auf. In einer amerikanischen Ärztestudie wurde unter anderem auch das Herzinfarkt- und Schlaganfallrisiko berechnet. Bereits bei geringgradig erhöhten Homozysteinplasmaspiegeln war es auf mehr als das Dreifache erhöht. Die gefäßschädigenden Wirkungen von Homozystein sind:

- Wachstumsanstoß der Gefäßmuskelzellen (ein wichtiger Mechanismus bei der Arterioskleroseentstehung),
- Schädigung der Gefäßinnenschicht mit der Ablösung der wichtigen Gefäßinnenhaut (Endothel),
- Ablagerung von Eiweißen und Fetten in der Gefäßinnenwand,
- Oxidation des »bösartigen LDL-Cholesterins«,
- Zunahme der Blutplättchenanhaftungsneigung.

Neben der Homozysteinämie, die angeboren ist, wird die sekundäre Homozysteinämie verursacht durch einen Mangel an Vitamin B6, B12 und Folsäure. Bekanntlich leiden gerade ältere Menschen häufig unter Vitamin-B-Mangelzuständen.
Die Homozysteinämie kann durch die Gabe von Vitamin B6, B12 und Folsäure hervorragend therapeutisch beeinflußt werden. Zukünftige klinische Untersuchungen müssen zeigen, ob es unter der Gabe dieser Vitamine zu einer günstigen Beeinflussung arteriosklerotischer Gefäßerkrankungen kommt.

3 Durchblutungsstörungen der Beine

■ »Raucherbein« oder »Schaufensterkrankheit«

Unter den Erkrankungen der Schlagadern ist die Verschlußkrankheit der Beine eine der häufigsten Krankheiten. Die Beine sind weit häufiger von einer Verschlußkrankheit betroffen als die Arme. In über 90% aller Fälle ist die Verlegung des Gefäßlumens durch arteriosklerotische Einlagerungen die Ursache für die Entstehung der peripheren arteriellen Verschlußkrankheit (PAVK). Entsprechend hieß die ältere Bezeichnung »Arteriosclerosis obliterans« (obliterans = verschließen). Vom Verschluß betroffen sein können die Becken-, Ober- oder Unterschenkelarterien. Reihenuntersuchungen an Berufstätigen ergaben bei 2% der 45- bis 54jährigen und 6–10% der 55- bis 64jährigen arteriosklerotische Ablagerungen in den Beinarterien. Wir gehen davon aus, daß in Deutschland ca. 30000 bis 35000 Beine jährlich wegen Durchblutungsstörungen amputiert werden.

Ursachen dafür mögen zum einen sein, daß die durchschnittliche Lebenserwartung der Gesamtbevölkerung stark angestiegen ist, zum anderen werden aber auch immer jüngere Patienten von Gefäßkrankheiten betroffen. Die *Prognose* dieser Patienten ist *nicht gut,* weil

■ jeder fünfte verschlußkranke Patient innerhalb der nächsten 5 Jahre stirbt,

■ die allgemeine Lebenserwartung bei Patienten mit einer arteriellen Verschlußkrankheit um 10 Jahre vermindert ist,

■ die Sterblichkeitsrate doppelt so hoch ist wie in der Gesamtbevölkerung,

über 75% aller Patienten an den Folgen von Herz-Kreislauf-Erkrankungen, insbesondere am Herzinfarkt und Schlaganfall sterben.

Risikofaktoren

Wen die Gangrän überwiegend befällt, wußte schon der Heidelberger Pathologe Tiedemann im Jahre 1843: »*Es sind Männer der höheren Stände, die luxuriös leben, starke Weine trinken, sehr nahrhaftes Fleisch und gewürzte Speisen genießen und ein untätiges Leben führen*«.
Große Bevölkerungsstudien haben nachgewiesen, daß bestimmte Umstände die Arteriosklerose frühzeitig entstehen lassen, ihren Verlauf beschleunigen und ihre klinischen Folgen verschlimmern können. Die wichtigsten Wegbereiter für die Entstehung von Durchblutungsstörungen der Beinarterien sind:

Zigarettenrauchen,
hohe Blutfettwerte,
Zuckerkrankheit (Diabetes mellitus),
Bluthochdruck (Hypertonie),
Gicht,
zu hohe Fibrinogenwerte im Blut,
Bewegungsmangel und vermehrte Streßsituationen,
erbliche Faktoren.

Über 80% der betroffenen Patienten weisen einen oder zwei dieser Risikofaktoren auf. Da gegenwärtig noch kein ursachenbezogenes Therapieprinzip gegen die Arteriosklerose existiert, ist es besonders wichtig, durch eine gezielte Beeinflussung bzw. Ausschaltung von Risikofaktoren das Fortschreiten der Erkrankung zu verlangsamen und in manchen Fällen sogar zu stoppen.
Die Verschlußkrankheit verläuft klassischerweise in *4 Stadien* ab, die der Straßburger Chirurg *Fontaine* beschrieb:

Stadium I: Beschwerdefreiheit – Zufallsbefund
Der Patient hat meist noch keine Beschwerden. Die Beine können auffallend kalt sein. Bei einer Routineuntersuchung fällt dem Arzt zufäl-

lig eine verminderte Durchblutung der Beine auf, wenn er den Blutdruck an den Beinen mit der Ultraschalltechnik mißt. Nicht selten ist bei Männern die *Impotenz bzw. Erektionsstörungen* ein erstes Krankheitszeichen für eine Durchblutungsstörung in den Beckenarterien.

Stadium II: Schmerzen beim Gehen

In diesem häufig anzutreffenden Stadium treten erst beim Gehen nach einer bestimmten Wegstrecke meist krampfartige Schmerzen in den Waden auf. Erst nach einer kleinen Ruhepause verschwinden die Schmerzen wieder. Deshalb nennt der Volksmund diese Krankheit auch »Schaufensterkrankheit«. Wegen des häufigen Stehenbleibens spricht man auch vom *»intermittierenden Hinken« (»claudicatio intermittens«).* Die Schmerzen entstehen dadurch, daß infolge der Einschränkung der Blutversorgung die Gebiete hinter der Gefäßverengung bzw. dem Verschluß nicht mehr genügend Sauerstoff und Nährstoffe erhalten. Auch die Stoffwechselschlacken bleiben länger im Gewebe liegen. In der Regel wird die schmerzfreie und die maximale Gehstrecke des Patienten mit zunehmender Schwere der Erkrankung immer kürzer.

*Stadium IIa :*Die schmerzfreie Gehstrecke beträgt mehr als 200 m.

Stadium IIb: Die schmerzfreie Gehstrecke liegt unter 200 m.

Stadium III: Schmerzen bereits in Ruhe und im Liegen

Reicht die Sauerstoffversorgung des Muskels und der Haut auch in Ruhe nicht mehr aus, so kommt es zu typischen Ruheschmerzen, die besonders nachts bei relativer Hochlagerung der Beine im Bett auftreten. Viele Patienten können die Schmerzen dadurch lindern, daß sie aufstehen und umhergehen oder das betroffene Bein von der Bettkante herabhängen lassen. In diesem Stadium verändert sich auch sichtbar und fühlbar die Haut des betroffenen Fußes: Sie wird weiß, farblos, zum Teil treten landkartenartige glänzende Rötungen als Zeichen der verminderten Durchblutung auf.

Stadium IV: Geschwüre (»Brand, trocken oder feucht«)

In diesem Stadium ist das Bein amputationsgefährdet. Es können schlecht abheilende Geschwüre auftreten, die zur Schwarzverfärbung einzelner Zehen oder des ganzen Vorfußes führen.

Häufig leiden die Patienten unter stärksten Schmerzen. Infektionen am betroffenen Fuß können lebensbedrohlich werden, wenn sie nicht rechtzeitig behandelt werden. Werden jetzt keine Maßnahmen zur Verbesserung der Durchblutung ergriffen, bleibt nur noch die Amputation.

Oft sind auch die Herzkranzgefäße befallen

Arteriosklerotische Einlagerungen in Schlagadern treten meist *nicht* isoliert auf, sondern oft in mehreren Gefäßregionen. Die Arteriosklerose ist eben eine typische *Systemkrankheit,* die das gesamte arterielle Gefäßsystem betrifft. Hat ein Patient Gefäßverengungen und Gefäßverschlüsse in den Becken-Bein-Arterien, muß man davon ausgehen, daß mit einer über 50%igen Wahrscheinlichkeit auch die *Herzkranzgefäße* eine Arteriosklerose aufweisen. Bei Patienten mit weit fortgeschrittenen Durchblutungsstörungen ist dies in mehr als 90% aller Fälle die Regel. Das bedeutet, daß Patienten mit einem Raucherbein bzw. mit einer Schaufensterkrankheit gefährdet sind, einen Herzinfarkt zu bekommen.

Darüber hinaus ist bekannt, daß Patienten mit einer peripheren arteriellen Verschlußkrankheit in über 70% Einlagerungen von arteriosklerotischen Plaques (Flecken) in den Halsschlagadern haben. Sie sind somit auch gefährdeter, einen *Schlaganfall* zu bekommen.

Fazit: Bei einem Patienten mit Raucherbein sind nicht nur die Beine gefährdet, es geht um sein Leben.

Wie stellt der Arzt die Diagnose?

Am Anfang jeder Diagnose steht das ärztliche Gespräch. Aus der Beschreibung des Beschwerdebildes können vielfach bereits wichtige Rückschlüsse auf Durchblutungsstörungen gewonnen werden. Vor allem bei belastungsabhängigen Beschwerden ist immer an eine Durchblutungstörung der Arterien zu denken. Allerdings können auch neurologische oder orthopädische Krankheiten oft ähnliche Krankheitszeichen verursachen, wie sie für die Schaufensterkrankheit typisch sind.

Das *Tasten der Fußpulse* (Palpation) und das *Abhören der Arterien* (Auskultation) mit dem Stethoskop bestätigen häufig schon die Verdachtsdiagnose. Normalerweise hört man über einer offenen Schlagader auch mit dem besten Stethoskop kein Geräusch. Ist aber eine hochgradige Verengung vorhanden, so treten im Blutgefäß turbulente Strömungen auf, und man hört über dem Gefäß ein pulssynchrones pfeifendes Geräusch. Diese Wirbelbildungen sind in aller Regel gut hörbar, vor allem nach einer muskulären Belastung der Gliedmaßen, z. B. nach Zehenstandsübungen oder nach dem Gehen einiger Schritte.

Mit einem speziellen Meßgerät und anhand aufblasbarer Blutdruckmanschetten können die Pulsschwankungen (Oszillogramm), die durch das einströmende Blut verursacht werden, sichtbar gemacht werden (Abb. 3.1). Durch die verschiedene Positionierung der Pulsmanschetten an beiden Beinen im Bereich der Ober- und Unterschenkel sowie auf dem Fußrücken läßt sich die Verschlußlokalisation ermitteln.

Ferner kann der bei Verschlußkrankheit verminderter Blutdruck in den Bein- und Knöchelarterien mittels *Ultraschall-Doppler-Methode* dokumentiert werden. Es handelt sich dabei um eine völlig schmerz- und nebenwirkungsfreie Untersuchungsmethode, mit

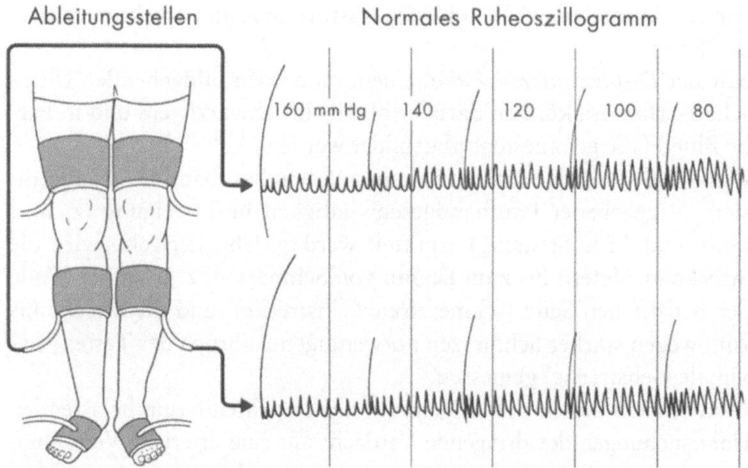

Abb. 3.1. Oszillographie.

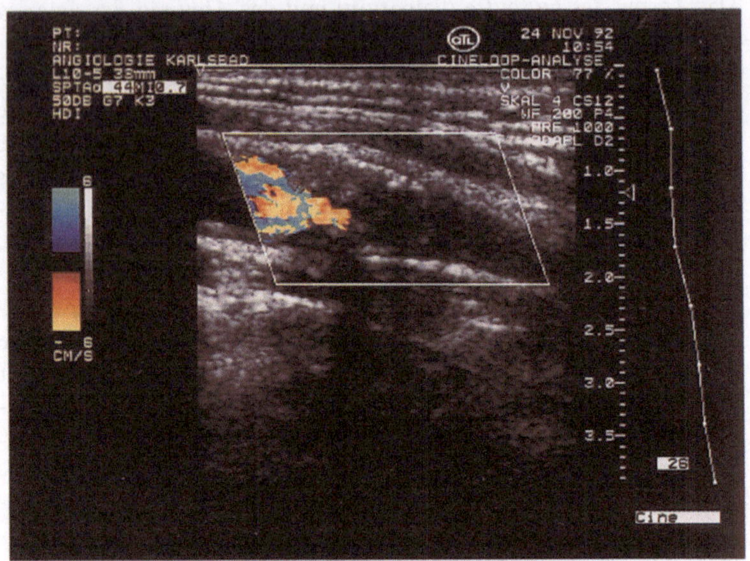

Abb. 3.2. Duplexuntersuchung. Darstellung einer Arterienwandverkalkung mit Gefäßverschluß.

der das Ausmaß einer Durchblutungsstörung genau objektiviert werden kann.

Mit der *Duplexuntersuchung*, einem modernen bildgebenden Ultraschallverfahren, können darüber hinaus in schwarz/weiß und in Farbe Blutgefäße genauestens abgebildet werden (Abb. 3.2).

Die Gehleistung der Patienten kann auf dem Laufband bei standardisiert vorgegebener Laufbandgeschwindigkeit und -steigung (z. B. 3 km/h und 12% Steigung) ermittelt werden. Üblicherweise wird die Strecke in Metern bis zum Beginn von Schmerzen, z. B. in der Wade der betroffenen Seite (schmerzfreie Gehstrecke), und die Strecke bis zum wegen starker Schmerzen notwendigen Abbruch des Testes (maximale Gehstrecke) gemessen.

Besteht nach diesen unblutigen und den Patienten kaum belastenden Untersuchungen der dringende Verdacht auf eine arterielle Verschlußkrankheit der Beine, sollte eine röntgenologische *Kontrastmitteldarstellung der Becken-Bein-Gefäße (Angiographie)* erfolgen. Diese Un-

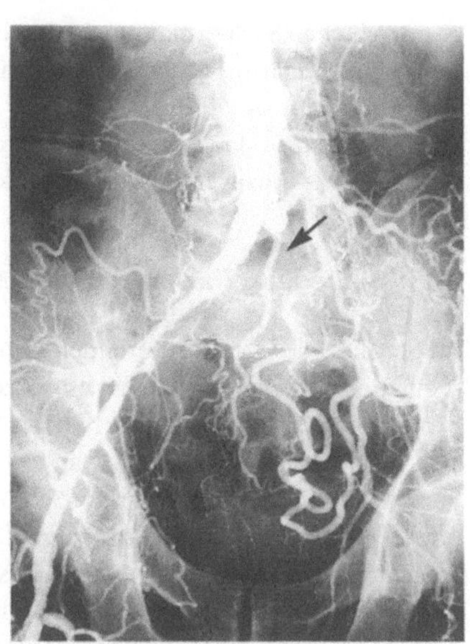

Abb. 3.3. Angiographie. Die Gefäßdarstellung zeigt einen kompletten Verschluß der linken Beckenschlagader (Pfeil).

tersuchung muß vor allem dann durchgeführt werden, wenn eine gefäßeröffnende Behandlung mit Kathetertechnik oder operativ geplant ist. Bei dieser Röntgenuntersuchung wird Kontrastmittel in die Arterien, z. B. über einen Katheter von der Leiste aus, injiziert (deshalb auch Arteriographie oder Angiographie genannt). Die Untersuchung liefert exakte landkartenartige Bilder des Gefäßsystems (Abb. 3.3).

Behandlungsmöglichkeiten

Wenn es zum Absterben von Gewebe kommt

Gehen Sie sofort zum Arzt, wenn es bei Ihnen bei bestehenden Durchblutungsstörungen zu einem teilweisen Absterben des Gewebes am Bein oder Fuß kommt. Dasselbe gilt bei Fieber und zunehmenden Schmerzen.
Behandeln sie Ihre Wunden nicht selbständig mit Puder, Salben oder Cremes. Halten Sie die Wunden möglichst trocken und verbinden Sie sie täglich mit trockenen Mullkompressen.

Machen Sie 1–2mal wöchentlich Fußbäder neben der normalen Fußsäuberung; anschließend mit Föhn mit kalter bis lauwarmer Luft trocknen.
Ab und zu den erkrankten Fuß der frischen Luft aussetzen.
An Tetanusimmunisierung denken.

Bewegung fördert aktiv die Durchblutung

Im Stadium des intermittierenden Hinkens ist regelmäßiges und konsequentes Gehtraining und ein entsprechendes gymnastisches Übungsprogramm Mittel der Wahl. Nutzen Sie im Alltag jede Gelegenheit, sich regelmäßig zu bewegen. Das Gehtempo, die Gehstrecke und die Steigung sollten nicht zu starken Schmerzen in den Beinen führen. Am effektivsten ist das *Intervalltraining*. Durch die aktive Bewegungstherapie eröffnen sich um den Gefäßverschluß herum kleine Blutgefäße und erweitern sich; es entsteht ein »Umgehungskreislauf«. Außerdem kommt es durch eine regelmäßige Bewegungstherapie zu einer Blutumverteilung zugunsten schlecht versorgter Beinmuskeln.
Schließen Sie sich einer *ambulanten Gefäßsportgruppe* an, die es in vielen Städten bereits gibt.

Warum ist das Aufhören mit dem Rauchen so wichtig?

Es gilt heute als absolut gesichert, daß das Zigarettenrauchen der wichtigste Risikofaktor für die Entstehung der PAVK der Beine ist. Bereits 1911 fand der Heidelberger Internist Erb unter seinen Patienten mit Schaufensterkrankheit dreimal häufiger Raucher und fünfmal häufiger »enorme Raucher«. Allerdings kommt es auch bei Nichtrauchern hin und wieder zu einer Schaufensterkrankheit. Berechtigterweise finden diese Patienten den Begriff »Raucherbein« nicht so glücklich bzw. zutreffend.
Die Framingham-Studie zeigte, daß zwischen Zigarettenkonsum und der PAVK eine viel engere Beziehung als zwischen Zigarettenrauchen und der Entstehung von Angina pectoris (Brustenge) und Herzinfarkt besteht. Die Studie zeigte bei starken Rauchern (mehr als 20 Zigaretten/Tag) eine vierfache Häufung der arteriellen Verschlußkrankheit. Sogar wenn Patienten operiert werden müssen, hängt der mittel- und

langfristige Operationserfolg (Offenbleiben des Bypasses) direkt davon ab, ob es dem Patienten gelingt, das Rauchen einzustellen. Die Wiederverschlußrate der angelegten Bypässe ist bei Patienten, die nach der Operation weiterrauchen, innerhalb der nächsten 5 Jahre um 100% erhöht.

Patienten mit Raucherbein lassen sich leider sehr schwer vom Zigarettenrauchen entwöhnen. Die Ergebnisse einer britischen und einer eigenen Untersuchung, die wir an der Heidelberger Universitätsklinik durchführten, ergaben, daß nur etwa 20% aller Patienten mit AVK innerhalb von 2 Jahren entwöhnt werden können.

Die Ursachen für dieses Phänomen sind bisher noch nicht bekannt. Ein interessanter Grund könnte eine erhöhte Schmerzschwelle bei Rauchern sein. Raucher weisen häufiger Zeichen einer stummen Durchblutungsnot (also z. B. eine Durchblutungsstörung des Herzens ohne die typischen Symptome wie beispielsweise Angina pectoris) auf als nichtrauchende Patienten. Dies könnte auch Gültigkeit haben für das intermitterende Hinken: Wer »sein« Leitsymptom nicht spürt, wird selbst im weit fortgeschrittenen Stadium seiner Erkrankung auf sein eigentliches Problem nicht aufmerksam gemacht. Wer weniger Schmerzen empfindet, kann auch weiter gehen, trotz Schaufensterkrankheit, könnte man im Analogschluß folgern. Die für den Raucher angenehmen Wirkungen des Nikotins, machen den Verzicht besonders schwer. Dieser schmerzsenkende Effekt von Nikotin konnte in einigen Tierversuchen nachgewiesen werden.

Es genügt nicht, dem Patienten die Gefahrenmomente dieser Faktoren zu erklären, ohne ihm weitere Hilfen an die Hand zu geben. Das Beispiel der Zigarettenentwöhnung zeigt auch, daß generell zur erfolgreichen Risikofaktorenausschaltung eine umfassende Verhaltenstherapie erforderlich ist.

Kathetertechniken

Die amerikanischen Radiologen Charles Dotter (1920–1985) und Paul Judkins (1922–1985) beschrieben 1964 als erste die Möglichkeit, arteriosklerotisch verengte und verschlossene Arterien über peripher in der Leistenbeuge eingeführte Katheter wieder zu eröffnen.

Erst nach der Einführung eines von dem deutschen Herzspezialisten Andreas Grüntzig 1974 entwickelten hochdruckgeeigneten Ballonkatheters mit einer Druckbelastung bis 10 atü (Abb. 3.4 und 3.5), fand die Methode Eingang in die Therapie. Das Verfahren wird heute als perkutane transluminale Angioplastie (PTA) bezeichnet. Es handelt sich um eine nichtchirurgische Erweiterung von Gefäßverengungen mit Hilfe von Spezialkathetern. Das Verfahren beseitigt Lichtungseinengungen (Stenosen und Verschlüsse) durch mechanische Aufdehnung. Der Katheter wird unter Röntgenkontrolle durch die Haut in der Leistengegend in die Oberschenkelarterie eingeführt und dann an die Stelle der Gefäßverengung gesteuert.

Sonderformen der PTA sind die Stenosebeseitigungen in Nierenarterien (PTRA = perkutane transluminale renale Angioplastie) und in Herzkranz- bzw. Koronararterien (PTCA = perkutane transluminale koronare Angioplastie.

Alle drei genannten Anwendungsgebiete weisen Erfolgsquoten von 70–90% auf. Am häufigsten wird die PTA jedoch bei arteriellen Durch-

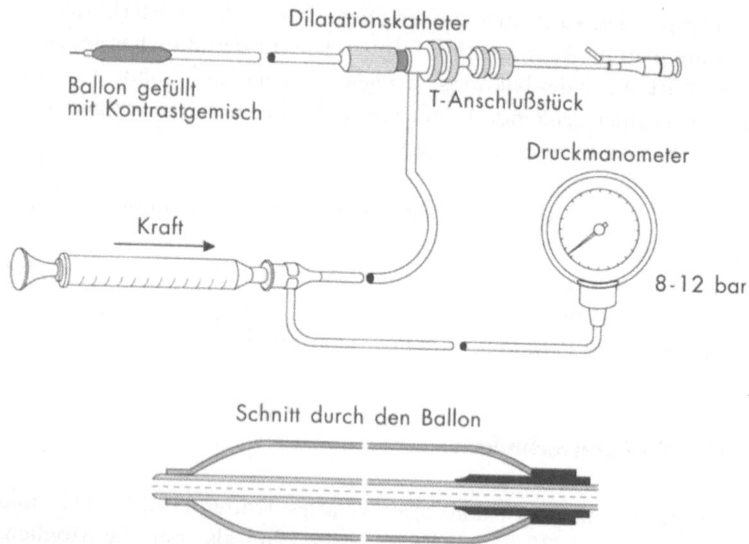

Abb. 3.4. Schematische Darstellung eines Ballonkatheters. Aus Müller-Bühl u. Diehm 1991.

blutungsstörungen der Beine eingesetzt, vorzugsweise bei Patienten mit intermittierendem Hinken (Stadium II) und im Stadium III und IV, also bei Ruheschmerzen und Gängrän zur Rettung der Extremität. Die primäre Erfolgsrate liegt heute in guten Gefäßzentren bei der PTA der Beckenarterie (Arteria iliaca) bei 93–96%. Nach 3 Jahren sind die erweiterten Beckenarterien noch in 70–80% offen.

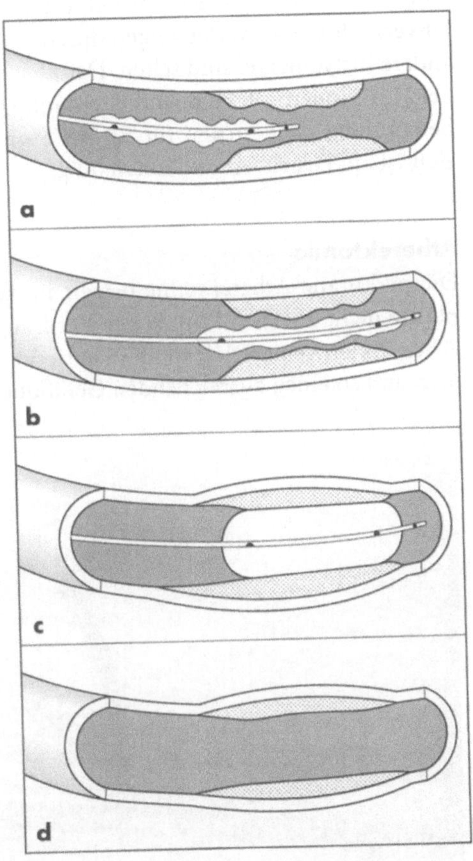

Abb. 3.5a–d. Prinzip der Ballondilatation. Nach dem Positionieren des Katheters **a** wird die Stenose passiert **b** und ein- oder mehrmalig mittels Überdruck erweitert **c**. Das Gefäß wird gedehnt, die arterosklerotischen Massen an die Wand gedrückt **d**. Aus Müller-Bühl u. Diehm 1991.

Die Ergebnisse bei der PTA der Oberschenkelarterie (Arteria femoralis) sind nur geringfügig schlechter: Der Primärerfolg liegt hier bei 73–88%, nach 3 Jahren sind noch 68% der erweiterten Gefäße offen. Die *Vorteile* der Kathetertechnik für den Patienten liegen darin, daß der Eingriff keine Allgemeinnarkose und nur eine kurze Krankenhausbehandlung erfordert und darüber hinaus mehrfach wiederholt werden kann, wenn nötig. Schwerwiegende Komplikationen, wie Bildung von Blutgerinnseln, Nachblutung an der Einstichstelle, Gefäßverschluß und -verletzungen durch den Katheter, den Ballon oder andere Instrumente, sind selten. Das gleiche gilt für Überempfindlichkeitsreaktionen von Herz und Kreislauf, Darm oder Nieren. Nach der Behandlung ist Bettruhe für 24–48 Stunden erforderlich. In dieser Zeit ist ein Druckverband notwendig.

Atherektomie

Die perkutane Atherektomie basiert im Gegensatz zur Ballonangioplastie nicht auf dem Prinzip der Verdrängung und Verlagerung von Arteriosklerosematerial, sondern entfernt Material aus dem Gefäßlumen, um so einen ausreichenden Gefäßquerschnitt zu schaffen.

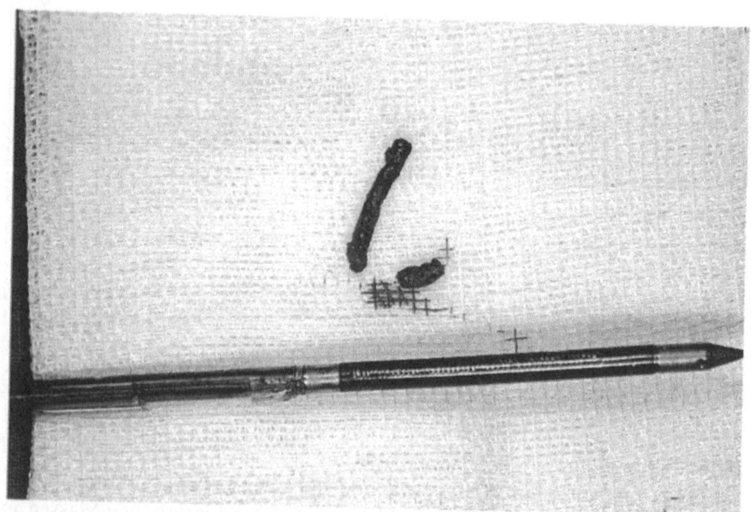

Abb. 3.6. Geborgenes Arteriosklerosematerial aus der Oberschenkelarterie.

In der einfachsten Form werden miniaturisierte Drahtspiralen verwendet, die den Gefäßverschluß durchdringen, bzw. eine hochgradige Verengung erweitern. Diese Technik wird als *Rotationsangioplastie* bezeichnet.

Darüber hinaus gibt es Sonden, die mit sehr hohen Drehfrequenzen arbeiten. Ein mit Diamanten besetzter Miniaturfräskopf zerlegt das Arteriosklerosematerial in kleinste Partikel (Hochfrequenzangioplastie oder Rotablation). Andere Katheter benutzen einen Mikrofräskopf mit rotierenden Messern, der arteriosklerotisches Material direkt ausschneiden kann, welches dann über den Katheterkopf abgesaugt bzw. geborgen werden kann (Abb. 3.6).

Laserangioplastie

Die Leistungsfähigkeit der Katheterdilatation ist bei der Behandlung langstreckiger Verschlüsse begrenzt. In diesen Fällen eröffnen sich jedoch heute mit der transluminalen Laserangioplastie (PTLA) neue Möglichkeiten der Rekanalisation. Probleme bei der bisherigen Lasermethode waren, daß die Laserenergie häufig eine Verletzung oder Zerstörung der Gefäßwand verursachte. Jetzt sind Laser entwickelt worden, die die Laserhitze gezielter einsetzen. Dennoch, die bisherigen klinischen Erfahrungen mit der Lasergefäßeröffnung haben die an die Methode gestellten Erwartungen bei weitem nicht erfüllt. In den meisten Gefäßzentren ist man von der Laserangioplastie inzwischen wieder abgekommen.

Ein »Stützkorsett« hält die Arterien offen

Bisher war es ein Dilemma der perkutanen transluminalen Angioplastie, daß sich die erweiterten Blutgefäße nach einiger Zeit wieder verengten. Ein flexibles Drahtgeflecht, das aussieht wie ein »Lockenwickler«, soll dem entgegenwirken und die Arterien dauerhaft offen halten. *Stents* sind Gefäßprothesen bzw. -stützen, die der Abstützung der Gefäßinnenwand dienen (Abb. 3.7).

Stents werden mit kleinen Spezialbestecken durch die Haut ins Gefäßsystem eingeführt. Dabei sind die dünnen Gitter aus Edelmetall zusammengefaltet (Durchmesser ca. 3 mm). Erst in der Schlagader wer-

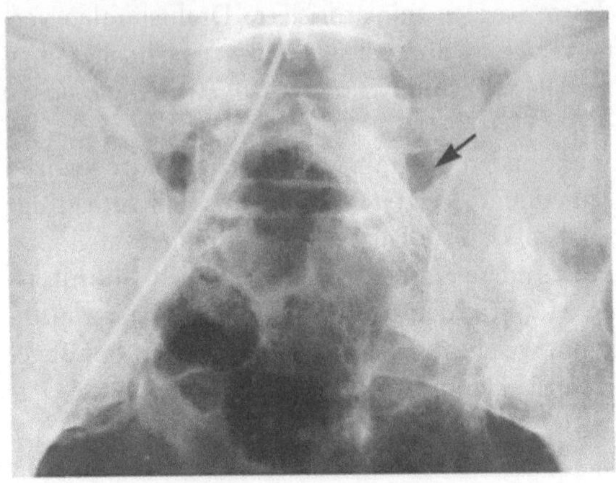

Abb. 3.7. Gefäßstütze (Stent) in der linken Beckenschlagader (Pfeil).

den sie zu Röhren entfaltet (Durchmesser bis 16 mm und mehr). Es gibt drei Systeme:

- Das Drahtgitter wird mit Hilfe des Ballonkatheters gegen die Aderwand gepreßt (Abb. 3.8).
- Das Gitter wird durch Federkraft gegen die Gefäßwand gedrückt.
- Gitterröhrchen aus einer Nickel-Titan-Legierung bekommen ihre Paßform durch ein »thermisches Gedächtnis«: in der Körperwärme dehnen sie sich aus.

Die besten Ergebnisse sind bei Verschlüssen und Verengungen der Beckenarterien zu erzielen. Aber auch in Oberschenkelarterien und Nierenarterien werden Stents eingepflanzt. Neuerdings werden sogar Aussackungen der Bauchschlagader mit Stents behandelt (s. S. <->).
Herzspezialisten setzen jeden Tag Stents in Herzkranzgefäße ein. Auch hier haben sie sich ausgezeichnet bewährt, indem sie vielen Menschen Bypassoperationen erspart bzw. in einer akuten Notsituation das Leben gerettet haben. Ebenso werden Stents heute auch schon in zu enge Gallengänge oder Harnwege eingepflanzt, aber auch in die Venen, z. B. wenn die Hohlvene durch Krebs oder gutartige Veränderungen verstopft ist. Schließlich kann man solche Drahtgitter

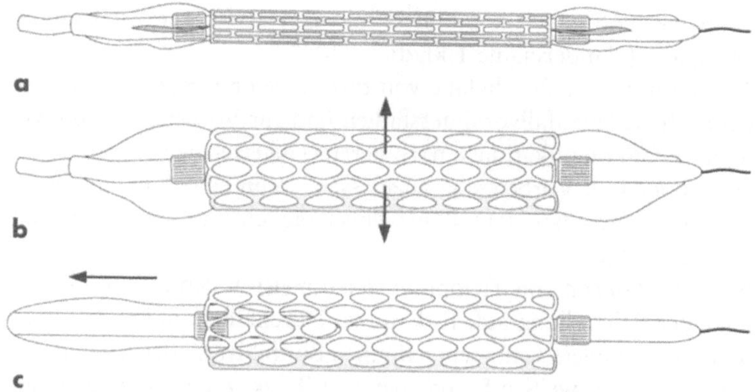

Abb. 3.8a. Der Stent wird auf einen zusammengefalteten Ballonkatheter montiert und **b** durch Aufblasen des Ballons ausgedehnt. **c** Nach Zurückziehen des Ballonkatheters bleibt der entfaltete Stent zurück.

auch in verengte Bronchien einlegen, wenn Tumoren sie zu verschließen drohen. Forscher arbeiten inzwischen an modernen Stents mit neuer Beschichtung und an Gittergeflechten, die sich nach einer gewissen Zeit im Körper völlig auflösen.

Gerinnungshemmende Nachbehandlung

Alle Katheterverfahren haben aber immer noch den Nachteil, daß sich in 20–30% aller wiedereröffneten Gefäße eine neue Gefäßverengung oder sogar ein Verschluß im ersten halben Jahr nach dem erfolgreichen Eingriff entwickelt. Auch die neuen Verfahren haben daran leider nicht viel ändern können. Ursache dafür sind u.a. Gerinnselbildungen in den ausgedehnten bzw. wiedereröffneten Gefäßen.
Die Standardtherapie nach einem solchen Eingriff ist die Gabe von Acetylsalicylsäure (ASS) Aspirin. Nach Einpflanzung einer Gefäßstütze in ein Herzkranzgefäß wird meist für 3 Monate eine gerinnungshemmende Behandlung mit Kumarinen angeschlossen, bis die Überhäutung der Metalloberfläche durch die Gefäßinnenhaut abgeschlossen ist. Danach erfolgt wieder eine Therapie mit ASS. Neuer-

dings wird ASS auch kombiniert mit dem neuartigen Medikament Ticlopidin (Handelsname Tiklyd).

Ticlopidin ist zur Prophylaxe von thromboembolischen Hirninfarkten nach Schlaganfallvorläuferstadien und zur Vorbeugung von weiteren Gefäßkomplikationen nach bereits eingetretenen Hirninfarkten zur sekundären Vorbeugung zugelassen, wenn eine Behandlung mit ASS nicht vertretbar ist (z. B. bei Unverträglichkeit oder Unwirksamkeit von ASS).

Nebenwirkungen von Ticlopidin treten meist in den ersten 3 Monaten einer Behandlung auf. Es kann zu Durchfällen und zu Hautausschlägen kommen. Ganz selten können Blutbildveränderungen mit einem Abfall der weißen Blutkörperchen (Leukozyten) und der »Blutplättchen« entstehen, weshalb in den ersten 3 Behandlungsmonaten alle 2 Wochen eine Blutbildkontrolle durchgeführt werden muß.

Der Blick ins Innere der Adern – die Angioskopie

Neuerdings ist es gelungen, Ultraschallköpfe anzufertigen, die so klein sind, daß sie mit einem Katheter in die Blutgefäße hineingeschoben werden können, sogar in die dünnsten Herzkranzgefäße. Die Miniaturschallköpfe liefern ein 360°-Rundumbild des Gefäßquerschnitts. Jedes Detail läßt sich erkennen, sogar der dreischichtige Feinbau der Arterienwand.

Beginnende arteriosklerotische Veränderungen der Gefäße lassen sich damit schon in sehr frühen Stadien nachweisen, in denen sie sich dem angiographischen Nachweis noch entziehen. Das Hauptproblem der *perkutan transluminalen Gefäßendoskopie,* wie diese Methode wissenschaftlich heißt, ist die notwendige kurzeitige »Blutleere« im Sichtbereich. Sie gelingt zum Teil mit der manuellen Kompression der Arterie oberhalb der Punktionsstelle oder mit einem Ballonkatheter, der von der Gegenseite eingebracht wurde.

Wichtige Indikationen für die Angioskopie sind:

- Differenzierung zwischen arteriosklerotischen Plaques oder Thromben,
- Erkennen von in die Gefäßlichtung hineinhängenden Endothellefzen,
- Kontrolle während Bypassoperation oder Arterienausschälung.

Nur wenige Spezialabteilungen in Deutschland arbeiten derzeit mit dieser aufwendigen Technik. In den kommenden Jahren wird die Methode aber sicher an Bedeutung gewinnen, denn sie zeigt das Innere der Blutgefäße genauer und realistischer als alle anderen Verfahren.

Chirurgische Maßnahmen

Im Stadium des intermittierenden Hinkens (Claudicatio intermittens) wird in der Regel eine gefäßchirurgische Operation nicht erforderlich, es sei denn, es liegt eine hochgradige Beckenarterienverengung oder ein Beckenarterienverschluß vor, der mit der Ballonkathetertechnik nicht eröffnet werden konnte. Im Stadium III und IV, wenn also Ruheschmerzen vorliegen oder bereits eine Gangrän, muß – wenn immer Kathetermethoden nicht möglich sind – umgehend versucht werden, die Strombahn gefäßchirurgisch wiederherzustellen.

Ausschälmethode

Vor der Ära der Bypassoperation wurde viel häufiger die Ausschälmethode eingesetzt als heute. Dabei wird die verengte oder verschlossene Arterie längs eröffnet. Die arteriosklerotischen Massen werden mit der Gefäßinnenhaut (Intima) ausgeschält. Der erkrankte Anteil des Blutgefäßes wird also mit einer Öse einfach herausgeschält, der gesunde äußere Anteil bleibt noch bestehen. Der Organismus ist in der Lage, hier relativ bald, innerhalb von Wochen, eine neue glatte Zellschicht auszubilden, die dann teilweise die Funktion der Gefäßinnenhaut übernimmt.

Die Erfahrung hat gezeigt, daß die Ergebnisse der Ausschälmethode doch nicht so gut waren. Zu häufig kam es zu postoperativen Gefäßverschlüssen. Die Methode wird nur noch in seltenen Fällen, z. B. bei kurzstreckigen Prozessen in der Beckenarterie oder im Bereich der Oberschenkelarteriengabel (Femoralisgabel) eingesetzt.

Bypass

Die Bypasschirurgie hat in den letzten Jahren so große Fortschritte gemacht, daß sogar auf kleinste Fußrückenarterien Umgehungskreisläu-

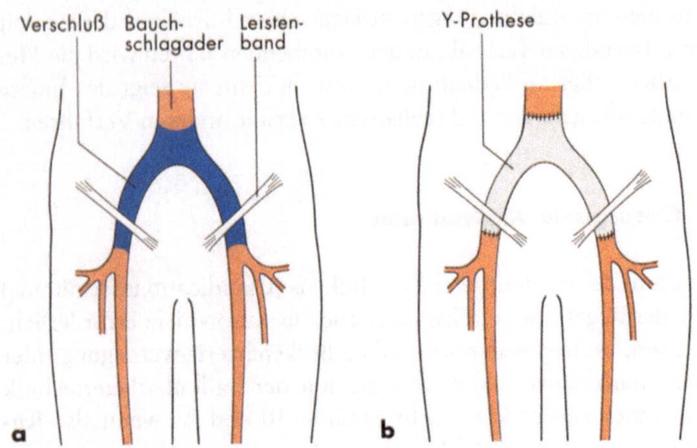

Abb. 3.9a. Verschluß der Teilungsstelle der Bauchschlagader und beider Beckenschlagadern. **b** Überbrückung des Verschlusses mit einer Y-Prothese aus Kunststoff.

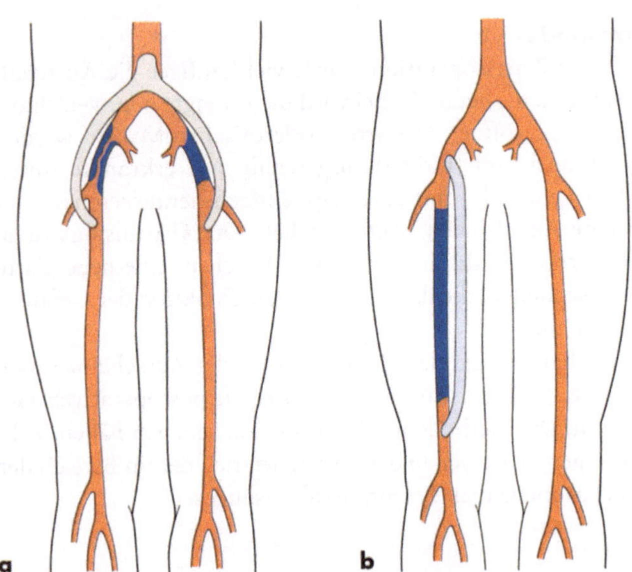

Abb. 3.10a,b. Verschiedene Bypässe im Bereich der Becken- und Beinarterien. **a** Kunststoffbypass im Becken, sogenannte Y-Prothese. **b** Venenbypass am Oberschenkel.

fe angeschlossen und dadurch viele Amputationen vermieden werden können.

Bypässe werden zur Überbrückung verschlossener Gefäßabschnitte eingesetzt. Die beste Haltbarkeit und Funktion erzielen körpereigene Venen, die zuvor beispielsweise am Unterschenkel und Oberschenkel entnommen werden. Das häufigste verwendete Transplantat ist die große Rosenader (Vena saphena magna). Vielfach werden auch *Kunststoffprothesen* verwendet oder präparierte Schlagadern des Kalbes und Nabelschnurschlagadern des Menschen. Man ist aber grundsätzlich bemüht, möglichst körpereigenes Gewebe einzusetzen, da die Langzeitergebnisse hiermit am besten sind. Wir sprechen von »autologem« Venenmaterial, also von einer Vene des eigenen Körpers. Im Bereich der Bauchschlagader und der großen Beckengefäße können körpereigene Venen nicht eingesetzt werden, da sie den dort

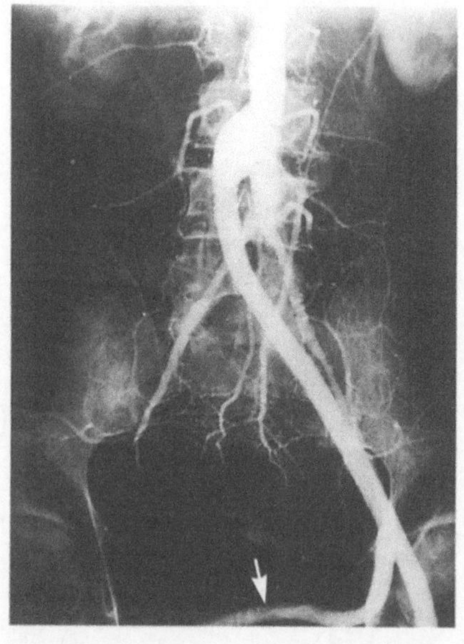

Abb. 3.11. Kunststoffbypass im Bereich des Beckens: Die eigentlichen Beckenartieren kommen wegen arteriosklerotischer Ablagerungen kaum noch zur Darstellung. Von der Bauchschlagader verläuft ein Bypass zur linken Oberschenkelarterie. In Höhe des linken Hüftgelenks kreuzt ein Bypass-Schenkel zur Gegenseite (Cross-over-Technik, Pfeil).

herrschenden hohen Druck im Blutgefäß nicht aushalten würden. Hier werden heute meist Kunststoffprothesen, z. B. aus *Dacron* verwendet. Ist die Bauchschlagader und eine Beckenarterie betroffen, so wird in der Regel eine Dacron-Y-Prothese eingepflanzt (Abb. 3.9 bis 3.11).

Häufig sind Bypässe von der Arteria femoralis superficialis auf die Arteria poplitea. Diese Bypässe haben ihre längste Haltbarkeit, wenn eine körpereigene Vene benutzt wird. Meist wird diese Operation durchgeführt, wenn Ruheschmerzen bzw. eine Gangrän vorliegen. Immer wieder muß auch eine sogenannte Profundaplastik durchgeführt werden. Es handelt sich dabei um eine Gefäßrekonstruktion

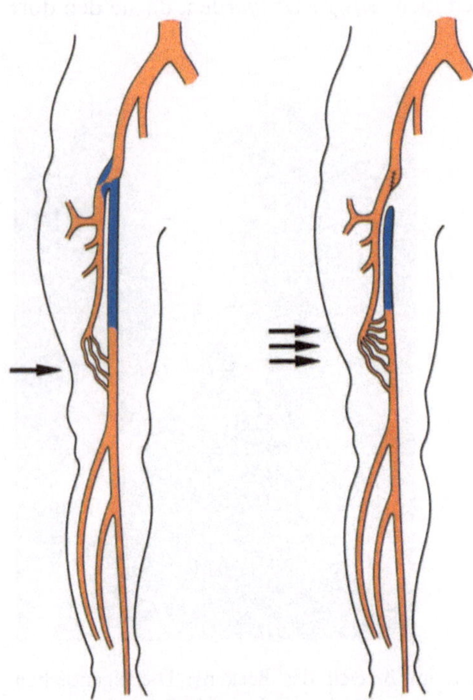

Abb. 3.12. Gefäßrekonstruktion bei Verschluß der Arteria femoralis superficialis und einer Abgangsstenose der tiefen Oberschenkelarterien (Arteria femoralis profunda).

beim Verschluß der Oberschenkelarterien (Arteria femoralis superficialis) und eine Abgangsverengung der tiefen Oberschenkelarterien (Arteria femoralis profunda, Abb. 3.12).

Sympathektomie

Der Sympathikusnerv ist unter anderem mitverantwortlich für die Eng- und Weitstellung der Blutgefäße. Das Nervengeflecht des Sympathikus läuft neben der Wirbelsäule vom Halsbereich bis in den Bereich der Lendenwirbelsäule. Unter normalen Bedingungen reguliert der Sympathikus die Eng- und Weitstellung der Gefäße. Bei körperlicher Belastung muß der Blutfluß sehr stark zunehmen, deshalb stellt das sympathische Nervensystem die Beinarterien weit. So kann es teilweise bis zu einer Durchblutungssteigerung um ein 5–8faches der Ruhedurchblutung kommen.

Es hat sich herausgestellt, daß durch die Durchtrennung des sympathischen Nervengeflechts die Blutgefäße der entsprechenden Seite sehr weit gestellt sind, die Muskel- und Hautdurchblutung nimmt stark zu. Die Durchtrennung des sympathischen Nervensystems erfolgt in der Regel *operativ*. Der sympathische Nervenstrang kann aber heute auch mit speziellen Punktionsmethoden mit Computertomographie durchgeführt werden. Durch Injektion von Alkohol an den sympathischen Grenzstrang wird er außer Gefecht gesetzt, und die Ergebnisse sind ähnlich günstig wie bei einer Operation.

Eine Sympathektomie wird vor allen Dingen dann durchgeführt, wenn Verschlüsse bis in den Unterschenkel, den Fußbereich und bis in die Zehen vorliegen und eine Bypassmöglichkeit nicht gegeben ist.

Fibrinolysetherapie

Es gibt heute Medikamente, die entstandene Blutgerinnsel und auch Gefäßverschlüsse wieder auflösen können. Es sind die sogenannten Fibrinolytika oder Thrombolytika wie Streptokinase, Urokinase und t-PA. Ein Erfolg ist nur dann möglich, wenn das Blutgerinnsel noch aus viel frischem Thrombenmaterial besteht. Häufig findet dieses Verfahren Anwendung bei frischen Venenthrombosen, die Stunden bis Tage alt sind, später werden dann die Erfolgsaussichten geringer.

Auch im arteriellen Gefäßsystem können frische Gerinnsel, die sich auf vorhandene Kalkauflagerungen aufgepfropft haben, aufgelöst werden; dabei ist es aussichtsreicher einen Verschluß im Beckenbereich aufzulösen als am Unterschenkel (Abb. 3.13). Auch bei Embolien, also bei verschleppten Gerinnseln, z. B. aus dem Herzen, kann diese Therapie erfolgversprechend in den ersten 6 Wochen nach dem Auftreten der Beschwerden durchgeführt werden.

Diese Gerinnselauflösungstherapie ist nicht ganz frei von Risiken. Es werden nicht nur Gerinnsel im Gefäßsystem aufgelöst, sondern jedes Gerinnsel, das kleine Verletzungen der Gefäße in den Tagen zuvor abgedichtet und verschlossen hat. Die Gefahren sind Blutungen in den Muskel oder ins Gehirn sowie Nierenblutungen bei Nierensteinen und Magen-Darm-Blutungen.

Die Therapie darf nicht durchgeführt werden bis mindestens 10 Tage nach einer Operation oder nach einer intramuskulären Injektion. Ist die Lysetherapie erfolgreich, muß für mehrere Monate vorsorglich eine gerinnungshemmende Therapie mit Heparin oder mit Kumarintabletten (z. B. Marcumar) durchgeführt werden .

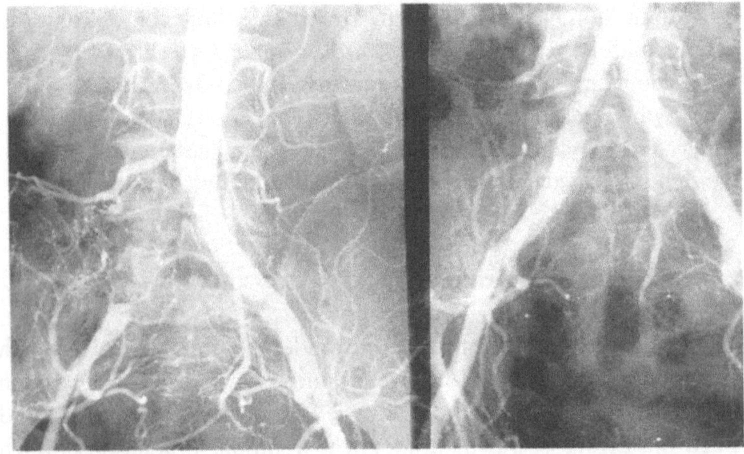

Abb. 3.13. Medikamentöse Gerinnselauflösung mit einer ultrahohen Streptokinaselyse. Rechtsseitiger Beckenarterienverschluß über mehrere Zentimeter und erfolgreicher Wiedereröffnung nach 2 Therapiezyklen nach 2 Tagen.

Wann darf eine Lysetherapie nicht durchgeführt werden?

Wegen der erhöhten Blutungsgefahr unter einer Fibrinolysetherapie gibt es verschiedene Erkrankungen, bei denen eine solche Therapie nicht durchgeführt werden darf:

nach kurz zurückliegenden Blutungen,
bei einer angeborenen oder erworbenen Blutungsneigung,
bei unkontrolliertem hohem Blutdruck,
bei akuter Herzklappenentzündung,
10–14 Tage nach einer Operation,
8 Wochen nach Operationen des Gehirns,
4 Wochen nach Operationen am Auge,
bei akuten Magen- und Zwölffingerdarmgeschwüren,
bei bekannter bösartiger Grunderkrankung (Karzinom),
bei akuten Darmentzündungen (z. B. Dickdarmentzündung),
bei langjähriger Diabetes mit schweren Augenhintergrundsveränderungen,
bei akuten schweren entzündlichen Erkrankungen,
nach Punktion von Organen.

Bei einigen dieser Kontraindikationen kann trotzdem die Entscheidung für eine Lysetherapie fallen, wenn bei der akut aufgetretenen Erkrankung, z. B. ein großer bedrohlicher Herzinfarkt bedingt durch einen akuten Gefäßverschluß in einer Herzkranzarterie oder bei einer akuten ausgeprägten Lungenembolie, eine andere lebensrettende Therapie akut nicht möglich ist. Die Patienten und/oder die Angehörigen müssen aber dementsprechend über die Risiken aufgeklärt werden.

Lokale Lysetherapie

Unter *Katheterlyse* verstehen wir eine Kombinationsbehandlung der Routinekatheterbehandlung mit einer niedrig dosierten fibrinolytischen Therapie mit Streptokinase, Urokinase oder rtPA. Der Vorteil der lokalen Lysetherapie liegt aus theoretischer Sicht in der Verhinderung von gefürchteten Blutungskomplikationen, die eine höherzudosierende systemische Lysetherapie mit sich bringt. In Lokalanästhesie wird dabei der Katheter in der Regel über die Oberschenkelarterie an den Verschluß herangeführt. Über den liegenden Katheter wird dann

das Lysemedikament in das Gerinnsel infiltriert, das damit langsam
abgebaut wird.

Behandlung mit Medikamenten

Für Medikamente bieten sich bei der PAVK verschiedene Ansatz-
punkte:

Behandlung einer eventuell vorhandenen Herzkrankheit

Die Pumpkraft des Herzens kann beeinträchtigt sein durch eine *Herzleistungsschwäche* und auch durch *Herzrhythmustörungen*. Liegen
solche Probleme vor, ist es zunächst ratsam, die Herzkrankheit zu behandeln. Unter Umständen muß hierfür ein Herzspezialist (Kardiologe) zur Behandlung hinzugezogen werden.

Thromboseprophylaxe mittels *Thrombozytenfunktionshemmern* wie ASS oder *gerinnungshemmenden Antikoagulanzien*

Die Blutplättchen (Thrombozyten) spielen bei der Entstehung und
beim Fortschreiten des Arterioskleroseprozesses eine Schlüsselrolle.
In der Regel bekommen Patienten mit einer PAVK von ihrem Hausarzt *Azetylsalizylsäure* in einer Dosierung von 100 mg täglich verordnet. Diese Therapie gilt als eine Langzeitbehandlung. ASS selbst führt
allerdings nicht zu einer Verbesserung der schmerzfreien und maximalen Gehstrecke bei der Schaufensterkranheit. Es ist aber gesichert,
daß ASS das Fortschreiten der Gefäßverengung zum Verschluß oder
die Ausdehnung eines Verschlusses auf eine weitere Etage des Gefäßsystems verhindert.

Die *Verbesserung der Fließeigenschaften* des Blutes wird mit sogenannten vasoaktiven Medikamenten durchgeführt. Dies sind Substanzen, die nicht nur die Gefäße erweitern, sondern meist auch die
Fließeigenschaften des Blutes verbessern. Die Mikrozirkulation in den
kleinsten Blutgefäßen wird als die »Achillessehne der arteriellen Blutversorgung« angesehen. Neben der Verbesserung der Fließeigenschaften führen die meisten Medikamente noch zu einer Gefäßerweiterung.
Folgende Medikamente haben sich bei intermittierendem Hinken als
wirksam erwiesen: Buflomedil (Bufedil), Naftidrofuryl (Dusodril),
Pentoxifyllin (Trental).

Pentoxifyllin

Pentoxifyllin (Trental) ist ein Wirkstoff, der die Fließeigenschaften des Blutes verbessert. Er kann sowohl als Infusion als auch in Form von Tabletten verabreicht werden. Anwendung findet der Wirkstoff zur Behandlung der peripheren arteriellen Verschlußkrankheit, vaskulär bedingter Hirnleistungsstörungen, durchblutungsbedingter Funktionsstörungen der Augen und des Innenohrs.

Die Wirkung von Pentoxifyllin beruht in erster Linie, im Gegensatz zu den meisten anderen durchblutungsfördernden Mitteln, auf seinem positiven Einfluß auf alle zellulären Komponenten im Blut. So kommt es durch Pentoxifyllin zu einer Verbesserung der gestörten Verformbarkeit der roten Blutkörperchen. Ebenfalls kommt es zu einer Hemmung des Zusammenlagerns dieser Zellen wie auch der Blutplättchen oder Thrombozyten. Im Gegensatz zur Azetylsalizylsäure, die ausschließlich die Blutplättchenfunktion vermindert, kommt es bei der Behandlung mit Pentoxifyllin nicht zu einer gesteigerten Blutungsneigung. In den letzten Jahren hat sich darüber hinaus gezeigt, daß auch die weißen Blutkörperchen durch Pentoxifyllin positiv beeinflußt werden. Diese Wirkung des Präparats könnte einen entscheidenden Einfluß auf die gestörte Durchblutung der kleinen und großen Blutgefäße haben und die Entstehung von Gefäßschäden deutlich verringern. Dies kann sich sowohl in den Beinen als auch im Gehirn, an den Augen oder bei Hörstörungen, die durchblutungsbedingt sind, positiv bemerkbar machen. Wie umfassende klinische Studien belegen, führt Pentoxifyllin in einer Dosierung von 1200 mg/Tag bei Patienten mit eindeutig diagnostizierten Durchblutungsstörungen zur subjektiven und objektiven Verbesserung. Der am häufigsten beurteilte klinische Parameter, die Gehstrecke, wird auch bei Patienten, die an einem regelmäßigen Gehtraining teilgenommen haben darüber hinaus eindeutig verbessert.

Ginkgo-biloba-Extrakte

Ginkgopräparate gehören zu den meist rezeptierten bzw. selbstverordneten Medikamenten. Der Extrakt des Ginkgobaumes verbessert hauptsächlich die Fließeigenschaften des Blutes, da der Extrakt die Verformbarkeit der roten Blutkörperchen (Erythrozyten) verbessert

Tabelle 3.1. Durchblutungsfördernde Mittel (Ginkgo-biloba-Extrakt).

Handelsname	Tägliche Dosierung
Rökan	3mal 1 Filmtablette
Rökan plus	2mal 1 Filmtablette
Tebonin forte	3mal 1 Filmtablette
Ginkobil-N-ratiopharm	3mal 1 Filmtablette
Gingium	3mal 1 Filmtablette
Craton forte	3–4mal 1 Filmtablette

und die Neigung der Zusammenballung der Blutplättchen vermindert.

Ginkgo-biloba-Blätter enthalten Flavonoide, Procyanidine, Diterpenoide, Ginkgolide und Bilobalid. Standardisierte Extrakte aus den Blättern bewirken eine Verbesserung der Hirn- und der peripheren Durchblutung, vor allem aber eine verbesserte Toleranz gegenüber Sauerstoffmangel sowie eine erhöhte Nutzung von energiereichen Stoffwechselprodukten, wie energiereiche Phosphate (ATP) und Glukose.

Plazebokontrollierte Studien und Vergleichsuntersuchungen mit anderen vasoaktiven Medikamenten liegen bei Patienten mit intermittierendem Hinken vor. Im Vergleich zu Plazebo konnte eine signifikante Zunahme der schmerzfreien und der maximalen Gehstrecke erzielt werden.

Die Wirkung auf die Gehstreckenentwicklung scheint mit der anderer vasoaktiver Substanzen vergleichbar. Ginkgo-biloba-Extrakte werden sowohl bei der PAVK als auch bei *Hirndurchblutungsstörungen* und insbesondere beim *Hörsturz* und bei *Ohrgeräuschen* eingesetzt. Die positiven Wirkungen wurden jedoch nur mit Präparaten beobachtet, die auf einen bestimmten Gehalt an Ginkgoflavonglykosiden und Terpenlactonen (Ginkgolide, Bilobalid) eingestellt sind.(Tabelle 3.1). Ginkgozubereitungen, die keine nähere Standardisierung angeben, können nach einer Veröffentlichung des ehemaligen Bundesgesundheitsamtes nicht empfohlen werden und eignen sich daher weniger zur Durchblutungsförderung.

Prostaglandine

Ein neues Kapitel der medikamentösen Therapie der PAVK wurde durch die Einführung der Prostaglandine vor allem für die Behandlung von fortgeschrittenen Stadien der PAVK eröffnet.

Das einzige Prostaglandinpräparat, das in Deutschland für die Therapie der PAVK im Handel ist, ist Prostaglandin E-1 (Handelsname Prostavasin).

Für die Behandlung des Buerger-Syndroms steht auch das Medikament Ilomedin zur intravenösen Infusion zur Verfügung. Bei dieser schweren Gefäßerkrankung hat sich das Medikament ausgezeichnet bewährt.

Wie wirken Prostaglandine?

Sie erweitern ausgeprägt die arteriellen Blutgefäße;
führen zu einer Verbesserung der Blutfließeigenschaften;
hemmen das Zusammenballen der roten Blutkörperchen und der Blutplättchen;
beeinflussen günstig das Endothel.

Die Konsequenz ist eine gezieltere Bereitstellung von Sauerstoff und Blutzucker, sie führen zu einer Verbesserung des Stoffwechsels im durchblutungsgestörten Gewebe.

Prostavasin kann direkt in die erkrankten Arterien im Leistenbereich mit einer Infusionspumpe intraarteriell verabreicht werden (Infusionszeit etwa 30 bis 60 Minuten).

Die intravenöse Infusion wird meist bevorzugt, da die Verträglichkeit besser ist. Hauptdomäne der Behandlung ist das Stadium III und IV der PAVK. Prostaglandine kommen heute vor allem zum Einsatz, wenn bei drohender Amputation eine gefäßwiedereröffnende Behandlung operativ oder mit Katheterverfahren nicht mehr möglich sind. Prostavasin ermöglicht bei einem hohen Anteil der behandelten Patienten die Vermeidung von Amputationen und die Abheilung von Geschwüren. Meist wird Prostavasin intravenös verabreicht.

Auch bei *intermittierendem Hinken* können die Prostaglandininfusionen die Gehstrecke der betroffenen Patienten deutlich erweitern.

Bei Ruheschmerzen in fortgeschrittenen Stadien der arteriellen Verschlußkrankheit ist die Tieflagerung der unteren Extremitäten eine sehr hilfreiche Methode zur Steigerung der Durchblutung. Wichtig ist auch die Anlage eines Watteverbandes in der durchblutungsgestörten Extremität (Wattestiefel).
Ist eine medikamentöse Therapie erforderlich, sollten die in der Tabelle 3.2 aufgelisteten Medikamente zum Einsatz kommen.
Bei schweren Schmerzzuständen empfiehlt sich ein häufiger Wechsel der Schmerzmittel. Die zusätzliche Gabe von Beruhigungsmitteln wie Valium und Tranxilium können insbesondere bei stationären Patienten den Schmerzmittelverbrauch reduzieren.

Periduralanästhesie bei starken Schmerzen

Ist mit Medikamenten eine Schmerzfreiheit nicht zu erreichen, empfiehlt sich das Anlegen einer Katheter-Peridural-Daueranästhesie. Periduralkatheter können über Tage bis Wochen im Periduralraum des Rückenmarks verbleiben und Schmerzmittel können nach Bedarf – durch den Patienten selbst gesteuert – verabreicht werden.

Rückenmarkstimulation

Wenn bei schwerster peripherer arterieller Verschlußkrankheit und quälenden Ruheschmerzen alle konservativen Möglichkeiten ausgeschöpft und Katheterverfahren und gefäßchirurgische operative Maß-

Tabelle 3.2. Schmerzmittel bei Ruheschmerzen.

Internationaler Freiname	Handelsname
Metamizol	Novalgin
Tilidin	Valoron N
Tramadol	Tramal
Pentazocin	Fortral
Buprenorphin	Temgesic
Pethidin	Dolantin

nahmen nicht möglich sind, blieb in der Vergangenheit oft nur die Amputation des betroffenen Beines. Bevor man heute zur Amputation schreitet, sollte noch an diese letzte Möglichkeit gedacht werden: Mit Hilfe der therapeutischen Rückenmarkstimulation kann man in einigen Fällen die Schmerzen doch noch in den Griff bekommen, und das Bein wird erhalten bleiben.

Die therapeutische Rückenmarkstimulation wird bereits seit Anfang der 70er Jahre in einigen Zentren zur Behandlung von Ruheschmerzen mit gutem Erfolg eingesetzt. Sie blockiert die Schmerzsignale an das Gehirn. Es handelt sich um eine wirksame und nicht abhängig machende Methode der Schmerzbehandlung. Die Einpflanzung des Stimulationssystems erfolgt unter Röntgenkontrolle in lokaler Anästhesie oder in Kurznarkose. Nach Plazierung der Elektrode im Periduralraum – auf der Höhe des 12. Brustwirbels bzw. 1. Lendenwirbels – und der notwendigen Erfolgskontrolle (Wärmegefühl und Kribbeln im betroffenen Bein) wird der Generator unter die Haut eingepflanzt. Der Patient kann über einen Handmagneten ganz nach Belieben und bei Bedarf das Aggregat an- und abschalten.

Das Einpflanzen des Aggregats ist ein wenig belastender Eingriff. Interessant ist, daß nicht nur Schmerzen mit dieser Methode gut beherrscht werden können, in vielen Fällen ist auch eine Steigerung der Durchblutung feststellbar. Als Folge heilen Wunden besser und schneller ab, und die betroffene Extremität wird wärmer. Die bisher erzielten Resultate sind sehr vielversprechend, vor allem, wenn durch gefäßchirurgische Maßnahmen keine Steigerung der Durchblutung mehr zu erreichen ist und eine medikamentöse Behandlung keinen Effekt mehr zeigt. Auch bei hartnäckigen *Phantomschmerzen* nach einer Amputation kann vielen Patienten mit der Elektrostimulation geholfen werden.

Potenzstörungen

Viele unserer männlichen Patienten mit Durchblutungsstörungen der Becken- Bein-Arterien haben erhebliche Potenzstörungen. Dies hängt damit zusammen, daß infolge der arteriellen Verschlußkrankheit die Sexualorgane mitbetroffen sind. *Störungen der Erektionsfähigkeit* haben eine erhebliche Auswirkung auf die physische und psychische

Verfassung des Patienten und sind als ernstzunehmende Krankheit einzustufen. Wir sehen diese Probleme vor allem bei jungen Patienten mit hochgradigen Veränderungen in der unteren Bauchschlagader und in den Beckenarterien. Einseitige Gefäßverschlüsse oder -verengungen machen in der Regel keine Probleme, beidseitige führen aber meist zu Erektionsstörungen. In großen Multizenterstudien wurden bei 10–15% der Patienten mit organisch bedingter erektiler Dysfunktion arterielle Durchblutungsstörungen gefunden.

Der betroffene Patient sollte auch diese Beschwerden offen ansprechen, weil erfahrungsgemäß die Ärzte zu selten nach diesen Problemen fragen.

Potenzstörungen können auch durch Medikamente hervorgerufen werden, die der Patient mit arterieller Verschlußkrankheit häufig einnehmen muß. Dazu gehören:

- fast alle blutdrucksenkenden Mittel,
- einige Medikamente, die erhöhte Blutfettwerte senken und vor allem Betarezeptorenblocker, die wegen einer gleichzeitigen Durchblutungsstörung des Herzens bzw. wegen eines Bluthochdrucks verordnet werden.

Bei der Diagnostik von Erektionsstörungen spielen heute unblutige Doppler- und Duplexuntersuchungen mit die wichtigste Rolle. Zur Behandlung von organischen Erektionsstörungen stehen dem Therapeuten heute eine ganze Reihe von Behandlungsmöglichkeiten zur Verfügung, von der Einnahme von Tablettten (Yohimbin-Spiegel 3mal 1 Tab. über mindestens 8 Wochen), über die Injektionsbehandlung in den Penis bis hin zur Bypasschirurgie verschlossener Arterien im Becken- und Genitalbereich. Den meisten Patienten kann mit einer Injektionsbehandlung in den Schwellkörper des Penis geholfen werden. In der Regel ist sogar eine Behandlung durch den Patienten selbst nach einer intensiven Anleitung möglich.

Oft sind Erektionsstörungen trotz einer Durchblutungsstörung überwiegend psychisch bedingt. Die betroffenen Patienten bedürfen dann einer kompetenten psychologischen, psychiatrischen oder psychotherapeutischen Hilfestellung.

Der akute arterielle Gefäßverschluß

Der akute Verschluß von Extremitätenarterien oder auch von großen
Eingeweidearterien stellt für den Betroffenen und auch den behan-

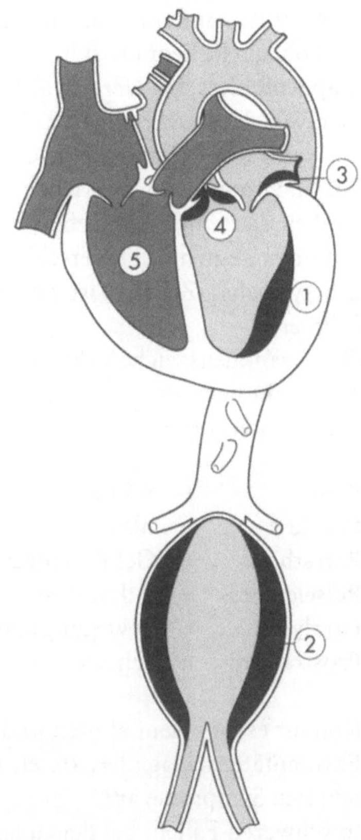

Abb. 3.14. Ursachen arterieller Embolien. *1* Gerinnsel aus der Herzkammer
(z. B. bei Herzwandaneurysma/Herzwandausbuchtung und bei schwerer
Herzleistungsschwäche). *2* Gerinnsel aus einem Aortenaneurysma. *3* Gerinnsel aus dem Herzvorhof (z. B. bei Vorhofflimmern). *4* Thromben von Herzklappen. *5* »Paradoxe Embolie« aus dem venösen System über ein offenes
Foramen ovale (eine Öffnung in der Vorhofscheidewand des Herzens, die nur
ganz selten vorkommt).

delnden Arzt ein dramatisches Ereignis dar. Prinzipiell gibt es zwei Möglichkeiten, wie es zu einem akuten Gefäßverschluß kommen kann: erstens durch eine *Embolie*, also ein Gerinnsel, das meist im Herzen entsteht, in ein peripheres Blutgefäß weggespült wird und dort zu einem Gefäßverschluß führt, oder zweitens durch eine Gerinnselbildung im Gefäß selbst.

In 80–90% muß mit einer arteriellen Embolie gerechnet werden. Die Emboliequelle liegt meist im Herzen, z. B. beim Vorliegen eines Herzklappenfehlers, bei *Herzrhythmusstörungen* wie *Vorhofflimmern*, bei Herzwandausbuchtungen, z. B. nach einem Herzinfarkt, oder auch bei schwerer Herzleistungsschwäche. Embolien können auch von Ausbuchtungen im arteriellen Gefäß selbst weggespült werden. Sie bleiben dann meist an Gefäßverzweigungen hängen und führen dann zu einem akuten Gefäßverschluß (Abb. 3.14).

Ein typisches Zeichen ist der plötzlich einsetzende peitschenartige Schmerz.

Die Krankheitszeichen des akuten arteriellen Verschlusses wurden 1954 von dem amerikanischen Chirurgen Pratt in der englischsprachigen Literatur mit den »6 P's« zusammengefaßt:

Pain   =   Schmerz
Paleness   =   Blässe
Paresthesia   =   Gefühlsstörung
Pulselessness =   Pulsverlust
Paralysis   =   Bewegungsunfähigkeit
Prostration   =   Schock

Kommt es zu einem akuten und vollständigen Verschluß, z. B. einer Extremitätenschlagader, treten klassischerweise meist die oben genannten Symptome auf.

In schweren Fällen, bei denen eine komplette Durchblutungsnot eintritt, wird die betroffene Extremität gelähmt und der Patient kann sogar in den *Schock* kommen.

Ein eher zögerlicher Beginn der Symptome bei meist noch vorbestehender und bekannter arterieller Verschlußkrankheit spricht für einen akuten thrombotischen Verschluß, eine schnell eintretende Symptomatik mit akuten peitschenartigen Schmerzen spricht für eine Embolie (Abb. 3.15)

Was muß bei einem akuten Gefäßverschluß getan werden?

Achtung! Der akute Gefäßverschluß ist eine kritische Notfallsituation. Kommt es zu einem akuten Gefäßverschluß, so sollte so schnell wie möglich ein Arzt gerufen werden. Besser noch, schnell das Alarmieren eines Rettungswagens und ein Transport in das nächste größere Krankenhaus, das eine chirurgische Abteilung mit hinreichender Erfahrung auf diesem Gebiet hat. Eine Gefäßwiedereröffnung sollte innerhalb von 4–6 Stunden erfolgen, weil sonst das betroffene Bein verloren ist und meist nur noch eine Amputation bleibt.

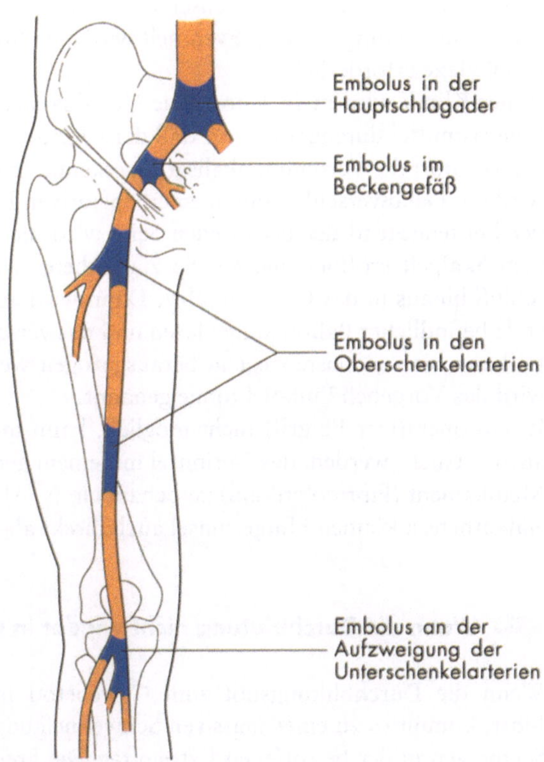

Abb. 3.15. Beispiele für Emboluslokalisationen am Bein.

Was kann der Patient selbst tun?

Wichtig ist eine Beintieflagerung – ein Beinhochlagerung wäre ein krasser Fehler. Eine direkte Wärmeanwendung sollte unterbleiben (keine Wärmflasche!), dagegen ist ein Watteverband der betroffenen Extremität wichtig. Er verhindert Druckstellen und einen erhöhten Wärmeverlust. Durchblutungsfördernde Medikamente dürfen nicht eingenommen werden.

Der hinzugerufene Notarzt wird immer sofort Schmerzmittel verabreichen. Die Medikamente dürfen aber nicht in den Muskel gegeben werden, weil sonst später wegen der Gefahr einer Blutung in den Muskel gerinnselauflösende Medikamente nicht mehr verabreicht werden können. Gleichzeitig spritzt der Arzt Heparin intravenös, so daß es nicht zu einem Auswachsen des Gefäßverschlusses durch Gerinnselauflagerung kommt. Eventuell wird eine Infusion zur Schockprophylaxe erforderlich.

In der Klinik wird meist sofort eine Gefäßdarstellung mit Röntgenkontrastmittel durchgeführt, so daß der Chirurg bzw. der Gefäßspezialist sofort die Verschlußlokalisation erkennt. In den meisten Fällen wird der Gefäßverschluß durch einen operativen Eingriff beseitigt. In der Leistengegend der betroffenen Seite wird die Schlagader mit einem Skalpell eröffnet und ein Spezialkatheter wird über den Verschluß hinaus in das Gefäß geführt. Dann wird an ein am Katheterende befindlicher Ballon aufgeblasen und das verschließende Gerinnsel kann bis zur Leistengegend herausgezogen werden. Medizinisch wird das Vorgehen Embolektomie genannt.

Ist ein operativer Eingriff nicht möglich, kann mit Kathetertechnik auch versucht werden, das Gerinnsel mit einem gerinnselauflösenden Medikament (Fibrinolytikum) zu behandeln (s. Abb. 3.13). Mit Spezialkathetern können Blutgerinnsel auch direkt abgesaugt werden.

Wenn die Durchblutung nicht wieder in Gang kommt

Wenn die Durchblutungsnot zum Gewebetod in der Muskulatur führt, kommt es zu einer massiven Schwellneigung und zu stärksten Schmerzen in der betroffenen Extremität. Die Freisetzung von Muskeleiweißen (»Myoglobinurie«) kann zum akuten Nierenversagen führen. Eine Amputation ist in solchen Fällen unumgänglich, um das Leben des Patienten zu retten.

Akuter Verschluß der Eingeweidearterien

Die arterielle Embolie der Mesenterialarterien, der Eingeweideschlagadern, ist erfreulicherweise recht selten. Meist tritt sie bei einer Herzrhythmusstörung (z. B. Vorhofflimmern) auf.

Das klassiche klinische Bild des Eingeweidearterienverschlusses ist gekennzeichnet durch einen heftigen Schmerz im Bauch, der allerdings meist nur kurz anhält. Nach ca. 12 Stunden kommt es zu einem Absterben des Darms. Die Folge ist ein Ileus, ein Darmverschluß mit heftigen kolikartigen Leibschmerzen, Erbrechen und Kollaps.

Buerger-Syndrom: »Allergie« gegen Zigarettenrauch

1908 berichtete der Chirurg Dr. Leo Buerger in New York nach langen Studien an amputierten Gliedmaßen über eine »eigentümliche Form der Gangrän des Fußes bei jungen Männern«. Dies war die Erstbeschreibung eines schweren Krankheitsbildes, das früher meist junge Männer befallen hat, von dem aber auch heute zunehmend Frauen nicht verschont sind, wenn sie rauchen. Es handelt sich um eine entzündliche Gefäßerkrankung, die wahrscheinlich auf dem Boden einer Art *»Allergie gegen Zigaretteninhaltsstoffe«* hervorgerufen wird.

Hierbei handelt es sich um eine schwere Entzündung der peripheren Extremitätenarterie und Venen, jenseits des Ellenbogens und des Knies einschließlich der Finger und Zehenarterien. Die peripheren Arterien und Venen können bereits im Rahmen eines einzigen entzündlichen Schubes der Gefäßkrankheit völlig verschlossen sein (Abb. 3.16).

90% aller peripheren Gefäßverschlüsse sind bedingt durch die Arteriosklerose, nur 2–3% aller Gefäßverschlüsse durch entzündliche Gefäßerkrankungen. Dabei spielt die *Thrombangiitis obliterans* die wichtigste Rolle. Früher waren nur 10% der Betroffenen Frauen. Im

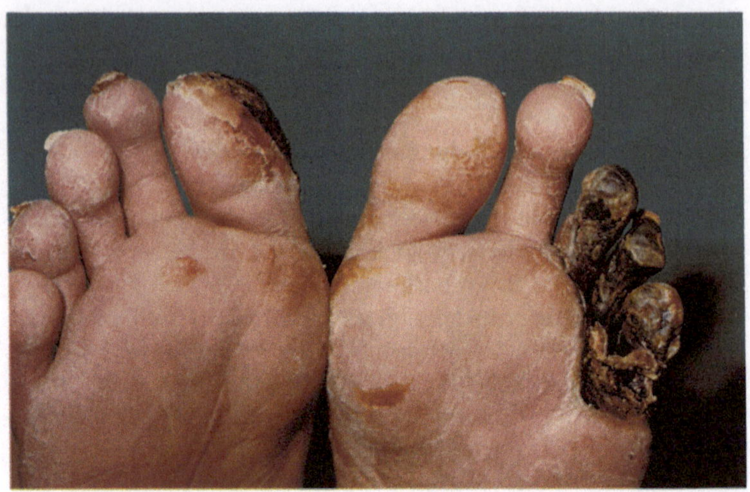

Abb. 3.16. Vorfußgangrän bei einem jungen 26jährigen Studenten, der »nur« 20 bis 25 Zigaretten pro Tag rauchte. Nach einer Teilamputation, Aufgabe des Rauchens und intensiver medikamentöser Therapie ist der Patient heute wieder nahezu beschwerdefrei.

Laufe der letzten Jahre ist allerdings eine stete prozentuale Zunahme weiblicher Buerger-Patienten zu registrieren. Dies hängt wahrscheinlich damit zusammen, daß wir das Krankheitsbild besser kennengelernt haben und schneller die Diagnose stellen können, aber es dürfte auch sicherlich mit einer Zunahme des Zigarettenkonsums bei Frauen zusammenhängen.

Generell tritt die Erkrankung in Osteuropa und in Nahost sowie in Südostasien und im Orient sehr viel häufiger auf als in westlichen Ländern. Die Ursache dieser schweren Gefäßerkrankung bei jungen Menschen ist bis zum heutigen Tag nicht ganz geklärt.

Es ist unbestritten, daß bei der Entstehung der Buerger-Erkrankung eine »Allergie« die Hauptrolle spielt. Die betroffenen Patienten sind fast ausnahmslos Raucher. Eine erbliche Disposition ist sehr wahrscheinlich. Unklar ist, ob das Nikotin selbst der auslösende Faktor ist. Verwirrend ist aber, daß es in extremen Einzelfällen auch Nichtraucher gibt, die diese schwere Gefäßerkrankung bekommen. Wahrscheinlich genügt auch ein intensives *Passivrauchen.*

Das Buerger-Syndrom tritt meist vor dem 40. Lebensjahr auf. Typischerweise klagen die Patienten über Kältegefühl, Kribbeln, Schmerzen im Bereich der Füße und/oder der Hände. Häufig stellen sich die betroffenen jungen Patienten bereits mit Geschwüren bzw. einer Gangrän erstmals bei ihrem Arzt vor. In nahezu allen Fällen wird *Zigarettenrauchen* angegeben. Wahrscheinlich kann auch durch Schnupftabak und Passivrauchen der Krankheitsprozeß ausgelöst werden. Oft berichten die Patienten auch über Schmerzen nachts im Vorfuß. Manche haben die typischen Zeichen einer *»Schaufensterkrankheit«*, d. h. sie können eine kurze Wegstrecke gehen, müssen dann stehen bleiben und sich erholen und können erst dann weitergehen. Typischerweise sind die Beschwerden nicht so häufig im Bereich der Wadenmuskulatur, sondern vielmehr in der Fußsohle.

Viele Patienten klagen über eine Raynaud-Symptomatik, d. h. bei ihnen werden anfallsweise die Finger weiß und kalt.

Die Krankheit verläuft typischerweise schubhaft, d. h. nach jahrelangen beschwerdearmen Perioden kann es erneut und unvoraussehbar – vor allem wenn der Patient weiterraucht – zu einem schweren Schub der entzündlichen Gefäßerkrankung kommen.

Interessant ist, daß die Lebenserwartung im Vergleich zu den Patienten mit einer echten Schaufensterkrankheit/Raucherbein nicht vermindert ist. Den Tribut müssen die Buerger-Patienten oftmals mit sehr vielen Amputationen bezahlen: Wenn es nicht gelingt, daß die betroffenen Patienten das Rauchen einstellen, müssen sie sehr häufig in »Salami-Taktik« operiert werden.

Erfahrene Gefäßspezialisten vertreten die Auffassung, daß es einen »Buerger-Typ« gibt. Buerger selbst hat eindrucksvoll den typischen Patienten beschrieben: *»ein hageres, abgehärmtes Aussehen mit starren Augen, mit gebeugtem Rumpf umklammert er das Knie und den Fuß des betroffenen Beines«.*

Die meisten Patienten sind *schmerzgezeichnet* und *niedergeschlagen.* Nahezu alle Patienten sind Zigarettenraucher und trotz eines erheblichen Leidensdrucks nicht gewillt, den Nikotinabusus einzustellen. Liegt die Chance zur Nikotinentwöhnung beim Patienten mit einem »normalen« Raucherbein um 20 %, so wird die realistische Chance der Nikotinentwöhnung beim Patienten mit Buerger-Krankheit auf unter

5% geschätzt. Die meisten Patienten haben immer wieder Auseinandersetzungen mit den behandelnden Schwestern, Pflegern und Ärzten wegen des Rauchens und der unkontrollierten Einnahme von Schmerzmitteln. Sie müssen in aller Regel stationär aufgenommen werden.

▨ Welche Behandlungsmöglichkeiten gibt es?

Maßnahmen, die bei der normalen peripheren arteriellen Verschlußkrankheit Standardtherapie sind, wie Bypassoperationen und Eröffnungen von Gefäßen mit Kathetertechnik, sind beim Patienten mit einer entzündlichen Buerger-Erkrankung leider nicht aussichtsreich. Sie werden heute praktisch nicht mehr durchgeführt. Geeignet ist eine intravenöse *Infusionsbehandlung* mit neuen gefäßerweiternden Prostaglandinmedikamenten wie Prostavasin und Ilomedin. Eine große wissenschaftliche Studie zur Behandlung des Buerger-Syndroms mit Ilomedin ergab, daß 86,6% der mit Ilomedin behandelten Patienten einen deutlichen Behandlungserfolg zeigten. Ein Vergleichskollektiv, das gleichzeitig mit Aspirin behandelt wurde, zeigte nur einen Behandlungserfolg von 16,9%. Aspirin in hohen Dosen war früher ein Standardmedikament zur Behandlung des Buerger-Syndroms.
In der Regel müssen die Patienten zusätzlich mit einem *Kalziumantagonisten* vom Nifedipintyp (z. B. Adalat) behandelt werden. Darüber hinaus verabreichen wir niedrig dosiert *Azetylsalizylsäure* (z. B. Aspirin 100 mg). Im akuten Schub ist oft eine Kortisonbehandlung unerläßlich. Trotz einer deutlichen Verbesserung der Behandlungsmöglichkeiten in den letzten Jahren, müssen heute noch 16–17% aller Patienten, meist im Bereich der Zehen, der Vorfüße und – weniger häufig – im Unterschenkelbereich amputiert werden. Bis 1968 betrug die Amputationsrate noch 34%.

▨ Der »diabetische Fuß«

In der Bundesrepublik gibt es derzeit mehr als 5 Millionen zuckerkranke Patienten. Einem nicht unerheblichen Teil droht die gefürchtete Komplikation des diabetischen Fußes (Abb. 3.17 und 3.18). Jeder Dritte ist ein Risikopatient für eine Amputation.

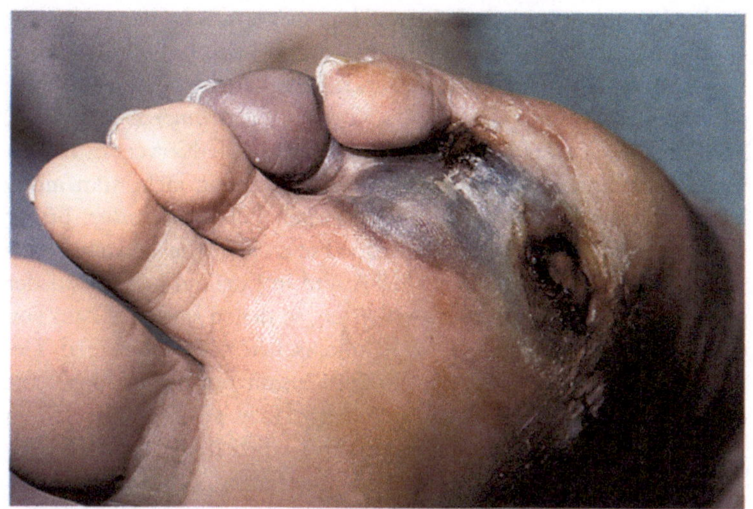

Abb. 3.17. Typischer diabetischer Fuß.

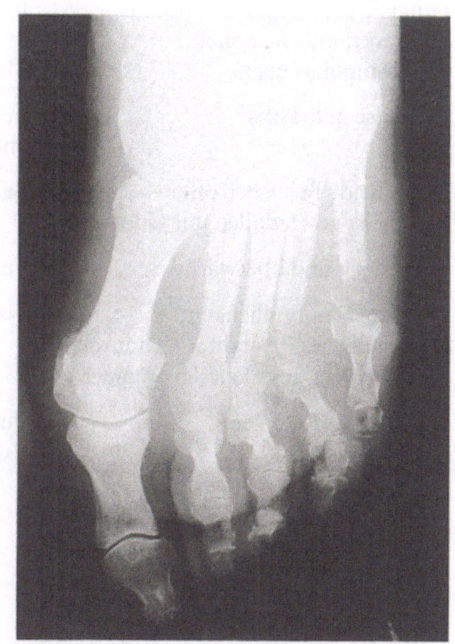

Abb. 3.18. Veränderungen des Knochens bei einem Diabetiker. Die Knochen sind zum Teil sogar aufgelöst.

Diabetiker haben statistisch 3–5mal häufiger eine Schaufensterkrankheit, also Durchblutungsstörungen in den Beinen. Oft verläuft diese Durchblutungsstörung beim zuckerkranken Patienten unbemerkt, da das wichtigste Warnsymptom des Körpers, die *Schmerzempfindung*, ausfällt, weil die Zuckerkrankheit gleichzeitig die Nerven an Beinen und Füßen zerstört hat und keine Schmerzleitung mehr stattfinden kann. Wir sprechen von einer *diabetischen Polyneuropathie*. Bisher wird bei der Diabetikerbetreuung den Füßen noch viel zu wenig Aufmerksamkeit gewidmet. In den USA und in England gibt es in jeder größeren Stadt Diabetesfußambulanzen, in denen sich ein Team von Chiropodisten, Schuhmachern, Krankenschwestern, Chirurgen, Gefäßspezialisten und Diabetologen gemeinsam um die Fußprobleme des zuckerkranken Patienten kümmern. Inzwischen sind auch in Deutschland Fußambulanzen in großen Diabeteszentren wie in Düs-

Tabelle 3.3. Zuckerkrankheit – Nervenstörung (Neuropathie) oder Durchblutungsstörung?

Hinweis auf Nervenstörung	Hinweis auf Durchblutungsstörung
Langjährige Vorgeschichte einer Zuckerkrankheit, weiter Spätkomplikationen	Risikofaktoren wie Zigarettenrauchen, Hochdruck und hohe Blutfettwerte
Fußpulse gut tastbar	In der Vorgeschichte Fußpulse abgeschwächt tastbar
Meist beide Beine betroffen Fuß meist geschwollen mit Ödem	Beine meist ungleich stark betroffen
Haut rosig und überwärmt	Füße bläulich und kalt
Gestörte Empfindlichkeit, herabgesetzte Sensibilität – dadurch meist Schmerzlosigkeit der Wunden	Nächtliche Ruheschmerzen
Verlust von Reflexen	Fußgeschwüre an Fersen und Zehenspitzen meist schmerzhaft
Fehlende Schweißbildung	–
Starke Hornhautbildung an Druckstellen	–
Veränderung der Fußform	–

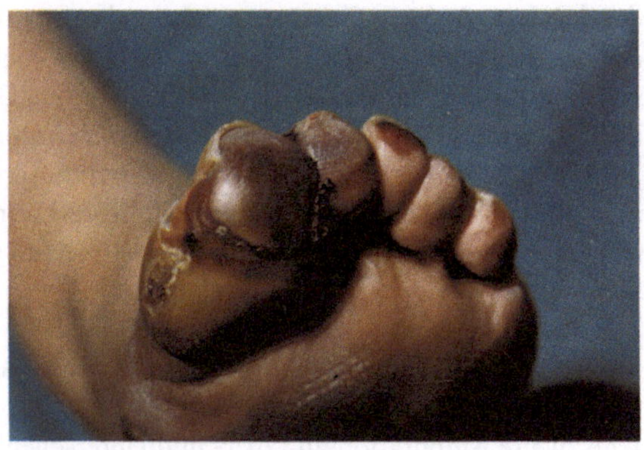

Abb. 3.19. Diabetischer Fuß. Durch eine Wärmeflasche sind Blasen und Brandwunden aufgetreten.

seldorf, München, Bad Oeynhausen erfolgreich eingeführt worden. Statistisch ist bei Diabetikern das Amputationsrisiko um das 45fache erhöht. Bei jüngeren Patienten waren bisher die Amputationen fast nur auf den Diabetes zurückzuführen, bei älteren Patienten kam eine Verschlußkrankheit hinzu.

Diabetikerfüße werden viel zu häufig amputiert. Der Grund dafür ist, daß versäumt wird, rechtzeitig zwischen einem rein nervengestörten infizierten und einem infolge einer arteriellen Verschlußkrankheit durchblutungsgestörten Fuß zu unterscheiden und gezielt zu behandeln. Für den Arzt ist es jedoch oft nicht leicht, zwischen Durchblutungsstörungen und Nervenstörungen zu unterscheiden (Tabelle 3.3). Nervenstörungen führen zu Beschwerden, die sich z. B. in »Ameisenlaufen«, Taubheitsgefühl, Brennen der Fußsohlen, »wie auf Watte oder Wolken gehen« oder in Wadenkrämpfen äußert. Die Haut ist meist trocken und spröde. Die Untersuchung mit der *neurologischen Stimmgabel* bestätigt die herabgesetzte Empfindlichkeit des Fußes bzw. die herabgesetzte Tiefensensibilität.

Generell ist der diabetische Fuß extrem *infektionsgefährdet*. Die schlechten Hautverhältnisse führen über Rhagaden und Bagatellverletzungen zu Keimeintrittspforten für Bakterien. Als Folge der schlechten Durchblutung sind die körpereigenen Abwehrkräfte reduziert und es entsteht – oft atemberaubend schnell – eine Infektion, bei

der der ganze Fuß »in Flammen« steht und sofort amputationsgefährdet wird. Hat die Infektion noch nicht den Knochen erfaßt, ist der
neuropathische Fuß in aller Regel noch zu retten. Unabwendbar hoch
ist das Amputationsrisiko, wenn bei einem neuropathischen Fuß eine
Nervenstörung mit einer arteriellen Durchblutungsstörung zusammen auftritt. Die mit 60% weitaus häufigste Form ist der nervenge-
störte, also neuropathisch infizierte Diabetikerfuß (Abb 3.19).

Indikation zur Amputation wird oft falsch gestellt

Jede zweite Amputation an Ober- und Unterschenkel wäre bei einem
vernünftigen Management eines diabetischen Fußes vermeidbar.
Zu den *konservativen Behandlungsmaßnahmen* in einer solchen Situation gehören:

Ruhigstellung des Fußes, Entlastung,
eine chirurgische Wundsäuberung (bei Infektion sogar zweimal
täglich),
die Bekämpfung der Infektion mit Antibiotika,
evtl. eine Behandlung mit Thioctsäure- und Vitamin-B-Infusionen

Die Wunden müssen täglich versorgt und neu verbunden werden.
Bettruhe kann erforderlich sein, aber auch die vorübergehende Benut-
zung eines Rollstuhls ist sinnvoll. Nützlich sind lokal aufgetragene
oder in lauwarmen Fußbädern verwendete Hautdesinfektionsmittel.
Systemisch wirksame Antibiotika sollen das Übergreifen der Infektion auf Weichteile, Bänder und Skelett verhindern.
Liegt gleichzeitig eine periphere Verschlußkrankheit vor, muß nach
einer baldmöglichen Gefäßdarstellung mit Röntgenkontrastmittel
überlegt und entschieden werden, ob verengte oder verschlossene Gefäße mit einem Ballonkatheter oder operativ durch die Anlage eines
Bypasses behandelt werden können. Nur so besteht Hoffnung auf eine Abheilung der Fußgeschwüre bzw. einer Gangrän. Die früher häufig durchgeführte Sympathektomie beim diabetischen Fuß wird heute
nicht mehr durchgeführt, weil das Ausschalten des Sympathikusner-
ven die Durchblutung beim Vorliegen einer Verschlußkrankheit nicht
zu verbessern vermag und weil die Sympathektomie darüber hinaus

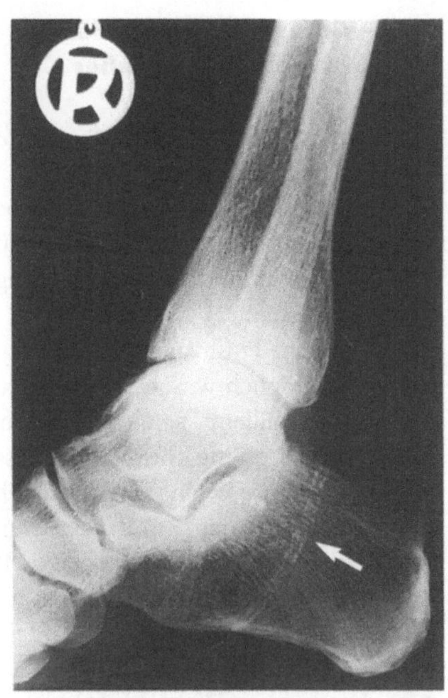

Abb. 3.20. Mediaverkalkung der Arterien (Pfeil). Typischerweise verkalkt nur die mittlere Gefäßschicht (Media). Es kommt dabei nicht zu einer Arteriosklerose.

der Entstehung einer Verkalkung der Mediaschicht der Arterien (»Mediasklerose«) Vorschub leistet (Abb. 3.20).
Durchblutungsfördernde Medikamente bringen beim diabetischen Fuß meist nicht den erwünschten Erfolg. Außenseitermethoden wie die Ozonbehandlung bzw. hyperbarer Sauerstoff sind wirkungslos.
Um diese und natürlich auch die anderen diabetischen Spätfolgen, z. B. am Auge und an der Niere, vorzubeugen, bedarf es dringend der Prävention in Form der strukturierten *Patientenschulung*. Leider gibt es in den Praxen und auch in den Kliniken noch viel zu selten diese Schulungseinrichtungen mit Ernährungsberatung, körperlicher Bewegung und Blutzuckerselbstkontrolle.

Wichtige Ratschläge für den Patienten zur Verhütung des diabetischen Fußes

Füße täglich inspizieren, auch Zehenzwischenräume und Sohlen (evtl. mit Spiegel).

Bemerken Sie Veränderungen oder Verfärbungen der Haut, suchen Sie umgehend Ihren Arzt auf.

Bei Behandlung durch Fußpfleger/in auf die Zuckerkrankheit hinweisen.

Tägliche Fußhygiene.

Füße täglich waschen, Wassertemperatur nicht mit den Füßen prüfen (Ellenbogen, evtl. Thermometer benutzen).

Füße sorgfältig abtrocknen, besonders zwischen den Zehen.

Hornhautpartien (Ferse und Sohle) mit fetthaltiger Creme oder Salbe einreiben, um Risse zu vermeiden.

Die Füße müssen sorgsam vor Verletzungen geschützt werden:

Kein Barfußlaufen.

Keine Wärmflaschen oder Heizdecken. Vorsicht vor Sonnenbrand.

Die richtige Wahl der Schuhe und der Strümpfe sind entscheidend für die Vermeidung des »diabetischen Fußes«.

Keine Sandalen mit Riemen zwischen den Zehen tragen.

Neue Schuhe sorgfältig auswählen und langsam »einlaufen«.

Gepolstertes Schuhwerk (speziell gepolstertes Schuhwerk sollte die besonders druckbelasteten Stellen entlasten, ggf. mit orthopädischer Dauerversorgung).

Schuhe regelmäßig auf Fremdkörper (z. B. Steinchen) abtasten.

Vorsicht bei der Pediküre (am besten keine spitzen Hilfsmittel wie Scheren, Zangen oder Hornhauthobel verwenden).

Tägliche Fußgymnastik und regelmäßige Bewegung fördert die Durchblutung (z. B. Zehenstände, Zehengreifübungen, Fußkreisen, Trockenradfahren im Liegen usw.).

Bei Patienten, die aus beruflichen Gründen ihre Füße besonders stark belasten, sollte eine Umschulung in Betracht gezogen werden.

Eine Sekundärprophylaxe besteht auch darin, daß ein erfahrener Orthopädieschuhmacher geeignetes Schuhwerk anfertigt.

▰ Chirurgische Behandlungsmaßnahmen

Wenn eine Knochenentzündung vorliegt (»Osteomyelitis«) muß der Knochen ggf. entfernt werden. Wenn ein trockenes diabetisches Druckgeschwür auf dem Boden einer Verformung des Fußskeletts entstanden ist und die Druckentlastung in Maßschuhen nichts gebracht hat, müssen manchmal tieferliegende Knochenstrukturen, wie z. B. ein Mittelfußköpfchen, entfernt werden.

▰ Gefäßanomalien

So wie es angeborene Herzfehler gibt, gibt es auch angeborene Fehlbildungen der Blutgefäße, also der Arterien, Venen und Lymphgefäße. Häufig treten die Fehler auch kombiniert auf. Gefäßfehler werden meistens vererbt. Ganz allgemein kann es Gefäßverschlüsse, Gefäßerweiterungen und *krankhafte Gefäßverbindungen* geben. Nicht selten sind auch Kurzschlußverbindungen zwischen Arterien und Venen möglich. Oftmals müssen Gefäßanomalien operativ behandelt werden. Große Fortschritte bei oberflächlichen Gefäßanomalien der Haut sind auch mit der Lasertherapie erzielt worden. Kurzschlußverbindungen können oft erfolgreich mit Ballonkathetertechnik behandelt werden.

▰ Syndrom der »ruhelosen Beine«

Bei einer vorsichtig geschätzten Häufigkeit von 1–2% der Bevölkerung handelt es sich um ein relativ häufiges Beschwerdebild; dennoch wird es von Ärzten offenbar nur selten als behandlungsbedürftige Ursache von Schlafstörungen richtig erkannt. Oft reisen die betroffenen Patienten von Spezialist zu Spezialist. Die einen empfehlen Magnesiumtabletten und setzen hochdosierte Vitamininfusionen an, die anderen empfehlen entnervt und hilflos eine stationäre psychiatrische Behandlung. Die Rede ist von einer Störung, die der schwedische Neurologe Karl Axel Ekbom schon 1945 als *»Restless-legs-Syndrom«* beschrieb. 1861 wurde dasselbe Krankheitsbild von Wittmaack als »Anxietas tibiarum«, also die »Schienbeinangst« bezeichnet. Mit Durchblutungsstörungen hat das Krankheitsbild allerdings nichts zu tun. Die Ursache ist noch unbekannt.

Charakteristisch für dieses Beschwerdebild sind dumpf drückende, unangenehme Mißempfindungen in den Beinen, Ziehen, Reißen und Kribbeln. Die Symptome treten typischerweise in Ruhe oder bei Entspannung auf, vor allem nachts, einhergehend mit einem unangenehmen Bewegungsdrang der Beine.

Diese Beschwerden werden von den Patienten oft als qualvoll beschrieben. Durchschlafstörungen und eine vermehrte Tagesmüdigkeit sind die Folgen. Einige Patienten leiden zudem an motorischen Störungen in Form von Muskelzuckungen. Vielfach werden die Beschwerden durch Bewegung und Umhergehen besser. Neueste Forschungsergebnisse haben ergeben, daß es sich bei 50–70% aller Patienten um eine autosomal vererbte, familiär gehäufte Form der Erkrankung handelt.

Das Restless-legs-Syndrom kann auch begleitend zu anderen Grunderkrankungen auftreten. Dazu gehören das vollständige Nierenversagen und die Blutarmut aufgrund von Eisenmangel. Auch in der Schwangerschaft treten die Beschwerden gehäuft auf.

Eine allgemeingültige Behandlungsempfehlung gibt es für dieses komplizierte Krankheitsbild nicht. Zum Einsatz kommt L-Dopa (Madopar, am besten 1 Stunde vor dem Schlafengehen), ein bekanntes Parkinsonmittel. Auch Magnesiumpräparate in hoher Dosierung und Chinidinsulfat (Limptar) scheinen in einigen Fällen hilfreich zu sein. Ebenso werden Opiate, wie Codein und Methadon, eingesetzt. Sie können allerdings wegen einer Suchtgefährdung nicht empfohlen werden. Wichtig ist, daß der betroffene Patient in einem ausführlichen Gespräch vom behandelnden Arzt über das Wesen der Krankheit aufgeklärt wird, denn oft machen sich die Patienten Sorgen, sie seien gefäßkrank und ihre Beine in Gefahr.

Ein verwandtes Krankheitsbild ist das Syndrom der *brennenden Füße* (»burning feet«). Dabei kommt es zu einem Kälte- und Hitzegefühl in den Fußsohlen und in den Handflächen, verstärkt nach längerem Laufen und nachts bei Erwärmung.

Wenn amputiert werden muß

»Die Gliedmaßenamputation ist einer der schlimmsten und zugleich einer der großartigsten chirurgischen Eingriffe. Schlimm, wenn sich herausstellt, er hät-

Jede auch noch so geringfügige Amputation an einer Extremität bedeutet für den betroffenen Patienten den unwiderbringbaren Verlust eines für ihn wichtigen Körperteils und damit auch immer einen Verlust seiner körperlichen Integriät. Trotz modernster Prothesentechniken ist es bis heute nicht gelungen, den Verlust auch nur einigermaßen zu ersetzen. Prof. Baumgartner schreibt über die Amputation: *»Die beste Amputation ist keine Amputation«*.

In unserem Land werden mehr als 35000 Menschen infolge einer arteriellen Verschlußkrankheit der Becken-Bein-Arterien amputiert. Nach Ansicht vieler Experten ist diese Zahl viel zu hoch. Die Deutsche Gesellschaft für Angiologie und die Deutsche Gesellschaft für Gefäßchirurgie erklärten auf ihren Jahrestagungen, daß viele niedergelassene Ärzte nicht auf dem neuesten Stand der Forschung sind und deshalb viele Patienten zu frühzeitig zur Beinamputation in die Klinik schicken. Selbst in fortgeschrittenen Stadien der Verschlußkrankheit können heute mit modernen gefäßeröffnenden Verfahren und mit sehr wirksamen neu entwickelten Medikamenten Beine gerettet werden. Volkswirtschaftlich sind die Kosten für eine Wiederherstellungsoperation von etwa rund 10.000 DM preiswerter, als eine Beinamputation, die mindestens mit 15.000 DM zu Buche schlägt, wobei die langwierige prothetische Versorgung in vielen Fällen noch gar nicht eingeschlossen ist.

Noch vor einem Jahrhundert war die Gliedmaßenamputation in erster Linie ein lebensrettender Eingriff, belastet von einer erschreckend hohen Sterblichkeitsrate. Heute ist dank modernster Anästhesie, Intensivmedizin und vor allem besserer Thrombose- und Lungenembolieprophylaxe selbst bei alten Patienten in schlechtem Allgemeinzustand das Risiko, bei bzw. nach einer Amputation zu sterben, bei weitem nicht mehr so hoch. Dennoch sterben etwa 30% der Patienten im Alter von über 60 Jahren perioperativ. Drei Jahre nach einer Oberschenkelamputation leben nur noch 50% der älteren Menschen. Meist haben die Patienten mehrere Krankheiten, insbesondere eine generalisierte Gefäßverkalkung. Die Amputation einer Extremität wird von vielen Patienten als eine Lebenskatastrophe angesehen – ähnlich dem Verlust eines Lebenspartners.

Das Hauptziel, das heute bei der Amputation ganz im Vordergrund steht, ist die Bildung eines funktionsfähigen Stumpfes. Dies beinhaltet einen schmerzlosen belastungs- und bewegungsfähigen Stumpf.

Für die Rehabilitation Amputierter sind Fachleute verschiedener Fachrichtungen erforderlich:

- Die betreuenden Ärzte: Die Amputation selbst sollte vom erfahrendsten vorhandenen Arzt durchgeführt werden, niemals von einem Anfänger.
- Die Krankenschwester trägt für die Pflege Verantwortung.
- Der Krankengymnast ist verantwortlich für die physiotherapeutischen Maßnahmen.
- Der Orthopädietechniker (oder -mechaniker), für Fußprothesen auch der Orthopädieschuhmacher, ist für die Herstellung und Wartung der Prothese zuständig.
- Die Ergotherapeuten helfen bei der Hilfsmittelversorgung (Stöcke, Rollstuhl, Toilettenhilfen, Veränderung des Kraftfahrzeugs).
- Der Sozialarbeiter klärt die sozialen, familiären und beruflichen Fragen.

Wann sollte eine Prothesenversorgung nicht durchgeführt werden?

Bei schlechtem Allgemeinzustand und mangelnder Kooperation. Wenn ein anschließendes Training sicher nicht möglich sein wird. Bei weiteren Begleitkrankheiten, z. B. Halbseitenlähmung nach Schlaganfall oder Parkinson-Krankheit (»Schüttellähmung«). Bei nicht beeinflußbaren Herz-Kreislauf-Leiden.

Verschluß der Nierenarterien

Die Nierenarterien entspringen im Normalfall paarig auf der Höhe des 1. bis 2. Lendenwirbels aus der Bauchschlagader. Sind sie durch eine Arteriosklerose verengt oder verschlossen, entwickelt sich ein schwerer Bluthochdruck. Etwa 1–3% aller Patienten mit Bluthochdruck haben Verengungen oder Verschlüsse an den Nierenarterien, meist im Bereich des Abgangs aus der Bauchschlagader.

Nierenarterienverengung können heute mit Ultraschall-Duplex-Verfahren ambulant und ohne Belastung für den Patienten diagnostiziert werden. Methode der Wahl für eine exakte Abklärung der Gefäßveränderungen der Niere ist die Gefäßdarstellung mit Röntgenkontrastmittel. Nierenarterienverengungen können mit Katheterverfahren und gefäßchirurgisch beseitigt werden. Ziel jeder Kathetertherapie bzw. einer gefäßchirurgischen Behandlung ist, den Hochdruck zu beseitigen und dem drohenden Nierenfunktionsverlust vorzubeugen.

Was können Sie als Patient bei einer arteriellen Verschlußkrankheit der Beine selbst tun?

Risikofaktoren ausschalten!

- Sie sollten auf eine vernünftige, ausgewogene und fettarme *Ernährung* achten. Übergewicht ist ein wichtiger indirekter Risikofaktor.
- Runter mit den Pfunden. Normalisieren Sie Ihr *Körpergewicht* (bei Männern Körpergröße in Zentimeter minus 100, bei Frauen minus weitere 10%).

Ihr Arzt wird Ihnen sagen, inwieweit ihre *bestehenden Risikofaktoren* – Bluthochdruck, erhöhte Blutfette oder Zuckerkrankheit – behandlungsbedürftig sind.

Achten Sie auf eine vernünftige Lebensweise!

- *Rauchen* in jeder Form muß völlig eingestellt werden. Nikotin und viele andere Zigaretteninhaltsstoffe sind Gefäßgifte.
- Weg vom blauen Dunst. Raucher opfern ihre Beine.
- Verzichten Sie konsequent und dauerhaft auf das Rauchen.
- »Als Gehtraining gilt nicht der Weg zum Zigarettenautomaten«.
- Lassen Sie regelmäßig Ihren *Blutdruck* kontrollieren und in regelmäßigen Abständen (mindestens einmal jährlich) von ihrem Arzt die Blutfettwerte auf Cholesterin und Triglyzeride bestimmen.
- Bestehende *Stoffwechselkrankheiten* (z. B. Zuckerkrankheit = Diabetes, oder zu hohe Harnsäurewerte = Gichtgefahr) stellen ein zusätzliches Risiko für Gefäßkrankheiten dar. Beachten Sie deshalb strikt die Diätvorschriften.

■ Vermeiden Sie Hetze und *Streß* im Alltag. Stellen Sie Ihre Lebensweise um und pflegen Sie einen gelassenen Lebensstil.

■ Geben Sie auf, was ungesund ist.

Gehen ist das beste »Medikament«!

Nutzen Sie jede Gelegenheit, sich regelmäßig und oft zu bewegen. Eine aktive Bewegungstherapie ist die Grundlage der Behandlung. Gehtraining kann oft mehr bewirken als manches Medikament.

Sie sollten Ihr Gehtraining regelmäßig mindestens 3mal täglich durchführen. Stoppen Sie, kurz bevor Schmerzen bzw. Ziehen oder Müdigkeit auftreten, machen Sie dann eine kleine Pause und beginnen von neuem. Dieser Trainingsreiz ist wichtig für die Bildung von Umgehungskreisläufen. Sie werden sehr bald sehen, daß sich Ihre Mühe lohnt. Sie können durch das regelmäßige Training schon bald sehr viel weiter gehen.

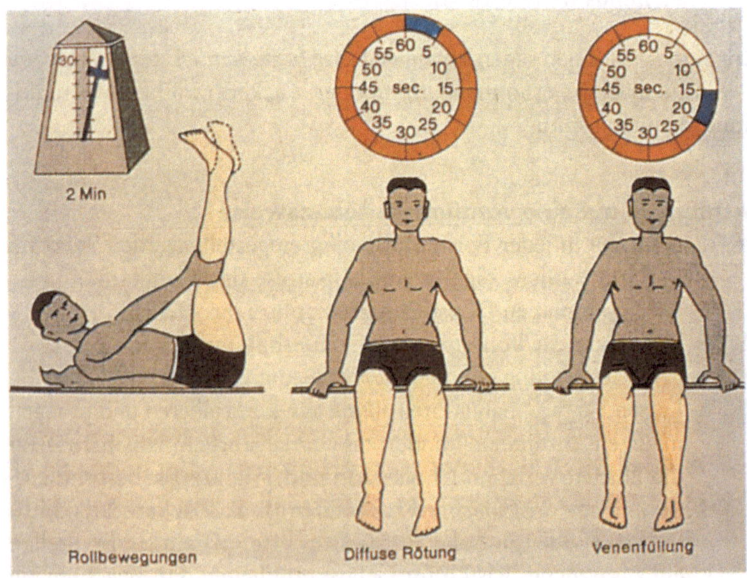

Abb. 3.21. Ratschowsche Lagerungsübung.

Geeignet sind auch Zehenstandsübungen, z. B. 3–4mal täglich 20–30 Zehenstände. Bei den ersten auftretenden Schmerzen sofort eine kleine Pause einlegen. Bleiben Sie einfach stehen oder setzen Sie sich hin und lassen die Beine herunterhängen.

Kniebeugen können sich günstig auswirken, wenn die typischen Schmerzen vor allem in den Oberschenkel- oder in den Gesäßmuskeln auftreten.

Günstige Übungen sind ferner die *Ratschowschen Lagerungsübungen* (Abb. 3.21). Dabei ist der Patient zunächst in Rückenlage, dann hebt er die gestreckten Beine an und kreist die Füße. Im Anschluß daran schnelles Aufsetzen. Es kommt zu einer reaktiven Mehrdurchblutung nach der vorausgegangenen Durchblutungsnot.

Treppensteigen ist eine weitere nützliche Übung. Auch Schwimmen, Radfahren und Tanzen ist ein gutes Gefäßtraining.

Schließen Sie sich, wenn irgendwie möglich, einer Gefäßsportgruppe an. In vielen Städten gibt es bereits, von der Deutschen Gesellschaft für Gefäßsport und von der Deutschen Gefäßliga initiiert, solche Gruppen. Bestimmt auch in Ihrer Nähe. Erkundigen Sie sich. Zusammen klappts besser und macht mehr Spaß!

Vorsicht bei der Fußpflege!

Pediküre beim Spezialisten! Bei Verletzungen des Fußes (z. B. eingewachsene Nägel, Hühneraugen oder Hornhautschwielen) sofort den Arzt aufsuchen. Zehennägel lieber länger lassen, nicht zu kurz schneiden. Schon bei kleineren Verletzungen (auch bei Schürf- und kleinen Schnittwunden) besteht die Gefahr von Wundheilungsstörungen.

Achten sie auf eine gute Pflege Ihrer Füße. Zum Waschen sind milde Seifen erforderlich, da sonst die Haut zu stark gereizt wird und austrocknet. Das Waschwasser sollte nicht zu heiß sein. Am besten die Temperatur vorher mit dem Ellbogen prüfen. Nach dem Waschen sorgfältiges Abtrocknen, insbesondere der Zehenzwischenräume.

Bequemes Schuhwerk ist wichtig!

Tragen Sie bequeme und weiche Schuhe, die nicht drücken. Im Winter gefüttert, im Sommer gut luftdurchlässig. Vorsicht beim Eintragen von neuen Schuhen. Tragen Sie keine Kunstfasersocken (Pilzgefahr!). Besser aus Baumwolle oder Wolle. Täglich Socken wechseln.
Nicht Barfußgehen (erhöhte Verletzungsgefahr).
Keine heißen Fußbäder oder Wärmflaschen (oder Heizkissen). Keine Thermalbäder oder Schlammpackungen. Vermeiden Sie feuchte und kalte Füße. Füße warm und trocken halten. Meiden Sie also extreme Temperaturen, sei es Kälte oder Hitze, die schlecht durchbluteten Gliedmaßen Schaden zufügen. Wichtig auch für die Urlaubsplanung.

Regelmäßige Inspektion der Füße

Fußsohlen und Zehenzwischenräume kontrollieren, insbesondere auf rote Stellen, Blasen, Schwielen und Zeichen eines Fußpilzes achten. Um auch die Fußsohlen zu betrachten, können Sie einen Spiegel zu Hilfe nehmen.

Zuckerkranke sind besonders gefährdet

Diabetiker müssen besonders vorsichtig sein. Sie sind hochgradig infektionsgefährdet. Außerdem kann eine durch die Zuckerkrankheit bedingte Nervenstörung die Schmerzempfindung beeinträchtigt sein, so daß Komplikationen zu spät erkannt werden. Das Risiko, eine Fußgangrän zu bekommen ist bei Diabetikern 50fach höher als bei Nichtdiabetikern.
Jeder 10. Zuckerkranke bekommt in seinem Leben eine Gangrän, die häufig zur Amputation führt. Liegt eine Fußgangrän beim Diabetiker vor, muß besonders auf eine gute Blutzuckereinstellung geachtet werden.
Cremen Sie zu trockene Haut regelmäßig mit einer Fettcreme ein. Kein Pflaster oder Klebeverbände auf die durchblutungsgestörte Haut.

Keine enge Kleidung!

 Vermeiden Sie unbequeme eng anliegende Kleidung, zu enge Gürtel, Strumpfbänder und einschnürende Strümpfe. Beine nicht übereinanderschlagen.

Im Zweifelsfall Hausarzt aufsuchen!

 Ist bei Ihnen eine Durchblutungstörung diagnostiziert worden, sollten Sie regelmäßig zum Arzt gehen und ihren Befund kontrollieren lassen.

Bei neu auftretenden Beschwerden (Verschlechterung der schmerzfreien und maximalen Wegstrecke, Schmerzen oder gar Wunden) sofort den Arzt aufsuchen. Kranke mit Durchblutungsstörungen in den Beinen haben auch oft Durchblutungsstörungen der Herzkranzarterien (Angina pectoris = »Brustenge« bzw. Herzinfarktgefahr). Bei Schmerzen in der Brust sofort den Arzt aufsuchen.

Viel trinken!

 Trinken Sie genügend Flüssigkeit, damit das Blut nicht eindickt (mindestens 2 Liter/Tag). Viel trinken hilft quasi mit, Ihr Blut gut flüssig zu halten.

Wenn es zum Absterben von Gewebe kommt

Wenn es bei Ihnen bei bestehenden Durchblutungsstörungen zu einem teilweisen Absterben des Gewebes am Bein oder Fuß kommt, müssen Sie umgehend Ihren Arzt konsultieren. Dasselbe gilt bei Fieber und zunehmenden Schmerzen.

Wunden sollten möglichst trocken gehalten werden.

Fußbäder 1–2mal wöchentlich zur normalen Fußsäuberung. Anschließend mit Föhn mit kalter bis lauwarmer Luft trocknen.

Verwenden Sie nicht selbständig Puder, Salben oder Cremes.

Erkrankte Stellen täglich trocken mit Mullkompressen verbinden.

Ab und zu den erkrankten Fuß der frischen Luft aussetzen.

An Wundstarrkrampfimmunisierung (Tetanus) denken.

Finger weg von nicht wissenschaftlich untersuchten Außenseitermethoden (siehe auch Kapitel 16)

Frischzelltherapie,
Chelattherapie,
Eigenbluttherapie,
Sauerstoffbehandlungen:
Ozontherapie,
Sauerstoff-Mehrschritt-Therapie (nach Manfred von Ardenne),
Hämatogene Oxidationstherapie (»Blutwäsche«).

Häufige Fragen zur peripheren arteriellen Verschlußkrankheit

Welche Ärzte behandeln Beindurchblutungsstörungen?

Am besten ausgebildet sind Gefäßchirurgen und internistische Angiologen, also Gefäßspezialisten, die auch eine internistische Facharztausbildung gemacht haben. Es gibt aber auch Allgemeinärzte, die sich auf Gefäßkrankheiten spezialisiert haben.

Wie oft sollten bei einem Patienten mit Schaufensterkrankheit Kontrolluntersuchungen durchgeführt werden?

Das hängt vom Alter des Patienten und von den weiteren Begleitkrankheiten (z. B. am Herzen) ab. In der Regel sollte eine Kontrolle der Durchblutung und der Risikofaktoren einschließlich einer internistisch-angiologischen Untersuchung gemacht werden.

Wie lange sollte eine ambulante Gefäßsportgruppe besucht werden?

Das ist ein kontroverses Thema. Wir sind der Auffassung, daß Patienten mit einer Schaufensterkrankheit solange in einer Gefäßsportgruppe verbleiben sollen, solange sie durch die Beschwerden behindert sind. Die Frage sollte individuell beantwortet werden.

Wer ist der richtige Ansprechpartner für Potenzprobleme?

Patienten mit Durchblutungsstörungen der Becken-Bein-Arterien haben häufig Potenzstörungen. Wir empfehlen, daß Sie dieses Thema

freimütig mit Ihrem behandelnden Arzt besprechen sollten. Er wird
Sie dann eventuell zu einem Urologen überweisen.

Sollte man in jedem Fall eine Prothesenversorgung nach Amputation durchführen?

Nicht immer. Ist z. B. ein Patient beidseitig am Oberschenkel amputiert, ist ein Rollstuhl als Fortbewegungsmittel bequemer, energiesparender und preiswerter als ein Paar Prothesen.

Was ist von Adenosin, der Superpille, die die Adern ausputzen soll, zu halten?

In der Tat stand vor kurzem in einer bekannten deutschen Boulevardzeitung, daß Adenosin die Gefäße offen hält, die Innenwände glättet und einem Herzinfarkt und einem Schlaganfall vorbeugt. Leider ist an dieser Meldung aber auch überhaupt nichts dran, denn das Medikament würde allenfalls injiziert wirken, aber nie in Tablettenform. Injiziert werden muß Adenosin zur Prophylaxe der Arteriosklerose auch nicht, da es bereits ausreichend im Körper vorkommt.

Schützt Coenzym Q10 vor der Arteriosklerose?

Coenzym Q10 ist in letzter Zeit als mögliches Antioxidans in aller Munde. Biochemisch gesehen ist Ubichinon Q10 eine Substanz, die praktisch in jeder Zelle vorkommt. Es gibt nur wenige Untersuchungen, deren Ergebnisse darauf schließen lassen, daß dieses Enzym dem Streß entgegenwirkt. Seine Bedeutung diesbezüglich ist unvergleichbar mit der von Vitamin E. Das Bundesgesundheitsamt hat es bislang nicht als sinnvoll erachtet, diese Substanz als Medikament zuzulassen – so wird es als Nahrungsmittel in den Apotheken verkauft.

4 Durchblutungsstörungen der Arme

Raynaud-Syndrom: Durchblutungsstörungen in Fingern und Zehen

Seit Maurice Raynaud dieses Phänomen erstmals beschrieb, sind Durchblutungsstörungen der Hände und Füße unauflöslich mit seinem Namen verbunden.

Als »Raynaud-Phänomen« oder »Raynaud-Syndrom« wird ein durch *Kältereiz* oder *psychischen Streß* auslösbarer, rückbildungsfähiger Krampf der Fingerarterien bezeichnet. Durch das krampfhafte Zusammenziehen der Blutgefäße kommt es zu einer Durchblutungsstörung in den Fingern, manchmal auch in den Zehen und ganz selten auch in der Nase und in den Ohren. Wenn nur Krämpfe der kleinen Schlagadern in den Händen vorliegen, sprechen wir von einem *primären Raynaud-Syndrom,* wenn eine andere Grunderkrankung vorliegt (z. B. eine rheumatische Krankheit) und ein ähnliches Syndrom auftritt, sprechen wir von einem *sekundären Raynaud-Syndrom.*

Das primäre Raynaud-Syndrom findet sich bei Frauen zweimal häufiger als bei Männern. Meist tritt es verstärkt nach dem Eintritt der Geschlechtsreife (Pubertät) auf und klingt in der Menopause wieder ab. Wir gehen heute davon aus, daß bei uns ein Raynaud-Syndrom bei 5% der Frauen und etwa 3% der Männer auftritt.

Früher wurde diese Durchblutungsstörung der Finger auch als ein *»Absterben der Finger«* bezeichnet. In der Regel sind die Finger beider Hände betroffen. Beim primären Raynaud-Phänomen ist meist der Daumen ausgespart. In aller Regel treten die Attacken in der kalten Jahreszeit auf. Aber auch im Hochsommer können Raynaud-Anfälle durch Wasserkontakt ausgelöst werden (z. B. beim Baden im Meer).

Ein Schmerzanfall wird von einer typischen *Verfärbung der Finger* begleitet. Es kommt zunächst zu einer Weißverfärbung, dann verfärben sich die Finger bläulich und schließlich kommt es wieder nach einer gesteigerten Durchblutung – man spricht von einer »reaktiven Mehrdurchblutung« – zu einer Rotverfärbung. Da die Farben der Finger den Farben der französischen Flagge entsprechen, wird die Verfärbungsreaktion der Finger auch als »Tricolore-artige« Verfärbung bezeichnet (Abb. 4.1)

Faktoren, die Raynaud-Anfälle auslösen können, sind:

Kälteeinwirkung,
emotionaler Streß,
Gefäßschädigungen durch Vibrationen, d. h. hochfrequente Erschütterungswellen (z. B. Bohrmaschinen, Motorsägen oder Preßlufthämmer),
Erfrierungsschäden,

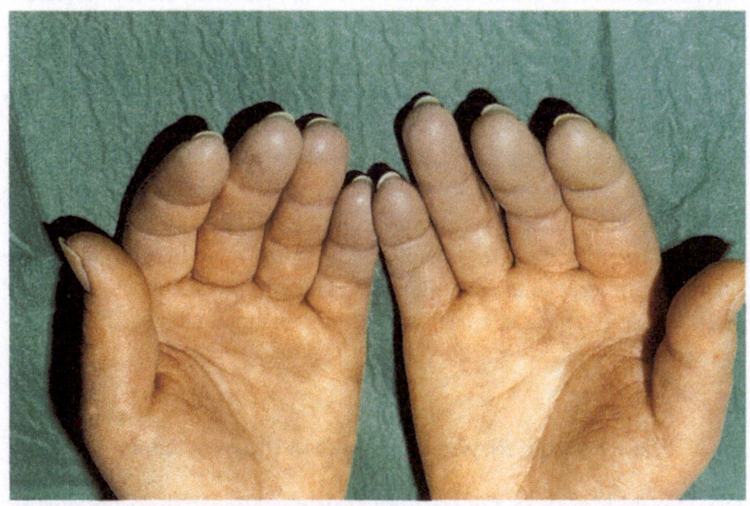

Abb. 4.1. Typisches Raynaud-Phänomen. Phase der Blauverfärbung.

Erkrankungen des Bindegewebes, z. B. rheumatoide Arthritis, Sklerodermie, Thrombangiitis obliterans (Gefäßverschlüsse bei jungen Rauchern),
Veränderungen der Blutzusammensetzung mit einer Zunahme der Viskosität, z. B. bei bösartigen Erkrankungen, bei einer erhöhten Anzahl der Blutplättchen (Thrombozytose), generell bei zu vielen Blutzellen (Polyzythämie).

Toxische (gefäßgiftige) Substanzen und Medikamente, die einen Anfall auslösen können, sind:

ergotaminhaltige Präparate (aus dem Mutterkorn),
Antibabypillen,
Krebsmittel,
Betablocker, die ja häufig zur Behandlung des hohen Blutdrucks und des Herzinfarktes eingesetzt werden.

Wer bekommt ein Raynaud-Phänomen?

Bei bestimmten Berufsgruppen finden sich besonders häufig Raynaud-Anfälle. Besonders gefährdet sind vor allem Personen, die mit fibrierenden Werkzeugen wie Preßlufthämmern, Elektro- oder Motorsägen arbeiten. So zeigten wissenschaftliche Studien, daß Holzfäller in 62% der Fälle ausgeprägte Durchblutungsstörungen in den Fingern aufwiesen, wobei das Beschwerdebild von der Dauer der Exposition abhängt.
Ein interessantes Krankheitsbild in diesem Zusammenhang ist das »Hypothenarhammersyndrom«. Wir sehen es häufig bei Automechanikern, Tischlern, Maurern, aber auch bei Karatekämpfern. Die Betroffenen benutzen oft die Ellenseite der Faust bzw. Hand (Handkante) als Hammer. Nicht selten kommt es bei ihnen zu Verschlüssen der Ellenarterie (Arteria ulnaris) am Unterarm und auch zu Handarterienverschlüssen.

Wie kann ein Raynaud-Syndrom diagnostiziert werden?

Die Durchblutung in Finger- und Zehenarterien kann sehr gut bestimmt werden mit einer Oszillographie (Pulsschreibung). Mit der

Doppler-Ultraschallmethode kann man die Drucke in den Fingerarterien mittels einer kleinen Fingermanschette sehr genau messen. Es wird dabei immer ein Provokationstest in Kälte durchgeführt. Unter normalen Verhältnissen wird der Blutdruck in den Fingerarterien nach *Kälteexposition* nur um 10% gesenkt. Raynaud-Patienten haben Senkungen des Blutdruckes von weit über 50%, wenn man vor der Messung die Hände in kaltes Wasser steckt. Mit modernen Ultraschall-Duplexmaschinen kann man sowohl die Fingerarterien genau bildlich darstellen, als auch noch den Blutfluß mit dem Doppler-Signal messen.

In der Regel ist ein Raynaud-Phänomen, z. B. bei jungen Frauen, harmlos. Dennoch sollte jeder Patient, der ein Raynaud-Phänomen aufweist, regelmäßig einmal pro Jahr untersucht werden, weil das Raynaud-Phänomen auch als *sekundäres Raynaud-Phänomen* bei anderen Grunderkrankungen (vom Rheumaleiden bis hin zur bösartigen Tumorkrankheit) auftreten kann.

Mit einem speziellen Mikroskop *(Kapillarmikroskopie)*, das z. B. am Nagelfalz die kleinsten Haargefäße darstellen kann, lassen sich die Kapillaren beurteilen. Diese Untersuchungsmethode ist heute fester Bestandteil der Diagnostik von Fingerdurchblutungsstörungen. Mit der Kontrastmittelangiographie lassen sich die Fingerarterien sehr gut darstellen und Verschlüsse in den Blutgefäßen können ganz genau diagnostiziert werden.

Da das Raynaud-Phänomen mit anderen Grunderkrankungen zusammen auftreten kann, muß bei einer Erstuntersuchung immer ein Blutbild und eine Blutsenkung durchgeführt werden; ebenso müssen die Rheumafaktoren und andere immunologische Laborwerte bestimmt werden. Darüber hinaus kann die Viskosität des Blutes bestimmt werden. Die Viskosität ist ein Maß für die innere Reibung in einer Flüssigkeit; ein Raynaud-Phänomen kann auch durch eine massive Verschlechterung der Blutfließeigenschaften hervorgerufen werden.

Welche Therapie ist bei Raynaud-Anfällen möglich?

Eine kausale Therapie beim primären Raynaud-Phänomen, das durch Krämpfe in den Fingerarterien ausgelöst wird, ist nicht möglich, da die genauen Mechanismen, die zu dieser Durchblutungsstörung

führen, bislang noch nicht bekannt sind. Deshalb haben Allgemein-
maßnahmen, wie optimaler Schutz vor Kälte durch geeignete Kleidung, Handschuhe oder Handöfen einen entscheidenden Stellenwert.
Dies gilt auch für physikalische Maßnahmen, z. B. aufsteigende warme Armbäder, Kurzwellenbestrahlungen oder Faustschlußübungen.
Arbeiten mit vibrierenden Werkzeugen (Preßluftbohrer, Motorsägen)
sind für diese Patienten ungeeignet. Psychosomatische und psychologische Therapiemöglichkeiten (autogenes Training, Yoga, Biofeedback) sollten immer in Erwägung gezogen werden, da häufig eine erhebliche Besserung der subjektiven Beschwerden erreicht werden
kann.
Vorsicht ist bei der Verordnung bestimmter Medikamente geboten.
Dazu gehören die Betarezeptorenblocker, ergotaminhaltige Substanzen (in vielen Migränemitteln) oder die »Pille«. Diese genannten Medikamente akzentuieren nicht selten bereits bestehende Beschwerden
oder lösen sie sogar aus. Wenn ein Raynaud-Anfall nur an einer Hand
auftritt, muß man immer sehen, ob nicht lokale Verhältnisse an einem
Arm oder in einem Schulterbereich verantwortlich sind für diese
Durchblutungsstörung. Es können einerseits Reizungen der Nerven-
geflechte in der Schulter ursächlich vorhanden sein, aber auch eine sogenannte Enge zwischen dem Schlüsselbein und der ersten Rippe.
Eine medikamentöse Therapie ist nur bei einer starken subjektiven
Beeinträchtigung in den Wintermonaten erforderlich. In erster Linie
werden heute die *Kalziumantagonisten,* z. B. Nifedipin (Adalat), eingesetzt. Es gibt auch positive Behandlungsversuche mit Nitroglyzerin-
salbe, lokal auf Hände und Finger aufgetragen. Oft wird diese Therapie aber nicht toleriert, weil – auch beim lokalen Auftragen der Salbe
– es zu sogenannten »Nitratkopfschmerzen« kommt. Kalziumantagonisten vom Nifedipintyp müssen niedrig dosiert gegeben werden, weil
sie oft schlecht vertragen werden, zumal Nifedipin zu einer zusätzlichen Blutdrucksenkung führt und Frauen, die ein Raynaud-Phänomen haben, schon in aller Regel vor der Therapie sehr niedrige Blutdruckwerte haben. Auch moderne blutdrucksenkende »ACE-Hemmer« können erfolgreich Raynaud-Attacken unterdrücken.
Bei einem schweren sekundären Raynaud-Phänomen, z. B. bei Sklero-
dermiepatienten, kann die Fingerdurchblutung sich so verschlechtern,
daß Geschwüre an den Fingern auftreten. In solchen Fällen müssen
intravenöse Prostaglandin-E1(Prostavasin)-Infusionen durchgeführt

werden. Meist gelingt dann wieder ein Abheilen der entstanden Geschwüre.

Der abgestorbene Finger

Ein anfallsweises Abblassen einzelner Finger durch krampfartige Verschlüsse in den Fingerarterien wird aufgrund der eindrucksvollen *Weißverfärbung* als »Leichenfinger« (Digitus mortus) bezeichnet. Die Ursache dieser Erkrankung ist unbekannt, die Prognose günstig. Die Symptomatik, Ursachen und Verlauf entsprechen einem auf einzelne Finger beschränktem Raynaud-Syndrom.

»Frostbeulen«

Anhaltende Kälte- und Nässeeinwirkung auf akrale Abschnitte der Extremitäten (also auch Finger, Zehen, Nase, Ohren) können mit einem großen Wärmeverlust eine direkte Gewebeschädigung verursachen. Es kommt zu juckenden, lila-roten Beulen, meist im Bereich der Zehen und der Finger, verursacht durch starke Krämpfe in den kleinen Blutgefäßen, die unmittelbar unter der Hautoberfläche liegen. Meist sind die Beulen schmerzhaft. Betroffen sind vorwiegend Frauen.
Eine bevorzugte Lokalisation der Beulen sind die Vorder- und Außenseiten der Unterschenkel sowie die Rückseiten von Händen, Füßen und Zehen.
In der Regel heilen Frostbeulen ohne eine spezielle Behandlung ab. Frostbeulenanfällige Menschen sollten vorsorglich die Hände und Füße bei Kälte warmhalten. Medikamentös setzen wir Nifedipin (Adalat) in einer Dosierung von 3mal 5 mg bis 3mal 20 mg täglich ein. Die meisten unserer Patienten sprechen ausgezeichnet auf diese Therapie an. Auch Alpinisten schützen sich vor Frostbeulen und Erfrierungen durch die prophylaktische Einnahme von Nifedipin.

Erfrierungen

Bei ausgeprägter Kälteexposition kommt es zu einer extremen Engstellung bzw. zu einem Verschluß der peripheren Schlagadern und vor

allem auch der feinsten Haargefäße. Die Folge ist eine Schädigung der Haut, der Muskeln und auch des Nervensystems.
Je nach Grad der Erfrierung treten unterschiedliche Beschwerden auf:

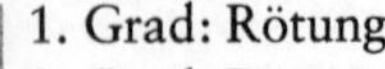

1. Grad: Rötung
2. Grad: Rötung und Blasen,
3. Grad: weiße Hautstellen ohne Gefühl; es treten stärkste brennende Schmerzen auf, und es kommt zu Blasen- und Geschwürbildung der Haut.

Ein besonderes Risiko für Erfrierungen haben Arteriosklerosepatienten, die schon aufgrund ihrer Durchblutungsstörung eine Verschlechterung der Hautdurchblutung aufweisen. Auch Patienten, die wegen Herzerkrankungen oder wegen eines hohen Blutdrucks Betablocker einnehmen, sind stärker gefährdet. Bekanntlich können auch Müdigkeit, Alkohol- und Sauerstoffmangel in hoch über dem Meeresspiegel liegenden Regionen dazu führen, daß man das Gefühl für Erfrierungsrisiken verliert. Die Folge schwerer Erfrierungen ist unter Umständen die Amputation der erfrorenen Körperteile.

Welche Behandlungsmaßnahmen sind sinnvoll?

Die erfrorenen Stellen sollten *nicht* massiert und auch *nicht* – wie vielfach empfohlen – mit Schnee abgerieben werden. Auch ein direktes Erhitzen mit Heizgeräten oder Heizdecken bzw. mit dem Fön sollte vermieden werden. Dagegen sind heiße Getränke hilfreich.
Mit erfrorenen Füßen sollte man nicht umhergehen. Erfrorene Hände wärmt man am besten unter den Achselhöhlen auf. Gesichtsteile sollten mit trockenen, behandschuhten Händen so lange bedeckt und leicht aufgewärmt werden, bis sie wieder eine normale Hautfarbe aufweisen. Eventuell müssen Schmerzmittel eingenommen werden, da die Erwärmungsphase sehr schmerzhaft sein kann. Medikamentös werden sogenannte Kalziumantagonisten, wie z. B. Nifedipin (Adalat), Nitropräparate und Prostaglandininfusionen (z. B. Prostavasin) eingesetzt.

Der Begriff »Vaskulitis« umfaßt alle jene entzündlichen Reaktionen, die von der Wand der Blutgefäße ihren Ausgang nehmen und hauptsächlich diese betreffen.

Gefäßentzündungen gelten sowohl in der Theorie, als auch in der Praxis als schwer zu handhabende Krankheitsbilder. Praktisch *alle Organe* können befallen sein, weshalb eine fachliche Konfrontation mit nahezu allen medizinischen Fachgebieten gegeben ist. Es kann unmöglich in einem Buch für Patienten detailliert auf die einzelnen komplizierten Krankheitsbilder eingegangen werden. Wenn bei Ihnen eine Vaskulitis oder eine Bindegewebserkrankung *(Kollagenose)* diagnostiziert worden ist, müssen Sie sich auf alle Fälle in die Behandlung eines Spezialisten gegeben.

Es sei nur noch gesagt, daß bei der Vaskulitis alle Gefäßanteile von der großen Brust- und Bauchschlagader über die kleinen Arterien, die Arteriolen, die Kapillaren, die Venolen und die Venen alle Bereiche von einer Entzündung erfaßt werden können (Abb. 4.2).

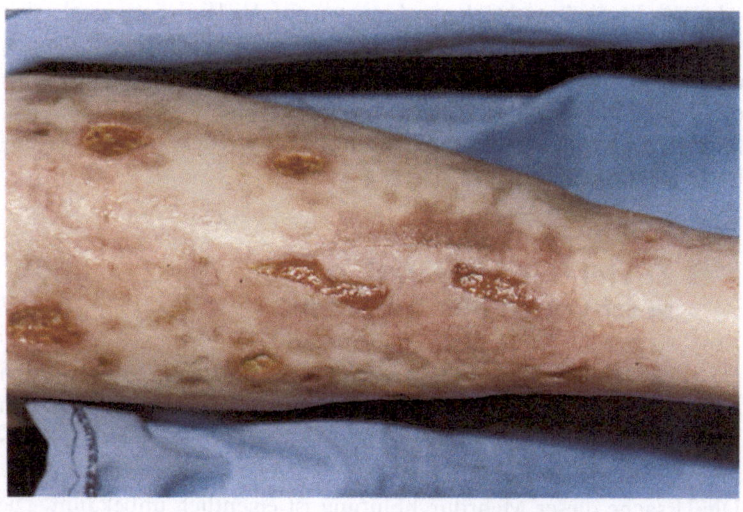

Abb. 4.2. Zu Geschwüren neigende Vaskulitis (»nekrotisierende Vaskulitis«).

Relativ häufig sehen wir eine Entzündung der Schläfenarterien (Arteriitis temporalis). Meist sind ältere Menschen jenseits des 55. Lebensjahres betroffen. Typische Symptome sind

Müdigkeit,
Appetitlosigkeit,
Gewichtsabnahme,
Nachtschweiß und
Rheuma- bzw. Muskel- und Gelenkschmerzen.

In einem späteren Stadium kommen massive Kopfschmerzen im Schläfenbereich hinzu. Wenn der Arzt Blut abnimmt, sind die Blutsenkung und die Entzündungsparameter erhöht. Die betroffenen Patienten müssen längerfristig mit Kortison behandelt werden und können dadurch praktisch vollständig geheilt werden.
Eine weitere wichtige Gefäßentzündung tritt vorwiegend bei *jungen Frauen* zwischen 15 und 45 Jahren auf. Es handelt sich um eine Erkrankung der Brustschlagader. Oft sind auch die hirnzuführenden Arterien mitbetroffen. Ein Hauptsymptom ist eine plötzliche Pulslosigkeit an den Armen. Es handelt sich um die *Takayasu*-Krankheit. Auch hier treten Symptome wie Leistungsschwäche, Fieber, Nachtschweiß, Muskel- und Gelenkschmerzen auf. Vielfach entwickeln sich Sehstörungen und ein hoher Blutdruck. Auch in diesem Fall können die betroffenen Patientinnen durch Kortison praktisch geheilt werden. Ist es allerdings zu kompletten Gefäßverschlüssen gekommen, müssen oft Bypassoperationen durchgeführt werden, um ein Weiterleben zu ermöglichen.

Zuviel Durchblutung macht auch Beschwerden

Das Krankheitsbild der »Erythromelalgie« ist gekennzeichnet durch das anfallsweise Auftreten einer Durchblutungssteigerung in den Händen und den Füßen mit einer Rötung, Überwärmung und Schwellungsneigung bis hin zu brennenden Schmerzen.
Die Ursache dieser Mehrdurchblutung ist eigentlich unbekannt. Die Beschwerden lassen sich meist durch Wärmeapplikation provozieren

bzw. verstärken (z. B. durch warme Bäder und Bettruhe). Frauen sind insgesamt häufiger betroffen als Männer.

Ähnliche Beschwerden können als Folge anderer Grunderkrankungen auftreten. Dazu gehören die Zuckerkrankheit, der Bluthochdruck. Sie können auch nach Durchtrennungen des sympathischen Nervensystems (Sympathektomie) auftreten.

Die Beschwerden können durch Kaltwasseranwendungen gelindert werden. Nachts verschafft eine Hochlagerung der Extremitäten Hilfe. Eine günstige Beinflussung ist auch durch die Einnahme von Azetylsalizylsäure möglich. In vielen Fällen müssen sogar Beruhigungs- und Schlafmittel verordnet werden, wenn die Beschwerden zu quälend werden.

5 Herzinfarkt

Die Herzinfarktkrankheit hat in den Industrieländern den Charakter einer Epidemie angenommen. In der Bundesrepublik sind jährlich 100.000 Todesfälle und dreimal soviele nichttödliche Infarktereignisse statistisch erfaßt. Man kann aber davon ausgehen, daß wesentlich mehr Menschen einen Infarkt erleiden. Wissen wir doch, daß jeder dritte Infarkt maskiert verläuft und im akuten Stadium weder vom Patienten noch vom Arzt erkannt wird. Wir sprechen in diesem Fall von einem »stummen Infarkt«. So müssen wir bei uns mit einer jährlichen Erkrankungsrate von insgesamt mindestens 500.000 Herzinfarkten rechnen. Was dies an Leid und Kummer, Verlust an Lebensqualität und ökonomischen Einbußen bedeutet, kann man ermessen, wenn man den Herzinfarkt (*Myokardinfarkt*) als solchen, seine bedrohliche Nähe und seine Folgen kennt.

Wie kommt es zum Herzinfarkt?

Die *Herzkranzgefäße* (Koronararterien) stehen im Zentrum des Interesses. Sie spielen eine Schlüsselrolle für die Leistungsfähigkeit des Herzmuskels, weil sie ihn mit Sauerstoff und Nährstoffen versorgen. Wie ein Kranz – deshalb werden sie auch so genannt – liegen sie um den Herzmuskel und erreichen dadurch jeden kleinsten Muskelbezirk (Abb. 5.1). Das Herz wird im wesentlichen von der *rechten* und der *linken Koronararterie* versorgt. Beide Herzkranzgefäße entspringen der Aortenwurzel, dem Anfangsteil der aufsteigenden Brustschlagader, die sich kurz hinter der Aortenkammerklappe befindet. Die linke Koronararterie, die die große linke Herzkammer versorgt, transportiert 80% des

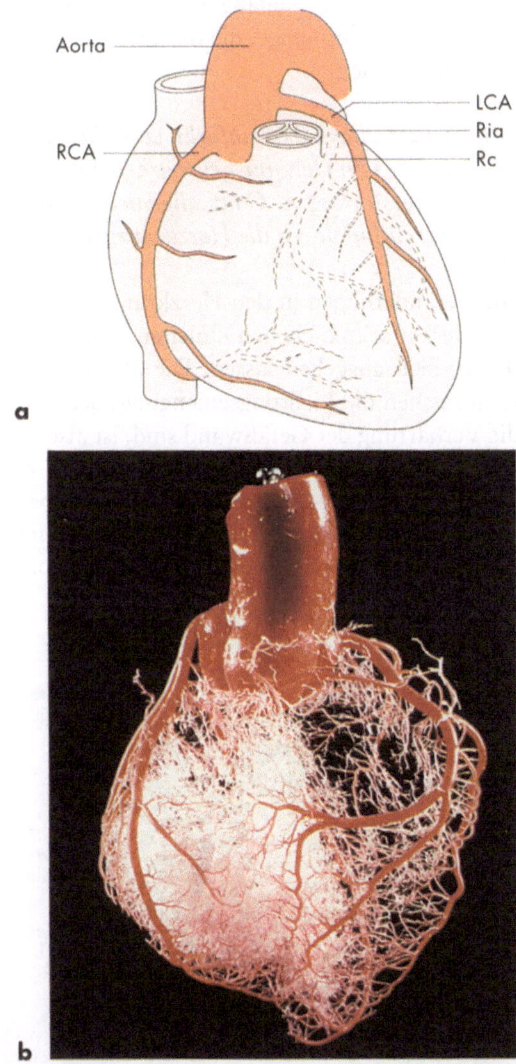

Abb. 5.1a. Die Lage der Herzkranzgefäße: *RCA* rechte Kranzarterie, *LCA* linke Kranzarterie, die sich in zwei Äste aufspaltet: in die Vorderwandarterie (*RIA*, Ramus interventricularis anterior) und die Arterie, die die Hinterwand des Herzens mit Blut versorgt (*Rc*, Ramus circumflexus). **b** Darstellung aller Herzkranzarterien.

Blutes der Herzkranzgefäße. Insgesamt erhalten die Herzkranzgefäße rund 5% der Blutmenge, die das Herz in einer Minute pumpt (Herzminutenvolumen).

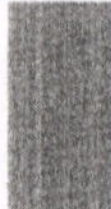

Unter einem Herzinfarkt verstehen wir den raschen »Untergang« von Herzmuskelbezirken aufgrund von örtlichen Ernährungsstörungen. Ganz allgemein ist in diesen Fällen der Blutdurchfluß durch die Herzkranzgefäße behindert.

Die Veränderungen in den Herzkranzgefäßen selbst sind es also, die das Herzinfarktgeschehen einleiten, unterhalten und unter Umständen tödlich ausgehen lassen. Die allgemeine Arteriosklerose, deren Kennzeichen die Lichtungseinengung, der Verlust der Elastizität und die Verhärtung der Gefäßwand sind, ist also ursächlich beteiligt.
Zwei Vorgänge leiten den Gefäßverschluß ein: Einmal entwickeln sich fetthaltige Polster, d. h. Arteriosklerosebeete (*Atherome*), die von sich aus die Koronargefäße verschließen können. Häufiger sind es jedoch Blutpfropfe, also *Thromben* im Koronargebiet, die aufgrund

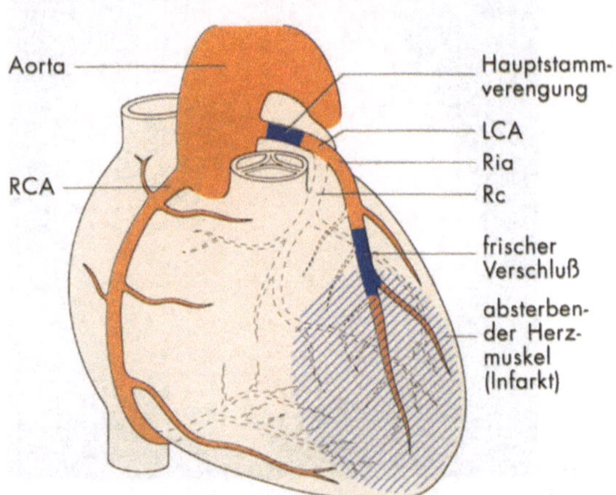

Abb. 5.2. Schematische Darstellung eines Herzinfarktes. Der frische Verschluß des Vorderwandastes führt zur plötzlichen Durchblutungsnot des nachgeschalteten Herzmuskelareals. Nach kurzer Zeit stirbt dieses ab (Herzinfarkt). Bei einer Hauptstammverengung der linken Herzkranzarterie ist ein größeres Herzmuskelareal betroffen.

von zerfallenden Arteriosklerosebeeten entstehen und das Herzkranz-gefäß akut verschließen (Abb. 5.2). Anatomische Untersuchungen an Leichen haben gezeigt, daß am 1. Tag nach Infarkteintritt mehr als die Hälfte der Verstorbenen Koronargerinnsel aufweisen. Vom 2.–4. Tag sind es 71% und vom 5.–10. Tag nach dem Infarktereignis 72%. Wenn mehr als 10 Tage nach dem Infarkt der Tod eintritt, findet man in über 90% totale Verschlüsse durch Koronarthromben. Dies zeigt, wie wichtig die Gerinnselbildung für die Entstehung des Herzinfark-tes ist und wie sehr es darauf ankommt, nach dem Infarktgeschehen möglichst rasch die höchst bedrohlichen Gerinnungsstörungen und ihr Weiterschreiten zu verhindern. Es soll darauf noch ausführlich eingegangen werden.

Frauen werden zunehmend herzkrank

Herzkrankheiten haben bei Frauen deutlich zugenommen; bei den äl-teren sind sie die häufigste Todesursache, weit vor Krebs. Neueste Zahlen zeigen, daß in den USA bereits jede zweite Frau einem Herz-leiden erliegt. Die Herzinfarktrate steigt vor allem nach dem 50. Le-bensjahr an. Dies wurde schon früh mit einem relativen Mangel an weiblichen Geschlechtshormonen in den Wechseljahren in Verbin-dung gebracht. Verschiedene Untersuchungen haben gezeigt, daß Frauen nach der Menopause höhere Werte des Gesamt- und LDL-Cholesterins sowie der Triglyzeride aufwiesen. Auch das Fibrinogen, ein für die Arterioskleroseentstehung wichtiger Gerinnungsstoff, und der diastolische Blutdruck sind nach der Menopause höher. Das Risi-koprofil für Herz-Kreislauf-Erkrankungen wird also in dieser Phase deutlich verschlechtert. Für Frauen nach den Wechseljahren steigt deshalb das Risiko für einen Herzinfarkt sprunghaft an.
Östrogene wirken sich als Schutzfaktor aus. Sie erhöhen den Anteil des schützenden HDL-Cholesterins und senken gleichzeitig die LDL-Cholesterinfraktion, die als schädlich angesehen wird. Es gilt heute als unstrittig, daß Herzinfarkte bei Frauen, die nach der Menopause Hormone einnehmen, nur halb so oft auftreten wie bei Frauen, die keine Hormone einnehmen.

Stumme Herzinfarkte

10–20% aller Herzdurchblutungsstörungen verlaufen stumm, d. h. der Patient spürt dabei nichts. Die Folgen dieser stummen, zeitweiligen Herzerkrankungen können z. B. im Langzeit-EKG nachgewiesen werden; klinische Symptome aber fehlen ganz. Besonders bei älteren Patienten verläuft der Herzinfarkt vielfach stumm.

Eine über 8 Jahre prospektiv durchgeführte Langzeitstudie an 390 weißen New Yorkern zeigte, daß bei alten Patienten das Auftreten von stummen Herzinfarkten gleich hoch war wie dasjenige klinisch diagnostizierter Infarkte. Bereits das Vorstadium des Herzinfarktes, die typische Angina pectoris, fehlt bei alten Patienten in der Hälfte der Fälle, trotz Vorliegen einer Durchblutungsnot des Herzens. Die Gründe für diese oft »stumme« Symptomatik sind bis heute nicht vollständig geklärt. Ältere Patienten haben oft gleichzeitig mehrere Krankheitszeichen. Durch die Überlagerung von verschiedenen Krankheitszeichen treten die Herzbeschwerden häufig in den Hintergrund. Liegt längere Zeit eine Zuckerkrankheit vor, kommt es zu einer Schädigung des autonomen Nervensystems. Nerven gehen zugrunde. Dies betrifft auch die Herznerven. Es ist gut bekannt, daß gerade bei Diabetikern stumme Herzinfarkte gehäuft vorkommen.

Welche Symptome sprechen für einen Herzinfarkt?

Dem bedrohlichen Ereignis können typische Warnsymptome vorausgehen. Als solche gelten schwere *Angina-pectoris-Anfälle*, die bis zu 20 Minuten anhalten können. Diese typischen Brustschmerzen sind bereits seit dem 18. Jahrhundert bekannt. Sie wurden erstmals von dem englischen Arzt *William Heberden* so bezeichnet. Er führte aus, »daß die Schmerzanfälle vor allem bei Männern über 50 Jahre nicht selten, zunächst nur vorübergehend aufträten. Im allgemeinen nähmen sie an Intensität zu und führten nicht selten zum Tod.« Allerdings nahm Heberden als Ursache der Angina pectoris keine Herzkrankheit an. Dies war dem Anatomen *Edward Jenner*, dem wir auch die Pockenschutzimpfung verdanken, 1799 vorbehalten. Jenner beschrieb die schwere Verhärtung der Kranzgefäße bei Angina-pectoris-Kranken mit nachfolgendem Gefäßverschluß, aber auch inkomplette Kranzgefäßeinengungen.

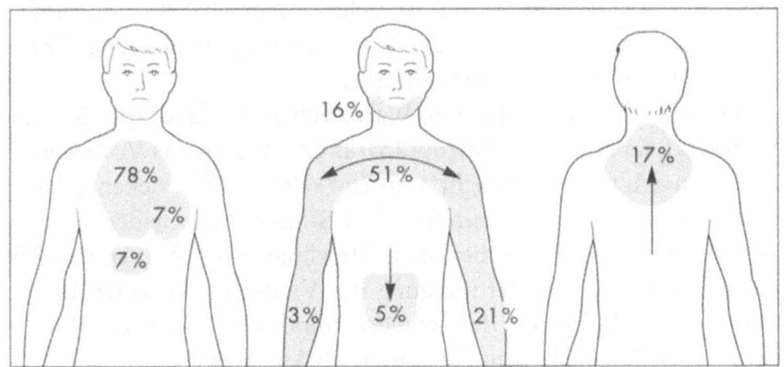

Abb. 5.3. Die Flächen zeigen, wie der Schmerz bei Angina pectoris und beim Herzinfarkt ausstrahlt.

Als typische Symptome des Herzinfarktes gelten:

neben schweren Brustschmerzen, meist hinter dem Brustbein (Abb. 5.3), können Übelkeit und Erbrechen auftreten;
oft empfindet der Patient eine lebensbedrohende Angst;
nicht selten treten Schweißausbrüche und Herzstolpern auf;
es kann oft zu Kurzatmigkeit, Kollapsneigung sowie Kreislaufzusammenbruch und Schock kommen.

Einen wichtigen Hinweis bietet in dieser Situation auch der *Nitrotest*. Viele Patienten mit Herzbeschwerden haben Nitroglyzerinpräparate bei sich (z. B. Spray oder Zerbeißkapseln). Man soll bei den geschilderten schweren Schmerzzuständen eine Nitrokapsel zerbeißen oder Nitrospray in die Mundhöhle sprühen. Bei noch nicht eingetretenem, aber drohendem Infarkt können sich die Schmerzzustände dann innerhalb von Minuten zurückbilden.

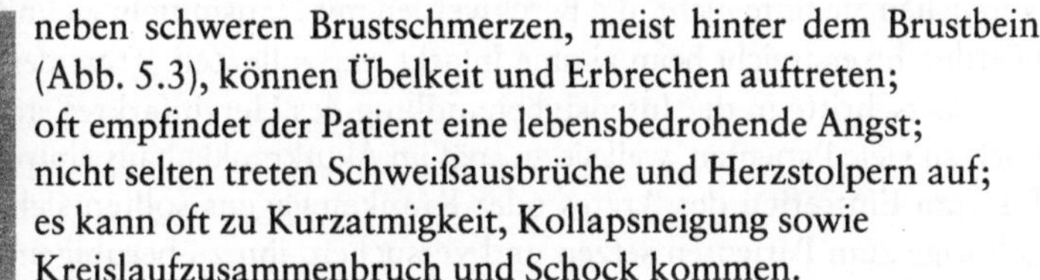

Alarmsignale und Symptome – was ist zu tun?

In jedem Fall ist nach solchen Ereignissen eine *sofortige* ärztliche Untersuchung angezeigt. Dies gilt bei Angina-pectoris-Beschwerden insbesondere dann, wenn die Häufigkeit und Intensität der Beschwerden in kurzer Zeit zunimmt. Wir sprechen dann von der »instabilen Form« der Angina pectoris, der Crescendoangina oder vom *Präinfarktsyndrom* (drohender Herzinfarkt).

Treten die oben geschilderten Warnzeichen auf und sprechen die Schmerzen nicht auf das Nitropräparat an, muß an das Vorliegen eines akuten Infarktes gedacht werden. »Zeit ist Überleben«, lautet deshalb das Motto der *Deutschen Herzstiftung*, aber leider »vergeht zu viel Zeit, bis Patienten bei einem Herzinfarkt den Arzt rufen.« Die Gründe liegen in der Verdrängung des Verdachts auf einen Infarkt oder in der Fehldeutung der Schmerzsymptome: »Es ist der Magen« oder »es ist Rheuma« sind die häufigsten Aussagen.

So rasch wie möglich sollten Sie den Arzt *anrufen. Außerhalb der üblichen Dienstzeiten muß der ärztliche* Notdienst *informiert werden.*

Versuchen Sie bitte nicht, die Beschwerden mit Hausmitteln zu lindern. Hierdurch verstreicht beim akuten Infarkt wertvolle Zeit. Trotz der großen Fortschritte in der Intensivbehandlung des Herzinfarktes sterben noch zu viele Patienten, weil sie zu spät im Akutkrankenhaus eintreffen. Bis zum Eintreffen des Arztes oder Krankenwagens sollten sich Angehörige zum Patienten setzen und versuchen, ihn zu beruhigen. Der Kranke braucht absolute *Ruhe*. Deshalb müssen aufgeregte Familienangehörige oder Freunde aus der Umgebung des Kranken entfernt werden. Der Patient soll eine ihm wohltuende Lage einnehmen. Gelegentlich wird er es bevorzugen zu sitzen.

Hilfreich ist, wenn jemand den *Blutdruck* messen kann. Liegt der obere Blutdruck über 120 mmHg, ist es erlaubt, eine Nitrokapsel zu verabreichen oder Nitrospray in die Mundhöhle zu sprühen. Ist der Blutdruck deutlich erhöht (Werte über 160 mmHg) kann dies wiederholt werden. Das Nitropräparat lindert nicht nur vielfach die Beschwerden, es verbessert auch die Durchblutung der Herzkranzgefäße und senkt den Blutdruck.

Ist der Patient sehr aufgeregt und unruhig, und ist der Blutdruck stabil über 120 mmHg, kann ein *Beruhigungsmittel*, z. B. etwas Valium, Tranxilium oder Lexotanil, verabreicht werden. Wenn irgendwie möglich, sollte durch Zuwendung und Beruhigung diese Medikamentengabe nicht notwendig werden.

 *Bitte keine Kreislaufmittel oder sonstige Medikamente geben, bevor der Arzt eintrifft!*

Bei schweren Komplikationen droht der Kollaps. Einsetzende Bewußtlosigkeit ist immer ein ernstes Zeichen, denn es besagt, daß der Organismus nicht genügend Blut und damit auch zu wenig Sauerstoff bekommt. Man tastet den *Puls* des Patienten. Auftretende Unregelmäßigkeiten, Herzstolpern, langes Aussetzen des Pulses sind immer bedrohlich. Es kann zum plötzlichen Herzstillstand kommen. Ist der Arzt in der Zwischenzeit noch nicht eingetroffen, sollten *Wiederbelebungsmaßnahmen* eingeleitet werden. Angehörige von Infarktpatienten sollten deshalb Erste-Hilfe-Kurse besuchen. Mit Mund-zu-Mund-Beatmung und äußerer Herzmassage kann man die drohende Katastrophe gelegentlich beherrschen, es sei denn der Infarkt ist so schwer und so ausgedehnt, daß das Herz unter dem Zeichen des Kammerflimmerns abstirbt.

Bei einem schweren Infarkt verfällt der Patient rasch. Die Haut nimmt einen blaugrauen Ton an, auch Lippen und Fingernägel verfärben sich rasch. Die Atmung setzt aus oder wird schnappend und schnarchend. Wenn innerhalb von 3 Minuten nach dem ersten Einsetzen dieser Symptome keine Hilfe einsetzt, so ist eine Katastrophe nicht zu vermeiden.

Behandlung bei akutem Herzinfarkt

Was geschieht im Krankenhaus?

Vielen bereitet die Aufnahme in ein Krankenhaus Unbehagen, und manche notwendigen Maßnahmen sind ihnen lästig. Die Angehörigen, aber auch Ärzte und Personal der Intensivstation werden dem Patienten die Situation dadurch erleichtern, indem sie ihn überzeugen, daß er jetzt gut versorgt ist und überdies keine andere Wahl hat. In den ersten Tagen auf der Intensivstation ist eine Überwachung rund um die Uhr erforderlich. Der Patient wird an besondere Geräte angeschlossen, wie Tropfinfusion, Blasenkatheter und kontrollierende Registrierapparate. Der Patient bekommt kleine Elektroden auf den Brustkorb geklebt, die mit einem Fernsehschirm (EKG-Monitor) im Überwachungsraum gekoppelt sind. Dies ermöglicht eine Alarmierung des Arztes bzw. der Schwestern, wenn der Puls zu langsam, zu schnell oder unrhythmisch wird. In regelmäßigen Abständen werden Elektrokardiogramme abgeleitet. Sie ermöglichen eine Lagebestimmung des Herzinfarktes (Vorderwand- oder Hinterwandinfarkt), und sie dokumentieren den zeitlichen Verlauf der Abheilung des Infarktes.

Thrombolysetherapie senkt Infarktsterblichkeit

In den letzten Jahren hat sich die Akuttherapie des Herzinfarktes entscheidend verändert, insbesondere durch Medikamente, die entstandene Blutgerinnsel wieder auflösen können. Gerinnselauflösende Medikamente nennt man *Thrombolytika* oder *Fibrinolytika*.

Von gleich nach dem akuten Infarkt durchgeführten Untersuchungen der Herzkranzgefäße (Koronarangiographie) wissen wir heute, daß bei 80–90% der Patienten mit einem akuten Infarkt ein unmittelbar zuvor entstandenes Blutgerinnsel das Koronargefäß verschließt. Vordringliche Maßnahme beim akuten Myokardinfarkt ist deshalb die medikamentöse Thrombolyse mit dem Ziel, den Thrombus im betreffenden Herzkranzgefäß aufzulösen, somit das Infarktgebiet zu begrenzen und die Leistungsfähigkeit des Herzens soweit wie möglich zu erhalten. Weltweit durchgeführte Untersuchungen zur Sterblichkeitsrate beim akuten Infarkt erbrachten den Nachweis, daß die Infarktsterblichkeit mit Thrombolytika, wie z. B. Streptokinase, Urokinase und Gewebsplasminogenaktivatoren (t-PA), um bis 30% gesenkt wird.

Viele Herzinfarktopfer wären zu retten gewesen, wenn sie früh genug in die Klinik gekommen wären. Da das Herzmuskelgewebe in der Regel bei einem Verschluß eines Herzkranzgefäßes nach 4–6 Stunden abstirbt, ist eine Thrombolysetherapie nur sinnvoll, wenn sie möglichst früh, spätestens 6 Stunden nach Einsetzen der Schmerzsymptomatik, eingeleitet wird. Nur ein Viertel aller Patienten beurteilt die Alarmsignale des Herzinfarktes richtig.

Neueste Ergebnisse einer Untersuchung, die die Deutsche Herzstiftung veranlaßt hat, zeigen, daß zwischen dem Herzinfarktereignis und der Diagnose im Krankenhaus durchschnittlich 7,5 Stunden vergehen. Tritt der Herzinfarkt am Wochenende auf, vergehen im

Durchschnitt 8,3 Stunden, »weil man den Arzt am Wochenende nicht stören wollte«. Besonders Frauen und ältere Menschen warten länger, bevor sie den Arzt rufen. Dabei ist interessant, daß Angehörige der »Intelligenzberufe« – auch Ärzte – relativ lange mit dem Notruf warten. Die Umfrage ergab außerdem, daß der Zeitverlust in dünner besiedelten Regionen um mehr als 1,5 Stunden größer war als in Ballungsgebieten mit über 100.000 Einwohnern. Nur knapp jeder zweite Patient liegt 4 Stunden nach Beginn der Beschwerden an der Thrombolyseinfusion.

Ein frühzeitiger Beginn der Thrombolysetherapie entscheidet letzlich über den Erfolg der Behandlung. Der Behandlungsbeginn setzt allerdings eine *gesicherte Diagnose* voraus. Der Notarzt stellt die Diagnose anhand klinischer Symptome, anhand des Elektrokardiogramms und mittels der Blutfermentdiagnostik (Enzymbestimmung des Blutes). Im Prinzip kann also schon wenige Minuten nach der Diagnosestellung in der Wohnung, am Notfallort und selbstverständlich im Notfallwagen die Thrombolysetherapie eingeleitet werden. Die Sterberate der ins Krankenhaus eingelieferten Herzinfarktpatienten ist dadurch von 15 auf 8,5% gesunken. Die Thrombolysetherapie stellt für den Patienten kein erhöhtes Risiko dar, wenn der Therapeut mit dem Präparat und den Kontrollmethoden vertraut ist. Sie ist heute Standard auf den meisten Intensivstationen.

Es hat sich gezeigt, daß die Aussichten des Patienten besonders günstig sind, wenn das thombolytische Medikament 1 Stunde nach den ersten Symptomen intravenös verabreicht wird. Mit jeder weiteren Verzögerung sinkt die Überlebenschance. Es gibt allerdings neue Hinweise dafür, daß die Kombination von Streptokinase mit Aspirin das »Zeitfenster« etwas weiter öffnen kann.

Immer dann, wenn eine Lysetherapie nicht möglich ist, ist die Behandlung mit Antikoagulanzien das Mittel der Wahl. Zum Einsatz kommen hier *Heparindauerinfusionen* während des Krankenhausaufenthalts. Danach sollten die Patienten für 3–6 Monate auf Kumarinabkömmlinge, z. B. Marcumar, eingestellt werden. Diese Therapie soll insbesondere einen weiteren Herzinfarkt verhindern.

Der Wert der gerinnungshemmenden Maßnahmen wird als gesichert angesehen. Schon die Ruhigstellung des Herzinfarktpatienten allein provoziert eine allgemeine Thromboseneigung, ähnlich wie nach Unfällen, Operationen oder nach einer Geburt. Insbesondere bei großen

Vorderwandinfarkten, bei begleitender Arrhythmie oder bei Herzleistungsschwäche nach einem Infarkt haben sich Gerinnungshemmer als segensreich erwiesen.

▆ Schützt Azetylsalizylsäure vor dem Herzinfarkt?

Azetylsalizylsäure (ASS) ist z. B. in Alka Selzer, Asasantin, ASS Monobeltin, Aspirin, Colfarit, Godamed, Temagin enthalten. Dieser Wirkstoff wird seit nahezu 100 Jahren erfolgreich zur Behandlung von Fieber und Schmerzen sowie als Rheumamittel eingesetzt. Seit Mitte der 60er Jahre ist bekannt, daß Azetylsalizylsäure auch die Zusammenballung und das Zusammenkleben der Blutplättchen verhindern kann, und dies bereits in geringen Dosen. Schon zu Beginn der 50er Jahre wurde festgestellt, daß bei Patienten, die wegen rheumatischer Erkrankungen und bei chronischen Schmerzen regelmäßig Aspirin einnahmen, die Herzinfarktraten deutlich vermindert waren.

Eine amerikanische Ärztestudie über Azetylsalizylsäure, die bis 1988 mit 22000 Ärzten als Probanden durchgeführt wurde, zeigte ein fast um die Hälfte reduziertes Herzinfarktrisiko in der Patientengruppe, die den Wirkstoff bekommen hatte. Der Nutzen der Azetylsalizylsäure in der Sekundärprophylaxe des Herzinfarktes (als Schutz vor einem erneuten Infarkt) ist heute unbestritten und durch viele breit angelegte Untersuchungen bewiesen worden. Unklar blieb nach der Studie jedoch, ob Azetylsalizylsäure schon den ersten Infarkt verhüten kann und deshalb primärprophylaktisch bei jedem und in jedem Alter verabreicht werden sollte.

Weitere Daten über die Rolle von Aspirin in der Primärprävention des Herzinfarktes stammen aus einer britischen Untersuchung. Es handelte sich dabei um eine offene, also nicht durch eine Scheinmedikamentengruppe kontrollierte Untersuchung an 5139 britischen Ärzten. In dieser Untersuchung ergab sich kein Unterschied zwischen den beiden Gruppen hinsichtlich der auftretenden tödlichen und nichttödlichen Herzinfarkte. Es ist allerdings zu berücksichtigen, daß die wissenschaftliche Aussagekraft der britischen Studie bei weitem nicht so stark ist wie die der amerikanischen Ärztestudie.

Es ist zweifelsfrei belegt, daß Azetylsalizylsäure nach vorausgegangenem Herzinfarkt und bei instabiler Angina pectoris die Rate von Herz-Kreislauf-Todesfällen reduziert. In der Infarktnachsorge spielt ASS neben den Betarezeptorenblockern eine entscheidende Rolle. Für die Primärprävention sind die vorliegenden Studienergebnisse zwar einerseits überzeugend, allerdings bleiben Fragen offen. Es ist interessant, daß die Mehrheit der Teilnehmer an der amerikanischen Studie anschließend Aspirin zur Prophylaxe einnahm. Mit Spannung werden die Ergebnisse einer neuen amerikanischen Untersuchung an ungefähr 40000 älteren Frauen erwartet. In dieser Studie werden die Effekte des Aspirins auf das Auftreten von Herzinfarkten und Schlaganfällen untersucht.

Auf alle Fälle ist es wichtig, daß eine Selbstmedikation der Allgemeinbevölkerung strikt abzulehnen ist. Aspirin darf *nur* vom Arzt verordnet werden, unter entsprechender Berücksichtigung des Herz-Kreislauf-Risikos des Patienten sowie der bekannten Nebenwirkungen. Für jeden Patienten muß individuell durch den Arzt das Nutzen-Risiko-Verhältnis abgeschätzt werden.

Die Frage zur richtigen Dosierung von ASS bzw. Aspirin bei Patienten mit koronarer Herzkrankheit und nach einem Herzinfarkt wird auch unter Fachleuten sehr kontrovers diskutiert. Nur wenige sind der Ansicht, daß 30 mg täglich ausreichend sind. Die Mehrzahl der Herzspezialisten neigt zu einer Dosis von 100 mg ASS täglich. Nur eine einzige, umstrittene Studie, die Cottbus-Studie, hatte gezeigt, daß auch mit 30 mg ASS täglich gute Behandlungserfolge zu erzielen sind. Wir verabreichen unseren Patienten 100 mg täglich. Wenn eine Aspirin-Unverträglichkeit vorliegt, wird heute allgemein Ticlopidin (Tiklyd) verabreicht.

Wenn innerhalb von Tagen und Wochen die Intensität und Dauer der typischen Brustschmerzen bei Patienten mit koronarer Herzkrankheit zunehmen und bereits geringgradige Anstrengungen Anfälle von »Brustenge« auslösen, sprechen wir von einer *instabilen Form der*

Angina pectoris, einem unmittelbaren Vorstadium des Herzinfarktes. In diesen Fällen besteht meist eine fortgeschrittene Herzkranzgefäßerkrankung. Die instabile Angina pectoris kann jederzeit in einen Infarkt übergehen und ist daher prognostisch ernst zu bewerten. Die betreffenden Patienten müssen stationär beobachtet und behandelt werden. In aller Regel ist so bald wie möglich eine *Herzkatheteruntersuchung* vorzunehmen. Nur so kann geklärt werden, ob eine dringende Bypassoperation oder eine Katheterdilatation durchgeführt werden kann bzw. muß. Zur instabilen Angina pectoris gehören auch Schmerzen, die bald nach einem Herzinfarkt erneut auftreten. Patienten mit drohendem Herzinfarkt machen oft 25% derjenigen aus, die auf Herzintensivstationen eingeliefert werden.

Bei der instabilen Angina pectoris haben drei großangelegte Untersuchungen gezeigt, daß mit Azetylsalizylsäure ebenso wie mit Heparin die Entwicklung des Infarktes reduziert und die Sterblichkeit dramatisch gesenkt werden kann (bis zu 70%). Vor der Aspirin-Ära starben ungefähr 10% der Patienten mit der instabilen Angina-pectoris-Form innerhalb eines Jahres nach deren Beginn. Diese Erkenntnisse der letzten Jahre sind heute allen Ärzten bekannt. Wird ein Patient mit instabiler Angina pectoris in ein Krankenhaus eingewiesen, so wird er unverzüglich auf Heparin oder Aspirin eingestellt. Falls Heparin das erste Mittel ist, kann auf Aspirin übergewechselt werden, sobald der Patient stabilisiert ist und er keine akuten Schmerzen mehr hat. Eine Aspirin-Tablette sollte dann unbefristet weiter gegeben werden.

Azetylsalizylsäure beim akuten Infarkt – auf dem Weg zum Infarktstandardtherapeutikum

Der akute Herzinfarkt ist in etwa 90% der Fälle durch ein frisches Gerinnsel in der Herzkranzarterie bedingt. Er gilt seit Bekanntwerden der Ergebnisse der ISIS-II-Studie (s. S. <->) als gesicherte Indikation für die Gabe von Azetylsalizylsäure. Es gab in den Gruppen, die die beiden Einzelmedikamente Aspirin oder Streptokinase bekommen hatten, signifikant weniger Todesfälle als unter Plazebo, noch weniger unter der kombinierten Behandlung (Streptokinase *und* Aspirin). Je früher mit der Gabe von Aspirin begonnen wurde, desto besser war die Prognose der Patienten. Es gab in der ganzen Studie praktisch keinen Patienten, der nicht von der Aspirinbehandlung profitiert hätte: Das Auftreten von Schlaganfällen während des Krankenhausaufenthaltes und auch die Reinfarktrate (Auftreten erneuter Infarkte) waren halbiert. In dieser Studie wurde insbesondere auch gezeigt, daß Aspirin für ältere Patienten von Vorteil ist und gerade bei über 80jährigen noch wirksamer ist, ohne daß eine Zunahme der Nebenwirkungen bei diesen alten Menschen zu beobachten wäre.

Fazit

Herzinfarktgefährdete Personen sollten prophylaktisch Aspirin einnehmen. Jeder, der wirklich meint, einen Herzanfall zu erleiden, sollte nach Rücksprache mit seinem Hausarzt oder einem Herzspezialisten eine ASS-Tablette einnehmen. Hausärzte sollten immer dann eine niedrigdosierte ASS-Behandlung einleiten, wenn sie Patienten wegen Verdachts auf Myokardinfarkt stationär einweisen.

Auf der Jahrestagung der amerikanischen Kardiologengesellschaft 1991 erklärten die Herzspezialisten Azetylsalizylsäure (in einer Dosierung von 160–250 mg; mindestens aber 160 mg) zum unentbehrlichen Notfallmedikament beim akuten Herzinfarkt. Aspirin kann dabei als Tablette oder intravenös (Aspisol) zugeführt werden. In dieser Dosierung sind kaum Nebenwirkungen zu erwarten, insbesondere nicht eine erhöhte Blutungsgefahr. Wer diese simple und effektive Therapie nicht nutzt, handelt in den Augen der kardiologischen Experten unverantwortlich.

Können Herzinfarkte durch Cholesterinsenkung verhindert werden?

Neue Hoffnung bei zuviel Cholesterin: 22% weniger Tote und 31% weniger Herzinfarkte! Das war das sensationelle Ergebnis einer Langzeitstudie, die zwischen 1990 und 1995 an über 6000 Menschen rund um Glasgow in Schottland durchgeführt wurde. 45–64jährige mit überhöhten Cholesterinwerten (über 272 mg/dl), aber ohne Anzeichen von koronarer Herzkrankeit wurden auf die Wirkung des cholesterinsenkenden Wirkstoffes Pravastatin (40 mg Pravasin oder Liprevil einmal täglich) als Primärprophylaxemittel untersucht. Nach dem Zufallsprinzip wurde eine Hälfte dieser Gruppe mit diesen Medikamenten behandelt, während die andere Hälfte ein Plazebo erhielt.

Die statistische Auswertung übertraf auch die optimistischsten Erwartungen und bedeutet neue Hoffnung für alle Patienten mit hohen Cholesterinwerten. Das Herzinfarktrisiko wurde durch die vorbeugende Einnahme von Pravastatin praktisch um ein Drittel gesenkt, und die Gesamtsterblichkeit nach 5 Jahren lag um 22% unter der Sterberate der unbehandelten Patientengruppe. Bemerkenswert ist auch, daß ein klinischer Nutzen der Pravastatintherapie schon überraschend frühzeitig – nämlich bereits in den ersten 6 Monaten nach Therapiebeginn – sichtbar wurde.

Nach diesen Ergebnissen muß die Senkung eines überhöhten Cholesterinspiegels schon vor Ausbildung einer Herzkrankheit beginnen und insbesondere noch vor dem ersten Herzinfarkt einsetzen, an dem immerhin bereits ein Drittel der Betroffenen stirbt, wobei bekanntlich der Infarkt für viele Patienten das erste ist, was sie von ihrer Gefäßverkalkung bemerken.

Melatonin wird zum Wundermittel hochstilisiert

In der Presse wird seit einigen Monaten Melatonin als Allheilmittel gepriesen. Das in der Zirbeldrüse gebildete Hormon, ein physiologisches Hypnotikum, soll nicht nur den Schlaf fördern, sondern auch Herzinfarkte und andere Gefäßkrankheiten verhindern. Darüber hinaus soll es Alterungsprozessen entgegenwirken, und es wird ihm auch eine immunstimulierende Wirkung zugeschrieben.

Günstige wissenschaftlich-klinische Daten liegen bislang fast ausschließlich für Patienten mit primären Störungen des Schlaf-Wach-Rhythmus vor oder für Personen, deren innere Uhr aufgrund von äußeren Umständen aus dem Takt geraten ist, z. B. durch Schichtarbeit oder Transatlantikflüge. In diesen Fällen ist die Melatoningabe häufig erfolgreich, meist sogar ohne unerwünschte Spät- oder Langzeitwirkung. Das Hormon ist in Deutschland noch nicht zugelassen und somit auch nicht im Handel.

Ob allerdings Melatonin auch arteriosklerotische Gefäßkrankheiten verhindern kann, ist bislang nicht bekannt und schon gar nicht wissenschaftlich bewiesen. Melatonin hat wie die Vitamine C, E und Betakarotin ausgeprägte antioxidative Eigenschaften. Es gibt auch Hinweise dafür, daß es die Oxidation des ungünstigen LDL-Cholesterins hemmt und dadurch die Arterioskleroseentstehung blockieren kann. Leider sind aber bis zum jetzigen Zeitpunkt die Nebenwirkungen dieses Hormons auf den Hormonhaushalt und die Organsysteme noch nicht ausreichend aufgeklärt. Bislang wurden bei den üblichen Dosierungen – abgesehen von Müdigkeit – keine wesentlichen Nebenwirkungen beobachtet. Ob jedoch Melatonin tatsächlich der langersehnte Jungbrunnen gegen das Altern allgemein und das Herz-Kreislauf-System im besonderen ist, werden weitere Studien erst erweisen müssen.

Ballondilatation und andere Kathetertechniken

Die Behandlung der Angina pectoris aufgrund von Verengungen der Herzkranzgefäße war lange Zeit nur mit Medikamenten und Bypassoperationen möglich. Die erste erfolgreiche Aufdehnung einer verengten Herzkranzarterie mit einem Ballonkatheter bei einem 38jährigen Schweizer im Kantonsspital in Zürich durch den deutschen Arzt und Kardiologen *Andreas Grüntzig* 1977 veränderte die Welt der Herzspezialisten. Heute ist die Ballondilatation von Verengungen der Herzkranzgefäße eine Standardmethode. Inzwischen wird diese Methode, die genauer als *perkutane transluminale koronare Angioplastie* (PTCA) bezeichnet wird, bereits häufiger durchgeführt als Bypassoperationen.

Ballondilatation

Die PTCA ist im Grunde eine Weiterentwicklung der röntgenologischen Darstellung der Herzkranzgefäße (Koronarangiographie). Mit einem Führungskatheter wird der Ballonkatheter in das verengte Herzkranzgefäß eingebracht. Das Prinzip der Dilatation ist das gleiche wie bei der PTA, also der Erweiterung der Becken- und Beinschlagadern (s. S. 83). Nur selten verspürt der Patient beim Dehnen des Gefäßes einen Brustschmerz, der meist nach Ablassen des Druckes schnell wieder verschwindet. Nach der Entfernung des Ballonkatheters ist das arteriosklerotische Material in die Gefäßwand gepreßt und die Verengung verschwunden.

Nach der Katheterbehandlung muß der Patient für einige Minuten flach auf dem Rücken liegen bleiben. Nachdem der Katheter aus der Leiste oder aus dem Arm entfernt worden ist, wird die Punktionsstelle von einem Arzt oder von geschultem Pflegepersonal abgedrückt und im Anschluß ein Druckverband für 6–24 Stunden angelegt – je nach Größe der eingeführten Katheter und abhängig von den verabreichten gerinnungshemmenden Medikamenten.

Um das Herzkranzgefäß und die Engstelle sichtbar zu machen, sind wiederholte Kontrastmittelgaben erforderlich. In seltenen Fällen sind *Überempfindlichkeitsreaktionen* auf die Kontrastmittel möglich. Röntgenkontrastmittel sind meist jodhaltig; beim Vorliegen einer Jodallergie ist eine spezielle Vorbehandlung des Patienten erforderlich. Während der Gefäßerweiterung können *Herzrhythmusstörungen* auftreten. Beim Vorschieben des Katheters im Herzkranzgefäß kann es durch arteriosklerotische Ablagerungen oder durch ein akut entstandenes Gerinnsel zu einem völligen *Gefäßverschluß* kommen. Wenn es mit dem Katheter nicht gelingt, den entstandenen Gefäßverschluß zu beseitigen, wird in einigen Fällen ein akuter herzchirurgischer Eingriff erforderlich. Mit einer Häufigkeit von 3–5% kommt es während einer Dilatation einer Koronararterie zu einem Herzinfarkt. Das Risiko eines tödlichen Zwischenfalls liegt nach allgemeiner Erfahrung unter 1%.

Ca. 40% der Patienten, die früher allesamt operationsbedürftig waren, können heute mit dieser neuen Methode erfolgreich behandelt werden. Die primäre Erfolgsrate liegt auch infolge einer starken Verbesserung des technischen Geräts bei über 90%. Meist werden die Patienten nach erfolgreicher Katheterdilatation beschwerdefrei. Auch die vor der Katheterbehandlung oft nachgewiesenen krankhaften Veränderungen im Belastungs-EKG treten nach erfolgreicher Gefäßerweiterung nicht mehr auf. Die Wiederverschlußrate 3 Monate nach der PTCA beträgt – je nach Zentrum und je nach Lokalisation der Verengung – 20–30%. Neue Verschlüsse (Rezidivverschlüsse) führen bei vielen Patienten wieder zu typischen pektanginösen Beschwerden, die der Patient in den meisten Fällen ja bereits genau kennt.

Die Wiederholung einer PTCA ist meistens möglich. Prinzipiell sollte vor jeder Bypassoperation geprüft werden, ob auch die Möglichkeit einer PTCA als lumeneröffnender Therapie besteht. Durch die modernen Kathetersysteme kann nahezu jede Engstelle am Herzkranzgefäßsystem erreicht werden. Während früher nur Ein-Gefäß-Erkrankungen (Befall eines der drei Herzkranzgefäßäste) dilatiert worden sind, werden heute fast ausschließlich Patienten mit Verengungen zweier Gefäße behandelt. Sind alle drei Hauptstämme betroffen, so kann die Angioplastie gelegentlich trotzdem durchgeführt werden, obgleich die koronare Drei-Gefäß-Erkrankung nach wie vor eine Domäne der Herzchirurgie ist.

In 1–2% der Eingriffe verschlechtert sich die Durchblutung des Herzmuskels, weshalb bei der Dilatation immer ein herzchirurgisches Operationsteam und ein leerer Operationssaal bereitstehen muß. Bei schwerer Gefäßwandschädigung kann es zu einer Dissektion (Aufreißen einzelner Schichten) der Gefäßwand kommen, deren Abheilung bis zu einem halben Jahr dauern kann.

Plättchenfunktionshemmer nach der Dilatation sind unentbehrlich!

Längerfristige koronarangiographische Kontrolluntersuchungen haben gezeigt, daß sich, sofern die Herzkranzgefäße in den ersten Wochen nach der Aufdehnung offen blieben, die gleiche Verengung über Jahre hinweg nicht wieder ausbildet. Eine entscheidende Rolle spielt dabei aber die Änderung des risikoreichen Lebensstils des Patienten. Noch bestehende Risikofaktoren müssen bekämpft werden. Insbesondere muß das Rauchen kompromißlos eingestellt werden.

Von großer Bedeutung ist auch die Langzeitbehandlung mit einem Plättchenfunktionshemmer. Meist kommt Aspirin zum Einsatz. Der Druck des Ballons führt häufig zu einer Verletzung der Gefäßinnenhaut (Endothel) und zu einem Zerreißen des Arteriosklerosebeetes (Plaque). Dies fördert die Bildung eines Gerinnsels. Die Behandlung mit Aspirin kann den Grad der Plättchenablagerung und der Gerinnsel an der Gefäßwand beträchtlich einschränken. Es ließ sich zwar noch nicht nachweisen, daß Plättchenfunktionshemmer wie Aspirin die langfristigen Raten an Wiederverengungen reduzieren können, doch gibt es eindeutige Hinweise darauf, daß Aspirin die Zusammenballung der Blutplättchen in den Tagen nach der Katheterdilatation und die Zahl der Herzinfarkte, die mit dem Verfahren zusammenhängen, tatsächlich senkt. Während nach einer Bypassoperation die Therapie mit einem Plättchenfunktionshemmer bereits wenige Stunden nach der Operation selbst begonnen wird (durch Injektion), empfiehlt es sich bei der Katheterdilatation, die Aspirin-Therapie bereits 2 Tage vor der PTCA einzuleiten.

Rotationsangioplastie

Mit rotierenden Fräsköpfen ausgestattete Kathetersysteme sind zur Erweiterung bzw. Abtragung von arteriosklerotischen Gefäßverschlüssen geeignet. Die einfachste Form benutzt rotierende Drahtspiralen, die einen Gefäßverschluß durchdringen oder eine sehr hochgradige Verengung erweitern können. Dieses Verfahren nennt sich Rotationsangioplastie.
Eine *Atherektomie* bzw. ein Herausschneiden von Arteriosklerosematerial wird mit Kathetern ermöglicht, die rotierende Messeranordnungen aufweisen. Andere Konstruktionen benutzen Einrichtungen zum Absaugen der gelösten Arterioskleroseteile.

Metallstütze (Stent)

Eine wichtige Fortentwicklung der PTCA-Technik ist die Implantation von Gefäßendoprothesen in Kathetertechnik über die Leiste. Stents sind Drahtgeflechte aus nichtrostendem Stahl, Tantal oder einer Nickel-Titan-Legierung, die die Gefäßwand nach einer Ballondilatation stützen und somit den Gefäßdurchmesser erhalten. Stents werden heute routinemäßig am koronaren System in folgenden Fällen eingesetzt:

 bei stark verkalkten Verengungen,
bei langstreckigen Verengungen und Verschlüssen und
wenn die arteriosklerotischen Beete geschwürartig aufgebrochen sind.

Die Technik der Stenttherapie wurde bereits in Kapitel 3 S. 85 ff. ausführlich beschrieben.

Medikamentöse Langzeitbehandlung nach dem Infarkt

Erinnern wir uns: Bei der koronaren Herzkrankheit liegt ursächlich ein Mißverhältnis zwischen Sauerstoffangebot und Sauerstoffbedarf im Herzmuskel vor. Das Therapieziel besteht in einer Verringerung bzw. völligen Beseitigung der Angina pectoris und der Durchblutungsnot des Herzmuskels (die auch stumm, d. h. ohne klinische Symptome verlaufen kann) sowie der Verhütung eines Infarktes, Reinfarktes oder gar des plötzlichen Herztodes. Die meisten Kranken mit Angina pectoris nehmen nicht nur ein Medikament, sondern täglich verschiedene koronarwirksame Substanzen ein. Prinzipiell bieten sich zwei Möglichkeiten an:

 1. die Durchblutung in den Herzkranzgefäßen zu verbessern und
2. den Blut- und Sauerstoffbedarf des Herzmuskels zu senken.

Um diese Ziele zu erreichen, werden heute drei Medikamentengruppen eingesetzt: Nitrate, Betarezeptorenblocker und Kalziumantagonisten.

Vom Sprengstoff zum Herzmittel: Nitrate

Obwohl die Nitrate zu den ältesten und bewährtesten Herzmedikamenten überhaupt zählen, haben sie bis heute nichts von ihrer Aktualität eingebüßt. Sie stellen nach wie vor die Basis der Behandlung bei koronarer Herzkrankheit dar. Bereits im Jahre 1867 hat der englische

Arzt *Brunton* die Wirkung von Nitropräparaten erforscht. In tierexperimentellen Untersuchungen fand er eine Nitroverbindung, die den Blutdruck infolge einer Blutgefäßerweiterung sehr stark senkte.

Nitrate führen zur Erschlaffung der Gefäßmuskulatur sowohl der muskulären Arterien als auch der größeren Venen. Bekanntlich werden Venen als Kapazitätsgefäße bezeichnet, weil sich insgesamt im Venensystem ein großer Anteil des Gesamtblutvolumens befindet. Wenn die Venen erschlaffen, »versackt« das Blut in diesen Abschnitten und der Blutrückstrom zum Herzen wird vermindert. Dadurch wird die Herzarbeit entlastet; der Herzmuskel braucht weniger Sauerstoff. Nitropräparate verbessern somit das Mißverhältnis zwischen Sauerstoffangebot und -verbrauch, und das Risiko einer Angina pectoris wird entscheidend verkleinert. Unterstützt wird dieser Effekt durch die verminderte Wandspannung in den Arterien. Durch eine Gefäßerweiterung kommt es zur Abnahme des peripheren Gesamtwiderstandes in den Arterien und damit zu einer weiteren Entlastung der Pumparbeit des Herzens. Darüber hinaus konnte nachgewiesen werden, daß Nitropräparate die Herzkranzgefäße direkt erweitern.

Die medikamentöse Behandlung der koronaren Herzkrankheit zielt heute insbesondere darauf ab, Sauerstoffnotsituationen im Herzmuskel zu verhindern. Hierbei spielen die Nitrate eine ganz wichtige Rolle. In welchen Darreichungsformen Nitrate zur Behandlung der koronaren Herzkrankheit eingesetzt werden, entscheiden verschiedene Faktoren:

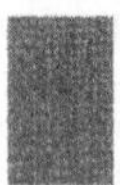

Schnelligkeit des Wirkungseintritts,
Wirkungsdauer und
Verträglichkeit.

Nitroglyzerinzerbeißkapseln und Nitroglyzerinspray wirken sehr rasch. Wegen des schnellen Wirkungseintritts wird Nitroglyzerin auch als Kurzzeitnitrat bezeichnet. Allerdings ist die Wirkungsdauer auch sehr kurz: sie beträgt 20–30 Minuten. Nitroglyzerin ist somit das wirksamste Mittel zur gezielten Anfallsbekämpfung.

Zur Langzeitbehandlung wird Isosorbiddinitrat (z. B. Isoket) und Isosorbidmononitrat (z. B. Ismo) eingesetzt. Je nach Zubereitungsform der Tablette oder des Sprays wirkt Isosorbiddinitrat bereits nach 15 Minuten. Isosorbidmononitrat wirkt erst später – etwa 40–50 Minuten nach Verabreichung. Von beiden Medikamentengruppen gibt es heute Retardpräparate, die über einen Zeitraum von mehreren Stunden wirksam sind.

In Zusammenhang mit der Nitrattherapie wird immer wieder der Toleranzbegriff in die Diskussion gebracht. Wir verstehen darunter den kontinuierlichen Wirkungsverlust eines Medikaments bei langfristiger Gabe. Eine echte Toleranz kann eintreten, wenn permanent hohe Nitrowirkspiegel im Blut bestehen und kein nitratfreies Intervall eingehalten wird. Im Gegensatz zu einigen anderen medikamentösen Therapieformen darf es somit nicht das Bestreben sein, gleichmäßig hohe Nitrospiegel im Blut zu erhalten. Aus diesem Grund hat sich die Intervalltherapie mit Nitraten durchgesetzt. Das bedeutet, daß beispielsweise ein Retardpräparat morgens verabreicht wird oder daß morgens und mittags vom Patienten ein kürzer wirksames Nitrat eingenommen wird, um dann in der Nacht ein *nitratfreies Intervall* zu bekommen.

Die medizinische Forschung hat lange nach einem Weg gesucht, um Nitroglyzerin ohne Umwege über Magen und Leber direkt in den Blutkreislauf zu bringen, um die Langzeitwirkung zu sichern. Das Ergebnis dieser Forschung war ein dünnes Depotnitrat, das über ein Pflaster auf die Haut gebracht wird. Die Ärzte sind heute mit den Nitratpflasterverordnungen zurückhaltend geworden, weil die damit zu erreichenden Nitratkonzentrationen im Blut erheblichen Schwankungen unterworfen sind und die Wirksamkeit nicht immer überzeugend ist. Es gibt jedoch auch eindeutige Langzeiterfolge, und bei den Patienten hat diese Art der Nitrattherapie eine hohe Akzeptanz.

Eine Überdosierung oder ein verstärktes Ansprechen auf Nitropräparate können die Ursache eines Kollapses infolge Blutdruckabfalls nach der Einnahme sein. Diesen *Nitratkollaps* beobachten wir in zunehmender Häufigkeit, seit Patienten, Angehörige oder Laienhelfer vermehrt Nitrosprays bzw. -kapseln bei sich tragen und diese auch unkritisch anwenden. Wir empfehlen deshalb, daß bei der erstmaligen Verabreichung von Nitropräparaten der Patient bequem gelagert wird. Es sollte die Möglichkeit bestehen, daß der Patient die Beine hochlegen kann, weil ein verstärkter venöser Blutrückstrom zum Herzen einen zu drastischen Blutdruckabfall verhindern kann.

Betarezeptorenblocker

Betarezeptorenblocker

Diese kurz auch Betablocker genannten Medikamente gehören zu den wichtigsten im therapeutischen Arsenal bei koronarer Herzkrankheit. Sie sind in der Lage, den Blut- und Sauerstoffbedarf des Herzens zu senken, indem sie die Pulsfrequenz und den Blutdruck senken. Das Herz muß weniger arbeiten und benötigt demzufolge weniger Sauerstoff. Damit wird das bestehende Mißverhältnis zwischen Blut- bzw. Sauerstoffangebot und -bedarf wesentlich verringert und die Ursache des Angina-pectoris-Schmerzes beseitigt. Das Herz schlägt gewissermaßen im »Schongang«. Ebenso wird die Neigung zu unregelmäßigen Schlägen des Herzens (Herzrhythmusstörungen) herabgesetzt.

Betablocker reduzieren die Raten von Reinfarkten und plötzlichem Herztod. Statistische Erhebungen haben ergeben, daß im ersten Jahr nach einem Herzinfarkt 48% der Männer und 57% der Frauen sterben. Die Mortalität ist in den ersten 4 Wochen nach dem akuten Infarktereignis am höchsten. Einige großangelegte Untersuchungen haben gezeigt, daß Betablocker in der Sekundärprävention (Verhinderung des Infarktes nach durchgemachtem Infarkt) eine wesentliche Rolle spielen können. Sie reduzieren eindrucksvoll erneut auftretende Herzinfarkte und offensichtlich auch die Rate der plötzlichen Herztodesfälle. Insbesondere in den ersten vier Wochen nach durchgemachtem Infarkt haben Betarezeptorenblocker schützende Eigenschaften. Leider ist eine Selektion der Patienten, die von einer Behandlung mit Betablockern nach einem Infarkt profitieren, sehr schwer möglich. Es scheint aber so zu sein, daß gerade Patienten mit sehr hohem Risiko (z. B. bei Herzrhythmusstörungen) entscheidend von einer Betablockertherapie profitieren.

Kalziumantagonisten

Als dritte Säule der antianginösen Medikamentenbehandlung stehen uns heute die Kalziumantagonisten zur Verfügung. Sie wirken – ähnlich wie die Betablocker – direkt auf den Herzmuskel und auf die Blutgefäße. Durch eine Hemmung des Einstroms von Kalzium in die Herzmuskelzellen vermindern sie die Schlagkraft des Herzens und somit auch den Sauerstoffbedarf des Herzmuskels. Gleichzeitig erweitern Kalziumantagonisten die Herzkranzgefäße und führen somit zu einer besseren Versorgung des Herzmuskels mit Sauerstoff und Nährstoffen. Durch eine Weitstellung der peripheren Gefäße wird zusätzlich eine Erleichterung der Herzarbeit bewirkt. Die Wirksamkeit in bezug auf die Beseitigung der Angina-pectoris-Symptomatik entspricht etwa der der Betarezeptorenblocker. Im Gegensatz zu den Betablockern scheinen Kalziumantagonisten aber die Reinfarkte und die plötzlichen Todesfälle nicht günstig zu beeinflussen. In kürzlich veröffentlichten Studien konnte gezeigt werden, daß Verapamil (Isoptin) und Diltiazem (Dilzem) auch in der Sekundärprävention gut wirksam waren. Auch mit Nifedipin (Adalat) konnte die Progression der Arteriosklerose in Herzkranzgefäßen gehemmt werden. Kalziumantagonisten haben darüber hinaus einen festen Platz in der Behandlung des hohen Blutdrucks.

Erhöhen einige Kalziumantagonisten die Herzinfarktgefahr?
Große Aufregung erregte bei der Tagung der europäischen Herzspezialisten im Herbst 1995 in Amsterdam die Mitteilung zweier amerikanischer Kardiologen: B. *Psaty* und C. *Furberg* kamen nach einer eingehenden Analyse mehrerer Studien zu dem Schluß, daß einige Kalziumantagonisten (vor allem Nifedipin), eine viel verschriebene Klasse von blutdrucksenkenden Mitteln, die Häufigkeit von Infarkten um rund 60% anheben soll. Bei anderen gängigen Hochdruckmitteln (wassertreibende Mittel, Diuretika und Betablocker) fanden die Mediziner dagegen diese Nebenwirkungen nicht.
Zahlreiche Experten bezweifelten die Ergebnisse der Studien, da das zugrundeliegende Konzept nicht wissenschaftlich korrekt war. Die Patienten wurden nämlich nicht nach den Regeln des Zufalls (exakte Randomisation) mit einem der verschiedenen blutdrucksenkenden Mitteln behandelt, sondern jeweils gemäß der Einschätzung des behandelnden Arztes. Nach Auffassung der führenden Herz-Kreislauf-Spezialisten können nur besser konzipierte Studien klären, ob Kalziumantagonisten wie Nifedipin (Adalat) tatsächlich die Infarkthäufen.

Die Hemmstoffe des Angiotensinkonversionsenzyms (ACE), deren komplizierter Wirkungsmechanismus hier nicht näher beschrieben werden soll, wirken stark gefäßerweiternd. Sie haben sich bei der Behandlung des Hochdrucks sehr gut bewährt. Es ist gesichert, daß sie bei Patienten mit schwerer Herzinsuffizienz (nach durchgemachtem Infarkt) die Progression der Erkrankung bremsen und die Sterblichkeit reduzieren.

Die ACE-Hemmer werden seit einigen Jahren zunehmend auch bei koronaren Durchblutungsstörungen untersucht, sie haben aber noch keinen festen Platz in der Therapie der Angina pectoris, wenn nicht gleichzeitig ein Bluthochdruck vorliegt. Die günstigere Wirkung der ACE-Hemmer bei der koronaren Herzkrankheit beruht möglicherweise neben der Erweiterung der arteriellen Gefäße auch auf einer Erweiterung der venösen Gefäße (wie bei Nitraten).

Chirurgische Maßnahmen

Die Herzchirurgie im allgemeinen und die Koronarchirurgie im besonderen haben große Fortschritte in der Behandlung der koronaren Herzkrankheit gebracht. Die Bypassoperation ist zu einem wesentlichen Bestandteil der Behandlung dieser Krankheit geworden. Wesentlicher Ansporn für die Entwicklung neuer Operationsverfahren zur Revaskularisierung des Herzmuskels war die relativ schlechte Prognose der Koronarpatienten und insbesondere die Hoffnung, die Lebensqualität der betroffenen Patienten auf chirurgischem Weg verbessern zu können.

Die Bypassoperation wurde anfangs insbesondere von den konservativen Ärzten sehr skeptisch und mißtrauisch betrachtet. Vor allem die guten Ergebnisse, die chirurgisch bei *Hauptstammstenosen* (Verengungen des linken Hauptkoronargefäßes unmittelbar nach Abgang aus der aufsteigenden Brustschlagader) erzielt wurden, lassen heute die koronarchirurgischen Maßnahmen wieder in einem optimistischen Licht erscheinen.

Es ist unbestritten, daß die aortokoronaren Venenbypassoperationen, die in großer Zahl bei Ein-, Zwei- und Drei-Gefäß-Erkrankunge durchgeführt werden, über 87% aller Patienten von ihren Angina-pectoris-Beschwerden unter Belastung befreien. Die koronarchirurgischen Eingriffe verbessern die Lebensqualität der Patienten damit entscheidend.

Verhüten Bypassoperationen Infarkte und wirken sie lebensverlängernd?

Darüber gehen die Meinungen weit auseinander. Dies hängt damit zusammen, daß immer noch zu wenig verläßliche klinische Untersuchungen über diese Frage vorliegen. Ursache dafür sind nicht zuletzt auch die guten Ergebnisse der medikamentösen Therapie, die zu einer Überlebensrate von annähernd 90% der Patienten mit Belastungsangina führt.

Keine Zweifel über die günstigen Ergebnisse gibt es dagegen beim Vorliegen einer *Hauptstammstenose der linken Koronararterie* (Verengung der linken Herzkranzarterie am Abgang aus der Hauptschlagader, s. Abb. 5.2 S. 139). Hier verbessert die Bypassoperation die Überlebensrate der operierten Patienten eindeutig. Auch im Fall einer Drei-Gefäß-Erkrankung scheint die Bypasschirurgie die Sterblichkeitsrate zu verringern. Die Lebenserwartung kann nachweislich auch verlängert werden bei Patienten mit Drei-Gefäß-Erkrankungen (also wenn alle drei großen Herzkranzgefäße erkrankt sind) und mit Zwei-Gefäß-Erkrankungen, wenn die große linke Koronararterie beteiligt ist. Die Bypassoperation dauert heute je nach Schwere der Erkrankung 2–3 Stunden. Nach 2–3 Tagen kann der Patient schon wieder aufstehen und im Zimmer umhergehen. In der Regel erfolgt die Entlassung aus der Herzchirurgie 2–3 Wochen nach der Operation.

Für das in den letzten 5 Jahren beträchtlich gesunkene operative Risiko sind eine ganze Reihe von Faktoren anzuführen. Dazu zählen:

die Verbesserung der chirurgischen und anästhesiologischen Technik,
der medikamentöse Schutz des Herzens vor und nach der Operation und
insbesondere die Optimierung der Nachbehandlung.

Welche *Komplikationen* können bei einer Bypassoperation auftreten? Die operative Sterblichkeit liegt bei 1–2%. Sie steigt auf 5–10% an, wenn zusätzlich eine Aorten- und Mitralklappenersatzoperation durchgeführt wird oder wenn eine *Herzaussackung* (Aneurysma) ausgeschnitten werden muß. Im Durchschnitt kommt es bei der Bypassoperation in 3,2% zu einem Herzinfarkt.

Es hat sich gezeigt, daß bei Verwendung von körpereigenem Venenmaterial (Venenentnahme aus den Beinen) oder unter Verwendung der inneren Brustwandarterie (Arteria mammaria interna) die langfristige Offenheitsrate der Bypässe deutlich verbessert wird. Die Wahl des Verfahrens liegt beim Herzchirurgen.

Die zunehmende Überalterung der Bevölkerung macht es nötig, die Notwendigkeit für aortokoronare Bypassoperationen neu zu überdenken. Auch 80jährige können – wenn auch mit einem etwas höheren Risiko – durch diesen Eingriff von ihren Beschwerden befreit werden. Dies zeigt eine Statistik aus der Mayo-Klinik in Rochester. In den Jahren zwischen 1977 und 1989 erhielten dort 159 Patienten, die über 80 Jahre alt waren, eine Bypassoperation. Die Sterblichkeit dieser alten Patienten im Krankenhaus lag nur geringgradig über der von jüngeren Patienten. Die mittlere Verweildauer im Krankenhaus lag bei 10 Tagen. Diese Untersuchung zeigt, daß Patienten auch im höheren Alter, die auf eine medikamentöse Behandlung nicht ansprechen, ohne Bedenken einer Bypassoperation unterzogen werden können. Natürlich müssen Begleitleiden wie Lungenerkrankungen und Gehirndurchblutungsstörungen sowie der Allgemeinzustand bei der Indikationsstellung zur Operation ins Kalkül gezogen werden.

Mit Laser durchbohrte Herzen

In jüngster Zeit wird überall in der Presse über eine neue Laseranwendung bei schweren Durchblutungsstörungen des Herzens berichtet. *Transmyokardiale Laserrevaskularisation (TMLR)* heißt die neue Methode, die nichts zu tun hat mit der Wiedereröffnung verschlossener Herzkranzgefäße durch energiereiches Laserlicht. Als Erfinder dieser neuen, mittlerweile an vielen Herzzentren praktizierten Operationstechnik gilt *Mahmood Mirhoseini* aus den USA. Nach vielen Tierversuchen schoß er zum ersten Mal 1986 mit einem Laser Kanäle in den Herzmuskel eines Menschen, der nach der Prozedur von seiner Angina pectoris befreit war.

Die Herzen von Reptilien lieferten die theoretische Leitlinie für die Entwicklung dieser Methode. Das Reptilienherz hat nämlich keine Herzkranzgefäße. Die Versorgung des Herzmuskels mit Sauerstoff und Nährstoffen erfolgt direkt von der Herzhöhle aus über kleine Ausbuchtungen bzw. Kanäle.

Bei schwer koronarkranken Patienten, die weder mit einer Bypassoperation noch mit einem Katheterverfahren erfolgversprechend behandelt werden können, sollten so mit einem Laser neue Versorgungskanäle von der Herzhöhle aus in den Herzmuskel hinein angelegt werden können. In den meisten Fällen gerinnt das an der Herzoberfläche herausspritzende Blut schnell, so daß der frisch geschossene Kanal sich nach außen von selbst abdichtet. Der Schußkanal hat zunächst einen Durchmesser von 1 Millimeter; 20–50 Kanäle werden in der Regel geschossen. Im Herzmuskel bilden sich danach viele kleine Umgehungsgefäße, die wiederum Anschluß an kleinste Gefäßverzweigungen finden. Vielfach zeigt sich, daß durch diese Operation der Herzmuskel wieder wesentlich mehr Sauerstoff zugeführt bekommt. Eine Statistik des Deutschen Herzzentrums Berlin zeigt, daß 68% der TMLR-behandelten Patienten nach dem Eingriff von Schmerzen befreit waren, nur 14% verspürten keine Besserung, und 18% ging es nach der Operation schlechter. Überraschend ist, daß der Medikamentenverbrauch nach der Therapie deutlich sinkt und die körperliche Belastbarkeit der Patienten erstaunlich ansteigt. Es bedarf sicherlich noch einer längeren Beobachtungszeit und natürlich einer höheren Anzahl von Patienten, bis man das Behandlungsverfahren kritisch beurteilen kann. Ein großer Vorteil ist, daß der Patient bei dieser Lasermethode nicht an eine Herz-Lungen-Maschine angeschlossen werden muß; nur der Brustkorb muß eröffnet werden. Die Lasermethode ist noch keine Alternative zur Bypassoperation. Sie ersetzt sicher auch eine Herztransplantation nicht.

■■■■■ Ultima ratio: Herztransplantation

Haben alle konservativen und operativen Maßnahmen versagt, bleibt als letzter Ausweg die Herztransplantation. Seit Professor *Christian*

Barnard in Kapstadt 1967 erstmals ein Herz transplantierte, kam es zu einer ständigen Steigerung der Operationsfrequenz. Die Transplantation ist die einzige kausale Therapie bei schwerer Herzleistungsschwäche.

Der entscheidende Durchbruch bei den Herztransplantationen erfolgte mit der Einführung der *Zyclosporin-A-Therapie* in die chronische Behandlung zur Verhütung einer Abstoßungsreaktion. Durch den Einsatz dieses Medikamentes in Verbindung mit Kortisonpräparaten und einem bereits zuvor eingesetzten Wirkstoff, dem Azathioprin, ist die Ein-Jahres-Überlebensrate von 80 auf 90% angestiegen. Die 5-Jahres-Überlebensraten liegen heute zwischen 50 und 60%. Es sind jedoch in der medizinischen Literatur Patienten beschrieben worden, die seit mehr als 20 Jahren mit einem fremden Herzen leben.

Rehabilitation

Es gibt heute keinen Zweifel mehr daran, daß eine Änderung des risikoreichen Lebensstils bei Patienten mit koronarer Herzkrankheit zu einer Verbesserung der individuellen Prognose führt. Die *Europäische Gesellschaft für Kardiologie* definiert die Rehabilitation als »Summe der Interventionen, die notwendig sind, um dem Herzpatienten mit akuten und chronischen Herzkrankheiten die bestmöglichen körperlichen, psychischen und sozialen Bedingungen zu gewährleisten, um durch eigene Anstrengungen seinen Platz in der Gesellschaft zu erhalten oder wiederzuerlangen«.

Die Rehabilitation nach einem Herzinfarkt wird in drei Phasen eingeteilt (dies gilt auch für Patienten nach einer Herzoperation):

Phase I Klinikaufenthalte im unmittelbaren Anschluß an die Aufnahme in das Akutkrankenhaus bis zur Entlassung aus diesem.

Phase II Von der Entlassung aus dem Akutkrankenhaus bis zur Rückkehr in den Beruf bzw. bis zur Wiedererlangung der Fähigkeit zum Vollzug der täglichen Lebensaktivitäten, soweit dies unter Berücksichtigung der kardialen Leistungsbreite möglich ist.

Phase III Weiterer Lebensablauf nach Phase II.

Besonders wichtig ist die Kontrolle bzw. Therapie der bestehenden Risikofaktoren:

- Normalisierung des Körpergewichts,
- Normalisierung erhöhter Blutfettwerte (das LDL-Cholesterin sollte aufgrund neuester internationaler Empfehlungen unter 100 mg/dl liegen),
- definitive Aufgabe des Zigarettenrauchens,
- gute psychologische Betreuung der Patienten (Vermittlung von Entspannungs- und Streßbewältigungstechniken),
- langfristig angelegte Bewegungstherapie und ein konsequentes Ausdauertraining – am besten im Rahmen von *ambulanten Herzgruppen.*

Was tun bei Herz-Kreislauf-Stillstand: Grundlagen der Wiederbelebung

In den letzten Jahren hat sich in zahlreichen Städten der Trend durchgesetzt, verstärkt Wiederbelebungskurse für Laien anzubieten. Man hofft, daß mit diesen Programmen, die vorwiegend durch die *Deutsche Herzstiftung* ins Leben gerufen worden sind, zahlreichen Menschen bei akutem Herz-Kreislauf-Stillstand das Leben gerettet werden kann.

Anzeichen des Herz-Kreislauf-Stillstands

Der Betroffene bricht bewußtlos zusammen.
Seine Hautfarbe wird fahl.
Die Atmung ist zunächst flach und unregelmäßig, später kommt es zu einem völligen Atemstillstand.
Der Betroffene ist pulslos und bekommt weite Pupillen.

Unter *Wiederbelebung* (Reanimation) verstehen wir alle Maßnahmen, die dazu dienen, den Ausfall der Atmung und der Herzaktion vorübergehend zu ersetzen oder innerhalb eines kritischen Zeitintervalls wieder in Gang zu bringen. Doch bekanntlich muß das Gehirn innerhalb von 3 Minuten nach einem Herzstillstand wieder mit sauerstoffreichem Blut versorgt werden, nur so kann ein irreversibler Hirntod verhindert werden. In der Regel sind nach einem Kreislaufstillstand von 2–3 Minuten die lebenswichtigen Zentren des Gehirns erholungsfähig. Eine Reanimation wird bei einem plötzlichen Herzstillstand erforderlich, der beispielsweise auf Kammerflimmern oder auf ein völliges Stehenbleiben des Herzens (Asystolie) zurückgeführt werden kann. Der Laie sollte zumindest die *Prinzipien der Reanimation* kennen.

Das ABCD der Wiederbelebung

A Atemwege,
B Beatmung,
C Circulation,
D Drogen, d. h. Medikamente.

Kommt man zu einem bewußtlosen Patienten, so sollte man ohne Hektik versuchen, die Situation in den Griff zu bekommen. Es muß unverzüglich mit *Sofortmaßnahmen* begonnen werden. Natürlich wird man Passanten sofort bitten, einen Notarzt oder die Polizei zu verständigen.

Die *Lagerung* ist wichtig! Der Bewußtlose muß in Rückenlage auf eine harte Unterlage gebracht werden (z. B. Fußboden oder Brett). Kopftieflagerung oder Anhebung der Beine ist wichtig zur Schockbekämpfung.

Auch auf die Sicherung der *Atemfunktion* kommt es an. Die Atemwege müssen freigelegt werden. Der Kopf sollte nach hinten gebeugt werden, und der Unterkiefer muß mit der Hand nach oben und vorne gedrückt werden. Prothesen und Fremdkörper müssen aus dem Mund entfernt werden. Dann sollte unverzüglich eine Mund-zu-Nase-Beatmung einsetzen.

Mit der Mund-zu-Mund- oder Mund-zu-Nase-Beatmung muß parallel eine *externe Herzmassage* erfolgen. Dies geschieht mit rhythmischem Druck der übereinandergelegten Handwurzeln direkt über dem Brustbein (Abb. 5.4). Man sollte darauf achten, daß dabei das Brustbein mit kräftigem Druck 4–5 cm gesenkt werden muß. Die Frequenz der Herzmassage sollte bei 60–70 Stößen pro Minute liegen. Natürlich wird der herbeieilende Arzt so bald wie möglich für eine künstliche Beatmung des Patienten sorgen. Ob die Reanimation er-

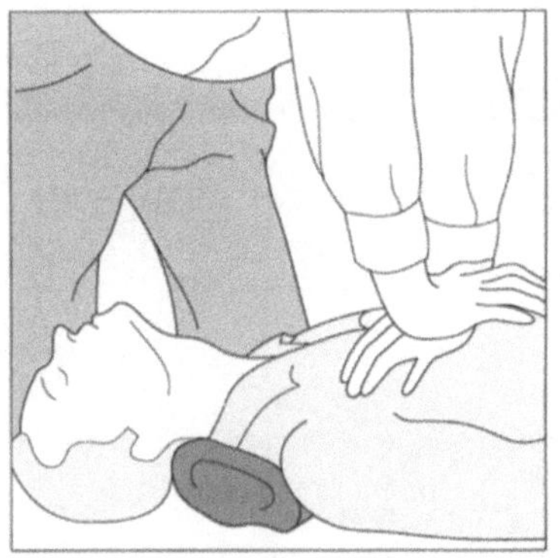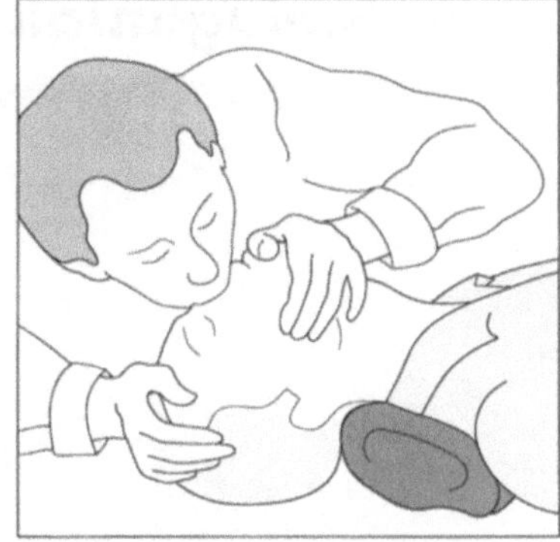

Abb. 5.4. Wiederbelebungsmaßnahmen, *links* Herzmassage und *rechts* Mund-zu-Nase-Beatmung.

folgreich ist, kann sehr gut über die *Pupillenreaktion* geprüft werden. Wenn während der Herzmassage die Reaktion auf Licht zurückkommt, so ist das ein Hinweis für eine erfolgreich ausgeführte Reanimation. Natürlich kann zur Kontrolle auch der Puls am Arm oder in der Leiste getastet werden.

Ist eine Person bei der Herzmassage allein, so empfiehlt sich ein bestimmter Rhythmus bei der Wiederbelebung: am besten zunächst zehn Herzdruckmassagen, dann drei Einblasungen. Sind zwei Personen an der Wiederbelebung beteiligt, sollte sich nach vier Herzkompressionen immer eine einmalige Insufflation anschließen. Bei der Einatmung des Patienten selbst soll keine Herzkompression erfolgen. Es empfiehlt sich in jedem Fall – auch für Laien –, an einem *Wiederbelebungskurs* so bald wie möglich teilzunehmen. Sie können mit den erworbenen Kenntnissen Leben retten.

6 Schlaganfall

»Wie ein Blitz aus heiterem Himmel...«, so beschreiben viele Patienten den Augenblick, in dem sie einen Hirnschlag erlebt haben. Es springt den Betroffenen ein Ereignis an, mitten aus dem Leben heraus, man wird vom Schlag getroffen und nichts ist mehr so, wie es früher war.

Der Begriff »Apoplex« kommt aus dem Griechischen. Schon damals vor 2400 Jahren war dieses Krankheitsbild bekannt. Im 17. Jahrhundert kommt der Begriff »Schlagfluß« auf. Im Schwäbischen ist es heute noch das Wort »Schlägle«. Man kann auch »Hirnschlag« sagen. Ärzte sprechen vom *apoplektischen* oder *zerebralen Insult* (lat. insultare = anspringen).

»Der Schlaganfall ist eine der dramatischsten Krankheiten unserer Zeit und die dritthäufigste Todesursache in der Bundesrepublik«. Dieser Satz ist einer Pressemeldung entnommen, die anläßlich der Gründung der *Deutschen Schlaganfallstiftung* 1992 erschien. Die Stiftung und die neugegründete *Deutsche Schlaganfall-Liga e. V.* haben sich u. a. zur Aufgabe gemacht, die Bevölkerung über das Krankheitsbild des Schlaganfalls aufzuklären sowie Hilfe zur Selbsthilfe zu leisten.

Herzinfarkt und Krebs sind in der Bevölkerung viel besser bekannt als der Schlaganfall. Diese Krankheit ist leider vielfach noch ein Stiefkind der Medizin. Die Medien berichten viel häufiger über die beiden in der Bevölkerung bereits gut bekannten Krankheitsbilder Krebs und Herzinfarkt, vor allem auch wenn prominente Personen betroffen sind. Wer weiß schon, daß ein dritter Schlaganfall aus *Wladimir Iljitsch Lenin*, dem Kämpfer und Vater der russischen Revolution, einen gebrochenen Mann gemacht hat. Auch *Churchill, Roosevelt und*

Stalin sind am Schlaganfall gestorben. Franklin D. Roosevelt hat eine Hirnblutung erlitten und überlebte diese nur wenige Stunden. Stalin erlag einer Hirnembolie mit nachfolgender Blutung, und Churchill hatte bereits zum Zeitpunkt der Jalta-Konferenz durch eine schwere Hirngefäßverkalkung eine Hirnleistungsschwäche.

Häufigkeit und Bedeutung des Schlaganfalls

Ca. 500 000 Bundesbürger bekommen jährlich einen Schlaganfall infolge einer plötzlichen Durchblutungsstörung im Gehirn. Nach Schätzung von Experten der Deutschen Schlaganfallstiftung könnten bis zu 120.000 Menschen davor bewahrt werden.

In Deutschland leben zur Zeit etwa 800.000 Menschen, die an den Folgen eines Schlaganfalls leiden.

Etwa 90% aller Schlaganfälle ereignen sich bei Menschen über 65 Jahre, bei den 15- bis 45jährigen hingegen weniger als 9%. Schlaganfälle treten aber auch in der frühen Kindheit auf.

Etwa 80% aller Schlaganfälle werden durch eine zerebrale Durchblutungsnot (Ischämie), 15% durch eine Gehirnblutung und 5% durch eine Sinusvenenthrombose oder eine andere seltenere Krankheit verursacht.

Männer und Frauen sind gleich häufig betroffen.

Jeder 5. Betroffene stirbt infolge des Schlaganfalls.

Etwa die Hälfte der noch lebenden Betroffenen bleibt arbeitsunfähig und bedarf besonderer, häufig lebenslanger Betreuung. Der Schlaganfall stellt die häufigste Ursache für Invalidisierung dar.

Wie der Herzinfarkt ist auch der Schlaganfall immer öfter eine Erkrankung von jüngeren Menschen. In der Regel sind Männer häufiger betroffen als Frauen; unter den jüngeren Patienten ist jedoch der Frauenanteil höher.

Nach dem Herzinfarkt und bösartigen Erkrankungen ist der Schlaganfall bzw. seine Folgen die häufigste Todesursache in den industrialisierten Ländern. Die Statistik der letzten Jahre weist zwar einen leichten Rückgang der Schlaganfallsterblichkeit auf; das zahlenmäßige Auftreten der Krankheit scheint jedoch weiterhin anzusteigen. Meist handelt es sich um ischä-

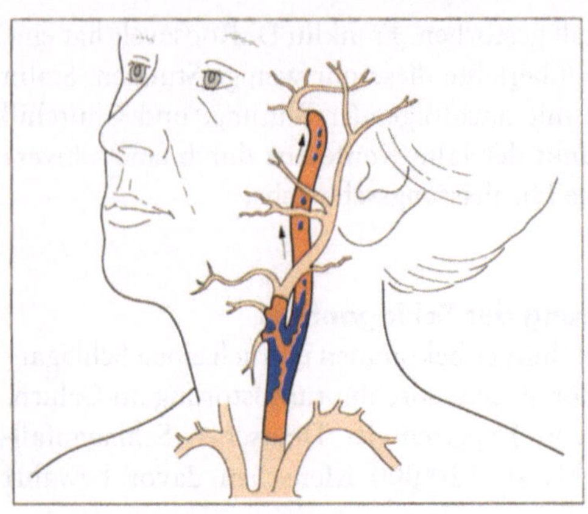

Abb. 6.1. Verengungen der Halsschlagader sind die häufigste Ursache für den Schlaganfall. Oft sind auch Mikroembolien von Arteriosklerosematerial aus einem Arteriosklerosebeet oder aus einem Geschwür verantwortlich.

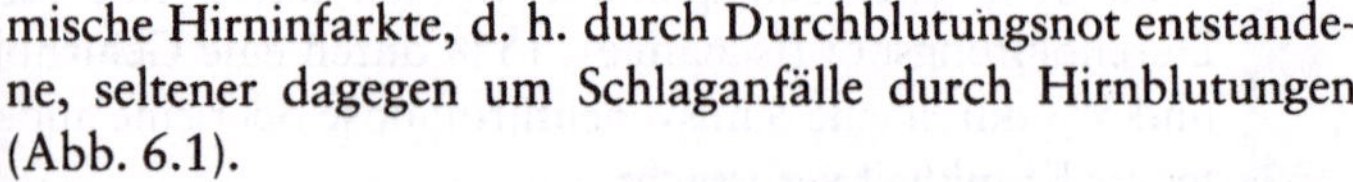

mische Hirninfarkte, d. h. durch Durchblutungsnot entstandene, seltener dagegen um Schlaganfälle durch Hirnblutungen (Abb. 6.1).

Erkrankungen, die durch Gehirndurchblutungsstörungen bedingt sind, stehen an der Spitze der Ursachen für eine Invalidisierung. Die meisten Patienten müssen mit schweren körperlichen und geistigen Behinderungen leben. Die sozialen Folgekosten sind dabei unvergleichlich höher als nach einem überlebtem Herzinfarkt.

Wunderwerk Gehirn

Wie ist das menschliche Gehirn gebaut?

Das menschliche Gehirn (Zerebrum) ist ein hochempfindliches Organ mit einem mittleren Gewicht von 1245 g beim weiblichen und 1375 g beim männlichen Erwachsenen. Bekanntlich besteht kein Zusammenhang zwischen dem absoluten Hirngewicht und dem Intelligenzgrad.

Zusammen mit dem Rückenmark bildet es das Zentralnervensystem. Das Nervensystem dient

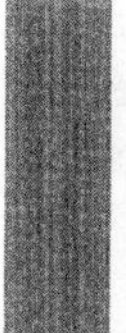

der Aufnahme von Reizen, die von der Umwelt auf den Körper einwirken oder im Körper selbst entstehen,
der Umwandlung dieser Reize in nervöse Erregungen sowie deren Weiterleitung und Verarbeitung und
der Aussendung von nervösen Erregungen zu den Organen des Körpers.

Das Gehirn ist das Zentrum für alle Sinnesempfindungen und Willkürhandlungen, Sitz des Bewußtseins und aller geistigen und seelischen Leistungen. Abb. 6.2 zeigt einen Schnitt durch das menschliche Gehirn. Anatomisch unterscheidet man beim Gehirn das *Großhirn* vom *Hirnstamm*. Das Großhirn besteht aus zwei Hirnhälften.

Das menschliche Gehirn besteht aus Millionen von hochspezialisierten Zellen. Der Großteil der Nervenzellen liegt in der Großhirnrinde: in dieser *Hirnrinde* sollen 9 Milliarden, im ganzen Gehirn 14 Milliarden Nervenzellen vorhanden sein; andere Schätzungen sprechen von insgesamt 100 Milliarden. Jede Nervenzelle (*Neuron*) ist mit etwa 1.000 funktionellen Kontakten mit den anderen verschaltet. Die 1,5–

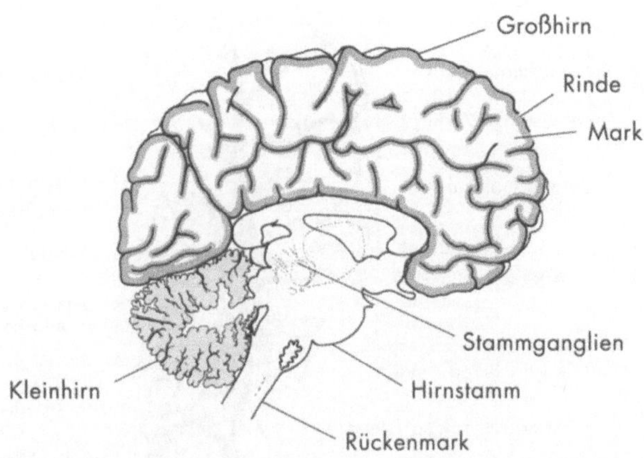

Abb. 6.2. Schnitt durch das menschliche Gehirn. Die Nervenzellen bilden die graue Substanz an der Oberfläche des Gehirns (Hirnrinde).

5 mm dicke Hirnrindenschicht wird auch als *graue Substanz* bezeichnet.

Im Inneren des Gehirns gibt es Ansammlungen von Nervenzellen, so z. B. die *Stammganglien*. Das sind Umschaltzentralen, in denen Impulse des ganzen Gehirns um- bzw. weitergeleitet werden. Unter der grauen Substanz liegt die *weiße Substanz*. Sie enthält die Leitungsbahnen des Gehirns.

Wie wird das Gehirn durchblutet?

Das Gehirn benötigt etwa 13% des gesamten Herzzeitvolumens. Seine Durchblutung erfolgt über den *vorderen* und den *hinteren Hirnkreislauf*. Aus dem Aortenbogen entspringt rechts der gemeinsame Stamm der Hals- und Schlüsselbeinschlagader (Truncus brachiocephalicus), links die gemeinsame Halsschlagader (Arteria carotis communis) und die linke Schlüsselbeinarterie (Arteria subclavia sinistra, Abb. 6.3). Die gemeinsame Halsschlagader teilt sich in die innere *Gehirnkarotis* (Arteria carotis interna) und die *Gesichtskarotis* (Arteria carotis externa). Die beiden Carotis-interna-Arterien sind für die Versorgung des Großhirns zuständig.

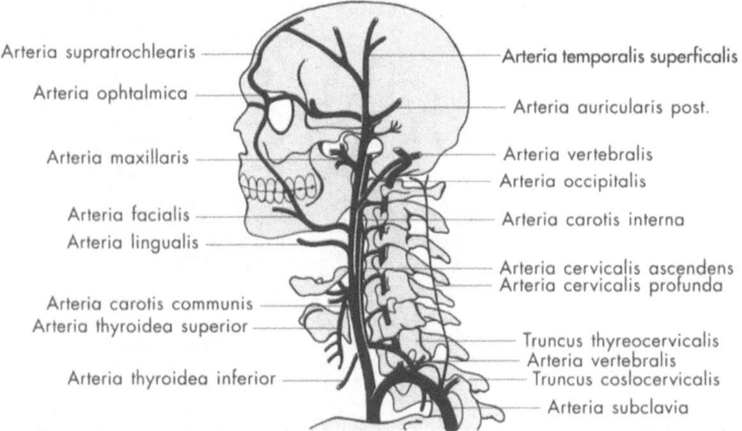

Abb. 6.3. Anatomie der hirnversorgenden Arterien.

Die wichtigsten Schlagadern des hinteren Hirnkreislaufs sind die beiden *Wirbelsäulenarterien* (Arteriae vertebrales) und die aus deren Zusammenfluß entstehende *Hirnbasisarterie* (Arteria basilaris). Etwa 20% des Blutes für das Gehirn fließt durch den hinteren Kreislauf. Vorderer und hinterer Hirnkreislauf sind durch Verbindungsarterien (Arteriae communicantes) verbunden. Darüber hinaus gibt es auch noch eine zusätzliche Versorgungsmöglichkeit des Gehirns über *Kollateralarterien* (Umgehungsarterien).

Was ist ein Schlaganfall?

Grundsätzlich besteht beim Auftreten eines Schlaganfalls eine Störung der Blutversorgung des Gehirns, die zu Ausfällen von Gehirnfunktionen führt. Der Schlaganfall ist meist die Folge von Verschlüssen und Verengungen der hirnzuführenden Gefäße aufgrund einer schweren *Arteriosklerose* bzw. einer lokalen Gerinnselbildung (*Thrombose*). Auch *Embolien* aus dem Herzen, die akut Hirngefäße verschließen, sind in vielen Fällen die direkte Ursache. Wie schon beim Vorhofflimmern des Herzens beschrieben wurde, beträgt die Häufigkeit einer Gerinnsel- bzw. Embolieentstehung im Herz 20–35% (s. S. 103). Von diesen Embolien verlagern sich 80% in die

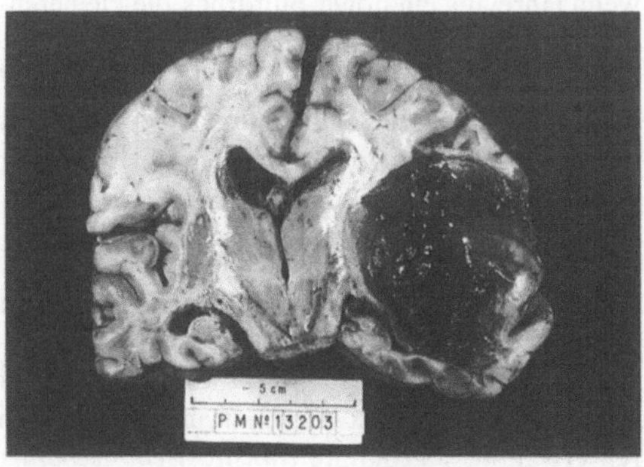

Abb. 6.4. Große Hirnblutung, die zu einem akuten Schlaganfall und in der Folge zum Tod führte.

Tabelle 6.1. Beeinflußbare und nicht zu beeinflussende Risikofaktoren des Schlaganfalls.

Beeinflußbar	Nicht zu beeinflussen
Abgelaufene TIA oder PRIND	Alter
Kardiale Krankheiten	Geschlecht
Rauchen	Familienanamnese
Diabetes	Angeborene Herzkrankheiten
Alkohol	
Erhöhte Homozysteinkonzentrationen	
Antibabypille	
Störungen der Blutgerinnung	

Hirngefäße. Aus diesem Grund ist bei solchen gefährdeten Patienten eine besonders intensive gerinnungshemmende Behandlung erforderlich.

Eine Durchblutungsnot im Gehirn löst eine Kaskade von krankhaften Reaktionen aus, die letztlich infolge von Nährstoff- und Sauerstoffmangel zum Absterben der Hirnzellen führen. Man spricht dann von einem *Hirninfarkt*.

Durch das Platzen eines Blutgefäßes (z. B. bei sehr hohem Blutdruck) entstehen etwa 15% der Schlaganfälle. Dabei ergießt sich das Blut in das Hirngewebe (Abb. 6.4). Zur Hirnblutung kommt es meist dann, wenn jahrelang ein hoher Blutdruck die kleineren Hirngefäße geschädigt bzw. brüchig gemacht hat.

Gefährdet sind Bluthochdruckkranke, Raucher, Diabetiker, Frauen, die die Antibabypille einnehmen, sowie Herzkranke und Menschen, deren Eltern oder Großeltern einen Hirnschlag erlitten. Die wichtigsten Risikofaktoren sind in Tabelle 6.1 aufgeführt.

Welches sind die wichtigsten klinischen Warnsignale?

Bereits mehrere Jahre im voraus kann sich der Schlaganfall ankündigen. Am häufigsten ist die schon unter den besonderen Risikofaktoren erwähnte sogenannte *transitorische ischämische Attacke* (TIA). Es handelt sich dabei um *akut* auftretende neurologische Ausfälle, die innerhalb von 24 Stunden folgenlos abklingen.

Die klinischen Zeichen können vielfältig sein, am häufigsten sind aber
folgende Erscheinungsformen:

eine plötzliche Schwäche oder Gefühlsstörung in einer Körperhälfte, besonders des Gesichtes, eines Armes oder Beines;
ein sekunden- oder minutenlanges Erblinden auf einem Auge
oder vorübergehende Doppelbilder;
plötzlich einsetzender Schwindel und Gangunsicherheit;
urplötzliche rasende Kopfschmerzen und
plötzlich einsetzende Sprechstörungen oder totaler Sprachver-
lust.

Seltenere Symptome sind Schwindel, Kopfschmerzen und Ohrensausen. Oft wird die TIA auch als »Schlägelchen« oder als Miniform des
Hirninfarktes bezeichnet, denn die Symptome verschwinden meist
ebenso schnell wie sie gekommen sind, in Sekunden bis Minuten. Das
Schlaganfallrisiko ist bei Patienten mit TIA im Vergleich zu gleich-
altrigen Kontrollpersonen um das Vier- bis Fünffache erhöht.
Halten die neurologischen Krankheitszeichen länger als 24 Stunden
an, sprechen Nervenfachärzte in wörtlicher Übersetzung des englischen Begriffs von »RIND« (reversibles ischämisches neurologisches
Defizit) oder von »PRIND« (progredientes reversibles ischämisches
neurologisches Defizit). Nehmen die neurologischen Ausfälle kontinuierlich über Stunden bis Tage zu, so handelt es sich um einen pro-
gredienten Hirninfarkt.

Was können Sie selbst zur Vorbeugung tun?

Achten Sie konsequent darauf, daß der Blutdruck nicht erhöht
ist.
Nehmen Sie Ihre blutdrucksenkenden Medikamente regelmäßig ein und messen Sie sich Ihren Blutdruck am besten selbst
zu Hause.
Lassen Sie den Arzt beurteilen, ob es bei Ihnen Hinweise für eine allgemeine Arteriosklerose gibt. Er wird entsprechende Untersuchungen durchführen lassen und eine adäquate Behandlung einleiten.

Hören Sie auf zu rauchen. Schon nach 4–5 Jahren haben sie bezüglich einer Schlaganfallgefahr das Risiko eines Nichtrauchers.

Lassen Sie beim Hausarzt Ihren Blutzucker kontrollieren. Diabetiker haben ein deutlich erhöhtes Schlaganfallrisiko. Durch eine konsequente Senkung Ihres Blutzuckers senken Sie entscheidend das Risiko.

Wissen Sie, wie hoch Ihre Blutfette sind? Bitten Sie Ihren Arzt um eine Blutabnahme. Lassen Sie auch das »gute« HDL-Cholesterin und das »böse« LDL-Cholesterin bestimmen.

Verzichten Sie auf regelmäßigen Alkoholgenuß und bleiben Sie körperlich aktiv.

Achten Sie auf Ihren Puls. Ist er regelmäßig? Kommt es häufiger zum Herzstolpern, oder ist der Puls sogar völlig arrhythmisch?

Frauen, die die Pille zur Empfängnisverhütung nehmen, übergewichtig sind, Zigaretten rauchen und an einer Migräne leiden, haben ein hohes Schlaganfallrisiko. Liegen diese Risikofaktoren vor, ist es besonders wichtig, mit dem Rauchen aufzuhören und die Pille abzusetzen. Besprechen Sie mit Ihrem Gynäkologen eine alternative Empfängnisverhütung.

Wie äußert sich der Hirnschlag?

Bei einem akuten Verschluß größerer Hirnarterien kommt es durch die Durchblutungsnot im Versorgungsgebiet der betroffenen Arterie je nach Ausprägung und Lokalisation zu Halbseitenlähmungen bzw. Gefühlsstörungen bis zur völligen Bewußtlosigkeit (Coma apoplecticum).

»Der Kranke wird wie vom Schlag getroffen«. Die Folgen sind plötzliches Hinfallen, halbseitige Lähmungen und Gefühlsstörungen, Verwirrtheit, Ohnmacht, oft unwillkürlicher Abgang von Stuhl und Urin und Atemunregelmäßigkeiten.

Typische Symptome beim Schlaganfall

Durchblutungsstörungen im Großhirnbereich:
Störungen der motorischen Funktionen

Störung der Sensibilität
Sprachstörungen (Aphasie),
Lesestörungen,
Schreibstörungen,
Rechenstörungen,
Störungen bei willkürlichen Handlungen (Apraxie),
Gesichtsfeldausfall (Hemianopsie),
Vernachlässigung der kranken Körperhälfte (Hemineglect) und
übermäßige Belastung der gesunden Körperhälfte.

Durchblutungsstörungen im Kleinhirnbereich:
Kopfschmerzen,
Koordinationsstörungen,
Gangstörungen.

Durchblutungsstörungen im Hirnstammbereich:
Drehschwindel,
Sehstörungen,
Schluckstörungen,
Hirnnervenausfälle.

Klinische Untersuchung durch den Arzt

Die Vorgeschichte ist wichtig!

Bevor apparative Untersuchungsmethoden eingesetzt werden, wird jeder Arzt zunächst die Vorgeschichte (Anamnese) erheben und dann eine gründliche ärztliche Untersuchung anschließen. Erfragt werden Vorerkrankungen und krankmachende Bedingungen, Risikofaktoren und zugrundeliegende Herzkrankheiten, insbesondere Herzleistungsschwächen und Herzrhythmusstörungen. Etwa jeder dritte Schlaganfall kündigt sich zuvor durch flüchtige Durchblutungsstörungen des Gehirns an.

Unerläßlich ist das *Abtasten der Halsschlagader* im Bereich des seitlichen Halsdreiecks. Ein Fehlen des Pulses spricht für einen Verschluß der Halsschlagader. Auch den Armpuls wird Ihr Arzt tasten. Gefäßverengungen können häufig auch mit dem Stethoskop gehört wer-

den. Überall dort, wo Arterien verengt sind, entstehen Strömungstur-
bulenzen. Allerdings muß man wissen, daß *Gefäßgeräusche* erst hörbar werden, wenn die Gefäßverengung mehr als 50% beträgt. Dies
zeigt schon, daß sich der Arzt hier nicht alleine auf sein Höhrrohr verlassen darf. Subjektive Fehlinterpretationen sind zu häufig. Aus diesem Grund wird er auch schon frühzeitig für den Patienten schonen-
de, *apparative Zusatzuntersuchungen* durchführen.
Die neurologische Untersuchung berücksichtigt die Prüfung von Bewußtsein und Orientierung. Wichtig ist die Untersuchung der Augen
(z. B. Fixieren des sich bewegenden Fingers des Arztes, Blinzelreflex
nach Berührung der Hornhaut mit Wattebausch). Mit dem Reflex-
hammer werden die Eigenreflexe geprüft.

Apparative Untersuchungen

Elektrokardiogramm

Beim Elektrokardiogramm (EKG) werden die Herzströme registriert.
Durch diese Untersuchung kann insbesondere der Herzrhythmus gut
dokumentiert werden. Das ist von elementarer Bedeutung für die Diagnostik und die Therapie gerade beim Schlaganfall.
Das *Belastungs-EKG* wird heute in der Regel auf einem Spezialfahr-
rad (*Ergometer*) durchgeführt. Die Belastung selbst ist im Liegen und
Sitzen möglich. In manchen Zentren werden Laufbandbelastungen
praktiziert. Verständlicherweise können Patienten mit Lähmungen
der Beine nicht ergometrisch belastet werden, wobei allerdings auch
Armergometer eingesetzt werden können. Unter Belastung werden
Puls und Blutdruck kontrolliert. So können *Herzrhythmusstörungen*
unter Belastungsbedingungen festgestellt werden. Bestimmte Zeichen
der Herzstromkurve weisen auf eine Minderversorgung des Herzmuskels hin. Mit dieser Untersuchung kann auch sehr gut dokumentiert
werden, ob unter körperlicher Belastung der Blutdruck unverhältnis-
mäßig hoch ist.
Mit einem tragbaren EKG-Aufnahmegerät, dem *Bandspeicher-EKG*,
wird das Elektrokardiogramm kontinuierlich (in der Regel 24 Stunden) auf Magnetband aufgezeichnet. Während dieser Zeit kann der
Patient seinen gewohnten Tätigkeiten nachgehen, was für den Arzt
sehr aufschlußreich sein kann. Das so aufgezeichnete EKG wird abge-

spielt und per Computer ausgewertet. Auf diese Weise wird jeder Herzschlag innerhalb der 24 Stunden sichtbar gemacht.

Das 24-Stunden-EKG, das zum Auffinden von Herzrhythmusstörungen evtl. wiederholt durchgeführt werden muß, ist für die Diagnostik und Therapie von Schlaganfallpatienten ebenfalls von großer Bedeutung. Bekanntlich sind Herzrhythmusstörungen (z. B. das relativ häufig auftretende Vorhofflimmern) ja vielfach die Ursache der Hirndurchblutungsstörung.

24-Stunden-Blutdruckmessung

Ein großer Fortschritt bei der Diagnose und auch bei der Therapiekontrolle des Bluthochdrucks ist die Einführung der 24-Stunden-Blutdruckmessung.

Der Blutdruck unterliegt in 24 Stunden starken periodischen und situativen Schwankungen. Bei Menschen mit einem normalen Blutdruck sind die systolischen und diastolischen Blutdruckwerte in der Wachphase durchschnittlich um 15–20 mmHg höher als im Schlaf. Mit tragbaren Blutdruckautomaten wird der Blutdruck über 24 Stunden alltagsnah aufgezeichnet. So kann sehr gut eine Unterscheidung von »Sprechstundenhochdruck« und »wahrem Hochdruck« getroffen werden. Bekanntlich ruft die Anwesenheit des Arztes bei der Blutdruckmessung allein schon eine – von Patient zu Patient sehr unterschiedliche – Blutdrucksteigerung hervor. Durch diesen sogenannten »Weißkitteleffekt« ist der Sprechstundenblutdruck systematisch erhöht.

Von großer Wichtigkeit ist die 24-Stunden-Blutdruckmessung auch für die Therapiekontrolle, vor allem bei Problempatienten. Es liegt auf der Hand: Je häufiger der Blutdruck gemessen wird, um so eher nähert er sich dem wirklichen Wert. Die Langzeitblutdruckmessung kann heute ambulant durchgeführt werden; eine stationäre Behandlung ist dazu nicht notwendig.

Röntgenuntersuchung von Herz und Lunge

Das Röntgenbild des Brustkorbs gibt vor allen Dingen Auskunft über die Herzgröße und die Herzform. Eine Herzvergrößerung ist vielfach Ausdruck einer Herzleistungsschwäche, die ein Risikofaktor für die Entstehung eines Schlaganfalls sein kann.

Echokardiographie

Diese ebenfalls nichtinvasive Untersuchung hat die Herzdiagnostik entscheidend erweitert. Sie beruht auf dem Prinzip der Ultraschallreflexion. Die Echokardiographie erlaubt eine gute Aussage über die Größe und Funktion des Herzens. Insbesondere der Funktionszustand der linken Herzkammer kann mit dem Herzecho gut beurteilt werden. Dies ist besonders wichtig bei Schlaganfallpatienten. Dasselbe gilt auch für die Beurteilung der Größe aller vier Herzhöhlen und die Beurteilung der Beweglichkeit und Struktur der vier Herzklappen. Auch Aussackungen der Herzwand (Herzwandaneurysma) nach einem Herzinfarkt sind gut erkennbar. Kommt es zur Bildung eines Blutgerinnsels in der linken Herzkammer nach einem Infarkt, so ist dies ebenfalls mit diesem Ultraschallverfahren gut zu erkennen.

Ein großer Fortschritt, insbesondere für die Beurteilung des Herzens bei Schlaganfallpatienten, ist die *transösophagiale Echokardiographie*. Dabei wird eine kleine Ultraschallsonde wie bei einer Magenspiegelung über den Mund in die Speiseröhre (Ösophagus) eingeführt. Das in unmittelbarer Nachbarschaft liegende Herz kann dann noch besser beurteilt und Herzthromben können leicht aufgespürt werden. Insgesamt ist die Echokardiographie eine wichtige Bereicherung der kardiologischen Diagnostik. Der große Vorteil für den Patienten liegt darin, daß es sich um ein nichtinvasives Verfahren handelt, das den Patienten kaum belästigt.

Elektroenzephalographie

Das Gehirn ist ständig elektrisch aktiv. Wenn nervöse Impulse von Nervenzellen auf andere Nervenzellen übertragen werden, entstehen elektrische Ströme. Mit Elektroden, die auf verschiedenen Stellen der Kopfhaut befestigt werden, und Verstärkervorrichtungen können diese Gehirnströme für den Patienten risikolos als Elektroenzephalogramm (EEG) aufgezeichnet werden. So kommt ähnlich wie beim EKG (Strombild des Herzens) ein Strombild des Gehirns zustande.

Beim akuten Schlaganfall informiert das EEG über den Ort des geschädigten Hirnareals und über die Ausdehnung des Krankheitsherdes. Leider gibt diese Methode keine Auskunft über die zugrundeliegende Ursache des Schlaganfalls (Hirnblutung oder Hirninfarkt). Ein weiterer Nachteil ist, daß Durchblutungsstörungen in der Tiefe der

Großhirnhemisphären und an der Basis des Gehirns nur sehr schlecht erfaßt werden.

Ultraschalluntersuchungen

Mit der *Doppler-Sonographie*[1] kann man Strömungsgeschwindigkeiten und die Flußrichtung in den Gefäßen mit Ultraschallwellen messen. Der Arzt erkennt anhand des Doppler-Signals, ob eine Verengung oder gar eine Verstopfung vorliegt.
Die *Duplexsonographie* (Abb. 6.5) ermöglicht die Darstellung eines Gefäßes in verschiedenen Helligkeitsstufen und Farben.

Computertomographie

Mit dieser Anfang der 80er Jahre in die Diagnostik eingeführten Methode zur direkten Darstellung von Weichteilstrukturen gelingt es, *scheibchenweise* Röntgenbilder des Kopfes und des Schädelinneren herzustellen. Ihr Prinzip beruht darauf, daß der Schädel mit Röntgenstrahlen aus verschiedenen Winkeln in einer Ebene durchstrahlt wird. Ein Computer verrechnet alle gemessenen Absorptionsdiagramme, und auf dem Bildschirm wird das entsprechende Bild konstruiert. Die Untersuchung ist für den Patienten so gut wie risikofrei. Je nach dem, welches Gerät zur Verfügung steht, und ob auch Röntgenkontrastmittel verabreicht wird oder nicht, dauert die Untersuchung etwa 30 Minuten. Die Strahlenbelastung ist nicht wesentlich höher als bei konventionellen Röntgenuntersuchungen des Schädels.
Die Computertomographie (CT) ist heute zum wichtigsten diagnostischen Instrument beim Schlaganfall geworden. Mit diesem Röntgenverfahren ist eine schnelle und verläßliche Diagnosemöglichkeit verfügbar, die die krankhaften Veränderungen des Hirngewebes darstellt. In vielen größeren Kliniken ist deshalb heute die Computertomographie in die Röntgenabteilung integriert. Eigentlich muß jeder Schlaganfallpatient heute mit dieser Technik untersucht werden. Sie gibt beim akuten Schlaganfall Auskunft darüber, ob die neurologischen Ausfallsymptome auf eine Durchblutungsstörung (Hirninfarkt)

---

[1] Nach dem österreichischen Physiker und Mathematiker *Christian Doppler* (1803–1853).

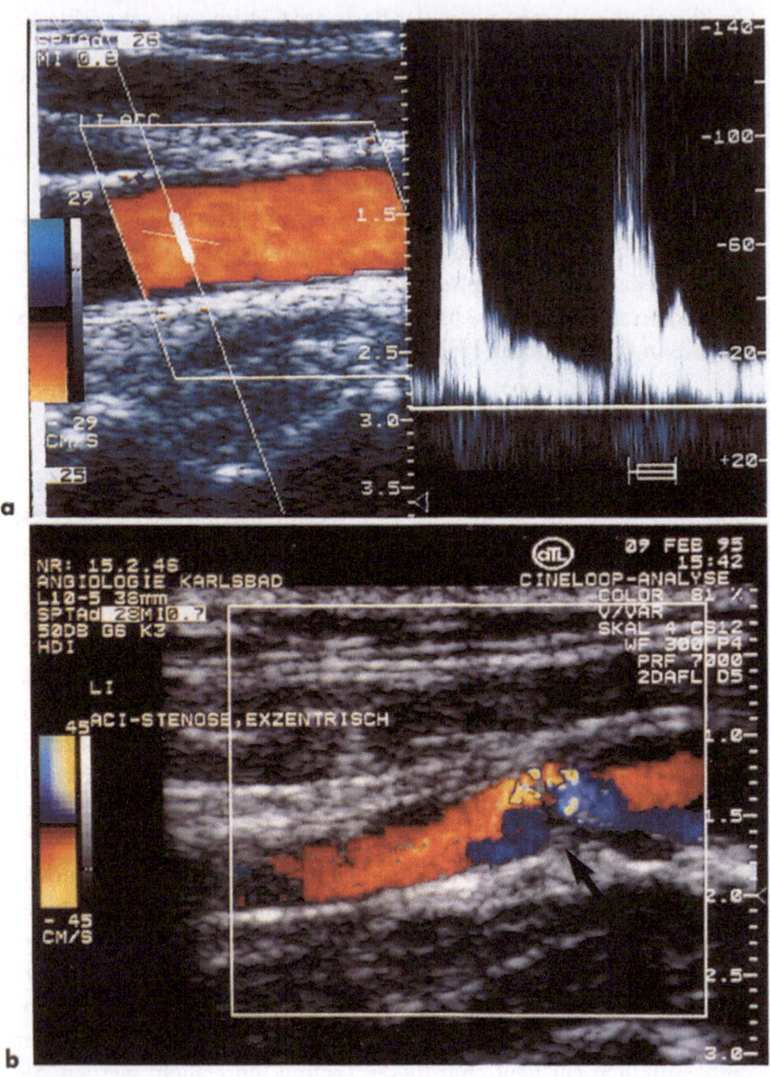

Abb. 6.5a. Duplexdarstellung der normalen, nichtverengten inneren Halsschlagader (Arteria carotis interna). **b** Duplexdarstellung einer Verengung (*Pfeil*) der inneren Halsschlagader.

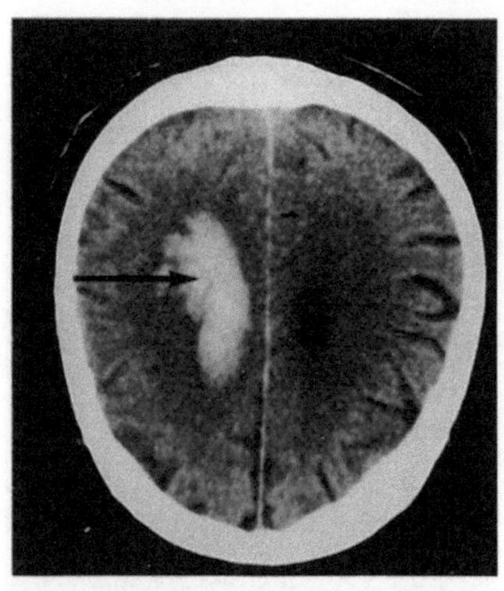

Abb. 6.6. Computertomogramm nach Verschluß der mittleren Hirnarterie (Arteria cerebri media). Der Pfeil zeigt auf den heller erscheinenden, abgestorbenen Gewebebezirk, in den es nach einem Mediainfarkt zu einer Einblutung gekommen ist.

oder auf eine Hirnblutung zurückgeführt werden können. Dadurch sind alle Prozesse erkennbar, die zu einem Gewebeuntergang bzw. zu einem Begleitödem im Gehirn geführt haben.
Mit der Computertomographie kann man feststellen:

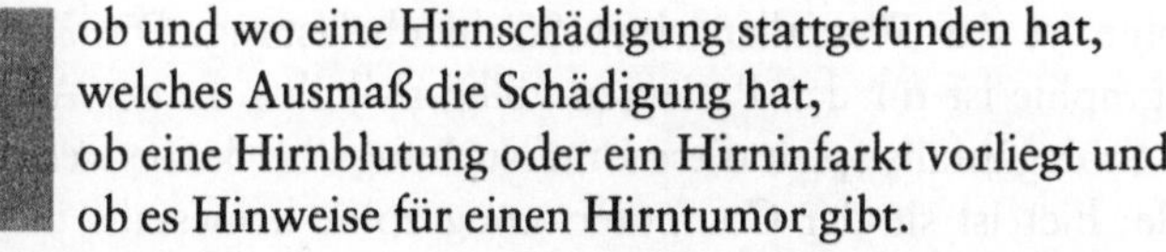

ob und wo eine Hirnschädigung stattgefunden hat,
welches Ausmaß die Schädigung hat,
ob eine Hirnblutung oder ein Hirninfarkt vorliegt und
ob es Hinweise für einen Hirntumor gibt.

...mittelbar nach einem akuten Schlaganfall ist lediglich eine Blutung ...ache eines Schlaganfalls definitiv diagnostizierbar. Ein Hirnin- ...erst am 2. oder 3. Tag nach dem Schlaganfall im CT sicht- ...es zum Untergang von Hirngewebe aufgrund einer ...so stellt sich das entsprechende abgestorbene Ge- ...n helleren Grauton dar (Abb. 6.6). Sehr gut läßt ...arktareal ein Begleitödem erkennen.

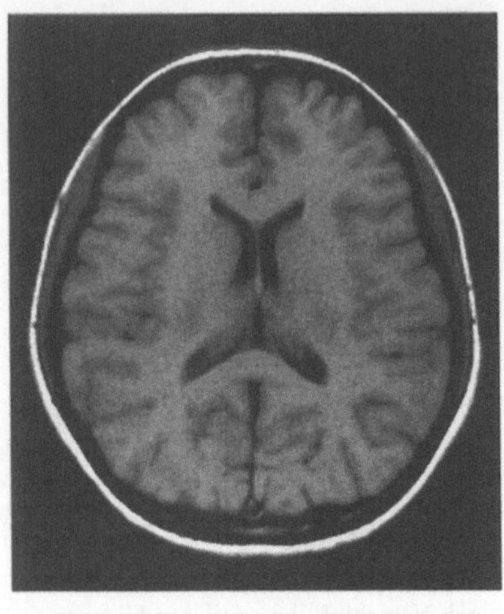

Abb. 6.7. Kernspintomographie des Kopfes, Normalbefund.

Kernspintomographie

Mit dieser neueren Methode lassen sich ebenfalls sehr exakte Bilder des Schädelinneren gewinnen. Die Untersuchung basiert auf Magnetresonanz (MR). Dieses nur die Weichteile darstellende Verfahren nutzt das Verhalten des Eigendralls (Spin) von Atomkernen in hochfrequenten Magnetfeldern (Abb. 6.7). Die ausgesandte elektromagnetische Hochfrequenzstrahlung wird von einem Computer ausgewertet. Ein wesentlicher Vorteil gegenüber der Computertomographie ist das Wegfallen einer Strahlenbelastung. Die Kernspintomographie ist für den Patienten völlig risikolos. In der Akutphase des Schlaganfalls spielt diese Untersuchung aber keine wesentliche Rolle; hier ist sie der Computertomographie keinesfalls überlegen.

Angiographie

Trotz der wesentlichen Fortschritte in der Schlaganfalldiagnostik, insbesondere durch den Einsatz der Doppler- und Duplexultraschalluntersuchung, bleibt die Angiographie die wichtigste Untersuchungsmethode zur Abklärung von Hirndurchblutungsstörungen.

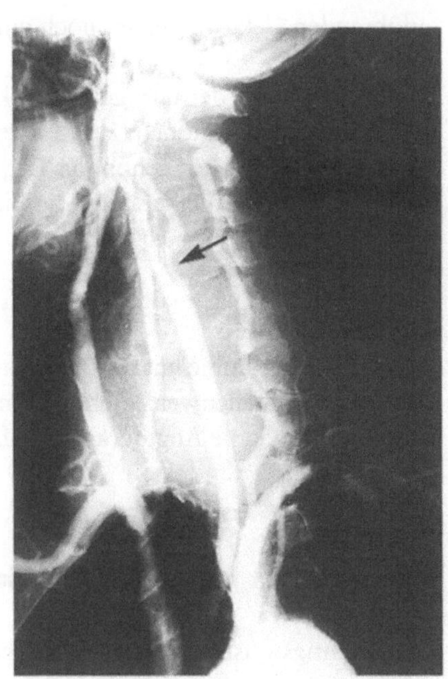

Abb. 6.8. Die Röntgenkontrastdarstellung zeigt eine hochgradige Verengung der inneren Halsschlagader (*Pfeil*).

Die Röntgenkontrastdarstellung der Schlagadern, die das Gehirn mit Blut versorgen, zeigt im Gegensatz zu der Computertomographie nicht die eigentliche Hirnschädigung, sondern deren Ursache, die krankhaften Veränderungen an den hirnversorgenden Arterien (Abb. 6.8). Das Röntgenkontrastmittel wird in der Regel nach lokaler Betäubung in der Leiste oder in der Armbeuge mit einem Katheter direkt in die Blutbahn eingespritzt. In fast 50% aller Fälle liegen die Gefäßverengungen außerhalb des Schädels. Deshalb ist die Röntgenkontrastdarstellung des Aortenbogens wichtig.

Ein großer Fortschritt war die Entwicklung eines neuen Angiographieverfahrens, der *digitalen Subtraktionsangiographie*. Hierbei gelingt es mit weniger Kontrastmittel ähnlich gute Bilder wie mit der konventionellen Methode darzustellen. Ein weiterer Vorteil ist die Möglichkeit, Gefäßdarstellungen auch ambulant machen zu können. Allerdings muß bei dieser Technik das Kontrastmittel ebenfalls in die Arterien gespritzt werden, da die intravenöse Methode bei den hirnzuführenden Gefäßen derzeit noch mit einer hohen Fehlerquote belastet ist.

Die Angiographie der Hirngefäße ist keine risikolose Untersuchungsmethode. Komplikationen (z. B. Unverträglichkeit von Jod) sind aber
äußerst selten und können in der Regel gut beherrscht werden. Dennoch ist vor der Untersuchung die Einwilligung des Patienten erforderlich.

Hirnszintigraphie

Die Hirnszintigraphie hat für die Schlaganfalldiagnostik heute keinen
wesentlichen Stellenwert mehr. Computer- und Kernspintomographie sowie moderne Angiographieverfahren haben diese Methode nahezu völlig ersetzt.

Was ist beim akuten Schlaganfall zu tun?

Das Wichtigste ist, daß Sie die Zeichen eines frischen Schlaganfalls
richtig zu deuten wissen und somit in der Lage sind, in einem akuten
Notfall schnell und richtig zu handeln. Die Experten der Deutschen
Schlaganfallstiftung empfehlen folgende Strategie:

Bei einem Schlaganfallnotfall sollte die Behandlung früh einsetzen – je früher, desto besser! Gesichert ist, daß eine Behandlung des Schlaganfalls um so wirksamer ist, je früher sie einsetzt, denn um so wesentlicher ist die Verringerung der neurologischen Ausfälle und um so besser die Überlebenschance.

Ein Schlaganfall macht sich wie folgt bemerkbar:

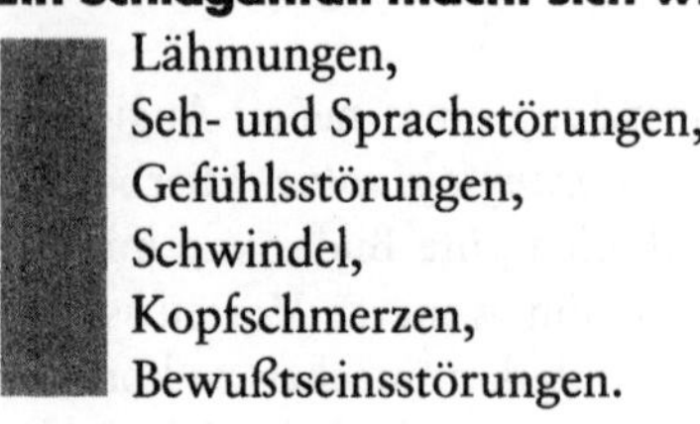

Lähmungen,
Seh- und Sprachstörungen,
Gefühlsstörungen,
Schwindel,
Kopfschmerzen,
Bewußtseinsstörungen.

Was man tun muß bis der Notarzt bzw. Rettungswagen eintrifft:

1. Sofort den Notarzt rufen oder einen Notruf veranlassen!
2. Fenster öffnen, beengende Kleidungsstücke lockern!
3. Betroffene in Seitenlage bringen!
4. Vorhandene Zahnprothesen entfernen!
5. Puls- und Herzschlag kontrollieren!
6. Atemwege freihalten!
7. Für Ruhe des Betroffenen sorgen!

Wie beim Herzinfarkt gibt es auch ein »Zeitfenster« für den akuten Schlaganfall. »Keine Zeit verlieren«, muß die Devise lauten. Bei Verdacht auf einen Schlaganfall muß der Patient auf dem schnellst möglichen Weg ins Krankenhaus, am besten in eine neurologische Klinik.

Der Schlaganfall ist wie der Herzinfarkt als ein akuter, lebensbedrohlicher Notfall anzusehen. Wichtig ist, daß der betroffene Patient so schnell wie überhaupt nur möglich in das nächste Krankenhaus gebracht wird, das zur Behandlung von akuten Schlaganfällen eingerichtet ist. Wichtig ist auch, daß die Klinik über die Möglichkeit der Ultraschalluntersuchung der Hirngefäße (Doppler- und Duplexmethoden) und über eine Computertomographie verfügt. Nur mit einer CT ist es möglich, zwischen einer Durchblutungsnot oder einer Blutung ins Gehirn als Schlaganfallursache zu unterscheiden (s. S. 182). Die Behandlung des Schlaganfalls in diesen Fällen ist nämlich ganz unterschiedlich.

Die Behandlung muß so schnell wie möglich beginnen!

Alle Maßnahmen zielen darauf ab, über eine Verbesserung der Durchblutung der Umgehungskreisläufe das Infarktareal kleinzuhalten. Ein Therapiebeginn in den ersten 3 Stunden verbessert die Aussichten auf eine Begrenzung der Schäden erheblich. Der Schlaganfall muß genauso ernst genommen werden wie der Herzinfarkt.
Während breit angelegte Aufklärungskampagnen dazu geführt ha-

ben, daß Patienten mit akutem Herzinfarkt oft schon im Verlauf der ersten 1–2 Stunden nach Eintritt der Herzattacke einer intensivmedizinischen Behandlung zugeführt werden, vergeht bei einem Schlaganfall meist wertvolle Zeit, bis die Behandlung einsetzt. Neue Studien haben gezeigt, daß bei einem Schlaganfall im Durchschnitt mehr als 6 Stunden bis zum Behandlungsbeginn verstreichen. Die oftmals vorhandenen Warnzeichen für Durchblutungsstörungen der Hirngefäße werden oft fehlgedeutet.

Was geschieht im Krankenhaus?

In der Klinik wird ein Schlaganfallpatient immer als akuter Notfall angesehen. Es erfolgt unverzüglich eine nervenärztliche und eine internistische Untersuchung. Meist muß dann eine Computertomographie durchgeführt werden, die zeigt, ob eine akute Blutung oder eine Durchblutungsnot vorliegt. Die Halsschlagadern werden auch mit einem Ultraschallverfahren untersucht. Es ist nicht möglich, einen akuten Schlaganfall zu behandeln, wenn die notwendigen diagnostischen Verfahren nicht zur Verfügung stehen.
Wird als Ursache des Schlaganfalls eine Durchblutungsnot diagnostiziert, wird eine medikamentöse Behandlung eingeleitet. Die Blutdruck- und Blutzuckerwerte sowie die Körpertemperatur und die Herzfunktion werden überwacht. Auch der Flüssigkeitshaushalt muß genau bilanziert werden. Sind die Patienten nicht bei vollem Bewußtsein, sollte ein Blasenkatheter gelegt werden.
Ganz frühzeitig müssen krankengymnastische Maßnahmen einsetzen. Liegen Sprachstörungen vor, sollte eine logopädische Behandlung (Sprachtherapie) erfolgen.

Medikamentöse Behandlung

Fibrinolysetherapie
Heute können arteriosklerotische Verschlüsse der hirnzuführenden Arterien einer Katheterdilatation oder einer lokalen Fibrinolysebehandlung zugeführt werden. Diese Behandlung ist allerdings spezialisierten Zentren vorbehalten.

Hinter lebensbedrohlichen Gehirndurchblutungserkrankungen steckt in mehr als 90% der Fälle ein thrombotischer Verschluß, also ein Blutgerinnsel, das wichtige hirnzuführende Schlagadern verschließt. Ein Beispiel dafür ist die Arteria-basilaris-Thrombose (Thrombose der Hirnstammarterie). Die Prognose der betroffenen Patienten ist ungünstig: die Sterblichkeitsrate liegt bei 75%.

Die früher ausschließlich durchgeführte gerinnungshemmende Behandlung mit Heparininfusionen hat nicht zu zufriedenstellenden Behandlungsergebnissen geführt. Dasselbe gilt auch für die intravenös verabreichten Fermentpräparate, wie Streptokinase und Urokinase, bzw. die Plasminogenaktivatoren, wie z. B. t-PA. Aus diesem Grund greift man bei der Basilaris-Thrombose jetzt häufiger zur *intraarteriellen Katheterthrombolyse*. Der akut auftretende Verschluß der Arteria basilaris ist immer mit einer Bewußtseinsstörung bis hin zum Koma verbunden. Nach der Darstellung der hirnzuführenden Gefäße mittels Röntgenkontrastmittel wird über den liegenden, für die Kontrastmitteldarstellung verwendeten Katheter, eine feine Sonde in die Nähe des verschließenden Blutgerinnsels geführt, in diesem Fall in die hintere Wirbelsäulen- oder in die Hirnstammarterie. Über eine Infusionspumpe wird dann das Thrombolytikum eingebracht. Durch wiederholte Kontrastmittelgaben kann der Erfolg der Behandlung kontrolliert werden. In vielen Fällen bessert sich das klinische Befinden der Patienten, die oft bewußtlos sind, schlagartig. Das Hirninfarktgeschehen kann zum Stillstand gebracht werden und vielfach bessern sich die neurologischen Ausfälle.

Diese Methode hat sich bereits auch bei Verschlüssen der Halsschlagadern, insbesondere der inneren Halsschlagader, bewährt. Solche Verschlüsse verlaufen seltener tödlich; das Ziel ist die Minderung der neurologischen Defizite. Weltweit wurden bisher weit über 500 Patienten mit Halsschlagaderverschlüssen behandelt. Erstaunlich dabei ist, daß offensichtlich Blutungskomplikationen trotz der thrombusauflösenden Behandlung nicht häufiger sind als bei einer herkömmlichen Behandlung mit Heparin.

Die intraarterielle Katheterthrombolyse bedeutet eine große Hoffnung für die Zukunft. Bekanntlich fehlte bislang ein effektives Behandlungsprinzip für den Schlaganfall. Dies hat zu einer therapeutischen Resignation geführt: »Man kann beim Schlaganfall ja doch nicht viel machen.« Folglich wurden Patienten mit einem frischen

Schlaganfall nicht schnell genug in Kliniken eingewiesen. Diese Situation hat sich bereits entscheidend geändert.

Azetylsalizylsäure

Bis jetzt hat keine Therapie das Endergebnis eines voll ausgeprägten Schlaganfalls verbessern können. Deshalb verspricht man sich am meisten von der Prävention. Dies scheint der einzige Angriffspunkt zu sein, mit dem man die Rate des Schlaganfalls und seine Sterblichkeit reduzieren kann. Das Fehlen einer wirklich effektiven Therapie führte dazu, daß sich die Nervenärzte und die auf Gefäßkrankheiten spezialisierten Internisten für die Durchführung von Studien mit Azetylsalizylsäure (ASS, u.a. als Aspirin im Handel) begeisterten. Aufschlüsse ergaben vor allem die im Kap. 5 bereits erwähnten Studien an britischen und amerikanischen Ärzten (s. S. 147). Die englische Untersuchung ergab nach einer durchschnittlichen Verlaufsbeobachtung von 6 Jahren eine signifikante Senkung der Häufigkeit von transitorischen ischämischen Attacken (TIA) um 50%, jedoch keine Abnahme der Schlaganfallhäufigkeit. In der amerikanischen Ärztestudie zeigte sich ein mäßiger, aber nicht signifikanter Anstieg von Schlaganfällen in der mit ASS behandelten Gruppe. Der Gesamteffekt von Aspirin war allerdings insofern vorteilhaft, als eine signifikante Reduktion von nichttödlichen Schlaganfällen und Todesfällen durch Herzinfarkte zu beobachten war.

Aus diesen beiden großen Studien geht allerdings nicht hervor, daß ASS in der Primärprävention (zur Verhinderung des ersten Schlaganfalls) wirksam ist. Wenn man jedoch alle heute zur Verfügung stehenden Daten zum Thema »Azetylsalizylsäure und Schlaganfall«, insbesondere auch die Studienergebnisse zur Sekundärprävention (Verhinderung eines zweiten oder weiteren Schlaganfalls) kritisch auswertet, ergeben sich folgende Schlußfolgerungen:

- Azetylsalizylsäure – eingenommen über mehrere Jahre nach einer TIA oder einem leichten ischämischen Anfall – reduziert die Zahl der nichttödlichen Schlaganfälle oder Herzinfarkte um etwa 33% und Todesfälle um etwa 17%.
- Die kleinste, bisher wirksamste ASS-Dosis liegt bei 300 mg täglich.

- Wird Azetylsalizylsäure nicht vertragen, empfiehlt sich die Gabe von Ticlopidin (Tiklyd 2 Tabletten täglich).
- Azetylsalizylsäure ist von Vorteil nach abgelaufenem Schlaganfall (Sekundärprävention), nicht aber in der Primärprävention. Untersuchungen über die Wirksamkeit von ASS zur Verhütung eines ersten Schlaganfalls gibt es bisher noch nicht.
- Die Frage, warum transitorische ischämische Attacken erfolgreich durch Azetylsalizylsäure verhindert werden können, der Schutz vor Schlaganfällen aber geringer ist, ist nicht völlig klar. Viele TIA sind wahrscheinlich auf Blutplättchenembolien zurückzuführen, während den Schlaganfällen auch andere ursächliche Mechanismen zugrundeliegen.
- Die tägliche Gabe von 300 mg Azetylsalizylsäure hat eine wissenschaftlich erwiesene Wirksamkeit.

Ticlopidin

Seit einiger Zeit steht als Alternative zu ASS der Thrombozytenfunktionshemmer Ticlopidin (Handelsname Tiklyd) zur Verfügung, wenn eine Behandlung mit ASS nicht vertretbar ist, z. B. bei ASS-Unverträglichkeit, Magen- und Zwölffingerdarmgeschwüren, Asthma oder bei erwiesener ASS-Unwirksamkeit.

In zwei großen kontrollierten Untersuchungen konnte nachgewiesen werden, daß Ticlopidin zum einen bei Patienten, bei denen Vorboten für einen Schlaganfall aufgetreten waren, wirksamer war als Aspirin, und zum anderen bei Patienten, die bereits einen Schlaganfall durchgemacht hatten, das Risiko für einen zweiten deutlich gesenkt werden konnte: Ticlopidin reduzierte das Rückfallrisiko um 33%; auch tödliche Herz-Kreislauf-Komplikationen wurden im Vergleich zur unbehandelten Kontrollgruppe um ein Drittel gesenkt.

Allerdings sind Nebenwirkungen von Ticlopidin genau zu beachten. Sie treten meist in den ersten 3 Monaten der Behandlung auf. Die wichtigsten Nebenwirkungen sind seltene (unter 1%), aber oft schwere Blutbildveränderungen (z. B. Abfall der weißen Blutkörperchen oder Blutplättchen). Zur frühzeitigen Erkennung von Blutbildveränderungen sind daher vor Beginn und während der ersten 3 Monate einer Behandlung in 14tägigen Abständen Blutbildkontrollen erforderlich.

Antikoagulanzien (z. B. orale Gerinnungshemmer wie Marcumar) werden zur Primär- und Sekundärprävention von vom Herzen ausgehenden Hirnembolien und zur Vorbeugung einer Schlaganfallwiederholung bei arteriosklerotischen Gefäßwanderkrankungen der großen hirnzuführenden Gefäße eingesetzt. So können diese gerinnungshemmenden Medikamente z. B. das Risiko des embolischen Hirninfarktes um mehr als 60% senken. In solchen Situationen ist auch ASS wirksam, allerdings weniger als die Antikoagulanzien. In der Regel ist eine Dauerprophylaxe notwendig.

Karotisausschäloperation als Präventivmaßnahme

In mehreren kontrollierten Studien konnte gezeigt werden, daß bei TIA-Patienten mit Verengungen der Halsschlagadern (Karotiden) um mehr als 70%, also nachdem bereits Zeichen einer Durchblutungs-

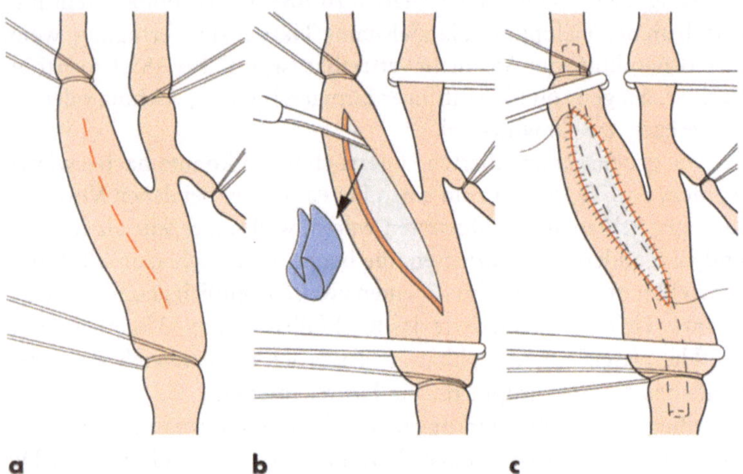

Abb. 6.9a–c. Technik der Ausschäloperation im Bereich der Karotisgabel bei hochgradiger Verengung der hirnzuführenden inneren Halsschlagader (Arteria carotis interna). **a** Freilegung der Halsschlagader und Eröffnung des Gefäßes. **b** Der das Gefäß verengende arteriosklerotische Zylinder wird herausgeschält. **c** Ein Kunstoff- oder Venenstreifen wird zur Abdichtung des Gefäßes eingelegt und das Gefäß verschlossen.

störung aufgetreten sind, die *operative Prophylaxe* der medikamentösen Vorbeugung überlegen ist. Bei Patienten mit geringgradigen Gefäßverengungen ist dagegen kein Vorteil der Operation erkennbar. Operiert werden sollte auch, wenn Doppler-und Duplexuntersuchungen eine schnelle Zunahme des Verschlußprozesses zeigen, wenn im Computertomogramm sichtbare »stumme« Hirninfarkte aufgetreten sind, und wenn ein erhöhtes Operationsrisiko durch geschwürige Arterioskleroseablagerungen vorliegen. Eine Ausschäloperation der Halsschlagader (Abb. 6.9) muß immer auch dann durchgeführt werden, wenn ein Verschluß der inneren Halsschlagader (Arteria carotis interna) auf der einen Seite und eine höhergradige Verengung auf der gegenüberliegenden Seite vorliegt.

Ob symptomlose Halsschlagaderverengungen operiert oder konservativ behandelt werden sollten, war jahrelang ein vehement diskutiertes Streitthema, vor allem zwischen Neurologen und Gefäßchirurgen. Eine amerikanische Studie 1994 zeigte, daß die Ausschäloperation das Risiko eines Schlaganfalls um 55% verringert. Diese Studie bestätigt eindrucksvoll die Bedeutung einer frühzeitigen Operation, auch wenn noch keinerlei Symptome für eine zerebrale Durchblutungsstörung vor der Operation vorhanden waren. Wichtig ist, daß die Operationen an den Halsschlagadern nur von Operateuren bzw. von Teams mit nachweislich niedriger operativer Komplikationsrate durchgeführt werden.

Ballondilatation auch an den Halsschlagadern?

Bekanntlich stellen die Katheterverfahren, insbesondere die konventionelle Ballondilatation, eine sehr wichtige Neuerung bei den Therapiemöglichkeiten von arteriellen Gefäßerkrankungen dar. Täglich werden in vielen Spezialkliniken Ballondilatationen an den Herzkranzgefäßen und an den Becken- und Beinarterien mit großem Erfolg durchgeführt. Es gibt einige Röntgenärzte, die nun auch Verengungen der Schlüsselbeinarterie und der Halsschlagader ins Visier genommen haben. Die wenigen Anhänger einer Dilatation von verengten Halsschlagadern führen ins Feld, daß es durch diese Methode zu einem kürzeren Krankenhausaufenthalt, zu einer schnelleren Genesung und zu einem geringeren Risiko kommt, im Vergleich zu einem chirurgischen Verfahren.

Vielfach werden Experten, die sich »an die Halsschlagader wagen«, von Gefäßchirurgen und Angiologen kritisiert. Bei einem weltweiten Treffen der Schlaganfallexperten in San Diego 1994 wurde die Ballondilatation von hirnzuführenden Gefäßen als »ethisch nicht vertretbar« bezeichnet. Zu groß sei die Gefahr, daß eine Gerinnselablösung provoziert wird, und es dadurch zu einer Hirnembolie mit einem nachfolgenden Hirninfarkt kommt. Bei der derzeit verwendeten Kathetertechnik liegt diese Komplikationsrate in einer Größenordnung von 2 %.

Den Gefäßchirurgen muß man entgegenhalten, daß die Karotisoperation auch mit einem gewissen Risiko behaftet ist. In einigen Operationsstudien lag das Schlaganfallrisiko sogar zwischen 4 und 6% vor bzw. nach einer Karotisausschäloperation.

Bislang ist noch nicht geklärt, wie hoch nach einer Ballondilatation der Halsschlagader das Risiko für eine erneute Verengung des dilatierten Gefäßes ist. Es bleibt einfach abzuwarten, wie die Entwicklung hier weiterhin aussieht.

Rehabilitation

Angehörige von Schlaganfallpatienten müssen frühzeitig in Rehabilitationsmaßnahmen einbezogen werden. Die fachübergreifende Rehabilitation nach dem Schlaganfall hat leider bisher eher ein Schattendasein geführt. Wenn Patienten nach einem Schlaganfall nach Hause entlassen werden, bedeutet das nicht selten das Ende jeglicher rehabilitativer Maßnahmen; und Angehörige werden mit ihren »Pflegefällen« schmerzlich alleine gelassen. Dabei könnte eine intensive Betreuung bleibende Funktionsausfälle in vielen Fällen vermeiden oder zumindest entscheidend mindern. Bleibende Lähmungen oder Sprachdefizite bedeuten für jeden Schlaganfallpatienten schmerzliche Einschnitte in der Lebensqualität.

Auch in der Rehabilitation zählt die Zeit. Rehabilitative Maßnahmen sollten schon sehr früh nach der akuten Versorgung der Patienten eingeleitet werden, je früher, desto besser. Mit einer ganzheitlichen Rehabilitationsbetreuung kann der Patient lernen, trotz der häufig bleibenden Behinderungen ein hohes Maß an Eigenständigkeit zu bewahren bzw. wiederzugewinnen. Die Rehabilitation ist immer Aufgabe eines therapeutischen Teams von geschulten Ärzten, Pflegepersonal und speziellen

Therapeuten, wie Krankengymnasten, Sprach- und Ergotherapeuten. Die *Physiotherapie* oder *Krankengymnastik* befaßt sich mit dem Körper des Menschen und seinem Bewegungsverhalten. Mit gezielten Griffen und speziellen Techniken nimmt der Physiotherapeut direkten Einfluß auf den Bewegungsapparat. Das Hauptziel der physiotherapeutischen Behandlung ist es, die körperlichen Voraussetzungen für die individuelle größtmögliche Selbständigkeit und Handlungsfähigkeit des Schlaganfallpatienten zu schaffen. Dies bedeutet vor allem, ein möglichst natürliches Bewegungsverhalten zurückzugewinnen, das durch das koordinierte Zusammenspiel *beider* Körperhälften gekennzeichnet ist. Die geschädigte Seite des Körpers sollte die Funktionen der betroffenen Hälfte nicht einfach übernehmen. Vielmehr geht es darum, die geschädigte Hälfte optimal zu reaktivieren und zu fördern. Dadurch wird gleichzeitig der Verstärkung krankhafter Bewegungsmuster und Reaktionen durch Vernachlässigung der betroffenen Seite entgegengewirkt. Ebenso gilt es, Folgeschäden des Schlaganfalls, wie frühzeitige Abnutzung und Fehlbeanspruchung des Bewegungsapparates, von Anfang an zu vermeiden.

In den meisten Kliniken und auch ambulant wird nach dem *Bobath-Konzept* gearbeitet. Bertha Bobath, eine Physiotherapeutin, und ihr Mann Karel Bobath, ein Neurologe, haben seit 1942 während ihrer gemeinsamen Arbeit mit halbseitengelähmten Erwachsenen diese Behandlungsmethode entwickelt. Sie gehen davon aus, daß natürliche Bewegungen durch Wiederholung gespeichert und automatisiert werden können. Daher liegt die Grundidee des Konzepts darin, die Therapie in Form eines Ganztages- oder 24-Stunden-Programms zusammenzusetzen. Voraussetzung ist die Zusammenarbeit aller Personen, die mit dem Patienten zu tun haben. Hier sind neben Therapeuten auch Pflegepersonal, Ärzte *und* Angehörige angesprochen. Die Aufgabe der Physiotherapie ist dabei die Beratung und Anleitung der beteiligten Personen, damit den einzelnen Störungen der Patienten angemessen und spezifische begegnet werden kann.

Die *Ergotherapie* ist die gemeinsame Berufsbezeichnung für Beschäftigungs- und Arbeitstherapeuten. Der Begriff leitet sich von dem griechischen Wort »ergo« (= am Werke sein, sich betätigen; Aktivität) ab. Ziel dieser Therapieform ist, daß sich betroffene Patienten wieder selbständig bewegen und handeln können, wenn sie nach einer akuten Phase wieder in ihr Alltags- und Berufsleben zurückkehren. Abhängig vom jeweiligen Krankheitsbild gibt es verschiedene ergotherapeutische Behandlungsmethoden. Sie verbessern motorische, geistige und psychische Funktionen. In der Rehabilitation von Schlaganfallpatienten hat die Ergotherapie unterschiedliche Aufgaben. Im Vordergrund steht die Behandlung der Gehirnfunktions- und Wahrnehmungsstörungen sowie die Umsetzung von neu erlernten Bewegungsabläufen. Allgemeine Zielsetzung ist, durch die Eigenaktivität des Patienten eine Verbesserung seiner Lebensqualität zu erreichen.

Nach einem Schlaganfall tritt bei vielen Patienten eine Beeinträchtigung der sprachlichen Kommunikation auf mündlicher und schriftlicher Ebene auf *(Aphasie)*. Bei einer Schädigung des Sprachzentrums kann es unter Umständen zu einem Verlust sozialer Kontakte sowie zunehmender Unselbständigkeit im Umgang mit der »Außenwelt« kommen. Häufig treten auch Sprechstörungen (Dysarthrie) infolge einer Lähmung der am Sprechen beteiligten Muskulatur auf. Bei Lähmungen der Muskulatur im Mund- und Rachenbereich kann es auch zu Störungen des Kauens und Schluckens kommen.

Eine zunehmende Zahl von Patienten mit Sprach-, Sprech-, Stimm- und Hörstörungen erfordert die Diagnostik und Behandlung durch speziell dafür ausgebildete Therapeuten – so enstand das Berufsbild der *Logopäden*. Die Berufsbezeichnung leitet sich aus dem griechischen »logos« (= Wort) ab. Die Tätigkeit des Logopäden umfaßt das möglichst frühe Erkennen und Behandeln von Störungen und Krankheiten der Stimme, der Sprache und des Sprechens im Kindes-und Erwachsenenalter. Auch die Logopäden arbeiten nur auf ärztliche Verordnung.

▓ Ratschläge für Schlaganfallpatienten und ihre Angehörigen[2]

Nach einem Schlaganfall können Probleme beim Sprechen, beim Stehen oder in der Koordination von Bewegungen auftreten.

 Beginnen Sie langsam damit, verlorengegangene Funktionen wieder einzuüben.

---

[2] Von der Deutschen Schlaganfallstiftung ausgegeben.

Manche Dinge müssen Sie sehr oft wiederholen, bevor Sie sie wieder beherrschen.

Konzentrieren Sie sich immer auf eine Aufgabe! Vermeiden Sie während der Übungen zuviel Ablenkung durch Fernsehen oder Radio.

Instruktionen sollen einfach sein: immer einen Schritt nach dem anderen.

Bemühen Sie sich um ihre schwächere Seite! Wenn sie auf einem Auge Probleme mit dem Sehen haben oder einen Arm oder ein Bein kaum oder gar nicht spüren, versuchen Sie trotzdem, diese bewußt zu bewegen und auf beiden Seiten eine natürliche Körperhaltung einzunehmen. Sehen Sie bewußt öfter auch in die Richtung Ihres schwächeren Auges. Familie und Freunde können Sie unterstützen, indem Sie sich auf Ihre schwächere Seite setzen, von dort mit Ihnen sprechen und Ihnen Dinge reichen.

Widmen Sie bei der Körperpflege Ihrer schwächeren Seite besonders viel Aufmerksamkeit!

Achten Sie auf dieser Seite auf kleine Verletzungen und Hautreizungen, die Sie möglicherweise gar nicht spüren! Wegen der Empfindungsstörungen ist das Verletzungsrisiko auf ihrer schwächeren Seite nämlich besonders hoch.

Achten Sie darauf, daß Sie regelmäßig – alle 1–2 Stunden – Ihre Sitz- oder Liegeposition verändern, um ein Wundliegen zu vermeiden.

Probleme mit der Blasenkontrolle sind in der ersten Zeit nach einem Schlaganfall sehr häufig, bessern sich aber meist, wenn Sie wieder aktiver werden. Tragen Sie eventuell Einlagen, gehen Sie regelmäßig und häufig zur Toilette (z. B. alle 2 Stunden), auch wenn Sie keinen Harndrang verspüren, und begrenzen Sie die Flüssigkeitszufuhr am späten Abend.

Duschen ist meist weniger gefährlich als baden. Fällt Ihnen das Stehen in der Dusche schwer, stellen Sie einen Stuhl hinein; damit er nicht wegrutscht, befestigen Sie an seinen Füßen Saugnäpfe! Es gibt auch spezielle Sitzgelegenheiten für Dusche und Bad zu kaufen.

Klettern Sie mit der schwächeren Körperseite voraus in die Dusche oder Badewanne; verlassen Sie sie mit der stärkeren Seite voraus.

Tragen Sie Kleidungsstücke, die einfach an- und auszuziehen sind. Klettverschlüsse sind oft am besten geeignet.

Wenn Sie Schwierigkeiten beim Kauen und Schlucken haben, nehmen Sie beim Essen nur kleine Mengen in den Mund. Achten Sie nach jedem Bissen darauf, daß in der schwächeren Mundhälfte keine Essensreste zurückbleiben. Bevorzugen Sie weiche Speisen oder zerkleinern Sie Nahrungsmittel vor dem Essen!

Lassen Sie sich in den Rehabilitationszentren individuell beraten, wenn es z. B. um die Beschaffung von Hilfsmitteln für die anschließende Weiterbetreuung zu Hause geht!

7 Ohrgeräusche

Durchblutungsstörungen des Innenohres, der Gehörnerven und bestimmter Gehirnregionen können zu zwei weit verbreiteten Gehörleiden führen: zu *Ohrgeräuschen* bzw. *Ohrensausen* einerseits und zu einer *Verminderung des Hörvermögens* andererseits. Oft treten beide Gehörleiden sogar zusammen auf. Zum Beispiel war *Ludwig van Beethoven* (1770–1827) nicht nur fast völlig taub, sondern litt auch schwer unter quälendem Ohrensausen: »Nur meine Ohren, die sausen und brausen Tag und Nacht fort, ich kann sagen, ich bringe mein Leben elend zu.«

Ähnlich erging es *Friedrich Smetana* (1824–1884), der große Teile seines Vermögens für die Behandlung seiner Taubheit unter zermürbenden Ohrgeräuschen ausgab, wie wir von seinen sorgfältig vorgenommenen Tagebucheintragungen wissen: »Schon im vergangenen Juli, gleich nach der öffentlichen Probe bemerkte ich, daß ich in einem Ohr die Töne der höheren Oktave anders gestimmt höre als im anderen Ohre, und daß es mir zeitweise in den verlegten Ohren zu Brausen beginnt, als stünde ich in der Nähe eines starken Wasserfalles ... .« So schrieb Smetana an den Vorstand des Landestheaters in Prag mit der Bitte, ihn von seinen Verpflichtungen als Dirigent auf unbestimmte Zeit zu entheben.

Tinnitus – Verlust der Stille

Ohrgeräusche, Ohrensausen, Ohrenklingeln und ähnliche Beschreibungen von Geräuschen in den Ohren und im Kopf werden in der medizinischen Fachsprache »*Tinnitus*« (Tinnitus aurium) genannt (lat.

tinnire = klingeln). Tatsächlich sprechen die Patienten von Sausen, Rauschen, Zischen und Pfeifen, wenn sie ihre Tinnitussymptome schildern.

Wie entstehen Ohrgeräusche?

Man vermutet, daß die Ohrgeräusche durch Fehlerregungen von Sinneszellen im Innenohr sowie von Nervenzellen im Gehörnerv und im Gehirn entstehen. Diese Fehlerregungen sind wie falsche Signale, die von gestörten Sinnes- oder Nervenzellen gebildet werden. Ist eine derartige Fehlinformation erst einmal entstanden, wird sie auf dem normalen Wege weitergeleitet und im Gehirn verarbeitet. So kommt es, daß unter Ohrgeräuschen Leidende belästigende Gehörwahrnehmungen haben, obwohl in Wirklichkeit kein Schall existiert.
Zu Fehlerregungen in den Nerven- und Sinneszellen kommt es, wenn die Zellen geschädigt werden. An erster Stelle sind Energiemangel und Stoffwechselstörungen dieser Zellen für die Schädigungen verantwortlich. Als häufigste Ursache für Ohrgeräusche werden daher Durchblutungsstörungen zusammen mit Bluthochdruck, Fettstoffwechselstörungen und die Zuckerkrankheit angesehen. Seltener sind andere Krankheiten, wie Entzündungen, Gerinnungsstörungen oder allergische Reaktionen, sehr starke Beschallung sowie Einwirkungen von Stoffen, z. B. Alkohol, Nikotin und bestimmte Antibiotika, der Grund.

Welche diagnostischen Schritte sind erforderlich?

Zunächst ist immer eine schnelle Untersuchung beim Hals-Nasen-Ohrenarzt angezeigt. Auch gilt es, das verwandte Krankheitsbild des Morbus Menière abzugrenzen. Bei der *Menière-Krankheit* kommen Hörverschlechterung, Schwindel, Übelkeit und Erbrechen zu einseitigen Ohrgeräuschen hinzu. Beim ersten Auftreten von Ohrgeräuschen sollte immer auch eine neurologische Untersuchung erfolgen. Dabei geht es auch um die Frage, ob evtl. eine Computertomographie bzw. eine Kernspintomographie erforderlich wird, um einen Gehirnprozeß (z. B. Tumor im Gehörgang) auszuschließen.

Bei einem vom Hörorgan ausgehenden Ohrgeräusch sollten auch Herz-Kreislauf-Ursachen abgeklärt werden. Es empfiehlt sich die Durchführung einer Doppler- bzw. Duplexsonographie der großen Halsschlagadern. *Internist* und *Kardiologe* müssen Herzrhythmusstörungen und vor allen Dingen Zucker- und Fettstoffwechselstörungen abklären. Der Orthopäde muß Erkrankungen der Halswirbelsäule ausschließen, weil diese ebenfalls Ohrgeräusche verursachen können. Die Notwendigkeit von zusätzlichen Untersuchungen des Kiefergelenks und des Kauapparats sollten der *Orthopäde* und der *Zahnarzt/Kieferchirurg* abklären.

Es kommt auf den raschen Beginn der Therapie an

Bei akutem Tinnitus sollte die Therapie möglichst frühzeitig begonnen werden, am besten bereits schon parallel zu diagnostischen Maßnahmen. Laute, sehr störende Ohrgeräusche werden dabei allgemein als Grund für eine stationäre Aufnahme und für eine Behandlung mit Infusionen bewertet. Es erfolgt heute meist eine Infusionstherapie mit Hydroxyäthylstärke (z. B. HAES – hier muß auf die lästige Nebenwirkung des Juckreizes geachtet werden – oder Dextran) und gefäßaktiven Medikamenten wie Pentoxifyllin (Trental).
Oft wird zusätzlich mit Kortison therapiert. Vielfach wird eine Lidocaintherapie in Injektionsform intramuskulär und intravenös eingesetzt. Medikamentös empfehlen sich Kalziumantagonisten (z. B. Sibelium) und insbesondere pflanzliche Präparate wie Ginkgo-biloba-Extrakte (Rökan, Tebonin). Für Ginkgo-Extrakte ist nachgewiesen, daß sie die roten Blutkörperchen weicher und beweglicher machen und die Sauerstoffabgabe an die Gehörzellen im Innenohr sowie an die Nervenzellen des Gehörnerves und im Gehirn verbessern können. Weiterhin sollen sie der Verklumpung der roten Blutkörperchen und der Blutplättchen sowie der Blutgerinnung entgegenwirken und das Blutplasma dünnflüssiger machen.
Die Tinnitusprophylaxe besteht wie bei allen Durchblutungsstörungen aus einer gesunden Lebensweise und Vermeidung von Gefäßgiften. Eine ausgewogene Ernährung, Vermeidung von Streß, Konfliktlösungsstrategien, sanfte, gleichmäßige Bewegungsgymnastik, Aufgabe des Rauchens sowie Kontrolle des Blutdrucks, des Blutzuckers und

der Blutfettwerte durch den Arzt sind die wichtigsten Schritte bei der Vorbeugung und Behandlung von Mangeldurchblutungen.

Wir empfehlen unseren Patienten 20 störungsfreie Minuten am Tag, die sie nutzen sollten, um sich dem Alltagsstreß zu entziehen. Wir sind auch der Auffassung, daß auf diese Weise einem Hörsturz am besten vorgebeugt werden könne.

Beruhigungsmittel zur Dämpfung der Fehlerregung der Zellen, die überraschend oft recht gut wirksam sind, sollten nach Möglichkeit vermieden werden. Sie unterdrücken nicht nur die Aktivität der gestörten, sondern *aller* Nerven- und Sinneszellen. Dies führt zu einer Verlangsamung der Denkprozesse, der psychischen Reaktionsgeschwindigkeit und der Wahrnehmungsvorgänge. Weiterhin besteht bei Einnahme von Beruhigungsmitteln die Gefahr der Dosissteigerung und Entwicklung einer Tablettenabhängigkeit. Ohne gesundheitliche Risiken kann dagegen versucht werden, die Ohrgeräusche durch spezielle technische Geräte (Hörgeräte, Tinnitusinstrument, Tinnitus-Masker) zu verdecken. Der *Tinnitus-Masker*, ein Gerät ähnlich einem Hörgerät, erzeugt ein Geräusch, das den körpereigenen Tinnitus überdecken soll.

Bei der *Tinnieur-Klangtherapie* wird die Frequenz des eigenen Tinnitus bestimmt und eine Musik in bestimmten Frequenzen entsprechend diesem körpereigenen Tinnitus verändert. Die Tinnitus-spezifisch veränderte Musik wird dem Patienten in regelmäßigen Abständen über Kopfhörer eingespielt. Diese Therapie – wie auch die Lasertherapie mit Low-power-Laser – wird von den Kassen normalerweise nicht bezahlt.

Druckkammer und hyperbarer Sauerstoff: Was ist gesichert?

In der Presse liest man immer wieder über erstaunliche Erfolge bei Einsatz der hyperbaren Sauerstofftherapie, auch bei lang andauerndem Tinnitus. Im Rahmen von tierexperimentellen Untersuchungen aus den 70er und 80er Jahren konnte gezeigt werden, daß mit dieser Therapie die Sauerstoffkonzentration in den Räumen des Innenohrs um ein Vielfaches gesteigert wird. Dies ist durch die Erhöhung der physikalischen Löslichkeit des Sauerstoffs im Blut durch Überdruck erklärlich. Diese Tatsache sowie die Erkenntnis, daß die feinen Haarzellen im Innenohr über Diffusion ernährt werden, führte zum Einsatz dieser Therapieform bei Innenohrfunktionsstörungen. Gute Erfolge stellten sich beispielsweise beim *Knalltrauma* ein. Bei akuten Hörminderungen sind die Erfolgsquoten denen der herkömmlichen Infusionstherapie gleich.

Versuche, die hyperbare Sauerstofftherapie beim Tinnitus einzusetzen, konnten bis heute keine eindeutige Überlegenheit zeigen. Allerdings liegen zu dieser Frage noch keine großen Therapiestudien vor. Eine Konsensuskonferenz, die zur Standortbestimmung der hyperbaren Sauerstofftherapie 1994 nach Lille in Frankreich einberufen wurde, listete den Tinnitus nicht explizit in die Indikationsliste für den Einsatz der hyperbaren Oxygenation. Auch wenn die Zahl der Druckkammeranlagen in Deutschland in den letzten Jahren sprunghaft angestiegen ist (1989 waren es noch 5, Mitte 1990 waren es fast 50) und sich die Klientel der Druckkammerbetreiber deutlich gewandelt hat (ca. 80% der behandelten Patienten werden aus ohrenärztlichen Indikationen einer hyperbaren Oxygenationstherapie unterzogen) kann man zum jetzigen Zeitpunkt aufgrund mangelnder klinischer Studien diese Therapie beim akuten und chronischen Tinnitus noch nicht empfehlen. »Allerdings sollte man bei »austherapierten Fällen« diese Therapieform nicht außer acht lassen und im Einzelfall deren Anwendung überdenken,« so lautet die Stellungnahme von Dr. Wilhem, einem sachkundigen Hals-Nasen-Ohren-Arzt in der Universitätsklinik in Hannover.

Psychosomatische Behandlung

Hier scheint nach den neuesten wissenschaftlichen Erkenntnissen beim chronischen Ohrgeräusch die größte Wahrscheinlichkeit zu bestehen, die Symptomatik zumindest erträglicher zu gestalten. Behandlungsmöglichkeiten sind die Psychotherapie, autogenes Training, Biofeedback, Erlernen von Entspannungstechniken evtl. in Verbindung mit einer krankengymnastischen Behandlung und auch einer sachkundigen Manualtherapie der Halswirbelsäule. Natürlich können wegen der großen Anzahl – es gibt ja Millionen von Tinnituskranken in Deutschland – die Kliniken nur einen Teil der Versorgung leisten; die Mehrheit der Patienten kann ambulant behandelt werden.

Die psychosomatische Behandlung kann bei niedergelassenen Neurologen und Psychiatern erfolgen. Darüber hinaus gibt es Einrichtungen, in denen die verschiedenen Methoden des Entspannungstrainings in Kursen angeboten und erlernt werden können (z. B. Fortbildungskurse des Fortbildungswerkes). Eine begleitende psychosomatische Therapie sollte besonders bei chronisch-dekompensierten Tinnitusformen durchgeführt werden, d. h. bei Ohrgeräuschen, die die Lebensqualität erheblich einschränken und zu einer psychischen Dauerbelastung für den Patienten führen.

Wenn das Gehör abschaltet: Hörsturz

Der Hörsturz war bis vor einigen Jahren eine unbekannte Krankheit. Heute trifft er jährlich fast 15.000 Menschen in der Bundesrepublik. Die Diagnose »akuter Hörverlust« wird immer häufiger gestellt. Dabei fällt auf, daß immer häufiger junge Menschen davon betroffen sind. Ohne Vorwarnung versagt das Gehör plötzlich seinen Dienst. Diese Krankheit wird als »idiopathischer Hörsturz« bezeichnet. »Idiopathisch« bedeutet: wir wissen nicht genau, was im Ohr passiert. Es kommt jedenfalls zu einem plötzlichen, meist einseitigen Funktionsverlust des Innenohrs ohne erkennbare Ursache.
Der Hörsturz ist als Reaktionsform des Innenohrs auf unterschiedliche Schädigungen anzusehen. Bekannt sind plötzliche Hörverluste bei akustischen Traumen, wie z. B. bei Schädelverletzungen, aber auch als Folge von einzelnen Antibiotika, bei Mumps und bei allgemeinen Infekten, die auf das Innenohr übergreifen.
Der Hörsturz ist als *akute Notfallsituation* einzustufen. Schon immer wurde vermutet, daß eine Durchblutungsstörung ursächlich verantwortlich ist. Die meisten Spezialisten gehen heute davon aus, daß es sich um eine Störung der Durchblutung in den kleinsten Gefäßen des Innenohrs handelt. Inwieweit dabei Stoffwechselstörungen, entzündliche Prozesse und immunologische Besonderheiten an der Entstehung des Hörsturzes beteiligt sind, ist heute Gegenstand intensiver Forschungen. Der Düsseldorfer Hörsturzspezialist Dr. Geuel vertritt die Meinung, daß äußerer und innerer Streß Auslöser des Hörsturzes sind. Nach seiner langjährigen Erfahrung beschreibt er Hörsturzpatienten als überaus pflichtbewußte, arbeitssame, übereifrige und ehrgeizige Menschen mit dem Hang zum Perfektionismus, die nicht einmal in ihrer Freizeit »abschalten« können. In seinem Buch »Viel um

die Ohren« spricht er von einem Menschentyp, der nicht erkannt habe, »daß seine Streßbewältigungsmechanismen nicht ausreichen. Aufgrund seiner »Blindheit« hat er seine Belastbarkeit nicht erkannt; das ständig in Bereitschaft stehende Hörorgan hat ohne Pause funktionieren müssen, und nun übernehmen der Körper und seine physiologischen Reaktionen die Verantwortung für die Gesundheit«.

Sofort zum Arzt!

Da davon ausgegangen werden kann, daß der Hörsturz als »*Infarkt im Ohr*« anzusehen ist und Durchblutungsstörungen eine Versorgungsstörung der feinen Sinneszellen im Innenohr verursachen, ist eines sicher: Je früher der Hörsturz behandelt wird, desto größer ist die Chance, daß sich die Sinneszellen erholen und der Patient wieder hören kann. Deshalb lautet das oberste Gebot: *sofort* zum Arzt gehen. Der Arzt wird versuchen, die Durchblutung des Innenohrs zu verbessern, etwa mit durchblutungsfördernden und gefäßerweiternden Medikamenten, Kalziumantagonisten und Infusionen.
Wie Tinnituspatienten brauchen Hörsturzpatienten Ruhe und eine streßfreie Umgebung; deshalb erfolgt meist eine stationäre Behandlung. Die besten Ergebnisse mit einer Infusionstherapie werden erzielt, wenn die Behandlung möglichst frühzeitig einsetzt. Die Infusionstherapie ist die Behandlung der Wahl, auch wenn Studien mit größeren Patientengruppen gezeigt haben, daß im statistischen Vergleich zwischen konservativer Therapie mit Infusionen und Plazeboapplikation kein Unterschied zwischen den Behandlungsergebnissen existiert.
Das Ziel der Behandlung ist, daß der Hörverlust wieder völlig zurückgebildet wird oder zumindest nur ein geringer Hörverlust bestehen bleibt.
Man kann allerdings nicht verschweigen, daß über die Hälfte der Hörstürze auch ohne Therapie heilt. Die Hörfähigkeit kehrt bei diesen Patienten nach einigen Tagen spontan zurück. Diese Erfahrungen wurden in Ländern gemacht, in denen der Hörsturz überhaupt nicht behandelt wird, wie z. B. in Israel, den USA oder auch in der ehemaligen DDR. Doch darauf sollte man sich nicht verlassen. Niemand kann vorhersagen, ob der Hörsturz von selbst heilt, und bei rechtzeitiger Therapie können sich die Sinneszellen wieder erholen, die sonst unwiederbringlich verloren wären.

Schwindel ist das in der Praxis des Allgemeinarztes am häufigsten auftretende Beschwerdebild. Unter Schwindel werden alle unangenehmen Empfindungen, die in Zusammenhang mit Störungen der räumlichen Orientierung auftreten, verstanden (Abb. 7.1). Die Beschwerden reichen von Drehempfindungen, Lift- oder Schwankgefühl, Gangunsicherheit und Fallneigung bis hin zu Schwarzwerden vor den Augen, Übelkeit, Brechreiz und unklaren Kopfschmerzen.

Folgende Krankheiten sind häufig für akute und chronische Schwindelbeschwerden verantwortlich:

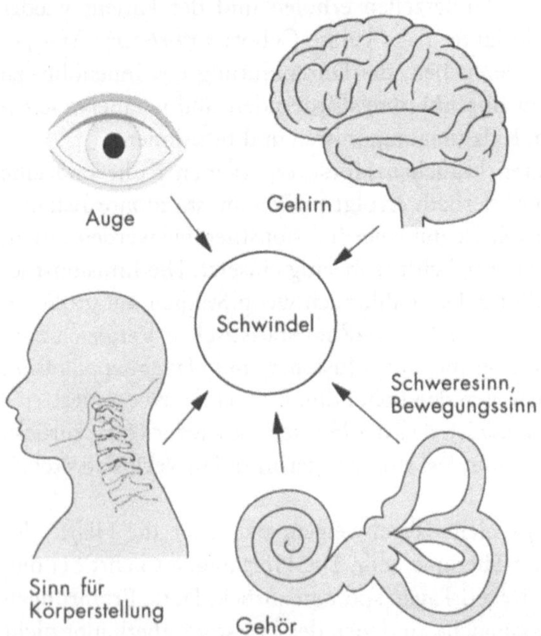

Abb. 7.1. Schwindel ist eine Fehlermeldung des Gehirns. Er entsteht, wenn die Sinnesorgane widersprüchliche Informationen über die Lage und Bewegung des Körpers im Raum an das Gehirn melden, oder wenn das Gehirn selbst gestört ist und die stimmigen Informationen der Sinnesorgane falsch verarbeitet.

Mittelohrerkrankungen, insbesondere Entzündungen und Ver-
letzungen,
Innenohrerkrankungen, insbesondere Durchblutungsstörun-
gen, Entzündungen und die Menière-Erkrankung,
Erkrankungen des Gleichgewichtsnerves, insbesondere Durch-
blutungsstörungen, Entzündungen, Verletzungen (z. B. bei
Schädelbasisbrüchen), Tumoren,
Erkrankungen des Hirnstammes, insbesondere umschriebene
Durchblutungsstörungen, Tumoren, Entzündungen.

Aufgrund der Gefäßversorgung ist bei Durchblutungsstörungen des
Hirnstammes meist nicht nur das Gleichgewichtszentrum betroffen.
Der Schwindel tritt daher häufig nicht als einziges Krankheitszeichen
auf, sondern wird von anderen Beschwerden begleitet, wie Sehstörungen und Ohrensausen. Nicht selten wird der Schwindel auch von
Konzentrationsstörungen und psychischer Gereiztheit begleitet, wenn
die Durchblutungsstörungen mehrere Hirnregionen betreffen.
Die Therapie von Schwindelbeschwerden besteht in den meisten Fällen aus einer Übungs- und einer medikamentösen Behandlung. Durch
die Übungstherapie soll der Gleichgewichtssinn trainiert und an die
veränderte Situation angepaßt werden. Auch im täglichen Leben wird
der Gleichgewichtssinn ständig geübt, nur geschieht dies wie von
selbst durch unsere normalen Alltagsaktivitäten. Wissenschaftler der
NASA konnten zeigen, daß nach 7 Tagen Bettruhe der Gleichgewichtssinn erheblich gestört ist. Eine lange Ruhigstellung sollte daher
bei Schwindel unbedingt vermieden werden. Statt dessen sollte der
Gleichgewichtssinn durch spezielle Übungen gezielt gefördert werden, so daß das Gehirn sich schneller auf die neuen Koordinaten einstellen und die ankommenden Informationen wieder richtig verarbei-
ten kann.
Bei der Behandlung des Schwindels stehen die *medikamentöse Unter-*
drückung der Schwindelbeschwerden und *durchblutungsfördernde*
eimittel im Vordergrund. Die Schwindelbeschwerden werden
nentös unterdrückt, um die Betroffenen zu reaktivieren und
behandlung zu ermöglichen. Zur Verwendung gelangen
el und Medikamente gegen Übelkeit. Da diese Arz-
ehirn insgesamt dämpfen und langfristig schädi-
ristig und unter ärztlicher Anleitung genom-

men werden. Durchblutungsfördernde Arzneimittel werden gegeben, um die Versorgung der Fühlorgane im Innenohr, des Gleichgewichtsnervs und des Gehirns mit Sauerstoff und Nährstoffen zu verbessern. Da Schwindelbeschwerden auch auf eine Störung des Gleichgewichts hinweisen und für den Organismus eine erhebliche Beeinträchtigung darstellen, ist im Straßenverkehr besondere Vorsicht geboten.

8 Erkrankungen der Bauchschlagader

Aneurysmakrankheit

Der Begriff »Aneurysma« beschreibt eine lokal begrenzte Ausweitung der Lichtung einer Arterie aufgrund einer *Gefäßwandschädigung*. Dabei kann die Bauchschlagader genauso betroffen sein wie Hirn- oder Extremitätenarterien.

Aussackungen der Brust- und Bauchschlagader (Aorta) und der großen Gefäße sind für den Betroffenen eine ständige Gefahr. Sie können jederzeit aufbrechen und zu schweren Krankheitszuständen oder sogar zum Tode führen. Die Gefäßaussackung birgt aber auch noch eine andere Gefahr in sich: durch die Ausweitung oder Veränderung der Strombahn kommt es zu einer Verlangsamung der Blutströmung und zur Bildung von Gerinnseln in der Aussackung. Diese können wiederum in weiter entfernt gelegenen Gefäßen Embolien verursachen oder im Bereich der Aussackung entspringende Blutgefäße komplett verschließen. Generell können die Ursachen von Gefäßaussackungen die Arteriosklerose, Gefäßverletzungen oder schwere Infekte der Gefäßwand (z. B. bei Syphillis) sein.

Nach Ursache und Schädigungsmechanismus werden verschiedene Formen arterieller Gefäßwandaneurysmen unterschieden:

- *Aneurysma verum* (echtes Aneurysma) weist in seiner Wand alle Schichten der normalen Gefäßwand auf.
- *Aneurysma dissecans* entsteht durch ein Einreißen der innersten Gefäßschicht (Intima) und durch ein Auseinanderklappen der Wandschichten. Meist entsteht zwischen der Intimaschicht und der äußeren Gefäßschicht (Adventitia) ein neues Gefäßlu-

men. Erfolgt ein weiterer Intimariß bekommt die Lichtung wieder einen Anschluß an das ursprüngliche Gefäß.

- *Aneurysma spurium* wird häufig auch als »Pseudoaneurysma« bezeichnet. Es entsteht häufig durch Verletzungen, die einen Riß der Arterienwand zur Folge haben. In seltenen Fällen entsteht ein Aneurysma spurium auch nach Arterienpunktion.

- *Arteriovenöses Aneurysma:* Durch pulsbedingte chronische Gewebereizung kann es unter bestimmten Voraussetzungen zu einer Kurzschlußverbindung zwischen einer Arterie und einer Begleitvene kommen: Die Arterie findet Anschluß an eine benachbarte Vene und das Blut ergießt sich im Schwall in die Vene.

Aussackung der großen Brustschlagader

Nur etwa 8% aller Aussackungen finden sich im Bereich der Brustschlagader (thorakales Aortenaneurysma). Ursächlich liegt meist eine Längsspaltung des Aortenrohres in der mittleren Wandschicht vor. Betroffen sein kann das aufsteigende Aortenrohr, der Aortenbogen und auch die absteigende Brustschlagader. Wir unterscheiden nach den Krankheitszeichen zwischen einer akuten und einer chronischen *Aortendissektion* (Aufspaltung).

Die Krankheitszeichen der akuten Hauptschlagaderaufspaltung sind:

schwerster, schneidender Schmerz hinter dem Brustbein mit Ausstrahlung in den Hals, Rücken, Bauch und in den Kreuzbereich,
Übelkeit, Erbrechen, Atemnot und
Bauchschmerzen bei Beteiligung der Bauchschlagader.

Die Schmerzsituation kann sehr den Schmerzen beim Herzinfarkt, bei der Lungenembolie oder bei einem Darmverschluß ähneln.
Für die *Diagnostik* sind Röntgenuntersuchungen erforderlich und eine Computertomographie. Diagnostisch sehr wertvoll ist eine spezielle Ultraschalluntersuchung des Herzens, die *transösophageale Echokardiographie*. Die Untersuchung geht wie eine Magenspiegelung vor

sich. Sie geschieht mit Hilfe eines in die Speiseröhre eingeführten, an der Spitze eines normalen Gastroskops sitzenden Schallkopfes. Mit dieser Methode kann man mehr als 90% der Aussackungen in der Brustschlagader erkennen. Vor jeder operativen Therapie muß noch eine Darstellung der Schlagader mit einem Röntgenkontrastmittel erfolgen.

Aussackung der Leisten- und Oberschenkelarterien

Zu einer lokal begrenzten Ausweitung der Lichtung aufgrund einer Gefäßwandschädigung (z. B. bei einer zugrundeliegenden Arteriosklerose) kann es auch im Bereich der Becken- und der Oberschenkelarterien kommen. Durch die Ausweitung und die Veränderung der Strombahn kommt es in diesem Gefäßbereich meist zu einer Verlangsamung der Blutströmung und damit sehr häufig zur Bildung monströser Gerinnsel, die dann in kleinen Teilen in die weit peripher liegenden Blutgefäße embolisieren, also weggespült werden können und diese Gefäße völlig verschließen. Das ist die große Gefahr dieser Gefäßaussackungen. Aus diesem Grunde müssen sie meistens chirurgisch entfernt werden.

Aneurysma nach Punktion einer Schlagader

Immer wenn eine Schlagader punktiert wird – dies ist z. B. bei fast jeder arteriellen Gefäßdarstellung mit Röntgenkontrastmittel erforderlich – besteht die Gefahr, daß es durch die Verletzung der Gefäßwände beim Einstich anschließend zur Bildung einer Gefäßwandausbuchtung kommt. Die Gefahr bzw. Komplikation kann auch bei der Durchführung einer Herzkatheteruntersuchung auftreten. Auch hierbei wird der Katheter meist in der Leistengegend in die Oberschenkelarterien eingeführt. Oft entsteht nach der Gefäßverletzung in diesem Bereich oder nach einer unzureichenden Kompressionsbehandlung, nachdem der Katheter wieder gezogen ist, innerhalb weniger Tage eine sogenannte »Pseudokapsel«; Mediziner nennen diese Ausbuchtung auch »falsches Aneurysma« (Aneurysma spurium). Meist besteht eine offene Verbindung zwischen dieser Kapsel, in der sich oft auch Blutgerinnsel bilden, mit der ursprünglichen Arterie. Es resultiert daraus ein »pulsierender« Blutsack.

Diese Komplikation muß genau beobachtet werden, am besten mit einem Duplexultraschallgerät. Man sieht damit ganz genau, wie groß dieser Blutsack ist, ob es Gerinnsel in diesem Blutsack gibt oder eine an- und abschwellende Verbindung zwischen Arterie und Aneurysma besteht.

Unter Kontrolle durch das Ultraschallgerät kann man auf das Aneurysma über Minuten bis Stunden Druck ausüben, und es gelingt so sehr häufig, daß sich der Kanal zum Blutsack verschließt und sich das Bindgewebe wieder festigt, womit das Problem beseitigt wäre. Falls dies nicht möglich ist, muß der Blutsack chirurgisch beseitigt werden.

Eine seltene Komplikation, ebenfalls nach Punktion der Leistenarterie, ist die Ausbildung eines arteriovenösen Aneurysmas. Dies ist eine Kurzschlußverbindung einer Arterie mit einer Vene, wobei es zur Ausbildung eines typischen, mit dem Hörrohr gut erfaßbaren Geräuschphänomens kommt, einem sogenannten »Maschinengeräusch«. Oft kann der Patient in der Leiste auch ein pulssynchrones »Kribbeln« spüren.

Aussackung der Kniekehlenarterie

Das Aneurysma der Kniekehlenarterie (Arteria poplitea) ist das häufigste periphere Aneurysma überhaupt und mit wenigen Ausnahmen durch eine Arteriosklerose bedingt. Meist manifestiert sich das Leiden im Lebensalter von 50–70 Jahren. Männer sind sehr viel häufiger betroffen als Frauen, weil bei ihnen auch sehr viel häufiger eine Arteriosklerose der Beingefäße auftritt. Als Komplikation dieser Aussackung, die äußerst selten bei Routineuntersuchungen erkannt wird, kommt es zu Embolien in die Unterschenkel- und Fußarterien aufgrund von Gerinnseln in der Aussackung. Manchmal spürt der Patient auch ein pulsierendes kugeliges Gebilde in der Kniekehle.

Mit einer Duplexultraschalluntersuchung kann der Gefäßspezialist die Aussackung sehr gut darstellen. Meist wird eine operative Behandlung erforderlich. Vor der Operation wird das Ausmaß der Gerinnselbildung durch eine Computertomographie abgeklärt.

Aortenaneurysma – wenn die Bauchschlagader platzt...

Höchst gefährlich und leider viel zu wenig beachtet ist das *Aortenaneurysma*, die »Aussackung der Hauptschlagader« als Folge einer Arteriosklerose (Abb. 8.1).

Nach Schätzungen der Gefäßspezialisten tragen 2–4% aller Männer über 60 Jahre die tödliche Gefahr in sich, ohne es zu wissen.

Statistischen Hochrechnungen zufolge gibt es in Deutschland etwa 250000 Menschen, die ein Bauchaortenaneurysma haben. Das sind meist Männer, die an Bluthochdruck leiden und oft starke Raucher sind. Wenn die vergrößerte Hauptschlagader platzt, führt der Blutverlust bei 80–95% der Betroffenen sofort zum Tod.

Weil die ursächliche Beziehung des Aneurysmas zur Arteriosklerose so deutlich ist, muß der Schwerpunkt der Vorbeugung bei der Vermeidung der bekannten Risikofaktoren der gefäßverschließenden Krankheit liegen. Dies sind in erster Linie das Zigarettenrauchen bzw. die Tabakinhalation, erhöhter Blutdruck und zu hohe Blutfette. Weitere Risikofaktoren sind Zuckerkrankheit, Gicht (zu hohe Harnsäurewerte) und indirekt Übergewicht.

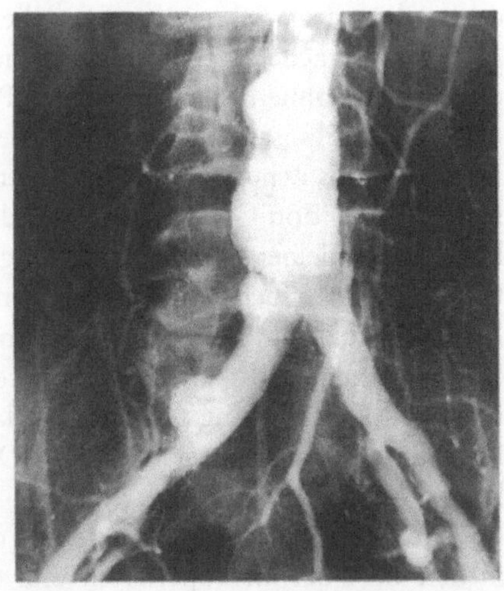

Abb. 8.1. Aussackung der Hauptschlagader (Aortenaneurysma) (Pfeile) und der rechten Beckenschlagader (Pfeil).

Im Bereich der Bauchschlagader haben einmal entstandene Ausweitungen eine ungünstige Prognose auf den Krankheitsverlauf bei unbehandelten Patienten. Es ist deshalb wichtig, daß die Aussackung unbedingt frühzeitig erkannt und auch frühzeitig operiert wird, bevor sie platzen kann. Durch Fortschritte der Gefäßchirurgie und der Anästhesie ist die Überlebensrate bei einer entsprechenden Operation auf 99% gestiegen. Entscheidend ist die Frage der Größe der Aussackung. Liegt sie unter 5 cm, wird heute meist nicht operiert. Allerdings ist es wichtig zu wissen, daß jeder Vierte ohne eine Operation innerhalb von 5 Jahren stirbt, auch wenn nur ein kleines Aneurysma vorliegt.

Bei jedem über 40jährigen Patienten mit unklarem, nicht kardialem Kreislaufschock, muß an das Platzen eines Aneurysmas gedacht werden!

Wie wird das Aortenaneurysma diagnostiziert?

Bei der Untersuchung kann der Arzt eine prallelastische Anschwellung im Bauch tasten. Oft werden vom Patienten Rückenschmerzen oder ischiasartige Schmerzen angegeben.
Mit einer einfachen Ultraschalluntersuchung kann der Hausarzt bzw. der Internist ohne Belastung für den Patienten die Gefahr erkennen. »Wenn der Hausarzt 100 Gefährdete untersucht, kann er 2 bis 4 Menschen das Leben retten«, berichtet Professor J. R. Allenberg, der Leiter der Sektion Gefäßchirurgie in der Chirurgischen Universitätsklinik in Heidelberg, auf einer Tagung zu diesem Thema. Neben der Ultraschalluntersuchung spielt die Computertomographie eine große Rolle. Ergänzt wird die Diagnostik durch eine Gefäßdarstellung mit Röntgenkontrastmittel. Die Computertomographie gibt Auskunft über die Mitbeteiligung der Hauptschlagader im Brustraum und über krankhaft erweiterte Beckenarterien. Dies ist wichtig für eine optimale Operationsplanung.
Eine große vergleichende Auswertung des Krankheitsverlaufes wurde in den USA bei nichtoperierten und operierten Patienten durchgeführt. Daraus war zu entnehmen, daß die Durchbruchgefahr mit zunehmendem Aneurysmadurchmesser steigt. Für den einzelnen Patien-

ten kann keine zuverlässige Aussage über die Wahrscheinlichkeit des Durchbruchs seiner Aussackung gemacht werden. Auch kleine Aussackungen können jederzeit durchbrechen. Dies gilt auch für Patienten im 7. und 8. Lebensjahrzehnt. Wichtig ist zu wissen, daß prinzipiell das hohe Alter eines Patienten keine Gegenanzeige zur operativen Behandlung seines Aortenaneurysmas darstellt.

Operation als Therapie der Wahl

Die Behandlung der Wahl beim Hauptschlagaderaneurysma ist die gefäßchirurgische Wiederherstellung, die das ausgeweitete Segment entfernt und durch eine Kunststoffader ersetzt. Einmal an einem Aneurysma operiert, kann der Patient selbst und sein behandelnder Arzt nur dafür Sorge tragen, daß die bekannten Risikofaktoren entsprechend behandelt werden. Von besonderer Bedeutung scheint die Kontrolle des erhöhten Blutdrucks zu sein. Es gibt zur Zeit für den akuten Fall keine Alternative zur Operation. Sie stellt die einzige Behandlungsmöglichkeit dar. Eine klare *Indikation zur Operation* liegt vor, wenn plötzliche, gürtelförmig ausstrahlende Rückenschmerzen auftreten und das Aneurysma im Querdurchmesser größer als 5 cm ist. Auch wenn man bei regelmäßigen Ultraschallkontrollen bemerkt, daß die Aussackung schnell »wächst«, besteht eine Anzeige zur Operation.

Das Risiko einer planbaren Operation ist relativ niedrig. Selbst bei über 70jährigen liegt das Risiko unter 5%. Platzt das Aneurysma, und es muß eine Notfalloperation durchgeführt werden, liegt das Risiko deutlich über 50%, die Sterblichkeitsrate bei bis zu 25%. Die offene Bauchoperation zur Entfernung der Aussackung erfordert in der Regel einen stationären Aufenthalt von mindestens 10–14 Tagen. Nach dem Eingriff sollten die Patienten regelmäßig mit Ultraschall kontrolliert werden.

Implantation einer Gefäßstütze

Die Korrektur eines Bauchaortenaneurysmas ist bislang in der Regel eine große offene Operation. Patienten mit Bauchaortenaneurysma kann zukünftig jedoch auch ohne Operation geholfen werden.

Vor kurzem wurde zum ersten Mal in einer gemeinsamen Arbeit der Freiburger Radiologischen mit der dortigen Herz- und Gefäßchirurgischen Abteilung eine Bauchschlagadererweiterung durch das Einpflanzen eines Maschendrahtes (Stent) behandelt.

Die neuartige Gefäßstütze, die wie ein Lockenwickler von der Leiste her in die Bauchschlagader eingebracht wird (Abb. 8.2), besteht aus einem dichten Geflecht aus Nitinol. Bei 37°C dehnt sich dieses Metall auf seinen erforderlichen Querschnitt automatisch aus.

Der erste Patient, der mit dieser neuartigen Gefäßprothese behandelt wurde, war ein 74jähriger Patient mit einer schweren Durchblutungsstörung am Herzen, also mit einem erhöhten Risiko für eine Bauch-

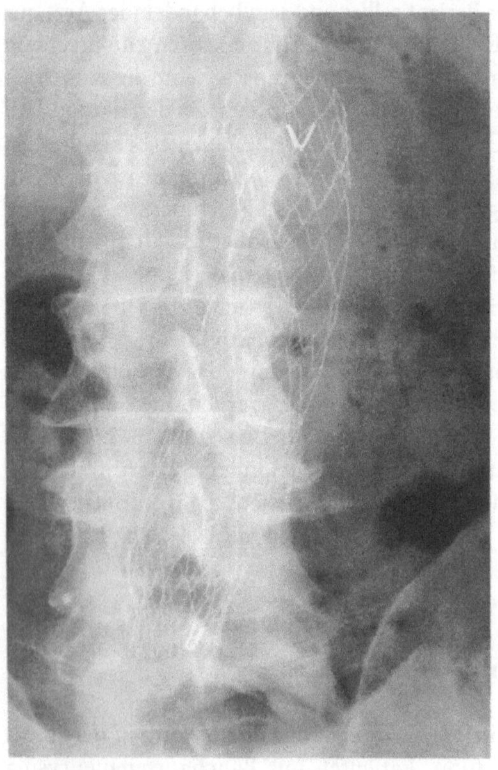

Abb. 8.2. Liegende Gefäßstütze (Stent) bei Bauchschlagaderaussackung.

schlagaderoperation. Das Risiko eines spontanen Platzens war erhöht. Darum entschloß man sich für den in diesem Fall risikoärmeren Eingriff.

Bei dem Patienten wurde unter Vollnarkose in Leistenhöhe die Beinschlagader chirurgisch freigelegt und durch einen kleinen Schnitt eröffnet. Die Sonde mit der Gefäßstütze wurde eingeführt und durch die Beckenarterie in die Bauchschlagader vorgeschoben. Im Bereich der Aussackung wurde die Gefäßstütze sorgfältig freigesetzt und anschließend mit einem Ballon erweitert. Die Lage der Prothese wurde wiederholt durch die Einspritzung von Röntgenkontrastmittel kontrolliert.

Es bleibt abzuwarten, wie sich diese Art von Gefäßprothesen in der Praxis bewähren. Große klinische Studien zu dieser Problematik liegen noch nicht vor. Man rechnet damit, daß das Risiko dieser Methode unter 1% liegt.

Obwohl die Gefäßprothese allein über 8000,– DM kostet, verspricht man sich dennoch mit dieser Technik eine massive Einsparung von Kosten. Im Normalfall wird ein Patient nach 4 Tagen stationären Aufenthalts wieder entlassen. Sobald die Gefäßprothesen serienmäßig hergestellt werden, ist auch mit einer zusätzlichen Reduktion der Kosten zu rechnen.

Teil B
Erkrankungen der Venen

9 Venenleiden

Venenkrankheiten stellen in der Bevölkerung ein bedeutendes gesundheitliches Problem dar. Sie sind zu einer Zivilisationskrankheit mit zunehmender Tendenz geworden. Die Gründe dafür liegen hauptsächlich in unserer *ungesunden, bewegungsarmen Lebensweise.* Früher sind Venenkrankheiten viel zu oft als Lappalie abgetan worden, obwohl viele Menschen darunter leiden:

Jede 2. Frau und jeder 4. Mann in der Bundesrepublik leiden an Krampfadern.

Jeder 8. Erwachsene ist von einer bereits fortgeschrittenen chronischen Venenerkrankung betroffen.

Mehr als 1,2 Millionen Menschen haben ein offenes Bein (»Ulcus cruris«) nach meist durchgemachten Thrombosen.

Nur 20–50% der Bevölkerung sind demnach venengesund.

Bereits die Hälfte aller 10- bis 20jährigen Jugendlichen sind von leichten oder mittelschweren Krampfadern betroffen (wie eine Studie belegt).

Die Zahl der tödlichen *Lungenembolien* pro Jahr wird in Deutschland auf über 30.000 geschätzt, damit nimmt die Lungenembolie in der Todesursachenstatistik unverändert den 3. Platz ein. Bei bis zu 15% aller Verstorbenen wird die Lungenembolie als Todesursache angesehen.

Risikofaktoren für Venenkrankheiten

Die Ursachen von Venenerkrankungen sind bis heute nicht restlos geklärt. Es gibt aber eine ganze Reihe von krankmachenden Faktoren, die das Auftreten und das Fortschreiten von Venenkrankheiten begünstigen. Auf diese Risikofaktoren soll in der Folge eingegangen werden.

Erbliche Veranlagung

Bei über 90% aller venenkranken Patienten besteht eine familiäre Veranlagung. Ganz ohne familiäre Disposition entstehen nur selten Krankheiten des oberflächlichen Venensystems.

Bewegungsmangel

Körperliche Inaktivität begünstigt bei entsprechender Veranlagung das Entstehen von Venenkrankheiten. Wer beruflich den ganzen Tag steht oder sitzt, lieber Fahrstühle und Autos benutzt als die Beine, und auch am Abend noch stundenlang sitzend fernsieht, der braucht sich nicht zu wundern, daß sich sein Risiko, venenkrank zu werden, vergrößert. Schädlich sind:

eine vorwiegend stehende und sitzende Berufstätigkeit,
längere Bettlägerigkeit,
lange Flug- und Autoreisen mit angewinkelten Beinen,
lange Fernsehabende (es sei denn, man legt die Beine hoch),
Immobilisierung, auch nur von einer Gliedmaße (z. B. Gipsverband),
mangelndes Bewegungstraining der Beine durch geeignete Sportarten wie Schwimmen, Wandern, Radfahren und Gymnastik.

Hormoneller Einfluß

Hormone wie Östrogene und Gestagene wirken sich in der Regel nicht günstig auf Patientinnen aus, die bereits venenkrank sind. Dennoch muß wegen eines geringen Venenleidens beispielsweise nicht auf die »Pille« verzichtet werden. Empfehlenswert sind hier allerdings

Präparate mit einem niedrigen Östrogenanteil. Die »Pille« allein führt in der Regel nicht zu einer Thrombose in den tiefen Beinvenen, sondern es müssen schon zusätzliche weitere Risikofaktoren hinzukommen.

Übergewicht

Übergewicht gilt nicht als ausschlaggebender Risikofaktor für Venenleiden. Allerdings neigen übergewichtige Personen zur Trägheit, die ihrerseits Venenstauungen begünstigen. Es gilt allerdings als unumstritten, daß Übergewicht die Entstehung von tiefen Beinvenenthrombosen begünstigt.

Alter

In zunehmendem Alter steigt die Anzahl und Ausprägung der Venenerkrankungen.

Kleidung

Einengende Kleidung, hohes Schuhwerk (Absätze legen die Wadenmuskelpumpe still) und Schuhe ohne Fußbett führen zu einem verminderten Blutrückfluß, d. h. zu einem Blutstau in den Venen.

Bau und Funktion der Venen

Die wichtigsten Aufgaben der Venen auf einen Blick:

Sammeln und Rückführen des Blutes zum Herzen,
Speicherung größerer Blutmengen (Blutdepot oder -reservoir),
Wärmeregulation.

Neben der Aufgabe des Rücktransportes des sauerstoffarmen und kohlensäurebeladenen Blutes zum Herzen, haben die Venen noch eine wichtige andere Aufgabe: Sie dienen als *Speicherorgan* für das Blut. Über 80% der gesamten Blutmenge werden in den Venen gespeichert. Das Blutreservoir in den Venen dient auch dazu, je nach körperlicher

Beanspruchung, eine schnelle Füllung der rechten Herzkammer zu sichern, weil beispielsweise unter körperlicher Belastung die Durchblutung der Muskulatur in ganz kurzer Zeit um ein Mehrfaches zunimmt.

Die dritte große Aufgabe des Venensystems ist die Bedeutung für die *Wärmeregulation* des Organismus. Befinden wir uns in warmer Umgebung, so erweitern sich die Venen und geben mehr Wärme an die Umgebung ab. Befinden wir uns in einer kühleren Umgebung, so können sich die Venen zusammenziehen bzw. tonisieren. Durch die Verkleinerung des Kalibers der Vene wird Blut in den Bauchraum bzw. in den Brustkorb verlagert und eine verstärkte Wärmeabgabe nach außen verhindert. Dieser Mechanismus spielt natürlich auch bei der Behandlung von Venenerkrankungen eine wichtige Rolle, auf die wir später noch zurückkommen werden. Kälte hat also einen tonisierenden Effekt und so kann beispielsweise eine Kaltwasseranwendung sich therapeutisch günstig auf erweiterte Venen auswirken.

Bau der Venen

Insgesamt ist die Venenwand äußerst elastisch und dehnbar. Nur so sind die Venen in der Lage, große Blutmengen aufzunehmen. Wegen ihres großen und schnell veränderbaren Fassungsvermögens, werden

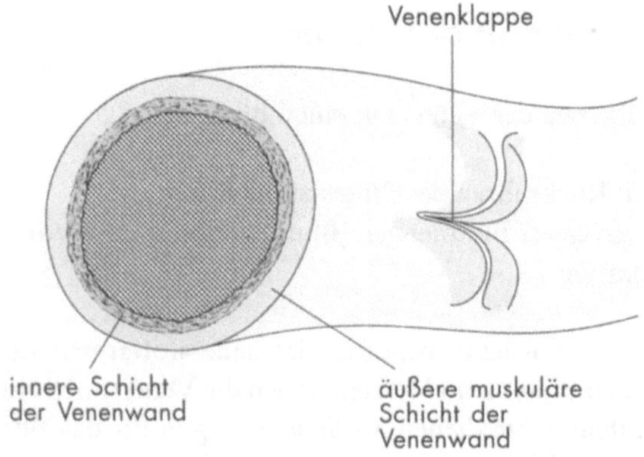

Abb. 9.1. Vene im Querschnitt.

die Venen aus diesem Grund auch als »Kapazitätsgefäße« bezeichnet.
Die Venenwand besteht aus drei verschiedenen Schichten (Abb. 9.1):

- einer Klappeninnenschicht (Intima),
- einer elastischen mittleren Schicht (Media),
- einer äußerlichen Hülle aus Bindegewebe (Adventitia).

Die entscheidende Schicht für die Dehnbarkeit der Venen ist die sogenannte »Mediaschicht«. Sie besteht sowohl aus Bindegewebsfasern, aber auch aus glatten Muskelfasern, die verantwortlich sind für das Zusammenziehen der Venen. Diese glatten Muskelzellen bauen also den »Venentonus« auf. Sie sind verantwortlich für die Blutfüllung der Venen bei verschiedenen Anforderungen.
Im Gegensatz zu den Arterien haben Venen insgesamt nur einen geringen Druck auszuhalten. Deshalb sind auch die Venenwände wesentlich dünner als die Wänder der arteriellen Blutgefäße. Wegen eines relativ konstanten langsamen Blutrückstroms aus der Körperperipherie zum Herzen lassen sich auch über Venen keine Pulswellen tasten, d. h. ein Venenpuls läßt sich nicht fühlen.

▦ Das Venensystem

Wir unterscheiden zwischen einem *oberflächlichen* und einem *tiefen* Venensystem (Abb. 9.2). Die oberflächlichen Venen, die an Armen und Beinen zum Teil gut sichtbar sind, verlaufen direkt unter der Hautoberfläche und oberhalb der Bindegewebsmuskelhülle.
Das Venensystem an Armen und Beinen besteht aus zwei verschiedenen Systemen:

- dem oberflächlichen Venensystem,
- dem tiefen Venensystem,
- den Verbindungsvenen (»Perforatoren«) zwischen oberflächlichen und tiefen Venen.

Oberflächliches Venensystem

Das oberflächliche Venensystem, das sich durch das gesamte Bein mit zahlreichen kleinen Verästelungen zieht und das direkt unter der

Haut im Fettgewebe liegt, ist für den Abtransport des Blutes aus der Haut und dem darunterliegenden Fett- und Bindegewebe verantwortlich. Es gibt zwei große »Stammvenen«:

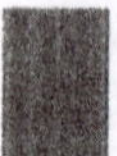 die *große Rosenkranzader* (Vena saphena magna) zieht vom Innenknöchel des Fußes an der Innenseite des Beines bis hin in die Leistengegend und mündet dort in das tiefe Venensystem;

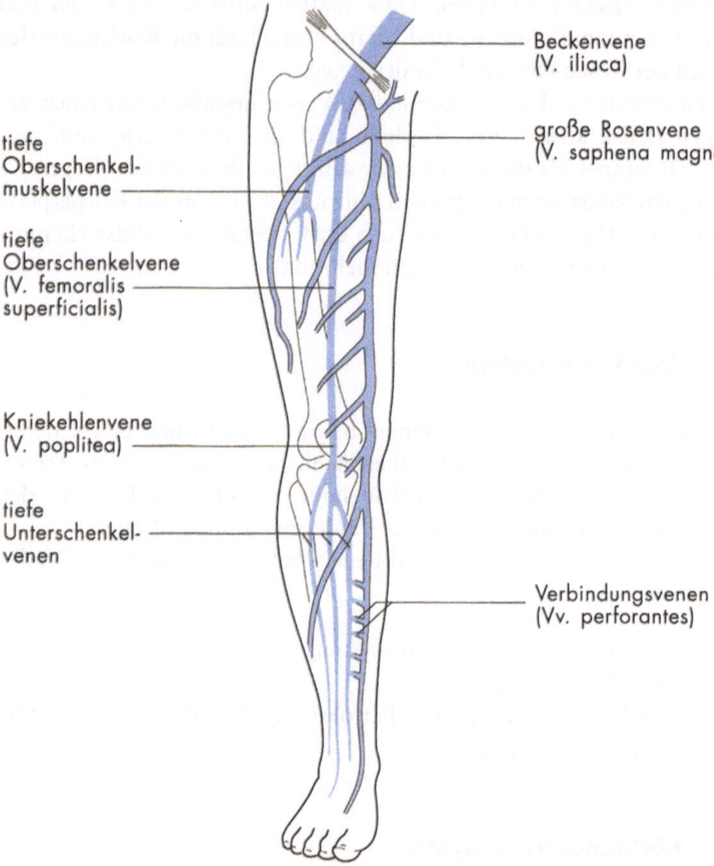

Abb. 9.2. Das Venensystem des Beines.

 die *kleine Rosenkranzader* *(*Vena saphena parva*)* verläuft vom äußeren Knöchelgebiet über die Rückseite des Unterschenkels bis hin zur Kniekehle und mündet dort variabel in die tiefe Kniekehlenvene.

Sowohl an den Armen und Beinen gibt es zahlreiche Oberflächenvenen, die Querverbindungen herstellen. An den Beinen nennen wir sie die »Seitenastvenen«. Sie durchziehen netzförmig das gesamte Bein. Wiederum kleinere Venengeflechte, die sie speisen, werden als »retikuläres Venengeflecht« bezeichnet.

Tiefes Venensystem

Das tiefe Venensystem besteht aus drei Unterschenkelvenen, die jeweils meist paarig angelegt sind.

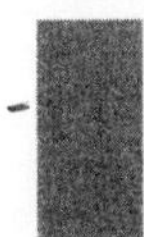 vordere und hintere Schienbeinvenen sowie die Gruppe der Wadenbeinvenen,
die Kniekehlenvene (Vena poplitea),
die tiefe Oberschenkelvene (Vena femoralis).

Unter normalen Bedingungen werden etwa 90% der venösen Gesamtblutmenge über das tiefe, und nur 10% über das oberflächliche Venensystem abgeleitet.

Verbindungsvenen

Fast überall, am Unterschenkel jedoch stärker ausgebildet als am Oberschenkel, gibt es Verbindungsvenen (Venae perforantes), die die oberflächlichen Venen mit dem tiefen Venensystem verbinden. Sie »perforieren« die feste Bindegewebshülle, die die Muskeln umgibt (»Faszie«).

Venenklappen bestimmen die Flußrichtung des Blutes

Damit das Blut in den Venen stets in die richtige Richtung fließt, gibt es Venenklappen, die den Blutfluß regulieren. Wie kann nun das Blut über eineinhalb Meter herzwärts fließen? Venenklappen finden sich sowohl im oberflächlichen Venensystem als auch im tiefen Venensystem in großer Zahl. Jede Venenklappe besteht aus zwei Klappensegeln, die wie Ventile funktionieren und schleusenartige Sperren darstellen, die das Blut nur in Herzrichtung passieren lassen und einen Blutrückstrom zum Bein verhindern (Abb. 9.3).

Wenn der Venenklappenapparat intakt ist, entsteht praktisch eine »Einbahnstraße zum Herzen«, auf der das Blut »paternosterartig« zum Herzen zurücktransportiert wird.

Wenn Venenklappen anlagebedingt fehlen oder durch eine Venenerkrankung zerstört werden, kommt es zu einem Blutrückfluß fußwärts mit allen krankhaften Erscheinungen, die später noch ausführlich beschrieben werden.

Die Venenklappen sind da am wichtigsten, wo kleinere Venen in größere Venen einmünden. In diesen Bereichen nennen wir die Venenklappen auch »Mündungsklappen«. Wenn in diesen Mündungsbereichen, also an wichtigen strategischen Stellen, die Mündungsklappen nicht schließen, hat dies Auswirkungen auf das gesamte nachfolgende Venensystem, weil es dadurch zu einer massiven Druckerhöhung in der gesamten Vene von zentral her kommt. Prak-

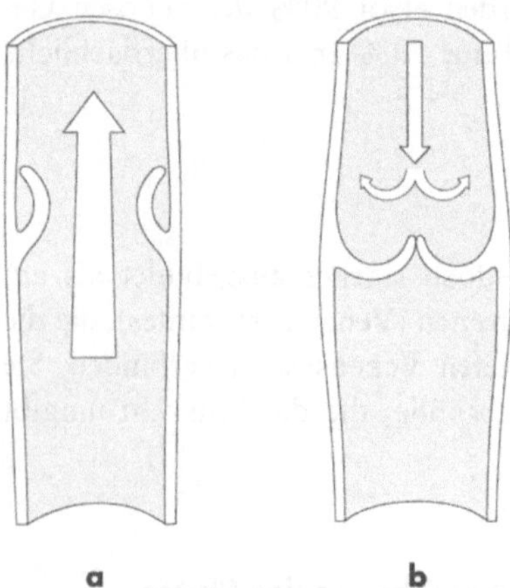

Abb. 9.3. So funktioniert eine Venenklappe: Fließt das Blut herzwärts, bleiben die beiden Segel nach oben geöffnet *(1)*; steigt der Venendruck, schließt sich die Klappe und verhindert das Zurückfließen des Blutes *(2).*

tisch bedeutet dies: Wenn beispielsweise die Mündungsklappen an
der großen Vene (Vena saphena magna) nicht dicht sind, kommt es zu
einem Blutrückfluß aus der tiefen Oberschenkel- und Beckenvene.
Dieser Vorgang ist ursächlich verantwortlich für die Entstehung eines
Krampfaderleidens dieser oberflächlichen Stammvene.

Pump- und Saugmechanismen

Eine Steigerung des Venentonus alleine reicht nicht aus, um das Blut
zum Herzen zurückzutransportieren. Hierfür sind noch andere Kräfte
notwendig.

Die wichtigsten Hilfestellungen beim Bluttransport in aufrechter Hal-
tung leistet die sogenannte *Wadenmuskelpumpe* der Beinmuskula-
tur. Sie setzt sich aus mehreren Teilabschnitten zusammen und beginnt im Bereich der Zehen und in der Fußsohle, wo beim Gehen und
Auftreten die Blutgefäße zusammengepreßt und dadurch entleert
werden. Der Pump-Saug-Mechanismus wird dann fortgesetzt durch
eine sogenannte »Sprunggelenkspumpe«. Die höchste Pumpkraft
wird aber sichergestellt durch die Muskulatur im Unterschenkelbereich, vor allem durch die Wadenmuskeln (Abb. 9.4).

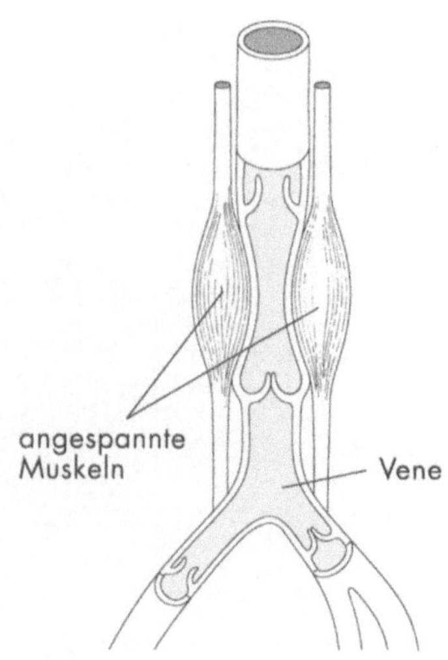

Abb. 9.4. Schematische Darstellung
der Wadenmuskelpumpe.

Natürlich spielen bei diesem Vorgang die Venenklappen auch eine
ganz bedeutsame Rolle.
Neben der Wadenmuskelpumpe gibt es noch eine »*Arterienpumpe*«:
Die pulsfüllenden Arterien üben einen rhythmischen Druck auf die
Venen aus, und so kann auch der Arterienpuls bei der Pumparbeit des
rückfließenden venösen Blutes Hilfestellung bieten. Auch die
Bauchmuskulatur und die Atemmuskulatur, wir sprechen von einer
»Zwerchfellpumpe«, vermag die Sogwirkung zurück zum Herzen zu
steigern. Durch den Einfluß der Atmung wird auch analog das Blut
aus den oberen Körperpartien, aus den Armen und aus dem Kopf,
zum Herzen zurücktransportiert.

10 Krampfadern

Krampfadern, medizinisch »Varizen«, »Varikose« oder »Varikosis« genannt, sind die häufigsten Erkrankungen der oberflächlichen Beinvenen. Im Mittelalter wurden Krampfadern als »Krummader« bezeichnet. Mit dem Wort »Krampf« haben Krampfadern eigentlich nichts zu tun, sondern im Laufe der Sprachentwicklung ist aus »Krummader« das Wort »Krampfader« entstanden.

Wie entstehen Krampfadern?

Bekanntlich ist der aufrechte Gang der wirklich wesentliche Unterschied zwischen Menschen und Affen. Der entscheidende Schritt vom Vierfüßlergang zum *aufrechten Gang* dürfte vor etwa 6 Millionen Jahre vonstatten gegangen sein. Der aufrechte Gang hat für den Menschen Vor- und Nachteile. Aufrecht gehende Wesen haben einen besseren Überblick in der Umgebung, was natürlich ganz wichtig in der Steppe war. Es gibt viele weitere Vorteile durch den aufrechten Gang. Ein entscheidender Nachteil ist aber die vermehrte Belastung des Venensystems durch den aufrechten Gang. Aus der Sicht des Venenspezialisten war die Geburtsstunde des Krampfaderleidens genau der Zeitpunkt des Wechsels vom Vierfüßlerstand zum aufrechten Gang.
Die häufigste Form der Krampfadern ist in über 70% der Fälle die *primäre Varikosis*. Ursächlich liegt – wenn man so will – eine angeborene Venenwandschwäche vor. Primäre Varizen entstehen durch eine venöse Stauung, durch Veränderungen der Venenwand und durch nicht mehr funktionierende Venenklappen im oberflächlichen Venensystem.

Die *sekundäre Varikosis* entsteht nicht anlagebedingt durch eine Venenwandschwäche, sondern infolge von Verlegungen oder Verstopfungen (Thrombosen) der tiefen Venen. Wenn die tiefen Leitvenen das anfallende Blut nicht mehr abtransportieren, kommt es zu einem starken Druckanstieg, die Gefäßwände dehnen sich aus und das Blut kann in falscher Richtung über die Perforatorvenen, die auch als Verbindungsvenen (Venae communicantes) bezeichnet werden, zurückfließen und es kommt zu einem Rückstau ins oberflächliche Venensystem. Unter dem gesteigerten Druck dehnen sich dann die oberflächlichen Venen zylinderartig oder sackförmig aus und es kommt zum typischen Bild einer geschlängelt verlaufenden und erweiterten Krampfader.

Bei der primären Varikosis werden – je nachdem, in welchen Venen des oberflächlichen Venensystems sie auftreten – folgende verschiedene Varizenarten unterschieden:

Stammvarikosis,
Seitenastvarikosis,
retikuläre Varikosis,
Perforansvarikosis,
Besenreiservarikosis.

Stammvarikosis

Bei dieser wichtigen Form des Krampfaderleidens liegt eine Umbildung der großen Rosenkranzader (Vena saphena magna) oder der kleinen Rosenkranzader (Vena saphena parva), also der beiden wichtigen Stammvenen des oberflächlichen Venensystems vor.

Bemerkenswert ist, daß das Krampfaderleiden zwischen dem 20. und 25. Lebensjahr beginnt und sich dann durch Einwirkung von Risikofaktoren weiter verschlimmert. Krampfadern in den Stammvenen entstehen bei der primären Form hauptsächlich durch eine Schließunfähigkeit der Mündungsklappen. Die Krampfaderbildung in der großen Rosenkranzvene entwickelt sich also von der Leiste nach unten bis zum Knöchel (Abb. 10.1).

Nach Professor Hach, einem Pionier der Venenkrankheiten, wird die Stammvarikosis der großen Rosenkranzader in vier Stadien eingeteilt,

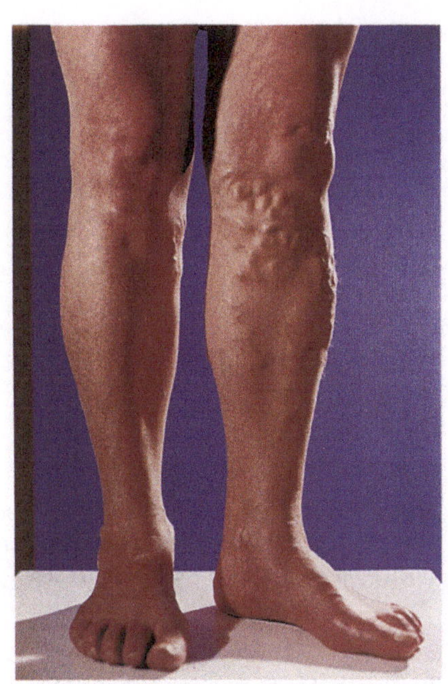

Abb. 10.1. Ausgeprägtes Krampfaderleiden.

je nach dem, wie weit die Krampfaderbildung von der Leiste bis zum Knöchel reicht (Abb. 10.2).

Seitenastvarikosis

Dieser Form liegt ein Krampfaderleiden der Seitenäste der großen Stammvenen vor. Meist treten Stammvarikose und Seitenastvarikose gemeinsam auf.

Retikuläre Varizen

Es handelt sich hierbei um kleine Krampfadern, die netzförmig (retikulär) über den gesamten Unterschenkel und Oberschenkel verteilt sind. Die retikulären Varizen schimmern dunkelblau durch die Haut

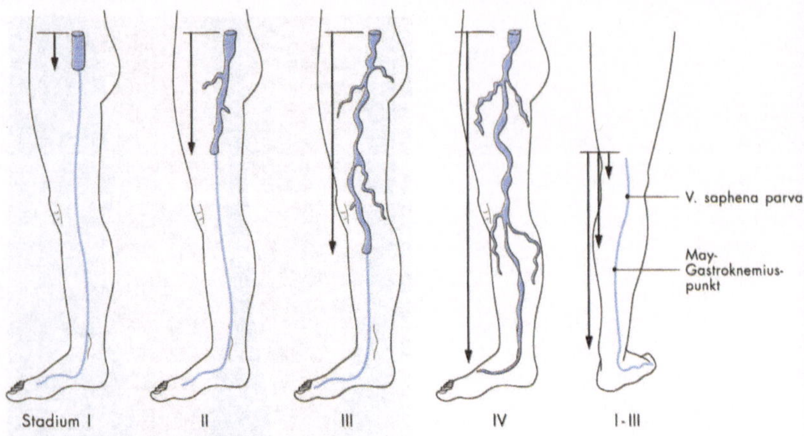

Abb. 10.2. Stammvarikose der großen Rosenkranzader (Vena saphena magna) in den Stadien I–IV (*links*) und der kleinen Rosenkranzader (Vena saphena parva) in den Stadien I–III (*rechts*).

hindurch. Sie haben etwa einen Durchmesser von 3–5 mm. Besonders häufig sind Frauen im mittleren Alter betroffen.

Perforansvarikose

Von der Perforansvarikose spricht der Arzt, wenn die Verbindungsvenen zwischen dem oberflächlichen und tiefen Venensystem durch undichte Venenklappen nicht mehr funktionieren. Sie sind oft genug die Hauptursache für eine venöse Stauung und für die Entstehung von Beingeschwüren.

Besenreiservarizen

Die Besenreiser haben ihren Namen vom rauhrandigen, auseinanderstrebenden Reiserbesen. Es handelt sich um winzige, in der obersten Hautschicht verlaufende kleine rötlich-bläuliche Äderchen, die sich fächerartig ausbreiten (Abb. 10.3). Sie haben nicht nur einen kosme-

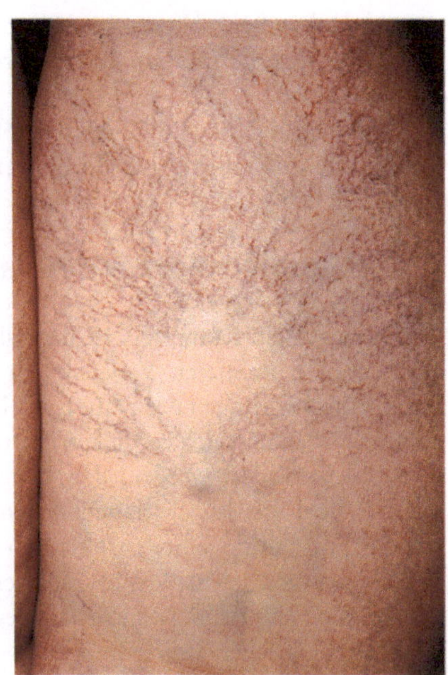

Abb. 10.3. Typische Besenreiservarizen.

tisch meist störenden Charakter, sondern weisen auf eine generalisierte Venenwandschwäche hin.

Besenreiser entstehen manchmal ohne ersichtlichen Grund. Die feinen, erweiterten Venenästchen sehen zwar nicht schön aus, meist sind
sie aber harmlos. Gehäuft treten Besenreiser in der Schwangerschaft
auf und verschwinden danach meistens wieder. Es ist bis heute nicht
ganz geklärt, ob die Besenreiser überhaupt als Krampfadern anzusehen sind oder eine eigenständige Erkrankung darstellen.

Wie machen sich Krampfadern bemerkbar?

Die wichtigsten und häufigsten Krankheitszeichen sind:

- schwere, müde Beine (vor allem in der warmen Jahreszeit),
  Spannungsgefühl in den Beinen,

geschwollene Unterschenkel und Knöchel, besonders abends,
Beschwerdezunahme bei längerem Stehen oder Sitzen und bei
Wärme,
selten: nächtliche Wadenkrämpfe,
selten: Kribbeln bzw. Unruhegefühl in den Beinen.

Komplikationen des Krampfaderleidens

Schon durch ein Krampfaderleiden alleine, d. h. es müssen gar keine
Thrombosen im tiefen Venensystem abgelaufen sein, können sich
Ernährungsstörungen der Haut einstellen. Die Haut kann sich bräunlich verfärben und sich verdicken. In fortgeschrittenen Fällen kann die
Haut so verändert werden, daß *Unterschenkelgeschwüre* oder »ein
offenes Bein« (Ulcus cruris) entstehen. Das venöse Beingeschwür ist
oft das Endstadium einer chronischen Venenerkrankung.
Durch den gestörten Blutfluß in einer erweiterten Krampfader entwickelt sich nicht selten eine örtlich begrenzte Entzündung. Es kommt
zu einer deutlichen Erwärmung und Rötung der betroffenen Vene,
und es entsteht ein massiver Druckschmerz in diesem Bereich. Wir
sprechen in solchen Fällen von einer oberflächlichen Venenentzündung (Varikophlebitis).
Durch eine kleinste Verletzung kann auch mal eine Krampfader platzen (Varizenruptur), wodurch es relativ schnell zu einem hohen Blutverlust kommen kann.
Sofortmaßnahmen bei Krampfaderruptur:

Hochlagerung des Beines,
saubere, am besten sterile Wundauflage und Druckverband,
sofort Arzt rufen oder aufsuchen.

*Achtung! Wenn es einmal zu einer Varizenruptur gekommen ist,
sollte dies Anlaß sein, die Krampfadern behandeln zu lassen!*

Welche Behandlungsmaßnahmen gibt es?

Bereits zu Zeiten der alten Griechen haben Menschen unter Venenerkrankungen gelitten. 2500 Jahre alte Votivtafeln aus den Asklepios-

tempeln, auf denen Krampfadern dargestellt sind, weisen darauf hin
(Abb. 10.4).

Diese Votivtafeln wurden wahrscheinlich Asklepios aus Dankbarkeit
für die Heilung von Krampfadern gewidmet. Hippokrates berichtet
400 v. Chr. bereits über eine Therapie des Ulcus cruris mit Binden
und Schwämmen.

Im Mittelalter wurde das Wickeln zu einer verbreiteten Therapieform. Bereits Ende des 16. Jahrhunderts behandelte man Krampfadern mit Schnürstrümpfen aus Hundeleder. Erste Verödungsversu-
che sind bereits aus dem 17. Jahrhundert bekannt. In einem Bericht
aus dem Jahre 1663 wird ein Therapieversuch bei einem Mann mit
Unterschenkelgeschwür beschrieben: Er erhielt eine Injektion von
Aqua plantaginis in eine dem Geschwür benachbarte Vene.

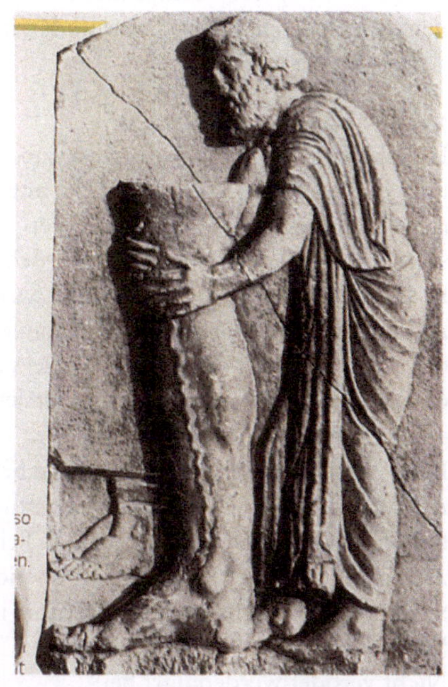

Abb. 10.4. Bereits vor mehr als 2500 Jahren wußten griechische Priester,
die gleichzeitig Ärzte waren, um die Problematik von Krampfadern und
Thrombosen.

Im 18. und 19. Jahrhundert testeten verschiedene Ärzte Eisenchlorid, Karbolsäure, Alkohole und Jodlösungen zur Krampfaderverödung. 1919 entwickelte schließlich der Mediziner P. Linser ein Verödungsverfahren mit hypertonischer Kochsalzlösung. Damals war es erstmals möglich geworden, Krampfadern ambulant mit Hilfe einer steuerbaren risikoarmen Methode zu beseitigen.

Moderne Therapiekonzepte beim Krampfaderleiden

Eine Heilung ist bei Krampfadern praktisch nicht möglich. Wenn Sie jedoch frühzeitig zum Arzt gehen und auch entsprechend frühzeitig Ihr Venenleiden behandeln lassen, haben Sie schon recht gute Aussichten, daß die Krankheit nicht schlimmer, sondern sogar gebessert wird. Ob und wie Ihr Krampfaderleiden behandelt werden muß, hängt vom Typ der Krampfadern, vom Ort und vom Ausmaß der Venenveränderungen und auch von den individuellen Beschwerden ab.

Verödung (Sklerosierung)

Dieser kleine Eingriff wird meist zur Ausschaltung von Besenreisern und kleinen Seitenastkrampfadern angewandt. Dabei spritzt der Arzt mit einer sehr feinen Nadel eine Verödungsflüssigkeit (z. B. Äthoxysklerol oder Varigloban, dieses Medikament ist jodhaltig) in die Krampfader hinein (Abb. 10.5). Es wird dadurch eine künstliche Entzündung erzeugt. Durch das Zusammendrücken der Vene mittels eines kleinen Tupfers verkleben so die Venenwände und die Vene wird dauerhaft verschlossen. Wichtig ist jetzt eine konsequente nachfolgende Kompressionsbehandlung.

Eine Verödungstherapie sollte nur schrittweise durchgeführt werden. An verschiedenen Tagen werden bestimmte Abschnitte der erweiterten Venen verödet und Schritt für Schritt werden beide Beine »saniert«. Große Stammvarizen sollten nicht verödet werden, nur kleine Seitenäste kommen für diese Therapie in Frage. Auch die netzförmige Varikosis kann so behandelt werden.

Nicht verödet werden darf bei:

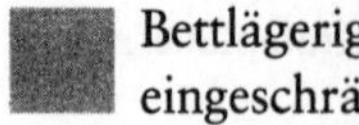

Bettlägerigkeit,
eingeschränkter Gehfähigkeit,

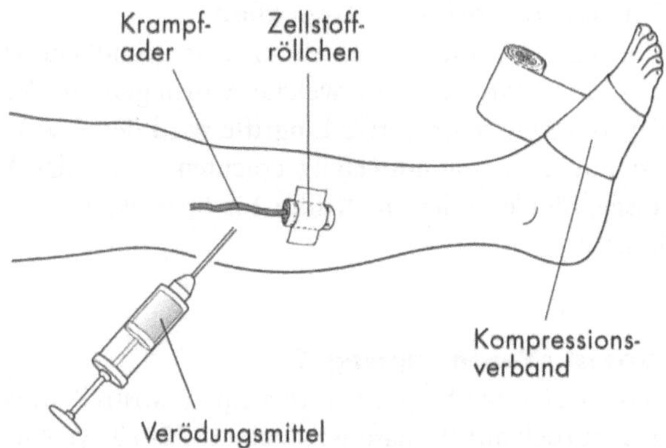

Abb. 10.5. Das Verödungsmittel wird in die Krampfader eingespritzt.

 Ödem, fortgeschrittener arterieller Verschlußkrankheit und schweren Allgemeinkrankheiten.

Das Alter des Patienten ist kein limitierender Faktor für die Verödung.

Laser: Die neue Wunderwaffe?

Bei Venenerkrankungen ist die Behandlung mit Laser noch relativ neu und wird unterschiedlich beurteilt. So ist z. B. nicht jeder Laser für jede Art der Behandlung der richtige. Es gibt auch noch keine Langzeiterfahrungen, was die Verträglichkeit und die Rückfallquote betrifft. Auf jeden Fall gehört diese neue Technik in die Hände eines erfahrenen Spezialisten. Neue, sogenannte gepulste Farbstofflaser haben aber heute schon einen festen Platz bei der Behandlung z. B. von Besenreiservarizen.

Bei der Lasertherapie geht man von der Vorstellung aus, daß Besenreiser genauso wie Gefäße im Augenhintergrund verödet werden können. Im Gegensatz zur Augenbehandlung muß bei der Vene jedoch eine kleine Sonde eingeführt bzw. auf die Besenreiser plaziert werden, um den Laserstrahl dahin zu lenken, wo er wirken soll.

Bei starker Varikosis: Operation

Vor jeder Operation muß durch eine gründliche Untersuchung genau abgeklärt werden, welche Störungen im Venensystem vorliegen. Größere operative Eingriffe wird der Arzt und Venenspezialist nur dann für notwendig erachten, wenn das Venenleiden sehr ausgeprägt ist oder ein Risiko für Spätfolgen und Komplikationen besteht.

Was ist »Venenstripping«?

Das sogenannte *Stripping* (»to strip« = abstreifen) von Krampfadern geht zurück auf William Babcock (1872–1963), einen Chirurgen aus Philadelphia, der bereits vor knapp hundert Jahren mit einer Sonde (»Venenstripper«) die Entfernung von Krampfadern durchführte. Diese Methode wird deshalb auch »Operation nach Babcock« genannt (Abb. 10.6).

Zwischenzeitlich haben sich zwar die Technik sowie das Material mehrfach geändert, das Prinzip der Operation ist aber gleich geblieben: Bei einer *Stammvarikosis* der großen (Vena saphena magna*)* oder kleinen (Vena saphena parva) Rosenkranzader wird eine flexible Spezialsonde in die krankhaft erweiterte Vene eingeführt, bis zu deren Ende vorgeschoben und dort wieder ausgeleitet. Die Varize wird dann oben und unten durchtrennt, sowie auf der Sonde fixiert, die dann beim Herausziehen (Stripping) die varikös veränderte Vene unter der Haut mitnimmt. In der Regel sind für die Entfernung der Hauptkrampfader nur zwei Hautschnitte notwendig.

Sofort danach wird der Saphenakanal fest komprimiert, damit aus den kleineren Venenästen, die beim Strippen abreißen, keine größeren Blutergüsse entstehen.

Wurden vor Jahren beim Strippen die Hauptkrampfadern prinzipiell in gesamter Länge entfernt, so können heute durch gezielte Diagnostik die noch funktionstüchtigen Anteile von Vena saphena magna und parva belassen werden (*Teilsaphenektomie*). Dadurch reduzieren sich auch die Verletzungen an den Begleitnerven und somit auch die manchmal nach der Operation auftretenden Sensibilitätsstörungen.

Bei gleichzeitig vorliegenden Defekten der *Verbindungsvenen* (Perforantes), sollte mit der (Teil-) Saphenektomie zusätzlich eine Durchtrennung dieser Varizen kombiniert werden, da anderweitig eine venöse Reststauung verbleibt. Letzteres kann endoskopisch (von innen) oder mit Mikroschnitten (von außen) erfolgen, so daß das kosmetische Ergebnis nicht beeinträchtigt wird.

Die Stripping-Operation ist in Vollnarkose, Teilnarkose oder auch in Lokalanästhesie durchführbar, sie kann ambulant oder stationär erfolgen. Ausschlaggebend hierfür ist der Schweregrad des Befundes,

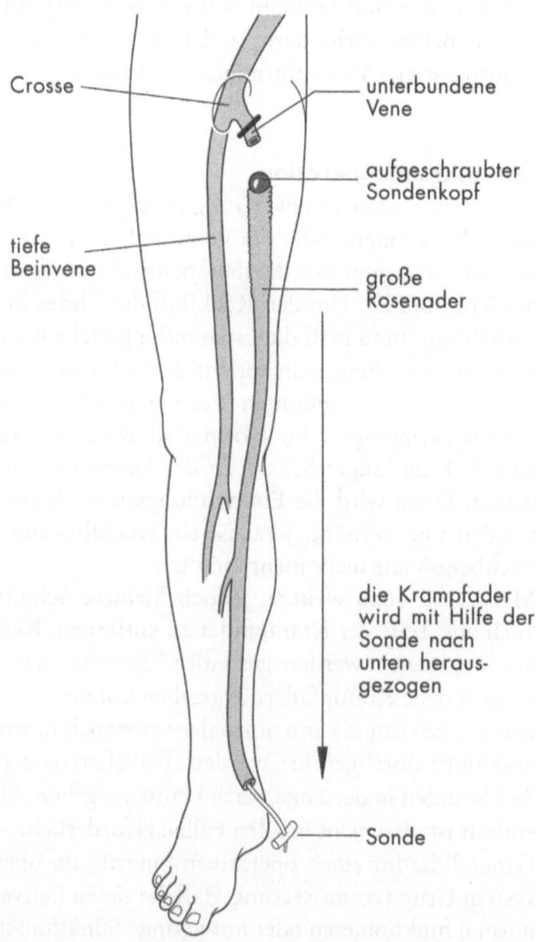

Abb. 10.6. Krampfaderoperation (»Stripping-Technik«).

der Zustand und die psychische Verfassung des Patienten. Noch am
Abend der Operation kann und soll der Patient aufstehen und umhergehen.

Nach dem Eingriff ist für 3–6 Wochen eine *Kompression* mit elastischen Binden oder Kompressionsstrumpf zu empfehlen sowie zur
Vermeidung von Thrombosen und Embolien eine mehrtägige Blutverdünnung.

Der Kompressionsverband soll einerseits das Anschwellen des operierten Beines verhindern, andererseits aber auch einer eventuellen
postoperativen Venenthrombose vorbeugen.

Krossektomieoperation

Die Krossektomie ist eine häufig durchgeführte Operation. Ist die Vena saphena magna oder die Vena saphena parva zur Krampfader geworden, so richtet sich die therapeutische Maßnahme nach der Länge
der Krampfader. Um den Rückfluß des Blutes in die Krampfader zu
verhindern, muß man die Einmündungsstelle in der Leiste oder Kniekehle verschließen: man spricht deshalb von einer Krossektomie. Bei
einem Befall der gesamten Vene wird diese jedoch völlig entfernt
(»Venenstripping«). Im Normalfall wird bei der Krossektomie ein
ewa 2–4 cm langer Schnitt in der Leiste bzw. in der Kniekehle gemacht. Dann wird die Einmündungsstelle (Krosse) freigelegt, unterbunden und vernäht. Jetzt ist ein Rückfluß des Blutes in die oberflächliche Vene nicht mehr möglich.

Meist sind noch weitere, jedoch kleinere Schnitte erforderlich, um
auch alle Teile der Krampfader zu entfernen. Kleine krankhafte Verbindungsvenen werden gesondert unterbunden, damit später nicht
hieraus neue Krampfadern entstehen können.

Die Krossektomie kann normalerweise auch in ambulanter Form (Ta-
gesklinik) durchgeführt werden. Üblicherweise ist der Patient nach
3–4 Stunden in der Lage, nach Hause zu gehen. Ein Krankenhausaufenthalt ist also nicht in allen Fällen erforderlich.

Generell ist für einen operativen Eingriff am oberflächlichen Venensystem Grundvoraussetzung, daß die tiefen Leitvenen intakt sind und
normal funktionieren oder nur geringe Funktionsstörungen aufweisen.
Wenn diese Grundbedingung erfüllt ist, kann man die oberflächlichen
Venen operativ entfernen, ohne den Blutfluß zu beeinträchtigen.

Es gibt eine unüberschaubare Zahl von Venenmitteln. Sie unterscheiden sich schon in der Darreichungsform: es gibt Salben, Gele, Cremes, neben Arzneimitteln zum Einnehmen wie Tropfen, Dragees, Kapseln oder Retardkapseln.

Leider sind Venenmittel in den vergangenen Jahren in Mißkredit geraten, weil zahlreiche Mittel, die unterdosiert sind oder beliebige Kombinationen enthalten, nicht wirkten bzw. auch weil Wirkversprechen abgegeben wurden, die ohnehin nicht erfüllt werden können.

Keine Therapie, so auch kein Venenmittel, hilft gegen Krampfadern. Aus einer krankhaft veränderten Vene = Krampfader wird nie wieder eine gesunde Vene. Durch verschiedene therapeutische Maßnahmen wie Operation, Stripping oder Verödung wird die kranke Vene »ausgeschaltet«, durch Kompression oder geeignete Medikation werden die Symptome der Rückflußstörung gebessert.

Werden also realistische Erwartungen an die medikamentöse Behandlung gestellt und geeignete Arzneimittel bei den Beschwerden bzw. Krankheitsbildern eingesetzt, für die sie ihre Wirksamkeit belegt haben, so läßt sich in einer großen Zahl der Fälle ein entsprechender Erfolg erreichen.

Der erste Schritt ist also eine exakte Diagnose der Beschwerden. Zu den typischen Symptomen der chronisch venösen Insuffizienz, die jeder Betroffene bei sich selbst feststellen kann, gehören: schwere müde Beine, Schwellungen, Spannungsgefühl, Schmerzen, eventuell Juckreiz und Wadenkrämpfe.

Typisch ist, daß diese Beschwerden vor allem abends auftreten, morgens verschwunden sind und daß sie sich an warmen Tagen besonders bemerkbar machen oder nach langem Stehen (Beruf) und/oder Sitzen (Reisen).

Die Ursache für die geschilderten Symptome ist eine unerwünschte Flüssigkeitsansammlung in den Beinen (Ödem), die sich zuerst an den ʼcheln bemerkbar macht. Das Ödem ist der Indikator für eine ʼche Venenschwäche und gilt gleichzeitig auch als Schrittmaʼs Fortschreiten der Krankheit.

ʼhlüsselrolle des Ödems ist also der Abbau oder die Verʼems das wichtigste therapeutische Ziel.

ʼen dafür mehrere Arten von Arzneimitteln in Frage.

Die klassischen wasserausschwemmenden Arzneimittel sind die *Diuretika*. Sie werden z. B. bei Nierenfunktionsstörungen und anderen Erkrankungen eingesetzt. Für die Ausschwemmung venös bedingter Ödeme sind sie kurzfristig geeignet.

Diese Medikamente sollen nicht auf Dauer eingenommen werden, da sie zum Teil gravierende Nebenwirkungen besitzen, wie eine Eindickung des Blutes. Wenn nämlich zuviel Flüssigkeit aus dem Blut abgezogen wird, kommt es zu einem relativen Überwiegen der festen Bestandteile des Blutes und das Blut »dickt ein«. Das erhöht die Bereitschaft zu einer Gerinnselbildung (Thrombose).

Darüber hinaus können Wassertabletten auch zu einer Erhöhung des Cholesterins und der Triglyzeride führen, und auch die Harnsäure kann erhöht werden. Auch im Bereich des Zuckerstoffwechsels können sich ungünstige Nebenwirkungen einstellen. Nehmen Sie wassertreibende Mittel also nur ganz kurzfristig bei ganz schwerer Schwellneigung: aber immer nur in Absprache mit ihrem Arzt.

Wassermittel müssen/sollten kurzfristig vor dem Anpassen eines Kompressionsstrumpfes genommen werden, damit dieser dann optimal sitzt und wirkt.

Eine weitere Arzneimittelgruppe beeinflußt den *Venentonus*.

Venentonisierende Medikamente beschleunigen den Rückfluß des Blutes. Die Basis dieser Medikamente sind häufig Stoffe, die sich dem Mutterkorn, einem vor allem Getreide und Gräser befallenden Schlauchpilz, gewonnen werden.

Unter Venentonus versteht man die »Spannkraft der Venenwand«. Noch sehr elastische kräftige Venenwände haben eine deutlich höhere Spannkraft und damit einen höheren Tonus als ermüdete, erschlaffte Gefäßwände.

Die Wirkstoffe des Mutterkorns (Mutterkornalkaloide) bewirken ein Zusammenziehen, eine höhere Spannkraft der erweiterten, erschlafften Venenwände. Allerdings wirken sie auch auf andere gesunde Gefäßwände und können bei zu hoher Dosierung zu einer unerwünschten übermäßigen Gefäßverengung der Arterien führen. Deshalb kann es zu arteriellen Durchblutungsstörung kommen.

Beide Arzneimittelgruppen, Diuretika und Venentonika, sind verschreibungspflichtig und sollen aus den genannten Gründen immer nur in Absprache mit dem Arzt genommen werden.

Eine dritte, hier zu nennende Gruppe von Medikamenten sind die sogenannten *Ödemprotektiva*. Sie haben die größte Bedeutung (abgelesen an der Verordnungshäufigkeit), sind pflanzlicher Herkunft und bergen geringe Risiken hinsichtlich Neben- und Wechselwirkungen; sie sind nicht verschreibungspflichtig. Aufgrund ihrer guten Verträglichkeit können sie mit zahlreichen anderen Arzneimitteln gleichzeitig und auch über lange Zeit gegeben werden. Das sind wichtige Kriterien bei der Behandlung einer Erkrankung, die im Alter an Häufigkeit und Schweregrad zunimmt und die als chronische, also anhaltende Krankheit dauernd behandlungsbedürftig ist.

Man faßt verschiedene Arzneistoffe unter dem Begriff »Ödemprotektiva« zusammen, was den gemeinsamen Wirkmechanismus beschreibt: den Schutz vor dem venösen Ödem. Zu diesen Stoffen gehören:

> Saponine (»seifenartige Stoffe«),
> Roßkastaniensamenextrakt mit standardisiertem Aescingehalt,
> Mäusedornwurzelstockextrakt mit standardisiertem Ruscogeningehalt,
> Flavonoide (Pflanzenfarbstoffe),
> Rutoside (Rutinether), darunter ß-Hydroxyethylrutosid (teilsynthetisch) und Troxerutin,
> Kumarine (typisiert durch ihren Geruch),
> Steinkleekraut mit standardisiertem Kumaringehalt.

Pflanzliche Ödemprotektiva sind die »Venenmittel« im engeren Sinn. Unter »ödemprotektiv« versteht man – vereinfacht ausgedrückt – eine abdichtende Wirkung an den geschädigten feinen venösen Gefäßen. Sie wirken auch »antiexsudativ«, das bedeutet, daß der Übertritt von Flüssigkeit aus dem Blut in das Gewebe eingeschränkt ist. Ödemprotektiva vermindern subjektive und objektive Beschwerden, die im Zusammenhang mit Venenerkrankungen auftreten. Daher sind sie geeignet bei Patienten im frühen Stadium venöser Rückflußstörungen, die im Lauf des Arbeitstages schwere, müde Beine bekommen, die über Juckreiz, Spannungsgefühl und ziehende Schmerzen klagen und manchmal auch an nächtlichen Wadenkrämpfen leiden. Typische Vertreter dieser Patientengruppen sind Frauen im mittleren Lebensalter mit Steh- oder Sitzberufen, oft mit entsprechender familiärer Veranlagung.

Ödemprotektiva werden in folgenden Fällen gegeben:

Stadium I: chronisch-venöse Insuffizienz
Symptome: abends müde, schwere Beine, Schwellungen, Schmerzen, Ödeme;

Stadium II a: abgeheiltes Ulcus cruris
zusätzlich bei ungenügender Effektivität der Kompressionstherapie;
zusätzlich mit Kompressionsstrumpf der Klasse 1, wenn Klasse 2 nicht toleriert wird;
alternativ, wenn eine adäquate Kompressionstherapie nicht durchführbar ist.

Im fortgeschrittenen Stadium der Erkrankung können Ödemprotektiva ärztliche Behandlungsmethoden wie Kompressionsbehandlung oder operative Maßnahmen unterstützen oder ergänzen. Schließlich leisten sie unverzichtbare Dienste, wenn diese anderen Therapiemethoden kontraindiziert sind, d. h. nicht angewendet werden dürfen. So gibt es Patienten mit schwerem Krankheitsbild, bei denen Kompressionsbehandlungen oder Operationen nicht durchgeführt werden können, weil ihr Gesundheitszustand das verbietet, oder weil sie körperlich, etwa durch ein gleichzeitig vorliegendes Rheuma, nicht mehr in der Lage sind, sich selbst Kompressionsstrümpfe anzuziehen.

Die Wirkstoffe in Ödemprotektiva sind pflanzlichen Ursprungs: Triterpenglykoside aus Roßkastaniensamen, Steroidglykoside aus Mäusedorn, Flavonglykoside aus Zitrusfrüchten, Buchweizen, Eukalyptus oder kumarinhaltiger Steinkleextrakt.

Im folgenden wird auf die Glykoside eingegangen, weil sie den wesentlichen Anteil der apothekenpflichtigen Arzneimittel zur oralen Therapie von venösen Erkrankungen darstellen und auch in den wichtigsten Produkten enthalten sind, die der Arzt heute verordnet. Einige dieser Wirkstoffe, wie Aescin, besitzen zugleich venentonisierende Eigenschaften.

Roßkastaniensamen (Aescin)

Roßkastanienpräparate sind die ältesten und verbreitesten Arzneimittel in der Venentherapie. Die ödemmindernde Wirksamkeit von Roßkastaniensamenextrakt (kurz RKSE) ist umfassend belegt in klinischen, kontrollierten Untersuchungen an Venenpatienten. Voraussetzung für gute Therapieerfolge ist aber die Einnahme von 2mal täglich einer 50 mg Aescin entsprechenden Extraktmenge als Retardarzneimittel (oder 2mal 75 mg Aescin entsprechender Extrakt), sowie die regelmäßige Einnahme überhaupt.

Präparate mit »reinem« Aescin sind dem Gesamtextrakt nicht vergleichbar hinsichtlich Wirksamkeit und Verträglichkeit. Ergebnisse klinischer Studien mit dem Extrakt können nicht auf Aescin übertragen werden. Das entspräche dem, wenn man Kaffee und Koffeinlösung gleichsetzen wollte. Aescinpräparate sind für die Behandlung traumatisch bedingter Schwellungen vorgesehen, wie sie z. B. bei Sportverletzungen auftreten.

Mäusedorn

Zur Substanzklasse der Saponine gehören auch die Inhaltsstoffe des Mäusedornwurzelstockes. Die Wirksamkeit ist nicht so umfassend in klinischen Studien belegt wie die der Roßkastanie. Die Standardisierung auf einen bestimmten Gehalt des Extraktes an dem Inhaltsstoff Ruscogenin ist bei den angebotenen Handelspräparaten nicht angegeben. So bleibt als Dosierungsrichtlinie nur die Empfehlung der Hersteller.

Flavonoide (Rutoside)

Zu den natürlichen Flavonoiden (»Pflanzenfarbstoffe«) gehören Rutin und Hesperidin. Die Resorption (Aufnahme) dieser Naturstoffe im Magen-Darm-Trakt schwankt. Es wurden daher besser aufnehmbare teilsynthetische Stoffe entwickelt, von denen das ß-Hydroxyethylrutosid (HR) das bekannteste und wichtigste Derivat ist neben Troxerutin (Gemisch aus Tri- und Tetrahydroxyethylrutin).

Hesperidin und Trimethylhesperidinchalkon

Hesperidin, ein natürliches Flavonoid aus Schalen von Agrumenfrüchten, wird meistens nicht direkt, sondern in Form des halbsynthetisch abgewandelten Trimethylhesperidinchalkon (TMHC) verwendet. Diosmin ist ein natürliches Flavonoid, das so eingesetzt wird.

Die für Flavonoide empfohlenen Tagesdosierungen betragen:

ß-Hydroxyethylrutosid   600–1200 mg;
Troxerutin   600–1200 mg;
TMHC   300– 800 mg;
Diosmin   400– 700 mg.

Die Dosierungsempfehlung muß unbedingt eingehalten werden. Klinische Studien an Patienten, die Wirksamkeit und Verträglichkeit dokumentieren, sind nicht übertragbar. Das heißt, entsprechende Ergebnisse können nur erwartet werden, wenn die gleichen Dosierungen der identischen Substanzen verabreicht werden.

Allgemein kann man davon ausgehen, daß die von einigen Herstellern aus Kostengründen als wirksam deklarierte Minimaldosierung häufig nicht zum Erreichen des therapeutischen Wirkspiegels führt, so daß beim Erwachsenen grundsätzlich die mittlere angegebene Tagesdosis als Langzeitbehandlung zugrunde gelegt werden muß. Eine unterdosierte Menge, die maximal Plazeboeffekte erzielt, kann nicht sinnvoll sein!

Steinklee

Auch der Extrakt aus dem Steinkleekraut, standardisiert auf Kumarin, zählt zu den ödemprotektiven Stoffen. Der Effekt von kumarinhaltigen Zubereitungen ist nicht so gut dokumentiert anhand klinischer Studien wie der anderer, bereits beschriebener Venenmittel. Die Tagesdosierung beträgt 15–30 mg Kumarin.

Laut Literatur ist die Ödemprotektion des *Kumarins* nicht so ausgeprägt wie die anderer Substanzen. Im Vordergrund steht ein anderer Effekt: Kumarine wirken eiweißspaltend, die Bruchstücke werden über die Lymphe abtransportiert. Man spricht von einem lymphokinetischen Effekt, weil die Lymphe in Bewegung gebracht bzw. abgebaut wird. Diese Hauptwirkung des Kumarins ist von besonderer Bedeutung bei der Behandlung eines Lymphödems, auch in Verbindung mit Venenerkrankungen.

Eine zusammenfassende Bewertung der Venenarzneimittel zeigt, daß diese Mittel ein wichtiges Standbein der Behandlungsmöglichkeiten darstellen. Funktionelle Störungen, vor allem das Ödem, das Be-

schwerden auslöst und als »Schrittmacher« der Erkrankung zu sehen
ist, können effektiv vermindert oder sogar ganz beseitigt werden.
Voraussetzung ist allerdings, daß ein nachgewiesen wirksames Venenmittel in der notwendigen Dosierung konsequent eingenommen
wird. Wie wissenschaftliche Studien gezeigt haben, lassen sich durch
die Einnahme von solchen Medikamenten das Fortschreiten der
krankhaften Prozesse in den Venen durchaus aufhalten – rückgängig
gemacht werden können sie allerdings nicht.

Wann können Venensalben angewendet werden?

Salben, Gele und Cremes werden von den Patienten meist »heiß ge-
liebt«. Würden Venenpatienten mit der gleichen Aufmerksamkeit
ihre Kompressionsstrümpfe tragen wie sie »schmieren«, wären viele
Ärzte sehr froh.

Die äußerlich anzuwendenden Medikamente haben einen kühlenden
Effekt. Krampfaderleiden und Stauungserscheinungen lassen sich in
der Regel durch Salben oder Cremes nicht bessern, bestenfalls lindern. Gefährlich werden können die Externa beim offenen Bein. Vielfach wirken Externa hier schädigend, weil sie Allergien auslösen können. Liegen Stauungsekzeme vor, sollte man auf ihren Einsatz ebenfalls völlig verzichten.

Venenfitness-Programm/Venengymnastik

Neben der medikamentösen Therapie und passiver Unterstützung
durch Stützstrümpfe oder Verbände gibt es einige aktive Möglichkeiten, Venenbeschwerden vorzubeugen oder bestehende Beschwerden
zu lindern. Besonders hilfreich ist eine gezielte Gymnastik, die die
Beinmuskeln kräftigt und damit die für den Rücktransport des Blutes
wichtige Muskelpumpe aktiviert.

Wichtige Übungen für Venenpatienten (Abb. 10.7)

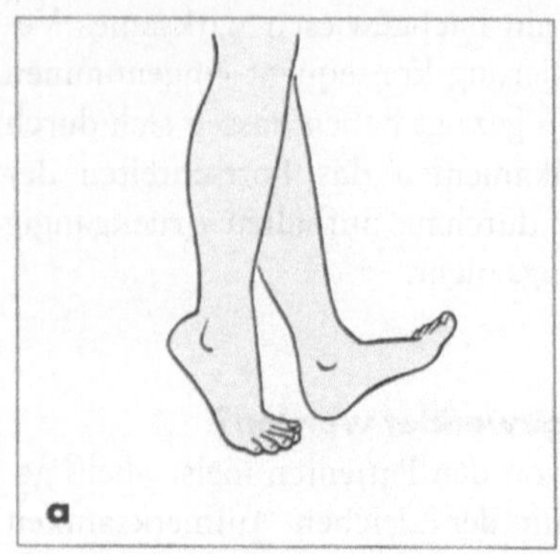

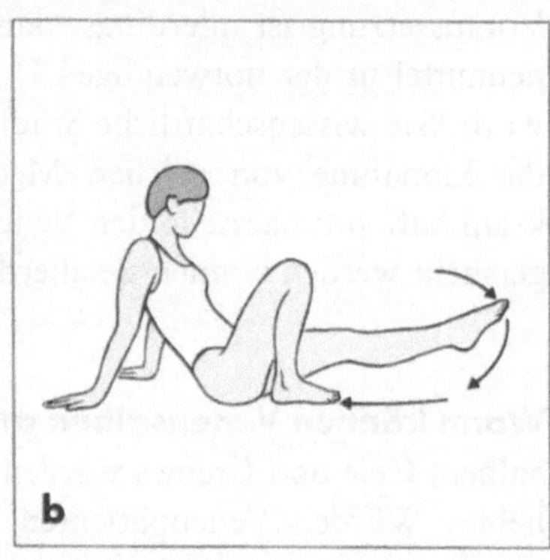

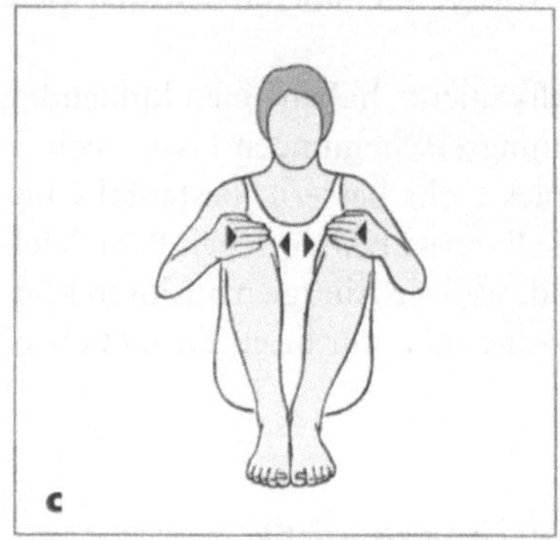

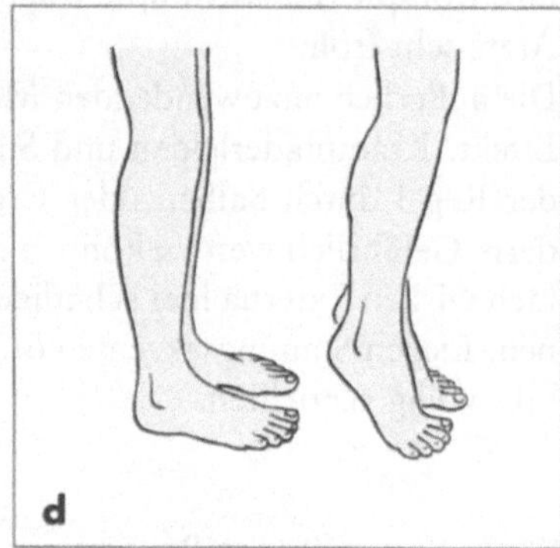

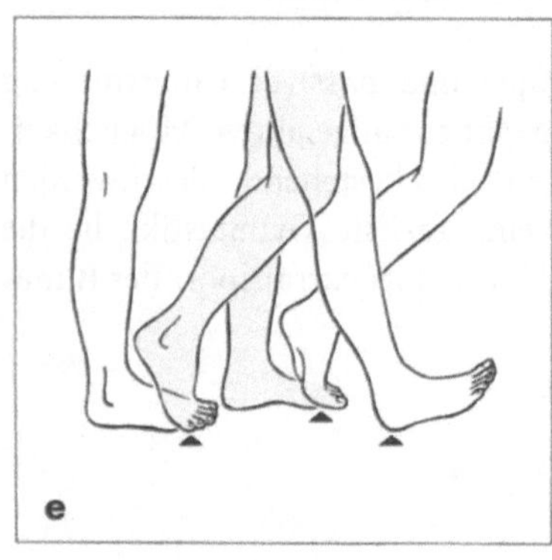

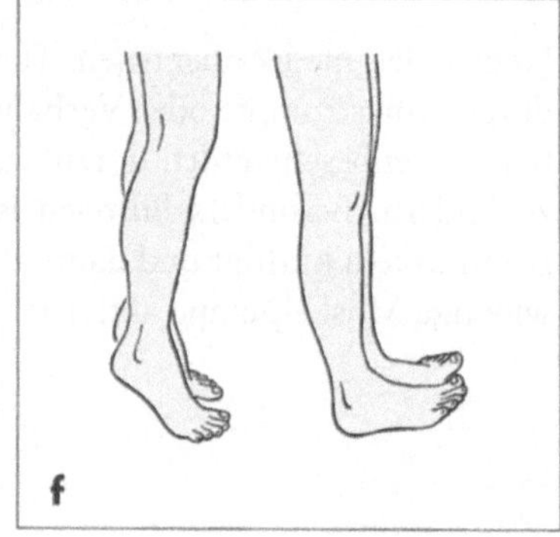

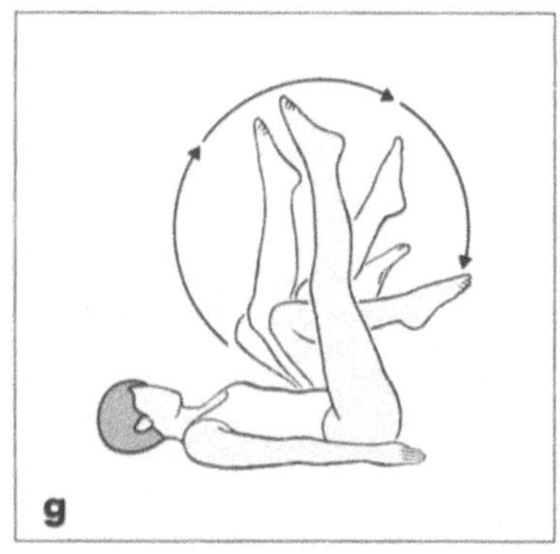

Abb. 10.7a–m. Auswahl von gängigen, aber effektiven Übungen der Venengymnastik. Bevor Sie diese Übungen durchführen, sollten unbedingt Ihre Muskeln, eventuell durch Stretching, aufgewärmt sein.

a–c Übungen im Sitzen.

a Sie sitzen auf einem Stuhl, beide Füße stehen auf dem Boden. Heben Sie nun rasch abwechselnd Zehen und Fersen kräftig an. Etwa 10mal wiederholen.

b Sie sitzen auf dem Boden, Arme nach hinten aufgestützt, beide Beine gestreckt. Nun wird das rechte Bein fest angezogen (Fuß möglichst nahe ans Gesäß) und wieder nach vorne gestreckt und abgelegt. Entsprechend folgt das linke Bein. Je 5mal wiederholen.

c Sie sitzen mit angezogenen Beinen auf dem Boden und pressen mit den Händen die Knie zusammen. Gleichzeitig versuchen Sie, die Knie gegen diesen Widerstand der Hände auseinanderzuziehen. Nach 3 Sekunden dieser Anspannung lassen Sie ganz locker. Dann spannen Sie noch einmal für 3 Sekunden Knie und Hände wieder gegeneinander an. 3mal wiederholen.

d–f Übungen im Stehen.

d Sie stehen zunächst flach auf beiden Füßen, gehen dann hoch auf die Zehenspitzen und wieder zurück in die Ausgangsstellung. 10mal wiederholen.

e Bei dieser Übung gehen Sie im Zimmer auf und ab, achten dabei aber besonders darauf, daß Sie Ihre Füße wirklich ganz exakt von der Ferse bis zu den Zehen abrollen.

f Zu Beginn stehen Sie auf Zehenspitzen, verlagern dann Ihr Gewicht auf die Fersen und versuchen, die Zehenspitzen deutlich anzuheben. Mehrmals wiederholen.

g–m Übungen im Liegen.

g Sie liegen flach auf dem Rücken, die Arme seitlich am Körper entlang ausgestreckt. Sie heben die Beine nun an und strampeln wie beim Radfahren in der Luft. Dabei sollen Ihre Knie möglichst nah an den Oberkörper kommen und die Beine dann immer hoch ausgestreckt werden. Dauer der Übung etwa 20 Sekunden.

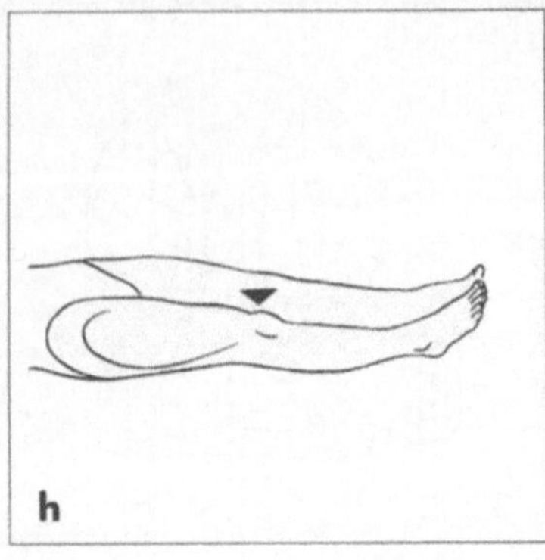

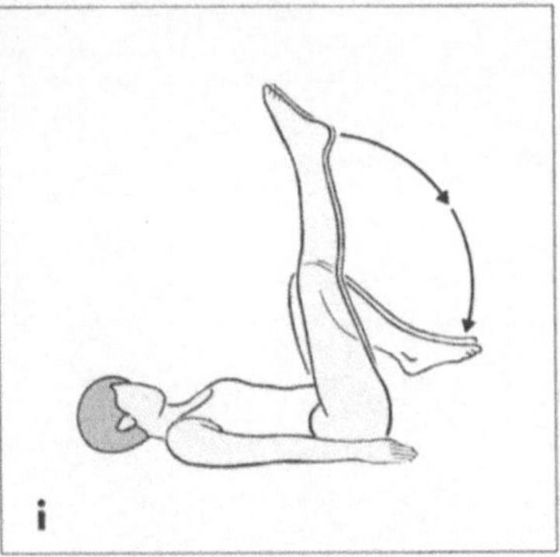

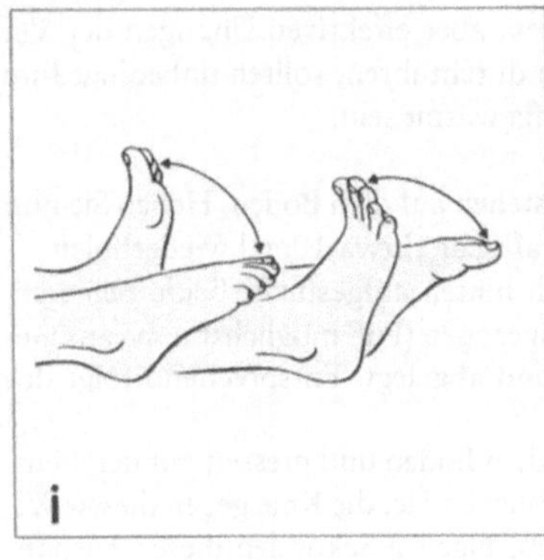

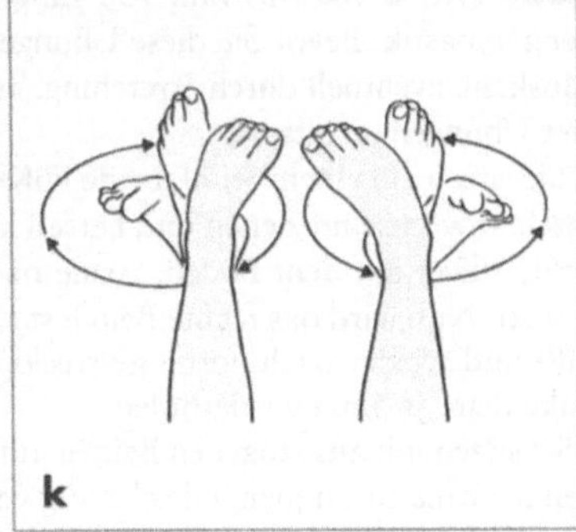

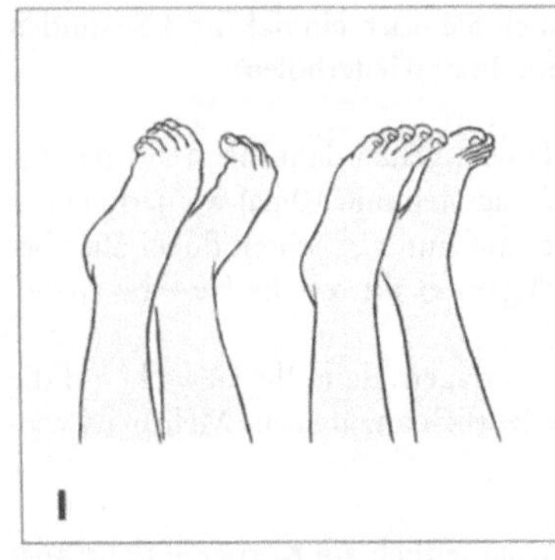

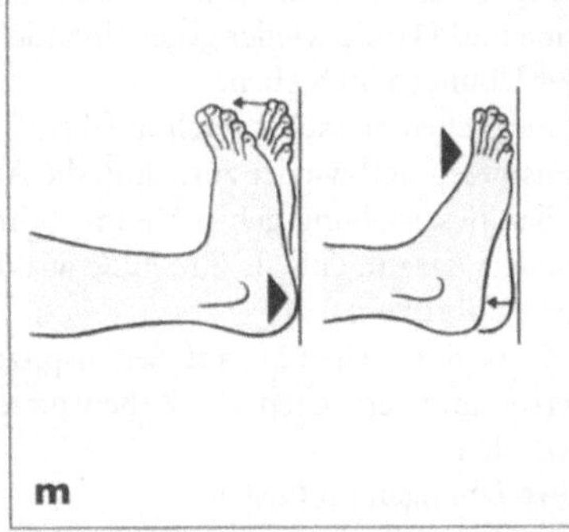

h Sie liegen locker ausgestreckt auf dem Rücken. Nun spannen Sie das rechte Knie fest an. Sie halten die Spannung 1 Sekunde und lassen dann wieder ganz locker. Danach folgt das gleiche links. 5mal für jedes Knie wiederholen.

i Aus der Rückenlage strecken Sie beide Beine möglichst hoch, lassen dann die Unterschenkel locker Richtung Boden klappen – dann wieder hoch – und wieder fallen lassen. 5mal wiederholen.

j Sie liegen ausgesteckt, die Hände hinterm Kopf. Strecken Sie nun abwechselnd links und rechts die Fußspitzen ganz fest Richtung Boden und wieder hoch. 20mal wiederholen.

k Auf dem Rücken liegend heben Sie Ihre Beine senkrecht hoch. Mit den Füßen beschreiben Sie nun kleine Kreise (nach außen und nach innen abwechselnd). Die gleiche Übung können Sie auch machen, wenn die Beine am Boden liegen. Mehrmals wiederholen.

l Weiterhin liegend wechseln Sie etwa 20 Sekunden lang zwischen »Zehen einkrallen« und »Zehen strecken«.

m Stellen Sie in Rückenlage Ihre Füße rechtwinklig gegen eine Wand oder das Fußende am Bett. Stemmen Sie nun im Wechsel Ferse bzw. Vorderfuß gegen diesen Widerstand. Machen Sie diese Übung bitte langsam und sorgfältig. 10mal wiederholen.

Krampfadern in der Schwangerschaft

In der Schwangerschaft treten Krampfadern oder allgemeine Probleme mit den Beinen relativ häufig auf. Zu den allgemein bestehenden Risikofaktoren für ein Krampfaderleiden kommen in der Schwangerschaft noch weitere Faktoren erschwerend hinzu:

- Durch die Hormonwirkung kommt es zu einer Gefäßweitstellung. Die Hormone, die in der Schwangerschaft zum Schutz der Schwangerschaft gebildet werden, sorgen unter anderem für eine Ruhigstellung der Gebärmuttermuskulatur vor dem Geburtstermin. Dies führt auch zu einem »Erschlaffen« der venösen Gefäße. Vor allem im Stehen kommt es zu einem Blutandrang in den Venen. Die Geschwindigkeit des venösen Rückflusses nimmt ab.
- Bereits früh in der Schwangerschaft nimmt das Blutvolumen um fast 20% zu. Vor allem im Stehen führt die vergrößerte Blutmenge zu einem vermehrten »Versacken« in den Beinen.

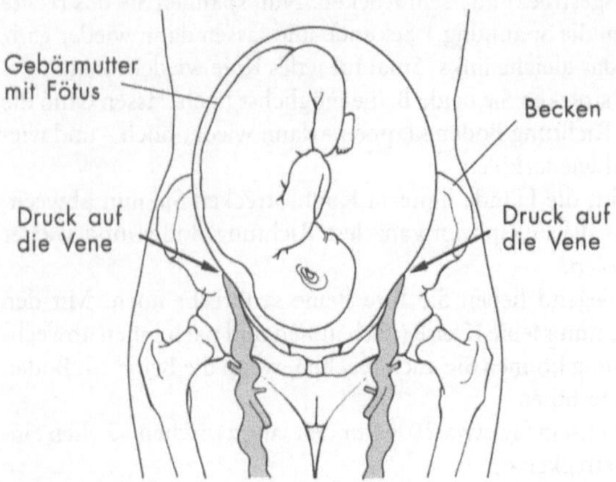

Abb. 10.8. Druck der Gebärmutter auf die Beckenvenen in der Schwangerschaft.

Die Gebärmutter drückt auf eine Beckenvene. Im Verlauf der Schwangerschaft nimmt der Druck in den Beinvenen im Liegen und im Stehen zu und beträgt oft ein Vielfaches des normalen Druckes außerhalb der Schwangerschaft (Abb. 10.8).

Schon zu Beginn der zweiten Schwangerschaftshälfte wird im Liegen und besonders im Stehen ein großer Druck auf die Bauchvene ausgeübt. Dies führt sowohl zu einer Abnahme des venösen Blutrückflusses, zum anderen aber auch zu einem Rückstau in die Beine.

Was kann die Schwangere tun?

Generell sollte die schwangere Frau Medikamente während der Schwangerschaft nicht einnehmen. Natürlich wird man während einer Schwangerschaft auch keine planbaren Venenoperationen durchführen. Sie sollte

in der Schwangerschaft so wenig wie möglich still stehen (z. B. am Bügelbrett oder beim Kochen), nicht zu tief sitzen und harte Stuhlkanten vermeiden (Beine auch nicht übereinanderschlagen),

viel gehen, wandern, schwimmen, radfahren,

am Arbeitsplatz oder beim langen Sitzen (z. B. Flugzeug, Theater, Fernsehen) Beine häufig aktiv bewegen und kurz aufstehen, konsequent Kompressionsstrümpfe tragen. Zur Prophylaxe von Krampfaderentstehung und Thrombosen sollen ca. 4–6 Wochen nach der Schwangerschaft Kompressionsstrümpfe getragen werden, da zu dieser Zeit eine Unterstützung des venösen Rückflusses besonders wichtig ist,

bei heißem Wetter Beine kühlen (lauwarme oder kalte Übergüsse vom Fuß aufwärts),

nachts oder bei Ruhepausen am Tag Beine hochlagern.

Vermieden werden sollten warme Bäder und langes Sonnenbaden.

11 Entzündung der oberflächlichen Venen

Bei der Thrombophlebitis handelt es sich um eine meist nicht durch Bakterien hervorgerufene Entzündung umschriebener, oberflächlicher Venen. Oft bilden sich Gerinnsel in der betroffenen Vene. Eine akute oberflächliche Venenentzündung kann als Komplikation bei Krampfaderpatienten auftreten, aber auch spontan, ohne erkennbare äußere Ursache. Daneben kann sie durch eine Reizung der Venenwand, z. B. durch Kanülen, Venenkatheter oder Injektion von Infusionslösungen oder Chemotherapeutika hervorgerufen werden. Auch

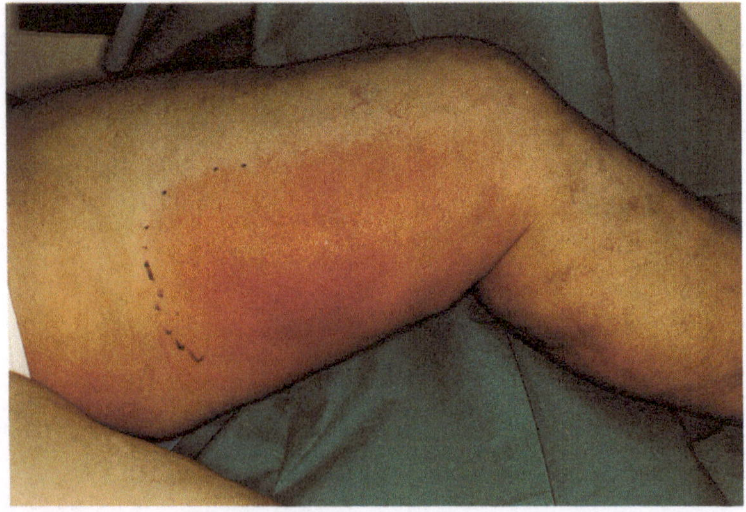

Abb. 11.1. Akute oberflächliche Venenentzündung (Thrombophlebitis).

als Begleitsymptom bei bösartigen Krankheiten oder Infektionen, wie z. B. der Zeckenkrankheit (Borreliose), oder bei generalisierten Gefäßentzündungen (Thrombangiitis obliterans) können Venenentzündungen erscheinen. Nicht selten sind auch Insektenstiche die Ursache. Die Thrombophlebitis ist für den Patienten subjektiv ein eindrucksvolles Krankheitsbild: Die entzündete Vene erscheint als geröteter, überwärmter und schmerzhafter Strang (Abb. 11.1). Meist tritt diese Venenentzündung im Bereich des Ober- oder Unterschenkels auf. Prinzipiell kann sich aber jede oberflächliche Vene des Körpers entzünden. Oft findet sich zusätzlich zu den Entzündungszeichen noch ein örtlich begrenztes Ödem, d. h. eine Schwellung durch Gewebewasseransammlung. Im Blut finden sich manchmal die Folgen der Entzündung, z. B. eine Erhöhung der Blutkörperchensenkungsgeschwindigkeit (BSG) und eine Vermehrung der weißen Blutkörperchen.

■ Die Entzündung der oberflächlichen Venen ist nicht immer harmlos

In vielen Fällen stellt die Thrombophlebitis ein hartnäckiges, schmerzhaftes Leiden dar, das oft erst nach Wochen abheilt, vor allem wenn es nicht frühzeitig und sachgerecht behandelt wird. In der Regel besteht nur eine geringe Gefahr der Lungenembolie. Wächst sich allerdings eine Entzündung rasch am Oberschenkel in Richtung Leiste aus, muß zur Prophylaxe einer Lungenembolie eine gerinnungshemmende Behandlung, z. B. mit *Heparinspritzen* eingeleitet werden.

Tritt die Thrombophlebitis wechselnd, ja „springend" an unterschiedlichen Stellen wiederholt auf (Thrombophlebitis saltans), kann dies auf andere schwere Erkrankungen hinweisen, z. B. allergische Reaktionen, bösartige Tumore oder schwere andere Gefäßerkrankungen.

Durch eine lokale Venenentzündung z. B. am Bein kommt es nicht zu Stauungserscheinungen. Umgehungskreisläufe (benachbarte Venengeflechte) übernehmen problemlos den Abtransport des Blutes. Allerdings muß man wissen, daß sich hinter jeder Thrombophlebitis auch zusätzlich eine tiefe Beinvenenthrombose verbergen kann.

Kompressionsverband und viel Bewegung

Die Behandlung der oberflächlichen Venenentzündung besteht im Anlegen eines Kompressionsverbandes. Bettruhe sollte nicht eingehalten werden – im Gegenteil: viel Bewegung mit angelegtem Kompressionsverband beschleunigt das Abklingen der Krankheitszeichen.
Zu den Behandlungsmaßnahmen gehören:

kühlende Umschläge, eventuell mit antientzündlicher Salbe, Creme oder Gel,
Anlegen eines Kompressionsverbandes,
Bewegen statt Ruhigstellen,
entzündungshemmende Medikamente (nichtsteroidale Antiphlogistika wie Diclofenac, Indomethacin, Ibuprofen) bei starken Schmerzen.

Lokale kühlende Umschläge mit Heparinsalben und antientzündlich wirkenden Gelen oder Salben (z. B. Elmetacin-Spray, Voltaren-Emulgel) lindern die Beschwerden. Auch Quarkumschlägen wird eine heilende Wirkung zugeschrieben. Bei hartnäckigen Schmerzen werden Schmerzmittel bzw. entzündungshemmende Medikamente verordnet, z. B. Azetylsalizylsäure, Diclofenac, Indomethacin oder Ibuprofen. Antibiotika sind nur notwendig, wenn sich die Symptome einer Blutvergiftung einstellen (z. B. hohes Fieber mit Schüttelfrost). Im allgemeinen sollte aber bei einer lokalen Begrenzung der oberflächlichen Venenentzündung kein Antibiotikum eingesetzt werden. Infektiöse oder septische Venenentzündungen sind überwiegend und in zunehmendem Maße eine Begleiterscheinung der intravenösen Langzeittherapie mit Verweilkathetern und -kanülen.

Heparin- und hirudinhaltige Salben und Gele helfen

Erstmals wurden heparinhaltige Salben 1949 bei der oberflächlichen Venenentzündung eingesetzt. Lange Zeit war umstritten, ob ein Eindringen von Heparin über die Haut möglich ist. Dies ist heute eindeutig belegt und gilt auch für Hirudin. Hirudinhaltige Salben und Gele finden besonders zur Beschleunigung der Resorption von Blutergüssen nach Operationen und Verletzungen, aber auch bei oberflächlichen Entzündungen Verwendung. Auch die seit dem Altertum antientzündlich genutzten Extrakte aus dem Rhizom des Mäusedorns (Ruscus aculeatus) werden gut über die Haut aufgenommen. Dasselbe gilt für Roßkastanienextrakte (Rutoside und Aescin) und für Mukopolysaccharidpolyschwefelsäureester. In modernen Zubereitungsformen sind den Salben und Gelen heute Vehikelstoffe beigefügt, die das Eindringen der Substanzen verbessern.

Generell kommt es weniger darauf an, wie dick man das Präparat aufträgt. Wichtig ist vielmehr, daß das Medikament häufig aufgetragen wird. Das konnte bei Gewebsspiegeluntersuchungen eindeutig gezeigt werden. Ein günstiger Zeitabstand wäre etwa alle 4 Stunden. Die Wirkstoffe aus Gelen reichern sich vor allem in der Hornschicht an, während die Wirkstoffe aus Salben besser in die tieferen Hautschichten eindringen. Hier besitzen Salben und Cremes also Vorteile gegenüber Gelen, wie der Berliner Hautarzt Prof. Stüttgen in zahlreichen wissenschaftlichen Untersuchungen festgestellt hat. Vorteilhaft bei Gelen ist allerdings ein oft langanhaltender kühlender Effekt. Es ist interessant, daß hochdosierte Heparinpräparate, die mehr als 50.000 I.E. je 100 g Vehikelsubstanz enthalten, keine nennenswert höheren Gewebespiegel erreichen.

Stichinzision: Herausdrücken des Gerinnsels

Der Heilungsverlauf einer Thrombophlebitis, vor allem auf dem Boden einer Varikosis (Varikophlebitis), kann durch das Entfernen des Gerinnsels durch Eröffnung der entzündeten oberflächlichen Venen in örtlicher Betäubung (oder mit Chlorethylvereisung) erheblich beschleunigt werden. Meist sind die Patienten dann auch sehr viel schneller beschwerdefrei. Dieser kleine Eingriff kann in jeder Praxis durchgeführt werden (Abb. 11.2).

Wenn ein Gerinnsel einer oberflächlichen Vene in das tiefe Venensystem hineinragt – dies kann z. B. an der Einmündung der großen Rosenader in die tiefe Oberschenkelvene (Vena femoralis) oder im Mün-

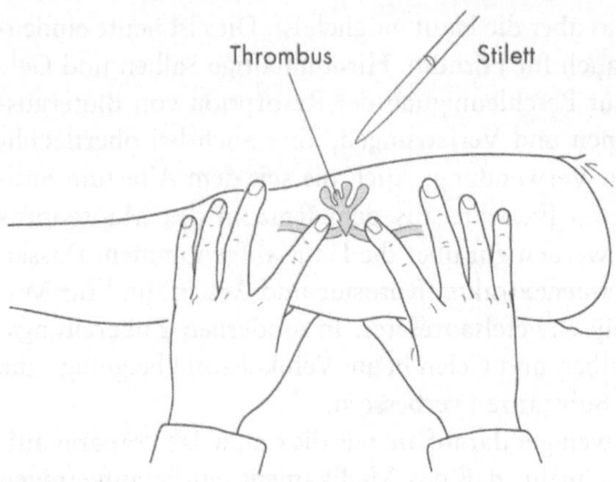

Abb. 11.2. Herausdrücken eines Gerinnsels aus einer oberflächlichen Vene.

dungsbereich der kleinen Rosenader in die Kniekehlenvene vorkommen – spricht man von einer *Kragenknopfthrombose*. Eine solche Situation ist als Notfall anzusehen. Die entzündete Vene muß dann sofort chirurgisch entfernt werden, um ein Übergreifen auf die tiefen Venen zu verhindern.

Generell muß man auch sagen, daß jede spontan auftretende Venenentzündung auf dem Boden eines Krampfaderleidens ein Hinweis dafür ist, daß das Krampfaderleiden konsequent behandelt werden muß, d. h. daß jetzt klare therapeutische Konsequenzen (z. B. eine Krampfaderoperation oder eine Verödungsbehandlung) erwogen werden müssen.

Wiederholt auftretende Venenentzündung im höheren Lebensalter

Wenn bei einem Patienten im Alter von 50 oder mehr Jahren immer wieder oberflächliche Venenentzündungen auftreten, muß man auch an das Vorliegen einer Tumorkrankheit denken. Deshalb wird der behandelnde Arzt immer Blut- und Ultraschall- bzw. Röntgenuntersuchungen durchführen, um nach einer bösartigen Krankheit zu fahnden. Dasselbe gilt übrigens auch für Thrombosen der tiefen Beinvenen, vor allem bei Patienten, die ohne äußeren Anlaß solche Thrombosen bekommen. Wir wissen heute auch, warum diese Patienten so stark thrombosegefährdet sind: Tumorkranke haben vermehrt Eiweiße im Blut (z. B. Fibrinogen), die die Viskosität des Blutes entscheidend erhöhen.

Venenentzündung an der vorderen Thoraxseite

Eine äußerst selten auftretende strangförmige Entzündung oberflächlicher Venen an der vorderen Brustregion wird als *Mondor-Krankheit*[1] bezeichnet. Die Behandlung erfolgt wie bei der normalen Venenentzündung. Meist heilt die Mondor-Phlebitis spontan ab.

---

[1] Nach dem französischen Arzt Henri Mondor.

12 Tiefe Venenthrombose

Wie entsteht eine Venenthrombose?

Unter einer Thrombose verstehen wir die Bildung eines Gerinnsels bzw. Blutpfropfs innerhalb eines intakten Blutgefäßes.

Die tiefe Beinvenenthrombose ist die schwerste Venenerkrankung überhaupt, weil sie zum einen immer die Gefahr einer oft tödlichen Lungenembolie in sich birgt und zum anderen zum sogenannten »postthrombotischen Syndrom«, einem lebenslangen Folgeleiden führt.

Die Thrombose des tiefen Venensystems ist meist ein akutes Ereignis. Der betroffene Patient gehört sofort in eine Spezialabteilung eingeliefert. Wird eine tiefe Beinvenenthrombose rechtzeitig diagnostiziert, so kann in vielen Fällen eine Therapie durchgeführt werden, die die zwangsläufigen Folgen und Gefahren weitgehend verhindert oder abschwächt.

Theoretisch können sich Thrombosen in allen Körpervenen entwickeln. In den Beinvenen sind sie jedoch mit mehr als 90% am häufigsten.

Zu den Risikofaktoren für eine Thromboseentstehung gehören vor allem:

Veränderungen an der Venenwand,
Verlangsamung der Strömungsgeschwindigkeit des Blutes,
Veränderung der Blutzusammensetzung.

Der bekannte Berliner Pathologe Rudolf Virchow (1821–1902) hat diese zur Gerinnselbildung prädisponierenden Faktoren zum ersten Mal definiert (wir sprechen deshalb von der Virchow'schen Trias).

Diese Grundprinzipien haben sich durch die klinische Erfahrung bis heute bestätigt.

So führt *Bettlägrigkeit,* z. B. in der Folge eines Schlaganfalles mit Halbseitenlähmung, Herzinfarkt oder einer größeren Operation, zu einem Ausfall der für den Blutrückstrom wichtigen »Muskelpumpe« und damit zu einer Verlangsamung der Blutströmung in den Venen bis zur Gerinnselbildung. Vor dem routinemäßigen Einsatz einer vorbeugenden blutgerinnungshemmenden Behandlung erlitten bis zu 60% der Schlaganfall-, 40% der Herzinfarkt- und 55% der Patienten mit einer *Schenkelhalsfraktur* eine Beinvenenthrombose. Durch regelmäßige Anwendung gerinnungshemmender Medikamente in Form von Infusionen, Spritzen unter die Haut (Heparin) oder Tabletten (Marcumar) tritt nur noch bei 5,5% der Herzinfarktpatienten eine Thrombose auf.

Auch durch Gipsverbände und langes Sitzen bei Auto-, Flug- und Zugreisen wird die Muskelpumpe inaktiv und die Entstehung einer Beinvenenthrombose begünstigt.

Gefäßwandschäden, die durch eine medizinisch notwendige Bestrahlungstherapie, eine direkte Verletzung durch Gewalteinwirkung oder eine vorangegangene Thrombose mit Zerstörung der Venenklappen entstanden, führen ebenfalls zu einem mehrfach erhöhten Thromboserisiko.

Das aus roten und weißen Blutkörperchen, Blutplättchen und einer Vielzahl verschiedener Eiweiße zusammengesetzte Blut gerinnt normalerweise nicht innerhalb eines intakten Gefäßes, da sich gerinnungshemmende und -fördernde Kräfte neutralisieren. Eine Vermehrung der Blutzellen durch unterschiedliche, gutartige und bösartige Bluterkrankungen, die krankhafte Produktion gerinnungsauslösender Eiweiße bei Erkrankungen des Immunsytems und die Verminderung gerinnungshemmender Faktoren führen zu einer spontanen Gerinnselbildung. Eine häufige Ursache wiederholter Thrombosen – gerade bei jüngeren Menschen – sind oft angeborene Defizite bestimmter gerinnungshemmender Eiweiße wie Antithrombin III, Protein C und Protein S.

Eine erhöhte Thromboseneigung besteht bei Frauen in der *Schwangerschaft* und *nach der Entbindung.* Ob das Thromboserisiko während der Schwangerschaft erhöht ist, ist bislang noch umstritten. Frauen, die die Pille einnehmen, haben eine bis zu siebenfach erhöhte

Wahrscheinlichkeit, an einer Thrombose zu erkranken, im Vergleich zu Frauen ohne hormonelle Verhütung. Das Risiko steigt dramatisch, wenn diese Frauen zusätzlich rauchen. Durch die Entwicklung sogenannter Minipillen wurde die Thrombosegefahr gesenkt, jedoch nicht normalisiert.

Gehäuft treten Thrombosen bei bösartigen *Grunderkrankungen* (Karzinomen) oft als erstes Krankheitszeichen auf. Deshalb sollte bei jeder Thrombose ohne eindeutigen Auslöser eine gründliche ärztliche Untersuchung erfolgen.

Insgesamt kann trotz umfassender Abklärung nur bei jedem 2. Patienten die Ursache der Thrombose ermittelt werden.

■ Becken- und Beinvenen – die bevorzugte Lokalisation

Die absolut bevorzugte Lokalisation der Thrombosen sind die Becken- und Beinvenen. Hier treten insgesamt 82% aller Thrombosen auf. Durch die Überkreuzung der linken Beckenvene durch die rechte Beckenarterie kann es zu einer Strömungsbehinderung im linken Bein kommen. Deshalb bilden sich zwei Drittel der Beinvenenthrombosen im linken Bein. Die Pfortader- und Armvenen sind mit 13% deutlich seltener betroffen.

Meist tritt eine Thrombose einmalig auf, allerdings muß man bei 15% der Fälle mit einem Wiederauftreten der Thrombose innerhalb von 5 Jahren rechnen. Ist es durch die Thrombose zu einer Schädigung der Venenklappen gekommen, bleibt der venöse Abfluß dauerhaft gestört. Die Folge ist die Entwicklung eines *postthrombotischen Syndroms* mit Schwellung, Veränderungen der Hautfarbe und -beschaffenheit, bedingt durch den behinderten Blutabfluß aus dem betroffenen Bein (Abb. 12.1). Dies kann im fortgeschrittenen Stadium zu offenen Geschwüren der Unterschenkel führen (Ulcus cruris), deren Behandlung trotz moderner Medikamente hohe Anforderungen an den Arzt und den Patienten stellen.

Die Häufigkeit des postthrombotischen Syndroms hängt von dem Ort und dem Ausmaß der Thrombose ab. Bei umschriebenen Unterschenkelvenenthrombosen treten nur selten und wenn, dann erst nach vielen Jahren Ulcera cruris (offenes Bein) auf, hingegen bei fast allen Pa-

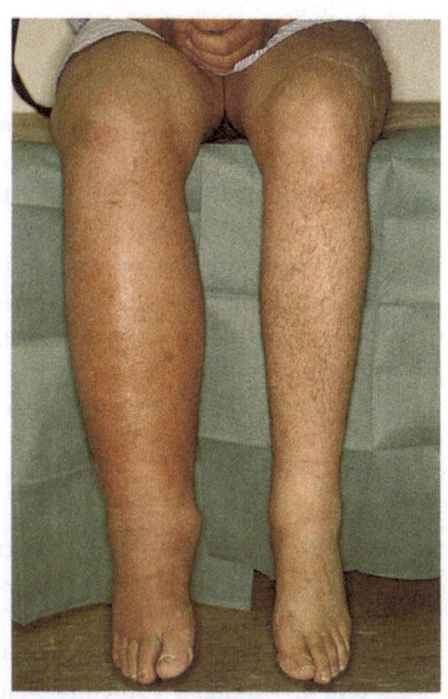

Abb. 12.1. Akute Becken-Bein-Venenthrombose rechts mit einer bläulichen Verfärbung des Beines und einer massiven Schwellneigung.

tienten, die eine ausgedehnte Thrombose des gesamten Beines erleiden. Interessanterweise tritt bei Armvenenthrombosen das postthrombotische Syndrom praktisch nie auf.

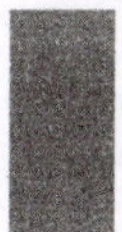 ## Wer ist thrombosegefährdet?

Aufgrund der Entstehungsgeschichte ist das Risiko, eine Thrombose zu bekommen, in den folgenden Fällen besonders groß:

bei bettlägerigen Patienten,
bei bettlägerigen Patienten mit internistischen Erkrankungen (Herzinfarkt, Herzleistungsschwäche, Schlaganfall, schwere Infektionskrankheiten, bösartige Tumoren),

nach Strahlentherapie,

nach Operationen,

nach Unfällen,

nach Ruhigstellung eines Beines mit Gipsverband (wichtig Gipskontrollen!),

während der Schwangerschaft und nach der Entbindung (durch hormonelle Einflüsse),

bei Einnahme von oralen Kontrazeptiva (extremes Risiko bei Raucherinnen, die die Pille einnehmen),

bei vorbestehenden Venenleiden (z. B. ausgeprägter Krampfaderbildung),

bei anatomischer Anomalie der linken Beckenvene, sogenanntem Beckenvenensporn,

nach ungewöhnlichen Anstrengungen bei der Arbeit oder beim Sport,

bei längerem Sitzen, z. B. bei stundenlangen Autofahrten oder Busfahren und Flüge in beengtem Raum (»Flugzeugthrombose oder Economy-class-Syndrom«),

bei angeborenen Anomalien des Gerinnungssystems, z. B. Protein-C- Mangel, Protein-S-Mangel, Antithrombin-III-Mangel und die sogenannte Aktivierte Protein-C- (APC)-Resistenz.

»Economy-class-Syndrom« und »Thrombose des ersten Ferientages«

Bei Fernreisen müssen Sie sich gegen die Gefahr einer Thrombose schützen, Die Blutgerinnsel können z. B. durch langes Sitzen in den Beinvenen entstehen.

Wir sehen in letzter Zeit die tiefe Beinvenenthrombose nach einer längeren Reise (deshalb auch »economy-class-syndrom« oder »travellers thrombosis«) immer häufiger.

Für die Entstehung dieser Thrombose wird die Abknickung der Knievene (Vena poplitea) bei stundenlanger beengter Sitzhaltung auf Langstreckenflügen oder Busreisen verantwortlich gemacht.

Auf eine Schädigung der Gefäßinnenwand wird auch die »Thrombose des 1. Ferientages« zurückgeführt, die bei untrainierten Bergsteigern nach körperlicher Überlastung in der Vena poplitea auftritt.

Wer ist besonders gefährdet? Besonders gefährdet sind Patienten, die in der Vorgeschichte schon einmal eine Thrombose durchgemacht haben sowie jene, die durch eine Abnormalität im Blutgerinnungssystem eine gesteigerte Thromboseneigung haben. Auch Patienten mit einer Tumorkrankheit sind stark gefährdet. Ein deutlich erhöhtes Risiko liegt auch bei Patienten vor, deren Bein mit einem Gipsverband ruhiggestellt ist, oder bei Patienten, die kurz vor dem Reiseantritt operiert worden sind.

- *Ein niedriges Risiko* liegt bei jeder Langstreckenreise vor.
- *Ein mittleres Risiko* liegt bei mindestens zwei der folgenden Risikofaktoren vor
  Alter über 40 Jahre,
  Herzleistungsschwäche,
  Krampfadern und sonstige Zeichen der chronisch-venösen Insuffizienz,
  Pilleneinnahme,
  Übergewicht,
  Schwangerschaft.
- *Ein hohes Risiko besteht bei*
  Thrombosen in der Vorgeschichte,
  Tumorkrankheit,
  nachgewiesener familiärer Thromboseneigung, z. B. Protein-C-, Antithrombin (AT)III-, Protein-S-Mangel, Aktivierte Protein-C (APC)-Resistenz,
  Gipsverband an den Beinen und nach
  kurz vor der Reise durchgeführter Operation mit hohem Thromboserisiko.

**Hier folgen die wichtigsten Regeln, wie sie lange Reisen
~~nd und ohne »Reisethrombosen« überstehen:**

Bei einem niedrigen Risiko
reisen Gangplatz reservieren lassen,
ng: öfter mal aufstehen und die Beine vertreten,
n und Strecken im Grundgelenk, im Stehen
oltes Aufstehen, Auto: wiederholte Pausen,

reichlich Flüssigkeitszufuhr (keine Alkoholika),
keine Beruhigungs- oder Schlafmittel auf Flugreisen.

2. Bei mittlerem Risiko:
Mechanische Maßnahmen zusätzlich zu 1
Wadenstrümpfe der Kompressionsklasse I bis II.

3. Bei hohem Thromboserisiko
(zusätzlich zu 1. und evtl. 2.)
Injektion (Bauchspritze unter die Haut) mit einem niedermolekularen Heparin kurz vor Reiseantritt,
bei längeren Rundreisen 1 Injektion täglich.

Welche Warnsymptome hat die tiefe Venenthrombose?

Erst wenn die Ausdehnung der Thrombose zu einem Verschluß größerer Venenabschnitte geführt hat, treten spürbare Beschwerden auf. Der Blutstau führt zu einer ausgeprägten Schwellneigung des gesamten Beines, vor allem wenn sich die Thrombose in die Oberschenkel- und Beckenvenen auswächst. Die Haut kann dann prall gespannt sein. Vielfach führt der Venenstau auch zu einer Blauverfärbung des Beines, zu einer »lividen Verfärbung«.
Viele Patienten klagen über einen dumpfen Schmerz im ganzen Bein, typischerweise kommt es häufig zu einem Wadenmuskelschmerz, es entstehen Schmerzen beim Auftreten. Ist die Thrombose hochsitzend in einer Beckenvene, können uncharakteristische Bauchschmerzen auftreten, der Bauch und die Leistenbeugen können druckempfindlich sein. Im Gegensatz zur oberflächlichen Venenentzündung, sind die oberflächlichen Venen nicht entzündlich gerötet. Allerdings treten manchmal im Bereich der vorderen Schienbeinkante kleine glänzende Hautvenen auf, die früher nicht sichtbar waren, die sogenannten Warnvenen. Allgemeine Krankheitszeichen, wie z. B. Fieber, Schüttelfrost und Ansteigen der Herzfrequenz sind eher selten.
Klassische Zeichen der tiefen Thrombose sind:

plötzlicher ziehender Schmerz in der Wade, Kniekehle und Fußsohle, manchmal Ähnlichkeit mit rheumatischem Schmer[z] oder Muskelkater,

Spannung in der Wadenmuskulatur,
plötzliche Schwellung im Knöchelbereich,
dann zunehmende Schwellung im ganzen Bein (Knöchel, Unter-
und Oberschenkel),
dumpfer, ziehender Schmerz im ganzen Bein,
Blauverfärbung des Beines beim Herabhängenlassen,
Schmerzen beim Auftreten auf den Fuß,
manchmal Allgemeinsymptome, z. B. leichter Anstieg der Körpertemperatur bis 38°C.

Sind diese klinischen Zeichen vorhanden, so ist die Wahrscheinlichkeit einer Thrombose sehr hoch. Andererseits haben nur weniger als
30% der Erkrankten die typischen Thrombosezeichen und ungefähr
die Hälfte der Patienten haben keinerlei Beschwerden.

Wie diagnostiziert der Arzt die Venenthrombose?

Der hinzugezogene Arzt erhebt zunächst die Vorgeschichte und inspi-
ziert das betroffene Bein. Mit wenigen typischen Handgriffen erhärtet
sich der Verdacht auf das Vorliegen einer tiefen Thrombose. Der Arzt
wird in diesem Fall eine sofortige Krankenhauseinweisung veranlassen.
Da weniger als 30% der Patienten die typischen Thrombosezeichen,
wie Schwellung, Spannungsgefühl der Wade und stark gefüllte sowie

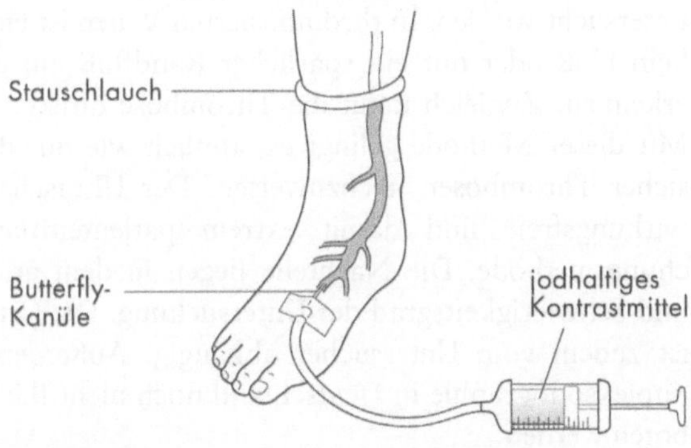

Abb. 12.2. Schematische Röntgenkontrastdarstellung der Venen.

erweiterte oberflächliche Venen aufweisen, ist man zur sicheren Diagnose einer Thrombose auf die Hilfe apparativer Untersuchungsmethoden angewiesen.

Früher stellte die Kontrastmittelfüllung der Venen über eine Fußrückenvene mit entsprechenden Röntgenaufnahmen die treffsicherste Methode dar (*Phlebographie*, Abb. 12.2). Bis heute wird die Phlebographie von vielen Röntgenärzten durchgeführt, da hiermit Thrombosen vom Unterschenkel bis zum Becken sicher erkannt werden. Nachteile der Phlebographie ergeben sich durch die nicht unerhebliche Strahlenbelastung. Zusätzlich können durch die Untersuchung selbst Thrombosen bei 3% der Patienten ausgelöst werden. Zu erwähnen sind außerdem mögliche Unverträglichkeitsreaktionen auf das injizierte Kontrastmittel mit Hitzegefühl, Unruhe, Juckreiz, ja sogar mit plötzlichem Schock (Anaphylaxie).

Die *Ultraschalluntersuchung* ist ein weiteres bildgebendes Verfahren, das die Thrombosediagnostik einen großen Schritt voran brachte. Normale Beinvenen führen Blut zurück zum Herzen. Mit Hilfe des Ultraschalles lassen sich die Venen auch in der Tiefe des Beines darstellen. Normalerweise können Venen durch einen leichten Druck von außen, z. B. mit dem Ultraschallkopf, zusammengedrückt werden. Bei frischen Thrombosen kommt es zu einer Venenerweiterung und die Vene kann durch das Gerinnsel nicht mehr zusammengedrückt werden. Durch diese *Kompressionssonographie* können Thrombosen in den größeren Beinvenen relativ leicht nachgewiesen werden.

Mit der sogenannten *Duplexsonographie* kann zugleich der Blutfluß untersucht werden. In thrombosierten Venen ist entweder überhaupt kein Fluß oder nur ein spärlicher Randfluß um die Thrombose zu erkennen. Zugleich kann die Thrombose direkt betrachtet werden. Mit dieser Methode gelingt es, ähnlich wie mit der Phlebographie, sicher Thrombosen nachzuweisen. Der Ultraschall ist eine nebenwirkungsfreie und damit extrem patientenfreundliche Untersuchungsmethode. Die Nachteile liegen in dem großen Zeitaufwand und Schwierigkeitsgrad der Untersuchung. Die Qualität der Befunde ist zudem vom Untersucher abhängig. Außerdem kann die Farbduplexsonographie in Deutschland noch nicht flächendeckend angeboten werden.

Welche Therapiemöglichkeiten gibt es?

Die Behandlung der tiefen Beinvenenthrombose ist von mehreren Faktoren abhängig. Zunächst vom Alter der Patienten und natürlich von der Lokalisation und dem Ausmaß der Gerinnselbildung.
Die Behandlung der tiefen Venenthrombose hat vier Ziele:

1. Hemmung des Fortschreitens der Thrombose,
2. schnellstmögliche Beseitigung der Thrombose unter Erhaltung einer weitgehend normalen Venenklappenfunktion, insbesondere im Becken- und Oberschenkelbereich,
3. dadurch Vermeiden der bedrohlichen Lungenembolie als entscheidendes Akutproblem, und
4. Vermeiden eines postthrombotischen Syndroms als bleibender Spätschaden.

Bettruhe oder aufstehen?

Bei jeder tiefen Beinvenenthrombose, mit Ausnahme der umschriebenen Wadenvenenthrombose, wird über einen Zeitraum von 7–10 Tagen Bettruhe verordnet. Das Ziel ist die Vermeidung einer Gerinnselablösung bis sich der bröckelige und weiche Thrombus gefestigt hat. Reine Unterschenkelvenenthrombosen können durchaus auch ambulant behandelt werden. Derzeit gibt es kein einheitliches Vorgehen hinsichtlich der Immobilisierung von Patienten mit akuter tiefer Bein- oder Beckenvenenthrombose. Einige Gefäßzentren legen den Patienten eine zweiwöchige Bettruhe auf, andere immobilisieren nur für 5 Tage, andere wiederum nur für 24 Stunden, und einige ganz mutige Ärzte vertreten die Auffassung, daß man gehfähige Trombosepatienten gehen lassen sollte. Der Venenspezialist Prof. Partsch vertritt seit Jahren diese Auffassung, und er kann in einer eigenen großen Untersuchung zeigen, daß dadurch die Komplikationsraten nicht zunehmen. Insgesamt mehren sich die Hinweise, daß kein ausreichender Grund besteht, gehfähige Patienten mit einer Bein-Becken-Venenthrombose aus Angst vor einer Lungenembolie zu immobilisieren. Bei vielen Ärzten überwiegt derzeit noch ein konservativer Standpunkt zur Frühmobilisation.

Unsere konkrete Empfehlung ist, daß eine isolierte Thrombose in Unterschenkel- oder Wadenvenen bei gehfähigen Patienten mit Kompression und Heparinspritzen behandelt und mobilisiert werden kann. Dagegen sollte man frische Thrombosen der Oberschenkel- und Beckenvenen über einen Zeitraum von wenigen Tagen mit Bettruhe behandeln.

Kompressionstherapie bei frischer Thrombose

Durch *Wickeln der Beine* soll der Druck auf die thrombosierten Venen erhöht werden, wodurch der Blutrückfluß gesteigert und damit der Ausdehnung einer Thrombose entgegen gewirkt wird. Diesem Ziel dient auch die Hochlagerung der Beine. Ein weiterer Effekt der Kompressionstherapie ist das feste Haften des Gerinnsels an die Gefäßwand. Eine Behandlung mit Kompressionsstrümpfen ist bei der frischen Thrombose nicht ausreichend.

Medikamentöse Therapie

In der medikamentösen Therapie kommen gerinnungshemmende und gerinnselauflösende Substanzen zum Einsatz. Bei sämtlichen Thrombosen ist eine *gerinnungshemmende Therapie* mit Heparin erforderlich, das direkt in die Vene oder unter die Haut gespritzt wird. Durch die möglichst frühzeitige Heparingabe kann das Fortschreiten der Thrombose vermieden und damit einer Lungenembolie vorgebeugt werden. Sofern keine Gegenanzeigen, wie Magen-Darm-Geschwüre, schwerer Bluthochdruck, Schwangerschaft oder eine schwere Blutungsneigung bestehen, wird nach 5–10 Tagen überlappend mit einer Marcumar-Behandlung begonnen. Wie Heparin, hemmt auch Marcumar die Blutgerinnung und wirkt somit einer erneuten Gerinnselbildung entgegen. Im Gegensatz zu Heparin kann Marcumar in Tablettenform eingenommen werden. Die Dauer der Marcumar-Therapie richtet sich nach der Ausdehnung der Thrombose und schwankt zwischen 6 Wochen bei kleinen Unterschenkelvenenthrombosen und lebenslang bei wiederholten Thrombosen mit oder ohne Lungenembolie. Die Sicherheit der Behandlung hängt ganz entscheidend von der regelmäßigen Kontrolle des sogenannten *Quick-Wertes* ab, mit dem die gewünschte Stärke der Gerinnungshemmung gemessen wird.

Seit wenigen Jahren wird insbesondere in Europa versucht, durch spezielle Substanzen, wie Streptokinase, Urokinase und Plasminogenaktivator, die Thrombose aufzulösen (Fibrinolyse). Dadurch können zu ungefähr 70 % die Venen wiedereröffnet und die Venenklappen sowie ein regelrechter Blutstrom erhalten werden. Damit wird sehr wirksam den Langzeitkomplikationen des postthrombotischen Syndroms vorgebeugt. Die Hoffnung, durch die Fibrinolyse auch die Häufigkeit der Lungenembolien im Vergleich zur üblichen Behandlung mit Heparin und Marcumar zu senken, erfüllte sich allerdings nicht. Die Anzahl der tödlich verlaufenden Thrombosen mit Lungenembolien kann durch die Fibrinolyse nicht reduziert werden. Hinzu kommt das deutlich erhöhte Risiko von Blutungen, einschließlich der lebensgefährlichen Hirnblutungen, die statistisch gesehen bei 1–2 % der Behandlungen auftreten.

Diese Fakten führten zu einer gewissen Zurückhaltung hinsichtlich der Fibrinolyse. Nur bei jüngeren Patienten mit sehr ausgedehnten Thrombosen und ohne schwere Begleiterkrankungen ist an diese Behandlung zu denken.

Durch welche Maßnahmen können Thrombosen vermieden werden?

In der Langzeitbehandlung nach Thrombose, sollte regelmäßige Gymnastik im Liegen mit Hochlagerung der Beine und sportliche Betätigung (Wandern, Radfahren oder Schwimmen) einen festen Stellenwert einnehmen. Eine Kompressionsbehandlung mit einem entsprechenden medizinischen Kompressionsstrumpf oder einer Strumpfhose ist dauerhaft notwendig. Vor längeren Reisen mit dem Auto oder Flugzeug kann die einmalige *Heparinspritze* sinnvoll sein.

Besondere Vorsicht in der Vorbeugung von Thrombosen ist bei bettlägerigen Patienten und bei geplanten Operationen geboten. Hier kann durch eine tägliche »Thrombosespritze« (Heparin), am besten in Verbindung mit Kompressionsstrümpfen, die Thromboserate gesenkt werden. Diese Präventivmaßnahmen sind unumstritten. Unterbleiben sie, wird von einem ärztlichen »Kunstfehler« ausgegangen.

Immer mehr Daten zeigen, daß auch durch Azetylsalizylsäure (Aspirin) Venenthrombosen vermieden werden können. Hierüber besteht jedoch noch keine endgültige Einigkeit, so daß bis zu einer generellen Empfehlung noch weitere Untersuchungen abgewartet werden müssen. Zudem können durch die regelmäßige Aspiringabe Magenprobleme auftreten.

Thrombolyse

Ist allerdings die Kniegelenksvene oder gar die Oberschenkel- oder Beckenvene thrombosiert, ist zur Vermeidung thromboembolischer Komplikationen strenge *Bettruhe* erforderlich. In Abhängigkeit vom Lebensalter und Begleitkrankheiten sowie Thromboseausmaß muß dann entschieden werden ob »nur« Heparininfusionen durchgeführt werden (sie verhindern lediglich das Wachstum der Thrombose) oder ob eine Thrombolysetherapie, beispielsweise mit Streptokinase, Urokinase oder mit Gewebsaktivatoren (t-PA) durchgeführt wird. Das Hauptziel einer Lysetherapie mit den oben genannten Enzymen ist die Beseitigung der Thrombose unter Erhaltung einer möglichst normalen Venenklappenfunktion. Damit lassen sich Spätschäden im Sinne eines postthrombotischen Syndroms vermeiden. Die Lysebehandlung erfolgt unter Intensivstationsbedingungen. Die Therapie, die immer das Risiko einer Blutung in sich birgt, wird über 3–10 Tage unter ständiger Kontrolle der Gerinnungsparameter durchgeführt. Regelmäßige Kontrolluntersuchungen mit Doppler- und Ultraschalltechnik sowie Kontrollphlebographien belegen den Fortgang der Gerinnselauflösung. Eine erfolgreiche komplette oder teilweise Thrombolyse ist in 50–80% der Fälle möglich. Die Sterblichkeit infolge Gehirnblutung unter der Thrombolysebehandlung liegt bei 0,1–1%. Der Patient muß vor dieser Behandlung natürlich genauestens über die möglichen Gefahren aufgeklärt werden. Entsprechende schriftliche Einwilligungsbestätigungen sind in jedem Fall notwendig.
Wann verbietet sich eine Thrombolysebehandlung und welches sind die Gegenanzeigen?
Kontraindikationen für die Thrombolyse sind:

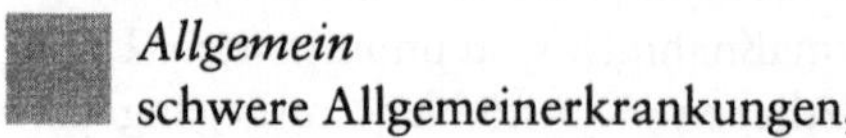

Allgemein
schwere Allgemeinerkrankungen,

Tumorleiden,
eingeschränkte Lebenserwartung,
Alter über 70 Jahre.

Bei erhöhtem Blutungsrisiko
nach vorausgegangenen intramuskulären Injektionen,
nach arterieller Punktion: 1 Woche,
nach Operationen: 10 Tage,
nach Schlaganfall: 3 Wochen,
bei erhöhtem Blutdruck (oberer Wert über 200 mmHg, unterer Wert über 110 mmHg),
Magenschleimhautentzündungen (Gastritis) und Magen- und Zwölffingerdarmgeschwür (Ulkuskrankheit).

Operative Gerinnselentfernung

Der Stellenwert der Venenchirurgie (Thrombektomie) bei tiefen Thrombosen ist in den letzten Jahren immer geringer geworden, bedingt durch die guten Erfolge der Fibrinolyestherapie, eine operationsbedingten Sterberate von ca. 1% und durch nicht überzeugende Langzeitergebnisse bezüglich der Verhinderung von Spätfolgen im Sinne eines postthrombotischen Syndroms.
Akute frische Thrombosen der Becken- und Oberschenkelvenen können mit einem speziellen aufblasbaren Katheter auch operativ von der Leiste aus entfernt werden. Dies ist allerdings bereits nach 5–7 Tagen schon nicht mehr möglich, weil dann das Gerinnsel mit der Venenwand verhaftet ist. Zusätzlich können venöse Gerinnsel vom Fuß her mit der Hand ausgepreßt oder mit einer Gummibinde ausgewickelt werden. Die Thromben werden auf Leistenhöhe dann aus der Vene geholt. Diese Operation ist gefäßchirurgischen Zentren vorbehalten. Auch eine spezielle Narkose mit Überdruckbeatmung des Patienten ist erforderlich.

Ambulante Weiterbehandlung

Nach einer tiefen Beinvenenthrombose ist eine gerinnungshemmende Behandlung mit Heparinspritzen oder mit Marcumar für einen Zeitraum von ca. 6 Monaten erforderlich. Die Blutverdünnung muß eingestellt werden auf Werte von 15–25% Quick oder 8–12 Sekunden Thrombotest (TT). Ein gut sitzender Kompressionsstrumpf muß konsequent tagsüber getragen werden. Kontrolluntersuchungen beim Gefäßspezialisten nach 3 und 6 Monaten entscheiden über die Weiterführung der Blutverdünnung und der Kompressionsanwendung.

Thrombose der unteren Hohlvene

Eine Thrombose in der unteren Hohlvene ist häufig eine Komplikation zu einer beidseitigen Beckenvenenthrombose. Die Ausprägung der Krankheitszeichen ist abhängig von der Verschlußhöhe. Der schlimmste Befund liegt dann vor, wenn das Gerinnsel oberhalb der Einmündung beider Nierenvenen liegt. Es kommt dann zu einem schnellen Nierenversagen und ohne schnelles ärztliches Eingreifen

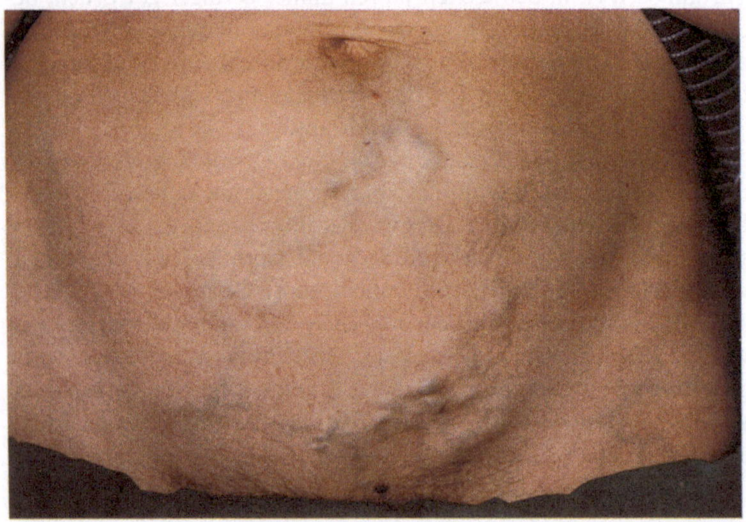

Abb. 12.3. Deutliche Krampfadern im Bereich der vorderen Bauchwand. Bei diesem Patienten war es 2 Jahre zuvor zu einer Thrombose der unteren Hohlvene nach vorausgegangener Beckenvenenthrombose beidseits gekommen.

muß mit einem tödlichen Ausgang gerechnet werden.

Da das Blut über die tiefen Leitvenen nicht mehr abfließen kann, sucht es sich Umgehungskreisläufe. Diese sind meist an der vorderen Bauchwand in Form von Krampfadern gut zu sehen (Abb. 12.3) .

Für die Therapie gelten die gleichen Prinzipien wie bei der Behandlung der tiefen Beinvenenthrombose

■ Armvenenthrombose

Thrombosen können sich grundsätzlich in allen Körpervenen entwickeln. Allerdings sind nur etwa 1–2% aller Thrombosen der Extremitätenvenen in den Armen lokalisisert. Spontane Thrombosen der Schlüsselbeinvenen (Vena subclavia) und der Achselvene (Vena axillaris) können nach leichter und schwerer Armarbeit plötzlich auftreten. Diese Thrombose wird deshalb auch als »Effort«-Thrombose bezeichnet. Bei jungen Patienten sehen wir die Armvenenthrombose nicht selten nach Handballspielen und nach Tennis. Auch hier sind

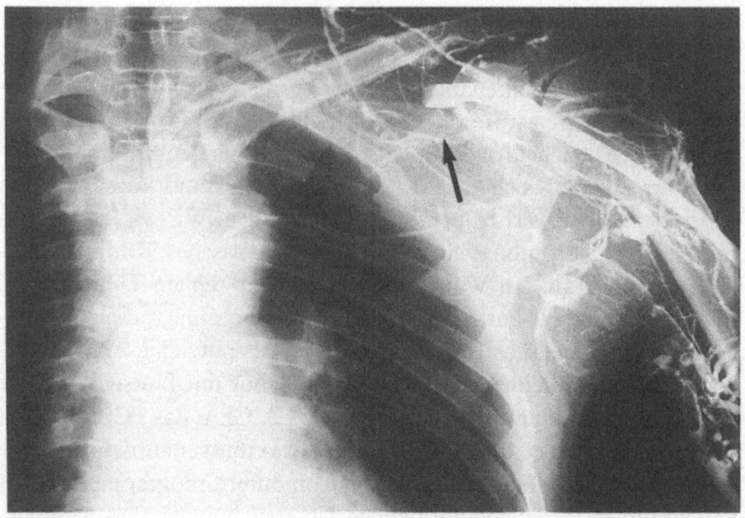

Abb. 12.4. Schlüsselbeinvenenthrombose rechts. (Verschlußlomalisation siehe Pfeil).

die Krankheitszeichen Schwellung, Schmerzen und eine bläuliche Verfärbung des Armes und der Hand.

Auch nach ärztlichen Eingriffen kann es zu einer solchen Thrombose kommen, z. B. nach längerer Behandlung mit einem Venenkatheter, nach Infusion von hochkonzentrierten Infusionslösungen oder nach der Einpflanzung eines Herzschrittmachers.

Auch Patienten unter Strahlentherapie im Brustbereich sind gefährdet. Zur Diagnosesicherung ist, wie bei der tiefen Beinvenenthrombose, eine Phlebographie notwendig (Abb. 12.4).

Plötzliche tiefe Venenthrombose: Tumorleiden muß ausgeschlossen werden

Wie bei ohne äußeren Grund und vor allem wiederholt auftretenden oberflächlichen Venenentzündungen, müssen Patienten mit tiefen Beinvenenthrombosen ebenfalls genauestens untersucht werden, ganz besonders dann, wenn eine klare Ursache der Thrombose nicht ersichtlich ist. Die tiefe Thrombose ist nämlich nicht selten das erste äußere Anzeichen für eine bösartige Grunderkrankung.

In einer kürzlich veröffentlichten Untersuchung fanden Ärzte einer spanischen Klinik bei insgesamt 113 Patienten mit tiefen Beinvenenthrombosen 12 Patienten mit bislang verborgenen Tumoren. Die häufigsten Tumorarten waren Krebsgeschwülste im Magen, in der Blase, in der Bauchspeicheldrüse, im Dickdarm und Lungentumore. Bemerkenswert war, daß sich viele der so entdeckten Tumorkrankheiten in einem bemerkenswert frühen Stadium befanden. Wir wissen seit langem, daß die Thrombose ein sog »paraneoplastisches Syndrom« darstellen kann, d. h. ein Warnsymptom »neben« einem Tumorleiden. Deshalb stellen wir Patienten mit Thrombosen ohne äußere erkennbare Ursachen diagnostisch auf den Kopf. Als nützliche Abklärungsmaßnahmen empfehlen sich: das Routinelabor mit Blutsenkung, die Bestimmung der Tumormarker im Blut (z. B. CEA, das »Carcino Embryonale Antigen«), und weiter eine Thoraxröntgenaufnahme sowie die Ultraschalluntersuchung oder ein Computertomogramm (CT) des Bauchraumes. Mögliche zusätzliche Untersuchungen sind Röntgenkontrastdarstellungen des Magen-Darm-Traktes bzw. Magen-, Dünn- und Dickdarmspiegelungen. Fest steht: Wenn die intensive

Diagnostik nach einer tiefen Thrombose der Beinvenen ohne äußere erkennbare Ursache noch konsequenter durchgeführt werden würde, könnte mancher bösartige Tumor früher entdeckt werden!

■■■ Lebensgefährliche Komplikation: die Lungenembolie

Zur Lungenembolie kommt es, wenn sich ein Blutgerinnsel (Thrombus) von der Venenwand losreißt und mit dem Blutstrom übers Herz in die Lungenstrombahn gelangt. Hier kann es als »Embolus« ein kleines oder großes Gefäß verschließen. Die direkte Folge ist ein Blutrückstau bis zum rechten Herzen. Akute Atemnot tritt auf, der Puls ist beschleunigt.

Kommt es zu einem Verschluß eines Hauptstammes (foudroyante Lungenembolie) der Lungenarterie, bricht der Lungenkreislauf zusammen und der Tod tritt ein. Wird nur ein sehr kleiner Ast der Lungenschlagader betroffen, kann die Lungenembolie auch klinisch stumm verlaufen, d. h. der Patient hat keinerlei Krankheitszeichen.

Die Zahl der tödlichen Lungenembolien pro Jahr wird in Deutschland auf 20.000 bis 30.000 geschätzt, damit nimmt die Lungenembolie in der Todesursachenstatistik unverändert den dritten Platz ein. Bei bis zu 15% aller gestorbenen Patienten wird die Lungenembolie als Todesursache angesehen. Nur ein Bruchteil davon wird zu Lebzeiten diagnostiziert. Dies zeigt, wie heimtückisch diese schwere thromboembolische Komplikation verlaufen kann.

■■■ Woher kommen die Embolien?

Über 90% aller Embolien kommen aus den Becken- und Beinvenen. Am häufigsten aus dem Bereich der Becken- und Oberschenkelvenen. Aber auch bei Thrombose der Unterschenkelvenen kann es zu einer ＿enembolie kommen. Im Gegensatz zu früheren Auffassungen, ＿ungenembolien auch aus entzündeten oberflächlichen Ve-＿hophlebitis«) stammen. Dies gilt vor allem für Entzün-＿henkelbereich. Ganz selten stammen die Gerinnsel ＿eflechten der Gebärmutter und beim Mann aus ＿m die Vorsteherdrüse (Prostata).

Welche Krankheitszeichen treten auf?

Bei kleineren Lungenembolien klagen die Patienten meist nur über gut lokalisierbare atemabhängige Beschwerden im Brustraum. Kommt es zu einer foudroyanten Lungenembolie, treten plötzlichen schwerste Schmerzen hinter dem Brustbein auf. Die Symptome können denen des akuten Herzinfarktes gleichen:

> plötzliche Atemnot setzt ein,
> Rippenfellschmerzen sind häufig,
> der Puls ist beschleunigt,
> es kommt zum Schweißausbruch, Bluthusten und häufig empfindet der Patient Todesangst,
> Schock.

Wie diagnostiziert der Arzt die Lungenembolie?

Lungenembolien werden aufgrund der oft uncharakteristischen Beschwerden und Symptome häufig nicht oder nicht rechtzeitig erkannt. Bei schweren Lungenembolien treten typische Veränderungen im *EKG* auf, die auf eine akute Belastung des rechten Herzens schließen lassen. Es ist sehr hilfreich für die behandelnden Ärzte, wenn der Patient ein Vor-EKG mit ins Krankenhaus bringt. Beim geringsten Verdacht auf eine Lungenembolie, muß natürlich sofort eine stationäre Einweisung erfolgen.

Laborwerte sind leider meist nicht richtungsweisend verändert. Sie können also eine Lungenembolie weder ausschließen noch bestätigen. Bei einer bedeutsamen Lungenembolie sind die Blutgase (Konzentration von Sauerstoff im Blut) meist verändert. Die Sauerstoffkonzentration ist erniedrigt, weil ein Teil der Lunge ausfällt.

Die Echokardiographie, eine für den Patienten unblutige Untersuchung zeigt in den meisten Fällen richtungsweisende Befunde für eine Lungenembolie

Eine einfache Röntgenuntersuchung der Lunge ist im akuten Geschehen meist auch nicht diagnostisch richtungweisend. Erst nach wenigen Tagen finden sich die charakteristischen keilförmigen peripherer Verschattungen.

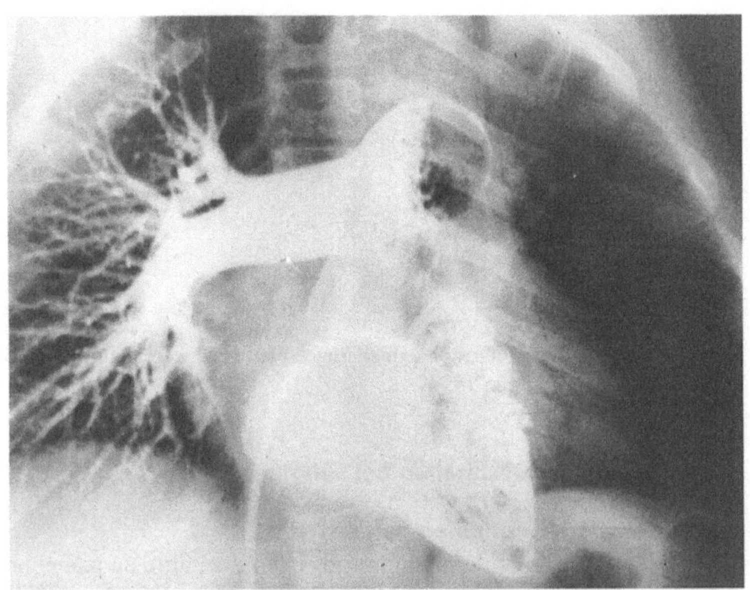

Abb. 12.5. Thromboembolischer Verschluß der linken Lungenarterie. Der Patient hatte Tage zuvor ein geschwollenes Bein bekommen. Er hielt die Beschwerden für die Folge einer Muskelzerrung. Am Mittagstisch kollabierte der Patient plötzlich und wurde unter Wiederbelebungsbemühungen mit einem Notarztwagen auf unsere Intensivstation gebracht.

Dagegen ist die Darstellung der Lungenschlagader mittels Röntgenkontrastmittel im Rahmen einer Herzkatheteruntersuchung (Pulmonalisangiographie) die einzige Methode, die eine sichere Diagnose oder den Ausschluß einer Lungenembolie erlaubt (Abb. 12.5).
Bei der Herzkatheteruntersuchung können auch die bei der Lungenembolie erhöhten Druckwerte im rechten Herzvorhof, in der rechten Herzkammer und in der Lungenarterie gemessen werden.
In jedem Fall müssen die Beinvenen genauestens auf Thrombosen untersucht werden. Die Beine müssen in der Regel sofort gewickelt werden. Eine hohe diagnostische Treffsicherheit hat auch die *Lungenszintigraphie*. Dabei wird nach der intravenösen Injektion eines radioaktiven Mittels (meist Technetium) die Lunge szintigraphisch dargestellt. Die Abb. 12.6 zeigt das Szintigramm beim zuvor vorgestellten Patienten.

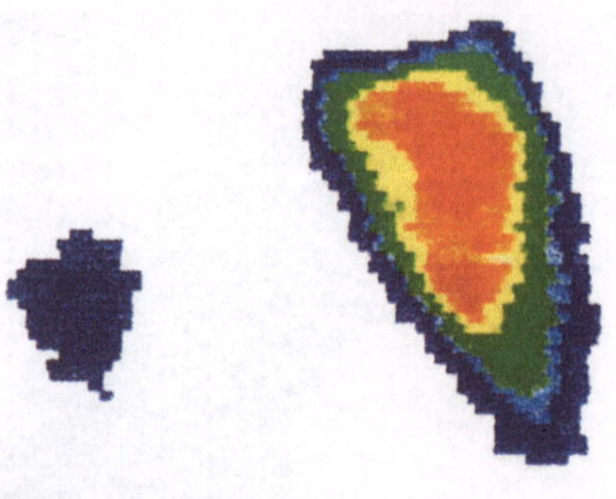

Abb. 12.6. Lungenszintigraphie nach abgelaufener schwerer Lungenembolie. Aus Diehm u. Wilhelm 1992.

Therapiemöglichkeiten bei Lungenembolie

Eine Operation kann lebensrettend sein!

Eine kausale Therapie der akuten Lungenembolie muß zum Ziel haben, die Lungenstrombahn wieder frei zu bekommen von verstopfenden Gerinnseln.

Eine sofortige chirurgische Behandlung kann lebensrettend sein, vor allem bei einer massiven Lungenembolie mit einer Blockierung der großen Lungenschlagadern mit Gerinnsel. Diese in entsprechend eingerichteten Kliniken (eine Herz-Lungen-Maschine ist erforderlich) mögliche Operation wird nach dem Erstbeschreiber dieser Operationstechnik, dem Berliner Chirurgen Friedrich Trendelenburg (1844–1924) benannt. Er hat 1907 erstmals eine Lungenarterie eröffnet und einen großen Thrombus aus der Lungenschlagader entfernt. Die Sterblichkeitsrate bei dieser Operation, die meist von Herzchirurgen durchgeführt wird, beträgt heute trotz Einsatz der Herz-Lungen-Maschine in verschiedenen Statistiken noch 13–23%. Allerdings wird nur in seltenen Fällen die Möglichkeit gegeben sein, akut zu operieren.

Konservative Behandlung

In *leichten Fällen* wird eine 7- bis14tägige stationäre Behandlung durchgeführt, wobei der Patient eine Dauertropfinfusion mit Heparin erhält. Heparin verhindert das Gerinnselwachstum und die Entstehung neuer Thromben.

Bei *mittelschweren und schweren Lungenembolien* mit Beeinträchtigung der Kreislauffunktion und schlechter Sauerstoffspannung im Blut wird heute eine thrombolytische Therapie durchgeführt. Mit Infusionen von Streptokinase oder Urokinase bzw. mit Plasminogenaktivatoren wird versucht, das Gerinnsel aktiv wieder aufzulösen (Thrombolyse). Es ist eindeutig bewiesen, daß die Verabreichung der Enzympräparate der alleinigen Heparinisierung deutlich überlegen ist. Diese Therapie birgt allerdings immer die Gefahr der Blutungskomplikation in sich. Die direkte Infusion dieser Medikamente in die Lungenschlagader während einer Herzkatheteruntersuchung hat sich bewährt, ja sie ist sogar eine erfolgversprechende Alternative zur Operation geworden.

Welche Langzeitbehandlung ist erforderlich?

Thrombozytenfunktionshemmer wie Aspirin sind nicht geeignet. Die Dauer der Gerinnungshemmung nach einer Lungenembolie ist heute noch etwas umstritten. Patienten, bei denen eine Thrombose und Lungenembolie durch eine Verletzung, Gips, oder andersartige Immobilisation ausgelöst wurden, werden 6–24 Monate gerinnungshemmend mit oralen Gerinnungshemmern behandelt.
Ist die Thrombose und die Lungenembolie allerdings durch einen angeborenen Defekt der Blutgerinnung verursacht (z. B. Mangel von Antithrombin III oder bei Protein-C oder Protein-S-Mangel), muß eine lebenslängliche gerinnungshemmende Behandlung mit Kumarinen erfolgen.

Letzte Möglichkeit: Schirmfiltereinpflanzung in die Bauchvene

Wenn es trotz korrekter Gerinnungshemmung oder bei Unmöglichkeit einer solchen wegen Gegenanzeigen für Marcumar zu sich wiederholenden Lungenembolien kommt, kann heute ein Schirmfilter in die untere Hohlvene eingepflanzt werden (Abb. 12.7). Dieser soll Embolien aus den Beinvenen abhalten. Die Einbringung dieser Schirme kann operativ oder mit einem Spezialkatheter über eine Beinvene erfolgen. Diese Schirmeinpflanzung stellt wirklich einen großen Fort-

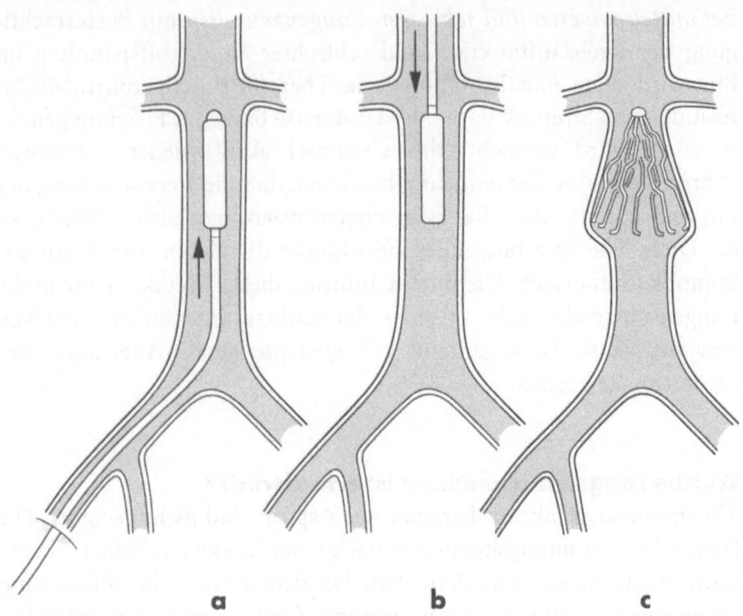

Abb. 12.7a–c. Einpflanzung eines Schirmfilters in die untere Hohlvene. **a, b** Über eine Sonde wird der Filter über die rechte Oberschenkel- und Beckenvene oder von der Halsvene aus in die untere Hohlvene eingeführt. **c** Nach Entfernen der Hülse um das Maschendrahtgeflecht spannt sich die Filtervorrichtung selbst in der Bauchvene auf. Gerinnsel bleiben so in dem Filter hängen. Lungenembolien können verhindert werden.

schritt dar. Früher mußte in solchen Fällen die untere Hohlvene ganz unterbunden werden. Die Folge waren schwere venöse Stauungserscheinungen in den Beinen.

Basistherapie bei Venenerkrankungen: die Kompressionstherapie

Die Kompressionsbehandlung ist die älteste und wirksamste therapeutische Maßnahme bei venösen Erkrankungen. Sie wird als Basistherapie angesehen. Um eine optimale Behandlung einer Venenin-

suffizienz einzuleiten, ist es zwingend notwendig, eine individuell angepaßte Kompressionstherapie durchzuführen.
Hierzu gibt es drei Möglichkeiten:

den Kompressionsverband,
die intermittierende Kompression,
den Kompressionsstrumpf.

Der Kompressionsverband dient der komprimierenden Behandlung von offenen Geschwüren, Venenentzündungen und vor allem der Entstauung des geschwollenen Beines. Er kann individuell je nach den wechselnden Erfordernissen angelegt werden, bis das Bein ödemfrei ist.
Durch den Kompressionsverband soll in den noch intakten Venen die Blutströmungsgeschwindigkeit erhöht werden, um einer Thromboseausbreitung vorzubeugen. Durch die Entstauung und die Reduktion des Gewebedruckes können außerdem wieder Umgehungskreisläufe gebildet oder wiedereröffnet werden. Durch die Kompression wird eine Abnahme des Füllungszustandes der Wadenvenen im Sitzen erreicht. Der Rückfluß über insuffiziente Perforansvenen wird erheblich vermindert.
Entscheidend für den Therapieerfolg ist die richtige Verbandstechnik (Abb. 12.8) und die richtigen Binden. Kurzzugbinden sind weniger dehnbar und fühlen sich sehr fest an. Sie erzeugen einen geringen Ruhedruck, aber einen hohen Arbeitsdruck und unterstützen sehr gut die Wadenmuskelpumpe.
Langzugbinden entwickeln nur einen geringen Arbeitsdruck, aber einen hohen Ruhedruck, weil ein eingewebter Gummifaden die Binde gut dehnbar macht. Sie sind z. B. bei bettlägerigen Patienten oder nach Schlaganfall, wenn es am gelähmten Bein zu einer Ödemneigung kommt geeigneter.
Die intermittierende Kompressionsbehandlung mit pneumatischen Ein- oder Mehrkammersystemen stellt eine wirkungsvolle und beim Patienten beliebte Therapiemethode dar. Das Ausschwemmen von chronisch-venösen und lymphatischen Stauungsödemen vor der Anpassung eines adäquaten Kompressionsstrumpfes ist die häufigste Indikation für die intermittierende Kompressionsbehandlung.
Sie kann aber niemals andere Kompressionsmaßnahmen, wie beispielsweise das Tragen eines Kompressionsstrumpfes ersetzen! Und

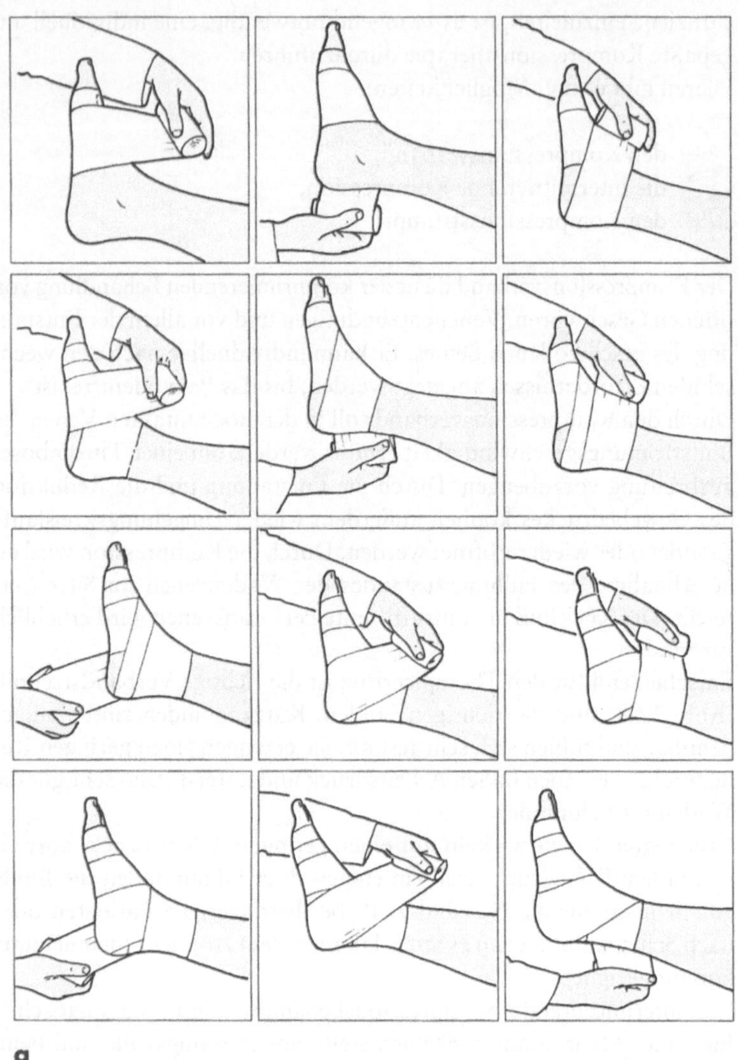

Abb. 12.8a,b. Kompressionsbehandlung mit einem Druckverband (Wickel-schema). Aus Diehm u. Wilhelm 1992.

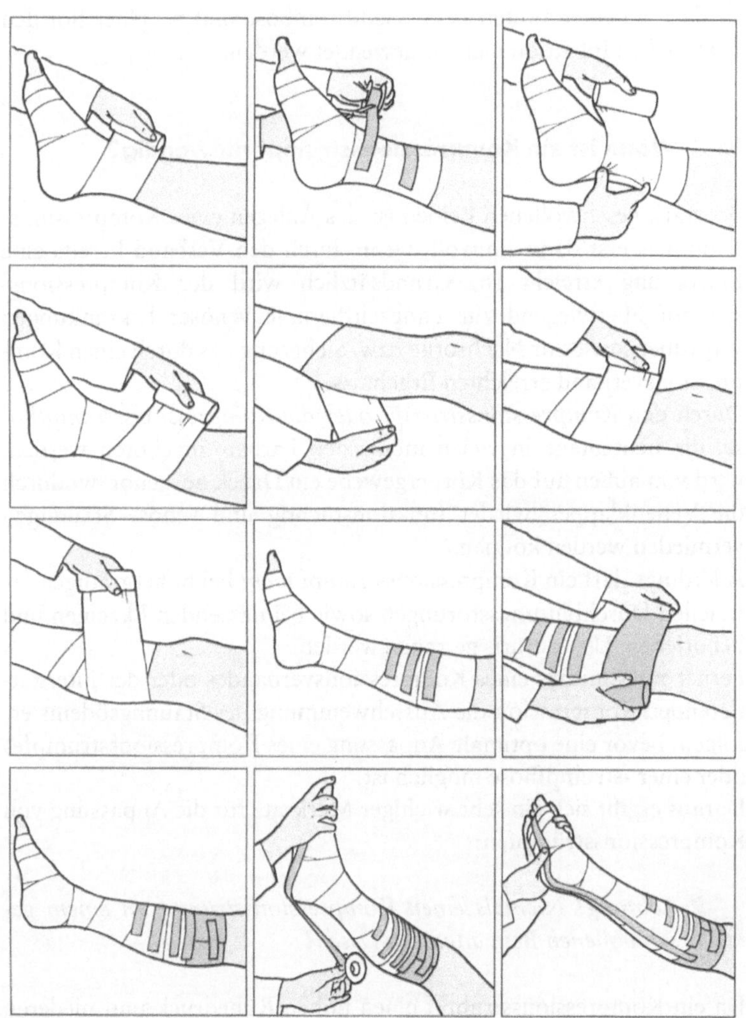

b

Abb. 12.8b.

sie darf bei einer akuten Beinvenenthrombose und bei einer floriden bakteriellen Infektion nicht angewendet werden.

 ### Wann ist ein Kompressionsstrumpf notwendig?

Bei stark geschwollenen Beinen ist das Anlegen eines Kompressionsstrumpfes erst dann sinnvoll, wenn durch den Verband bereits eine Entstauung erreicht ist. Grundsätzlich wird der Kompressionsstrumpf überwiegend zur Langzeittherapie venöser Erkrankungen verordnet sowie zur Nachsorge bzw. Sicherung des durch einen Kompressionsverband erreichten Ergebnisses.

Durch den *Kompressionsstrumpf oder die Kompressionsstrumpfhose,* die heutzutage in vielen modischen Farben angeboten werden, wird von außen auf das Körpergewebe ein Druck ausgeübt, wodurch die Venenklappen wieder funktionstüchtig und venöse Stauungen vermieden werden können.

Allerdings darf ein Kompressionsstrumpf *nicht* bei höhergradigen arteriellen Durchblutungsstörungen sowie bei nässenden Ekzemen und bei offenem Ulcus cruris getragen werden.

Ferner muß mittels eines Kompressionsverbandes oder der intermittierenden Kompression die Ausschwemmung des Stauungsödems erfolgen, bevor eine optimale Anpassung eines Kompressionsstrumpfes oder einer -strumpfhose möglich ist.

Daraus ergibt sich ein sehr wichiger Merksatz für die Anpassung von Kompressionsstrümpfen:

Achtung! Niemals einen Kompressionsstrumpf an einem geschwollenen Bein anpassen lassen!

Da ein Kompressionsstrumpf einen hohen Ruhedruck und niederen Arbeitsdruck hat, kann mit ihm – im Gegensatz zu einem Kompressionsverband oder der intermittierenden Kompression – kein Ödem ausgeschwemmt werden. Ein Kompressionsstrumpf verhindert lediglich das Wiederanschwellen des Beines.

Daraus erklärt sich auch, warum der Strumpf morgens – noch im Bett – bei entstauten Beinen vom Patienten angezogen werden muß. Leider wird diese einfache Regel häufig nicht beachtet. Das ist dann auch der

Grund, warum Kompressionsstrümpfe nicht richtig passen bzw. das Tragen von den Patienten als unangenehm empfunden wird.
Daraus ergibt sich ein zweiter Merksatz:

Achtung! *Der Arzt sollte den Sitz des Strumpfes kontrollieren!*

Ganz selten wird der Sitz eines Kompressionsstrumpfes vom verordnenden Arzt überprüft. Dieser sollte persönlich nachkontrollieren, ob das Sanitätshaus auch tatsächlich den auf dem Rezept verordneten Strumpf abgegeben hat.

Tabelle 12.1. Wann werden welche Kompressionen verordnet?

I	**Leichte Kompression** Leichte Oberflächenwirkung, Fesseldruck = 18,4–21,2 mmHg	Bei Schwere- oder Müdigkeitsgefühl in den Beinen, bei geringer Varikose ohne wesentliche Ödemneigung, bei beginnender Schwangerschaftsvarikose
II	**Mittlere Kompression** mittlere Oberflächenwirkung, Fesseldruck = 25,1–32,1 mmHg	Bei stärkeren Beschwerden, bei ausgeprägter Varikose mit Ödemneigung, bei postthrombotischen Schwellungszuständen, nach Abheilung unerheblicher Ulzerationen, nach oberflächlichen Thrombophlebitiden, nach Verödung und Varizenoperationen, zur Aufrechterhaltung des Behandlungserfolges, bei starker Schwangerschaftsvarikose
III	**Kräftige Kompression** Oberflächen- und Tiefenwirkung, Fesseldruck = 36,4–46,5 mmHg	Bei allen Folgezuständen der schweren chronischen Insuffizienz, bei schwerer Ödemneigung, sekundärer Varikose, Atrophie blanche, Stauungsinduration, nach Abheilung großer, eventuell schon rezidivierender Ulzera
IV	**Sehr kräftige Kompression** verstärkte Tiefenwirkung, Fesseldruck über 59 mmHg	Bei Lymphödem und elefantiasischen Zuständen

Da das Anpassen eines Kompressionsstrumpfes sowie die Anleitung beim Anziehen und die Behandlung des Strumpfes eine wichtige Aufgabe eines Sanitätshauses ist, sollte die Bestellung des Kompressionsstrumpfes nur über den Fachhandel erfolgen.

Bei der Kontrolle des Strumpfes sollte der Arzt gleichzeitig überprüfen, ob der Patient auch tatsächlich in der Lage ist, den Strumpf anzuziehen. Einem älteren Patienten oder einem Rheumatiker mit entsprechenden Veränderungen an den Händen ist es oft nicht möglich, den Strumpf selbst anzuziehen. Dann sollte eine entsprechende Anziehhilfe für Kompressionsstrümpfe zusätzlich empfohlen oder verordnet werden.

Es gibt ferner einige Hilfsmittel und auch Regeln für das Tragen eines Kompressionsstrumpfes.

Oftmals genügt ein Gummihandschuh, um das Anziehen eines Kompressionsstrumpfes zu erleichtern.

Man kann unter dem Kompressionsstrumpf einen dünnen Seidenstrumpf tragen, um das Heraufziehen zu erleichtern.

Unter dem Strumpf dürfen keine Salbenanwendungen erfolgen. Ebenso sollte man das Einfetten der Beine unterlassen. Dies sollte man erst abends nach dem Ausziehen des Strumpfes zur Pflege der Haut durchführen.

Der Strumpf muß morgens im Bett *bei entstautem Bein* angezogen werden.

Über Nacht sollte er nicht getragen werden.

Was sind Kompressionsklassen?

Damit ein Kompressionsstrumpf die gewünschte medizinische Wirkung erzielt, muß die Kompression dem Grad der Venenschwäche und der täglichen Belastung des Patienten entsprechen.

Bei der Verordnung eines Kompressionsstrumpfes oder einer -strumpfhose ist die Beachtung der richtigen Kompressionsklasse (s. auch Tabelle 12.1) sehr wichtig:

Klasse I: Wird bei einer geringen, oberflächlichen Varikosis und bei Schwangerschaftsvarizen verordnet.

Klasse II: Ist bei chronisch-venöser Insuffizienz mit deutlicher Ödemneigung sowie zur Nachbehandlung nach oberflächlichen Thrombophlebitiden und Varizenoperationen angezeigt.

Klasse III: Ist indiziert beim postthrombotischen Syndrom, also bei starker Ödemneigung und ausgeprägter chronisch-venöser Insuffizienz und nach Abheilung schwerer Ulzera.

Welche Arten von Kompressionsstrümpfen gibt es?

Je nach Art der Venenerkrankung können vom Arzt Kompressionsstrümpfe in verschiedenen Längen verordnet werden (Abb. 12.9).

Wadenstrümpfe (AD). Für Patienten mit vorwiegend sitzender Tätigkeit sind, besonders bei den höheren Kompressionsklassen, Wadenstrümpfe angenehmer zu tragen. Darüber hinaus genügt häufig eine Unterschenkelkompression, um auch den Oberschenkel ödemfrei zu halten.

Halbschenkel (AF)- und Schenkelstrümpfe (AG). Halbschenkel- oder Schenkelstrümpfe sind immer dann angezeigt, wenn Beinschwellungen im Oberschenkelbereich durch Unterschenkelkompression nicht beherrscht werden können. Um auch in der Bewegung ein Verrutschen nach unten zu verhindern, können sie mit Haftband oder einer Hüftbefestigung versehen werden.

Strumpfhosen (AT) bzw. Strumpfhosen für die Schwangerschaft (AT/U). Kompressionsstrumpfhosen gibt es in verschiedenen Ausführungen (AT = normale Form, AT/U = Strumpfhose für die Schwangerschaft) und für verschiedene Beinlängen (AT/U = normale Ausführung, AT/U/K = kurze Ausführung). Bei Bauchwandvarizen etc. und immer dann, wenn Halterungsprobleme auftauchen, wird eine Kompressionsstrumpfhose (AT) abgegeben. Bei entsprechender Indikation, kann eine Strumpfhose mit Kompression bis zur Taille verordnet werden. Zur Vorbeugung oder Therapie von Schwangerschaftsvarizen sind spezielle Strumpfhosen für die Schwangerschaft mit besonders geformtem Leibteil erhältlich.

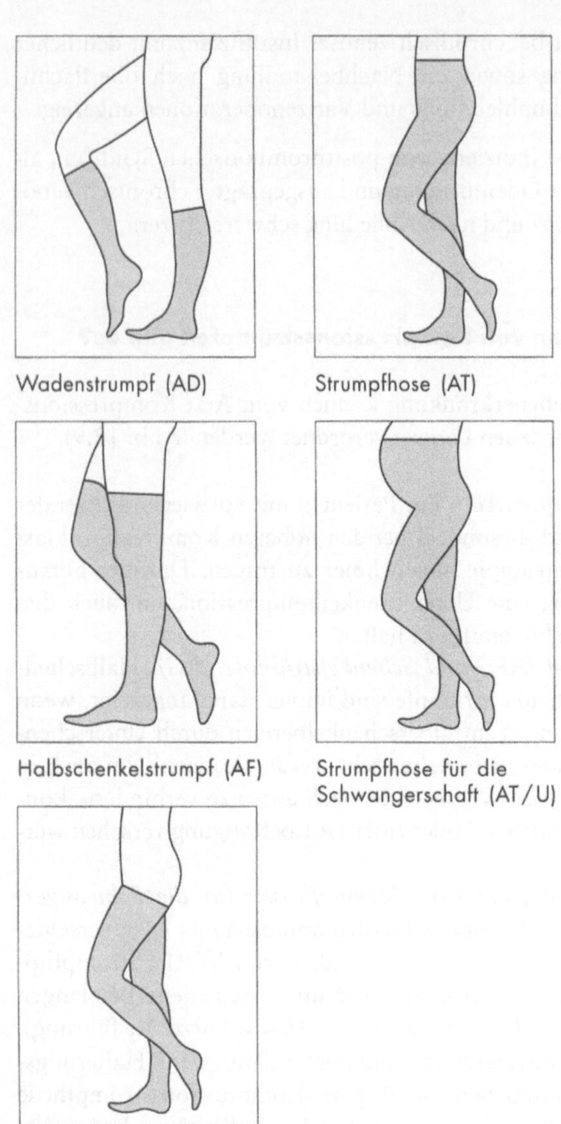

Abb. 12.9. Verordnungsarten von Kompressionsstrümpfen.

Welche Angaben muß ein Rezept enthalten? Die Aufgabe des Arztes ist es, auf dem Rezept alle Angaben zu vermerken, die es dem Fachhandel erlauben, den Patienten therapiegerecht und paßgenau mit einem Kompressionsstrumpf zu versorgen.
Das Rezept muß enthalten:

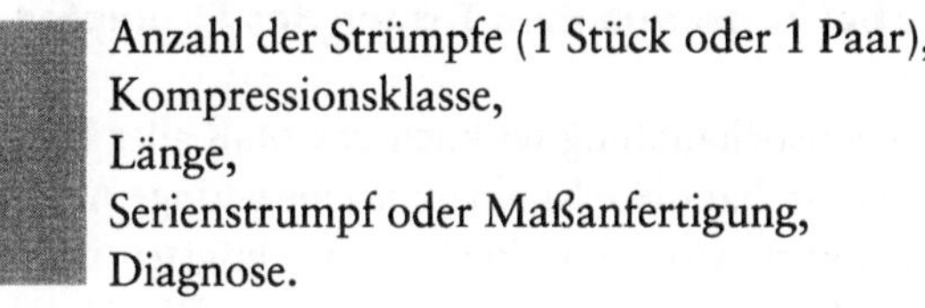

Anzahl der Strümpfe (1 Stück oder 1 Paar),
Kompressionsklasse,
Länge,
Serienstrumpf oder Maßanfertigung,
Diagnose.

Die Aufgabe des Fachhandels ist es, die richtige Größe zu ermitteln und die Versorgung vorzunehmen.
Da medizinische Kompressionsstrümpfe täglich getragen werden müssen und durch Reibung sowie durch Schweiß- und Talgabsonderung sehr beansprucht werden, läßt die Kompressionswirkung nach. Neben dem sachgemäßen An- und Ablegen von Kompressionsstrümpfen, ist es also besonders wichtig, den Patienten bereits im Fachhandel mit der richtigen Pflege vertraut zu machen. Kompressionsstrümpfe sollten so häufig wie möglich gewaschen werden, wobei folgendes zu beachten ist:

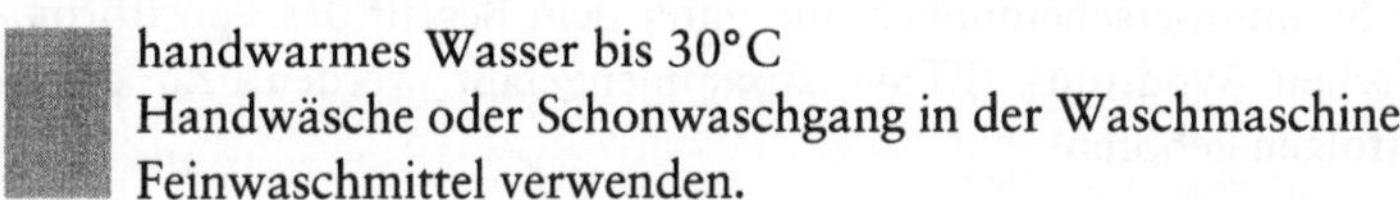

handwarmes Wasser bis 30°C
Handwäsche oder Schonwaschgang in der Waschmaschine,
Feinwaschmittel verwenden.

Für das *Trocknen* von Kompressionsstrümpfen nach dem Waschen gilt:

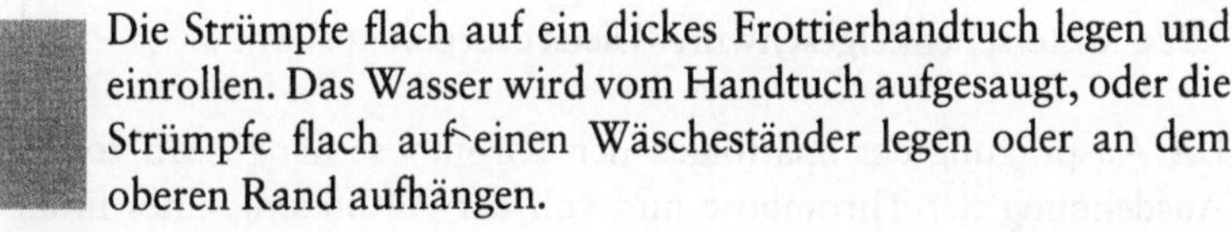

Die Strümpfe flach auf ein dickes Frottierhandtuch legen und einrollen. Das Wasser wird vom Handtuch aufgesaugt, oder die Strümpfe flach auf einen Wäscheständer legen oder an dem oberen Rand aufhängen.

Achtung! Kompressionsstrümpfe nie zum Trocknen auf die Heizung legen oder in einen Wäschetrockner geben!

Der Hausarzt sollte bei der Erstverordnung von Kompressionsstrümpfen pro Bein zwei Strümpfe verordnen, damit diese auch gewaschen werden können. Ein nicht gewaschener Strumpf zersetzt sich aufgrund der Schweißabsonderung schneller.

▓ Ein Erfolg nur bei konsequentem Tragen des Strumpfes

Obwohl die Kompressionsbehandlung wirklich das Maß aller Dinge bei Venenerkrankungen ist, hat diese Maßnahme eine geringe Akzeptanz (besonders im Sommer, wo sie wirklich am wichtigsten wäre). Sie wird als lästig und beeinträchtigend empfunden. Die Durchführung der vom Arzt verordneten Maßnahme ist erschreckend gering. So wissen wir von der »Tübinger Venenstudie«, daß weniger als 50% aller Patienten ihren verordneten Venenstrumpf konsequent tragen. Natürlich mindert dieses Verhalten der Patienten erheblich den in der Praxis erzielbaren Nutzen.

▓ Das postthrombotische Syndrom

Wenn eine tiefe Venenthrombose nicht richtig und rechtzeitig erkannt wird, entstehen durch die Gerinnsel im tiefen Venensystem chronische Stauungserscheinungen, die unter dem Begriff des »postthrombotischen Syndroms (PTS)« zusammengefaßt werden. Zu diesen Spätfolgen gehören:

eine ständige Blutstauung im betroffenen Bein,
Schwellung des Beines (Ödem),
Hautveränderungen im Unterschenkelbereich,
Verhärtung des Unterhautfettgewebes,
Unterschenkelgeschwüre (Ulcus cruris venosum).

Die Ausprägung der Spätfolgen der Thrombose hängen ab von der Ausdehnung der Thrombose und von der Ausbildung eines funktionsfähigen Nebenkreislaufes (»Kollateralkreislauf«).
Eine weitere Spätfolge nach einer Thrombose können auch die »sekundären Varizen« sein, d. h. also Krampfadern, die dadurch entste-

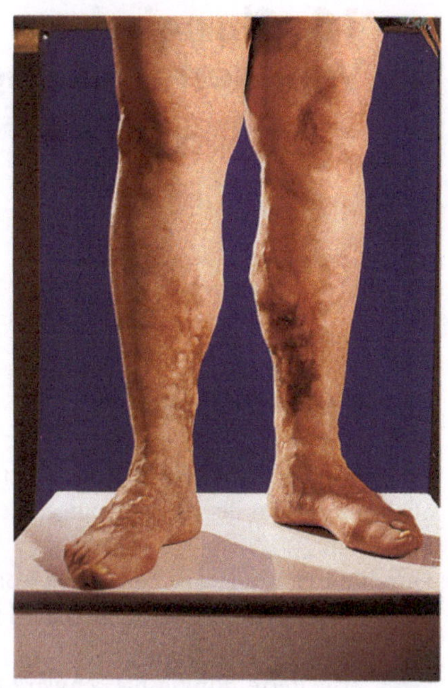

Abb. 12.10. Sekundäre Krampfadern: Nach einer tiefen Thrombose ist die tiefe Leitvene verschlossen. Das Blut wird nicht mehr ausreichend zurücktransportiert. Es weicht über das oberflächliche Venensystem aus und es entstehen sekundäre Krampfadern.

hen, weil das Blut über die tiefen Leitvenen nicht mehr richtig abfließt und über die Perforatorvenen in die oberflächlichen Venen zurückgestaut wird, die sich dann zu Krampfadern entwickeln können (Abb. 12.10).

13 Chronische Venenerkrankungen

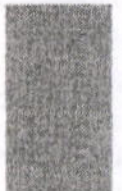 ## Das »dicke Bein«

Das gesamte Krankheitsbild des postthrombotischen Syndroms wird auch unter dem Begriff »chronisch venöse Insuffizienz CVI« zusammengefaßt.

Durch die Stauungserscheinungen kommt es zunächst zu ausgeprägten krankhaften Veränderungen der Haut wie:

- erweiterte dunkle bis schwarz-blaue kleine Venchen am Fußrand und an der Knöchelinnenseite (»Coronare phlebektatica«),
- Hautverfärbungen (durch Blutpigmente),

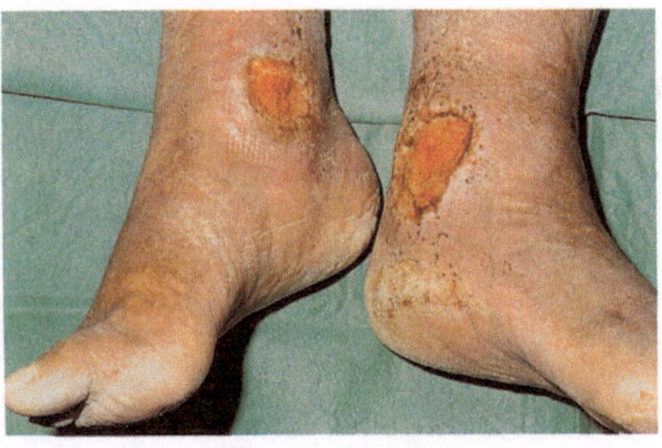

Abb. 13.1. Typische Unterschenkelgeschwüre nach durchgemachter Beckenvenenthrombose beidseits.

 Verhärtungen des Unterhautfettgewebes,
schließlich: Entzündungen mit nässendem Ekzem.

Wenn nicht eine frühzeitige und optimale Kompressionstherapie einsetzt, schreitet der krankhafte Prozeß weiter fort. Das Haut- und Unterhautgewebe »versumpft«. Durch eine kleine Verletzung bricht die Haut auf und es kommt zum gefürchteten Unterschenkelgeschwür (Ulcus cruris venosum, Abb. 13.1).

Wenn eine Thrombose zu spät erkannt wird und die Therapie nicht optimal war, muß nach etwa 10–15 Jahren mit dieser schlimmsten Komplikation des postthrombotischen Syndroms, dem »offenen Bein«, gerechnet werden.

Die wichtigsten Krankheitszeichen des postthrombotischen Syndroms sind:

massiv geschwollener Unterschenkel und Knöchel,
dumpfe, ziehende Schmerzen,
schmerzhafte Verhärtungen der Haut und des Unterhautfettgewebes,
Wadenkrämpfe,
sekundäre Krampfadern,
Verfärbungen und Veränderungen der Haut (Blauverfärbung, Stauungsflecken, braune Pigmentierungen mit abwechselnd weißen Hautflächen: »Atrophie blanche«),
juckende, entzündliche Hautausschläge (Stauungsekzem, Unterschenkelgeschwüre (»offenes Bein«).

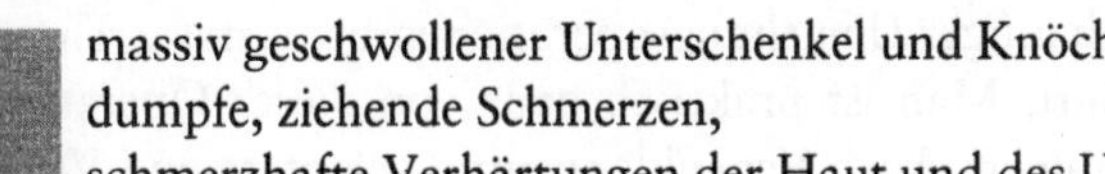 Das »offene Bein«

Ratschläge zur Behandlung des »offenen Beines«

Behandlungsziele sind eine Verbesserung des Blutrückstromes mit einer Abnahme der Stauung und der Stauungserscheinungen und natürlich ein Abheilen des offenen Beines. Wichtig sind regelmäßige Bewegungsübungen im Sinne einer *Entstauungsgymnastik*. Patienten mit offenen Beinen bewegen oft reflektorisch aus Angst vor Schmerzen das Sprunggelenk nicht mehr. Dieses steift ein und dadurch entfällt ein wichtiger Pumpmechanismus für den Rücktransport des Blutes. In dieser Situation ist es ganz wichtig, daß das Sprunggelenk krankengymnastisch mobilisiert wird, nur so ist damit zu rechnen, daß das Beingeschwür abheilen kann. Wir sprechen in dieser Situation von einem »arthrogenen Stauungssyndrom«. Viele Spezialisten sind der Auffassung, daß erst durch das Steifwerden des Sprunggelenkes der Ulkusentstehung Tür und Tor geöffnet wird.

Die wichtigste und grundlegende Behandlung zur Heilung des Geschwürs ist eine adäquate *Kompressionstherapie* (s. S. 286), am besten mit einem festen Kompressionsverband. Erst nach einer Abheilung des Geschwürs kann ein Kompressionsstrumpf angelegt werden.

Chirurgische Behandlungsmöglichkeiten

Früher wurden häufiger Umgehungsoperationen bei venöser Thrombose durchgeführt. Man ist praktisch ganz von dieser Operationstechnik abgekommen. Auch Venenklappentransplantate und Venenklappenaufbauplastiken sind in spezialisierten Zentren noch in der Erprobungsphase. Die früher erwähnte Krossektomie und/oder die Stripping -Operation ist vielfach zur Druckentlastung des Geschwürs erforderlich.

Viele Venenchirurgen führen eine Spezialoperation durch, die sogenannte »paratibiale Fasziotomie nach Hach«.

In einigen Fällen wird nach der Schaffung einer sauberen Wundgrundlage eine Hauttransplantation erforderlich.

Konservative Therapie

Entfernung von abgestorbenem Gewebe

Frühzeitiges, ausgiebiges Abtragen der abgestorbenen und entzündeten Gewebeteile vermindert die weitere Infektionsgefahr und regt die Wundheilung an. Die Säuberung des Wundgrundes von Fibrinbelägen, Gewebefetzen, Verunreinigungen und Salbenrückständen erfolgt mit dem scharfen Löffel. Eiweißauflösende Fermente (z. B. Fibrolan, Iruxol) erleichtern die Ulkusreinigung. Sie werden als Salbe oder Gel aufgetragen und bis zum nächsten Verbandswechsel belassen.

Lokalinfekt muß behandelt werden

Hierzu sind systemisch wirksame Antibiotika erforderlich. Die lokale Anwendung von antibiotischen Substanzen (z. B. Puder, Cremes oder Salben) gilt heute als obsolet und ist abzulehnen. Jedes venöse Ulkus ist mit einer bakteriellen Mischflora besiedelt, die praktisch nie Ausgangsort einer generalisierten Infektion ist. Eine Ausnahme ist die Wundrose (»Erysipel«), die eine systemische Penizillinbehandlung erforderlich macht.

In der Phase der Wundreinigung und Granulation sind antiseptische Externa (z. B. Betaisadonasalbe, Braunovidol) Mittel der Wahl. Sie sollten mehrfach täglich auf frische sterile Gaze aufgetragen und aufgelegt werden.

Vorsicht vor Allergie

Ein venöses Beingeschwür sollte nicht mit Kortisonpräparaten oder mit anderen Salben behandelt werden. Es hat sich gezeigt, daß Patienten mit offenen Beinen sehr häufig zu lokalen Allergien neigen.

Wachstumsfaktoren

Diese neue Therapie kommt aus den USA. Sie wird dort seit einigen Jahren erfolgreich angewandt. In speziellen Laboratorien werden in einem mehrstufigen Verfahren aus Eigenblut, das dem Patienten zuvor in der Praxis abgenommen wurde, die Wachstumsfaktoren aus Blutplättchen gewonnen. Sie werden in eine Lösung gebracht und in Tagesdosen steril verpackt. Der behandelnde Arzt bekommt diese Portionstuben tiefgekühlt zugeschickt. Zunächst wird er die Wunde noch einigen gezielten Behandlungen, wie z. B. Abstrich, evtl. Erstellen eines Antibiogramms und Abtragen von abgestorbenem Gewebe an den Wundrändern unterziehen. Anschließend werden die Wachstumsfaktoren in die Wunde eingebracht und ein Verband angelegt. Durch den täglichen Verbandswechsel und das erneute Einbringen der Heilungsfaktoren wird die Wunde täglich kontrolliert, und evtl. auftretenden Entzündungen kann sofort entgegengewirkt werden. Amerikanische und deutsche Untersuchungen haben gezeigt, daß mit diesen Wachstumsfaktoren offene Beine, die Jahre und oftmals sogar Jahrzehnte bestanden, in wenigen Wochen abgeheilt sind.

Wichtig ist die konsequente Behandlung der Grunderkrankung!

Die Therapie von Arterien- und Venenerkrankungen kann durch Medikamente, durch physikalische Therapie oder durch operative Maßnahmen bzw. Katheterverfahren erfolgen. Bei Diabetikern ist auf eine optimale Blutzuckereinstellung zu achten.

Oftmals verschließt sich die Wunde durch die Behandlung der Grunderkrankung von selbst. Sollte dies nicht der Fall sein, ist in Zukunft möglicherweise mit dem Einsatz dieser Wachstumsfaktoren eine bessere Abheilungsrate zu erreichen. Allerdings muß sich die Wirksamkeit dieses neuen Therapieansatzes in Deutschland noch in klinischen Studien bewähren, außerdem können sie nicht bei jeder Wundbehandlung eingesetzt werden.

Wichtige Fragen zur Begutachtung

Wir Ärzte werden immer wieder gefragt, wie beim Versorgungsamt der Grad der Behinderung (GdB) bei Venenkrankheiten nach dem Schwerbehindertengesetz (SchwbG) bemessen wird. Deshalb sollen die wichtigsten Symptome hier bewertet werden:

- Geringes belastungsabhängiges Ödem ohne wesentliche Stauungsbeschwerden: GdB 0–10%;
- erhebliche Stauungsbeschwerden, mehrmals im Jahr (rezidivierende) Entzündungen, ein- und beiderseits: GdB 20–30%;
- chronische Geschwüre, je nach Ausdehnung und Häufigkeit: auf einer Seite GdB 20–40% und beiderseits GdB 30–50%.

Eine oberflächliche Venenentzündung kann eine vorübergehende Arbeitsunfähigkeit bedingen. Bei massiven Beschwerden im Stehen, trotz operativer Bemühungen und/oder Kompressionstherapie, kann eine innerbetriebliche Umsetzung erforderlich werden.

Ratschläge für Patienten mit Venenkrankheiten

Um einen optimalen Therapieerfolg bei Venenkrankheiten zu erzielen, ist der Arzt sehr stark auf die aktive Mithilfe des Betroffenen angewiesen. Der Patient selbst kann viel zum Behandlungserfolg beitragen.

Was können Sie selbst gegen Ihre Beschwerden tun?

Fast alles was mit Bewegung zu tun hat, ist für Ihre Beine gut:

SSS- und LLL-Regel:
Sitzen und stehen ist schlecht,
lieber liegen oder laufen.

Spazierengehen, Radfahren, Wandern, Schwimmen (Wassertemperatur nicht mehr als 28°C).
Isometrische Übungen (Krafttraining, Gewichtheben) sollten vemieden werden. Ungünstig sind leider auch die meisten Ballspiele, ebenso Eishockey und Schlittschuhlaufen.
Wenn sich vieles Stehen und Sitzen nicht vermeiden läßt, öfter umhergehen und Zehenstände machen.
Achten Sie auf Ihr Gewicht! Je mehr Last Ihre Beine zu tragen haben, um so mehr belasten Sie. Machen Sie es Ihren Beinen leicht und versuchen Sie, unnötige Pfunde loszuwerden.
Trinken Sie pro Tag mindestens 2 Liter, im Sommer 3 Liter Flüssigkeit. Achten Sie darauf, daß die Getränke nicht zuviel Kochsalz enthalten (z. B. Kräutertees oder natriumarmes Mineralwasser).
Ernähren Sie sich gesund und faserreich. Chronische Verstopfung bekämpfen: Stuhlgang durch ballastreiche Kost regulieren, denn: starkes Pressen beim Stuhlgang ist ein wesentlicher Faktor der Krampfaderneubildung.
Vermeiden Sie das Tragen überschwerer Lasten (Wäsche, Einkaufskörbe).
Vermeiden Sie enge Kleidung (enge Hosen, straffe Mieder, Strumpf- und Gummibänder, enge Gürtel).
Flaches, bequemes Schuhwerk tragen (keine spitzen Schuhe mit hochhackigen Absätzen). Am günstigsten ist ein leicht erhöhter Absatz und eine gute Fußbetteinlage. Vermeiden Sie das Tragen von Pantoffeln. Barfußgehen ist gesund, wenn nicht zusätzlich

eine arterielle Verschlußkrankheit der Beine oder eine Zuckerkrankheit vorliegt.

Richtiges Sitzen – besonders am Schreibtisch – ist sehr wichtig.
Am besten wenig gepolsterter Stuhl, Unterseite der Oberschenkel wenig druckbelasten. Füße nicht baumeln lassen, flach auf
den Boden oder auf Fußstütze stellen.

Vermeiden Sie Alkohol und Nikotin im Übermaß.

Die Beine öfter kalt (nicht eiskalt) abduschen. Wechselduschen
mit kaltem (10–16°C) und warmem Wasser (38°C) sind eine
Wohltat für die Beine. Führen Sie den Wasserstrahl außen am
Bein hoch bis zur Leiste. Wiederholen Sie den Vorgang auf der
Innenseite. Wechselwarme Anwendungen sollten immer mit
kaltem Wasser beendet werden. Auch Kneippsches Wassertre-
ten tut Ihren Venen gut.

Ungünstig ist alles, was die Venen erweitert: Heiße Bäder, aus-
giebige Sonnenbestrahlung, zu lange Saunagänge. Generelle
Empfehlung: Hitze und pralle Sonne meiden.

Bei Besenreiservarikosis Bürstenmassagen vermeiden.

Hoch das Bein! Nehmen Sie sich tagsüber und am Abend die
Zeit, die Beine ab und zu hochzulegen. So wird der Rückfluß
Ihres Blutes gefördert.

Bei ganz ausgeprägten Schwellungen der Beine, sollten Sie auch
nachts die Beine hochlagern. Stellen Sie das Fußende des Bettes
einfach um 3–5 cm hoch.

Wenn vom Arzt verordnet, täglich konsequent Kompressionsstrümpfe tragen. Am besten bereits vor dem Aufstehen anziehen.

*Achtung! Wenn Sie ungewöhnliche Beschwerden haben, z. B.
eine plötzliche Schwellung und/oder Blauverfärbung eines Beines,
Husten oder Atemnot mit und ohne atemabhängige, stechen-
de Schmerzen, sollten Sie unbedingt Ihren Arzt aufsuchen!*

Antworten auf häufige Fragen an den Arzt

Haben Wadenkrämpfe etwas mit Krampfadern zu tun?

Der Begriff »Krampfader« hat nichts mit den eventuell nachts auftretenden Wadenkrämpfen zu tun, sondern kommt von dem mittelhoch-

deutschen Wort »Krummader«, was nichts anderes heißt als »krumme Ader«. Nächtliche Wadenkrämpfe sind nur sehr selten ein Krankheitszeichen beim Vorliegen einer Venenerkrankung.

Darf man mit Krampfadern in die Sauna?

Prinzipiell ja. Man sollte allerdings die Aufwärmphasen nicht zu lange machen und es sollte gewährleistet sein, daß die Beine beim Saunagang auf Herzhöhe liegen. Ideal wäre es, wenn die Beine sogar noch etwas höher liegen würden. Dies ist in manchen Saunakabinen ja ganz gut möglich. Nach der Aufwärmphase empfehlen sich ein kalter Guß und ein kaltes Fußbad.

Wann mache ich einen Kompressionsverband, wann verwende ich einen Kompressionsstrumpf?

Der Kompressionsverband wird vor allem beim Entstauen des »dicken Beines« eingesetzt, aber auch zur komprimierenden Behandlung beim »offenen Bein« und bei der akuten oberflächlichen Venenentzündung. Ein Kompressionsstrumpf soll erst eingesetzt werden, wenn durch einen Verband bereits eine Entstauung erreicht ist. Der Strumpf wird vorwiegend in der Langzeitbehandlung eingesetzt.

Warum sollte man den Kompressionsstrumpf vor dem Aufstehen anziehen?

Das Anziehen des Strumpfes vor dem Aufstehen ist wichtig, weil das Bein über Nacht völlig abgeschwollen ist und weil nach dem Aufstehen und beim Herumgehen das Bein ohne Strumpf sofort wieder anschwillt.

...ht statt eines »richtigen« Kompressionsstrumpfes
...n Stützstrumpf aus?

...mpf ist nur dann von Nutzen, wenn er genau angemessen ...ies geschieht am besten über das Fesselmaß. Derzeit ...rümpfe noch aufgrund der Bestimmung der Schuh- ...ch gereicht. Es hat sich gezeigt, daß dadurch an verschiedenen Regionen ganz unterschiedliche Drücke auftreten. So ist der Stützstrumpf keine Alternative zu dem Kompressionsstrumpf.

Muß ich auch nachts einen Kompressionsstrumpf tragen?

Nachts sollte nur bei schwersten Schwellneigungen ein Kompressionsstrumpf getragen werden. Bei der Behandlung der chronisch venösen Insuffizienz ist dies in der Regel nicht der Fall.

Reichen auch »Stützstrümpfe« aus?

Stützstrümpfe sehen zwar vorteilhafter aus, sie bringen aber nicht den erforderlichen Kompressionsdruck. Allenfalls bei ganz leichten Stauungsbeschwerden können Stützstrümpfe getragen werden. Dennoch: Stützstrümpfe sind natürlich besser als gar kein Strumpf!

Wie oft können Kompressionsstrümpfe verordnet werden?

In der Regel zweimal jährlich. Wenn die Diagnose auf dem Rezept korrekt angegeben ist, machen die Krankenkassen keine Schwierigkeiten, auch nicht nach der Einführung des Gesundheits-Strukturgesetzes.

Wann kommt ein Zinkleimverband in Betracht?

Alternativ zur Kompressionsbinde, z. B. bei der Thrombophlebitis.

Wann sollen Krampfadern operiert werden?

Krampfadern sollten prinzipiell operiert werden, wenn sie Schmerzen verursachen und wenn sie sich häufiger entzünden. Eine frühzeitige Operation ist empfehlenswert bei Patienten mit schlecht schließenden Venenklappen, um Spätfolgen zu vermeiden.

In welcher Jahreszeit lasse ich am besten meine Krampfadern operieren?

Krampfaderoperationen sollten am besten in der kühlen Jahreszeit durchgeführt werden, also am besten im Frühling, Herbst oder Wi ter. Nicht im Sommer, weil nach einer Operation in der Regel eine Kompressionsbehandlung erforderlich wird. In klimatisierten Kliniken oder Räumen kann natürlich das ganze Jahr über operiert werden.

Wie finde ich den richtigen Venenchirurgen?
Am besten Sie sprechen mit Ihrem Hausarzt oder Ihrem Gefäß- bzw. Venenspezialisten darüber. Er kann Ihnen sicherlich einen Venenchirurgen, mit dem er zusammenarbeitet, nennen.

Gibt es eine »schnittfreie« Operation bei Krampfaderleiden?
Diese Frage soll bewußt ganz ausführlich beantwortet werden, weil sie immer wieder auftaucht. Der Begriff »schnittfrei« wird nur gewählt, um auszudrücken, daß die »Schnitte« so klein sind, daß man eher von Stichen sprechen kann. Genau genommen sind aber auch die Stiche kleine Schnitte, so daß diese Bezeichnung irreführt und man besser von Mini- oder Mikroschnitten reden sollte.
Diese kleinen Schnitte werden mit speziellen, meist lanzettförmigen Miniskalpellen mit einer Größe von 1,5–2 mm vorgenommen. Zum Auffinden und Herausziehen der Krampfadern müssen anschließend wegen der geringen Hautöffnung Spezialinstrumente zum Einsatz kommen, die kleinen Häkelnadeln sehr ähnlich sind. Die Krampfadern werden soweit wie möglich präpariert und hervorgezogen, um sie danach zu unterbinden und die Stümpfe unter die Haut zu versenken. Dieser Vorgang wird entlang der Krampfader in Abständen von 5–10 cm wiederholt, so daß sämtliche Seitenastvarizen auf diese Weise entfernt werden können. Bei den kleineren Krampfadern (Besenreiser) sowie der Stammvarikosis (Hauptkrampfader) ist diese Technik allerdings nicht möglich bzw. nicht sinnvoll. Die Minischnitte werden dann hinterher nicht mehr genäht, sondern mit Klebestreifen adaptiert, die kosmetisch ein hervorragendes Ergebnis liefern.
Bei guter Operationstechnik und unproblematischen Hautverhältnissen ist dann nach einigen Wochen auch tatsächlich nichts mehr zu sehen: Keine Krampfader mehr und keine Narbe.
Ohne Schnitt – auch wenn es nur ein ganz kleiner ist – geht es allerdings immer noch nicht.

Können Krampfadern auch mit Laserstrahlen behandelt werden?

Generell ja, allerdings nur die kleinsten Venen, die sogenannten *Besenreiser*. Tiefer gelegene Haupt- und Nebenastkrampfadern können mit den derzeit verfügbaren Lasern nicht behandelt werden.

Wie kann das Blut überhaupt noch abfließen, wenn die Hauptkrampfader entfernt ist?

Die defekte Hauptkrampfader besitzt wegen ihrer zerstörten Ventile (Venenklappen) keinerlei Transportfunktion, sondern führt über einen Rückstau des Blutes zu einer Schädigung der noch in genügender Zahl vorhandenen gesunden Venen.

Hilft eine Enzymtherapie bei Venenerkrankungen?

Sogenannte »proteolytische Enzyme« scheinen aufgrund ihrer entzündungshemmenden Wirkung insbesondere zur Therapie der oberflächlichen Venenentzündung geeignet zu sein. Diese Enzyme haben auch einen leichten fibrinolytischen, d. h. gerinnselauflösenden Effekt. Deshalb werden Enzyme von einigen Gefäßspezialisten auch als Begleittherapie bei Thrombosen eingesetzt.

Schützt auch ASS vor Thrombosen?

Die Azetylsalicylsäure (ASS) ist bei der Thromboseprophylaxe am venösen System bei weitem nicht so wirksam wie bei den Thrombosen und Embolien an den Arterien. Beim Venenleiden werden deshalb vorwiegend Heparininjektionen und sogenannte orale Antikoagulanzien (z. B. Marcumar) eingesetzt. Allerdings hat ASS auch am Venensystem zumindest einen geringen Schutzeffekt vor Thrombosen und Embolien.

Wie schütze ich mich am besten vor dem »Economy-Class-Syndrom«?

Wichtig ist das prophylaktische Tragen eines Kompressionsstrumpfes. Am besten immer einen Gangplatz reservieren lassen. Jede Stunde

im Mittelgang spazieren gehen (»Beine vertreten«) und 30 Zehenstände machen. Auch im Sitzen Beine in Bewegung halten. Im Flugzeug oder Bus viel trinken, natürlich Alkoholfreies.
Nikotin und Alkohol meiden! Im Sitzen am besten nicht schlafen.
Bei einer besonderen Gefährdung Prophylaxe mit Heparinspritze vor Reiseantritt. Aspirin ist nicht so wirkungsvoll wie die Heparinspritze!

Verschlechtern die »Pille« und die Hormone in den Wechseljahren die Venensituation?

In den meisten Fällen ja. Niedrig dosierte Präparate scheinen aber die Krampfaderneubildung nicht zu beeinflussen. Man kann aber nicht ableugnen, daß die Beschwerden bei bestehender Varikosis in der Regel durch die Pille verschlimmert werden. Bei immer wiederkehrenden oberflächlichen Venenentzündungen und bei Thrombosen sollte die Pille nicht eingenommen werden.
Wie vor allen planbaren Operationen, sollte vor der Operation die Pille 1–2 Zyklen nicht genommen werden. Bekanntlich erhöht die Pille das Thromboserisiko während und nach Operationen.

Seltene Venenerkrankungen

Wenn plötzlich ein Finger anschwillt und blau wird...

Nicht selten bemerken Patienten besorgt eine plötzliche Blauverfärbung eines Fingers oder auch des Daumens, und es kommt zum Auftreten eines Blutergusses mit einer Schwellneigung. Das Ereignis trifft fast ausschließlich Frauen mittleren Lebensalters und kann sich wiederholen. Häufig finden sich auch vergleichbare Beschwerden in der Vorgeschichte. Wir sprechen in diesem Fall von einem sogenannten »paroxysmalen Fingerhämatom« oder auch einer »Fingerapoplexie«, also von einem Schlaganfall des Fingers.
Die Ursache ist wahrscheinlich ein Riß in der Venenwand, der z. B. durch eine kleine Verletzung und eine ungeschickte Bewegung der Hand entsteht. Das Syndrom ist harmlos. Eventuell sind lokale, kühlende Verbände hilfreich. Es kommt in aller Regel innerhalb von wenigen Tagen zu einer kompletten Resorption des Blutergusses.

14 Hämorrhoiden – ein oft tabuisiertes Gefäßleiden

Die meisten Menschen gehen mit ihrer Hämorrhoidenerkrankung erst dann zum Arzt, wenn die Schmerzen stärker werden als die Scham. Oft wird über die unangenehmsten und intimsten Krankheiten im Partner- und Bekanntenkreis ganz offen gesprochen – über Hämorrhoiden in der Regel jedoch nicht – sie werden tabuisiert.
Früher bezeichnete man die Hämorrhoiden als »Leiden der heimlichen Örter« oder auch als »peinliche Krankheit«. Heute wäre es wirklich an der Zeit, offen über dieses Leiden zu sprechen, denn bei 70% aller Erwachsenen lassen sich bei einer Enddarmuntersuchung Hämorrhoiden feststellen. Hämorrhoiden hat genaugenommen jeder. Ob sie aber krankhaft und behandlungsbedürftig werden, hängt von der Beschaffenheit des Bindegewebes und dem Lebensstil ab.

Was sind eigentlich Hämorrhoiden?

Die letzten 20 cm des Verdauungskanals nennt man Enddarm. Er nimmt den Stuhl so lange auf, bis sich der Stuhldrang einstellt. Die letzten 3–4 cm des Enddarms sind der wichtigste und komplizierteste Teil, der Analkanal. Dieses Schließorgan besteht aus dem inneren und äußeren Schließmuskel. Beide sind für die Stuhl- und Windkontrolle zuständig.
Der äußere Schließmuskel wird willkürlich bedient, d. h. er unterliegt unserem Willen; die Funktion des inneren Schließmuskels ist unwillkürlich, d. h. ist nicht unserem Willen unterlegen. In Ruhe ist der innere Schließmuskel dauernd angespannt und hält den Stuhl zurück. Erst zur Darmentleerung wird er über komplizierte Nervenschaltungen geöffnet.

Der Enddarm wird von zwei verschiedenen Häuten ausgekleidet. Bis kurz vor den After reicht die Schleimhaut, die nahezu gefühllos ist. Die Hautauskleidung im Analkanal ist dagegen hochempfindlich, viel empfindlicher als die daran anschließende Außenhaut. Aufgrund dieser besonderen Sensibilität kann Stuhl von Winden unterschieden werden.

Für den Feinschluß des Schließorgans gibt es die drei Hämorrhoidal- oder Gefäßpolster. Sie befinden sich normalerweise dort, wo der Mastdarm in den Analkanal übergeht. Die Polster ähneln Blutgefäßschwämmen. In Verbindung mit dem inneren und äußeren Schließmuskel sorgt das Gefäßgeflecht – einem Schwellkörper gleich – für eine Abdichtung des Darms nach außen. Im After selbst finden sich Venen, die sich erweitern können.

Hämorrhoiden sind knotenförmige Erweiterungen in der den Analkanal auskleidenden Schleimhaut. Treten sie nahe der Afteröffnung auf, spricht man von »äußeren Hämorrhoiden«. Sie füllen sich oft beim Pressen und wölben sich dann vor. Bilden sich hier Blutgerinnsel, kommt es zu den schmerzhaften *äußeren Hämorrhoiden*. Sie können als Knoten plötzlich auftreten und machen vor allem das Sitzen zur Qual. Besonders Personen mit sitzender Tätigkeit, z. B. Fernfahrer und Büroangestellte sind davon betroffen.

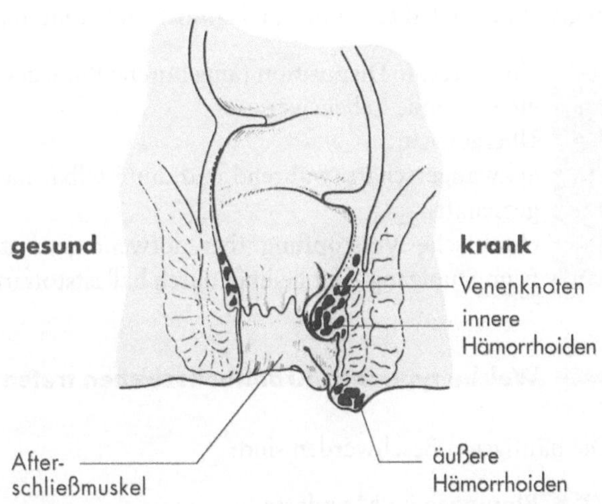

Abb. 14.1. Innere und äußere Hämorrhoiden.

Mit den »echten« inneren Hämorrhoiden haben sie nichts zu tun. Oft gehen sie nach 2–3 Wochen von selbst zurück, wobei Salben und Zäpfchen die Schmerzen lindern helfen können. Kommt es zu einer ausgeprägten Vorwölbung einer Hämorrhoide aus dem After, spricht man von »prolabierenden Hämorrhoiden«.

Treten Hämorrhoiden weiter oben im Analkanal auf, spricht man von »inneren Hämorrhoiden« (Abb. 14.1).

Warum übrigens Frauen seltener als Männer unter »echten« Hämorrhoiden leiden, ist unklar. Eigentlich fördern Schwangerschaften, Geburten und der weibliche Hormonhaushalt Gefäßerweiterungen. Auch der bei Frauen häufig verbreitete Abführmittelmißbrauch wirkt sich ungünstig aus, denn Abführmittel machen in der Regel den Darm müde statt munter und fördern wahrscheinlich durch die als Nebenwirkung der Abführmittel auftretenden Mineralverlust paradoxerweise Verstopfungen. Offenbar sind bei Frauen häufiger die Venen im Beckenbereich überdehnt. Insbesondere wenn sie äußerlich als Knötchen oder Hautfalte sichtbar sind, werden sie oft fälschlicherweise als »äußere Hämorrhoiden« bezeichnet.

Wann und weshalb entstehen Hämorrhoiden?

Begünstigende Faktoren für die Hämorrhoidenbildung sind:

eine vererbte Disposition (angeborene Bindegewebsschwäche),
eine sitzende Lebensweise,
Übergewicht,
Schwangerschaft (während und unmittelbar nach der Schwangerschaft),
chronische Verstopfung (bei notwendigem starkem Pressen beim Stuhlgang – oft bedingt durch ballaststoffarme Ernährung).

Welche typischen Krankheitszeichen treten auf?

Die häufigsten Beschwerden sind:

Blutungen im Mastdarm,
Schmerzen und Mißempfindungen bei und nach dem Stuhlgang,

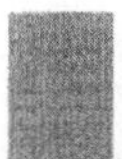 ragen die Hämorrhoiden aus dem Darmkanal heraus (»prolabierende Hämorrhoiden«), kommt es oft zur Absonderung eines schleimigen Sekrets und zu Juckreiz in der Afteröffnung.

Interessant ist, daß das Beschwerdebild oft nicht abhängig ist von der Größe der vorhandenen Hämorrhoidalknoten. Große Hämorrhoidalknoten können weitgehend oder sogar ganz symptomlos sein, während vielfach kleine Knoten erhebliche Beschwerden verursachen können.

Das Krankheitsbild kann durch auftretende Entzündungen und durch Gerinnselbildungen in den Hämorrhoiden (Thromben) kompliziert werden. Oft entsteht bei einer längeren Dauer der Erkrankung ein nässendes und juckendes *Kontaktekzem*. Die betroffenen Patienten klagen oft über falschen Stuhldrang und auch über Sitzbeschwerden. Die meist hellroten Blutbeimengungen im Stuhl (arteriell gespeistes Blut) führen den Betroffenen beunruhigt und schamhaft zum Arzt. Dabei ist hier eine Schamhaftigkeit wirklich nicht angebracht. Jede Veränderung der Stuhlentleerung, jede Mißempfindung sollten grundsätzlich immer Anlaß zu einer sofortigen und gründlichen Untersuchung sein.

Wir Ärzte sind immer wieder überrascht, daß sich Patienten scheuen, mit ihren Erkrankungen im Afterbereich in die Arztpraxis oder in die Klinik zu kommen. Es gibt aber inzwischen überhaupt keinen Grund, die notwendige Untersuchung aufzuschieben. Die Untersuchungstechniken bei Enddarmerkrankungen haben sich in den letzten Jahren so verbessert und verfeinert, daß man wirklich vor den notwendigen Untersuchungen überhaupt keine Angst haben muß.

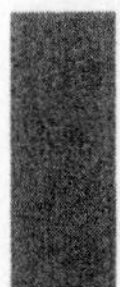 *Achtung! Da auch andere Krankheiten anfangs ähnlich wie Hämorrhoiden aussehen und verlaufen können, empfiehlt sich stets eine baldige ärztliche Untersuchung. Nur der Arzt ist in der Lage, »harmlose« Hämorrhoiden von einem Darmkrebs zu unterscheiden.*

Wer ein Fremdkörpergefühl im Darm verspürt, bei der Entleerung Schmerzen hat oder unter Jucken bzw. Brennen des Afters leidet, sollte unbedingt zum Arzt gehen. Dies gilt insbesondere auch dann, wenn Blut im Stuhl ist. In diesem Fall muß natürlich ein Krebsleiden ausgeschlossen werden. Zur Beruhigung sei aber gesagt, daß frisches, rotes Blut in oder auf dem ausgeschiedenen Darminhalt oder schwarzer Stuhl, der sogenannte »Teerstuhl«, häufig von harmlosen Hämorrhoiden herrührt.

Diagnostiziert wird das Hämorrhoidalleiden mit der *Proktoskopie,*einem speziellen Rohr für die Untersuchung des Mastdarms. Das Ausmaß und die Beschaffenheit des Hämorrhoiden läßt sich hiermit exakt beurteilen. Natürlich muß immer auch Krebs, also ein Anuskarzinom bzw. ein Rektumkarzinom, ausgeschlossen werden.

■ Wie kann der Patient selbst die Beschwerden lindern?

Die wirksamste Vorbeugung, die man heute gegen Hämorrhoiden kennt, besteht in *ballaststoffreicher Kost* und ausreichender *Bewegung.* Bei leichten Fällen können bereits eine vermehrte Flüssigkeitsaufnahme (gerade ältere Menschen trinken oft viel zu wenig) und eine ballaststoffreiche Ernährung (z. B. Obst, Gemüse, Vollkornbrot, Müsli) eine Besserung des Leidens herbeiführen. Der ergiebigste Ballaststoffträger ist die Weizenkleie, da sie zu 40–50% aus Ballaststoffen besteht. Günstig wirken sich auch Plantago-ovata-Fasern (z. B. Mucofalk oder Metamucil) aus. Zu den wichtigen natürlichen Ballaststoffen gehören:

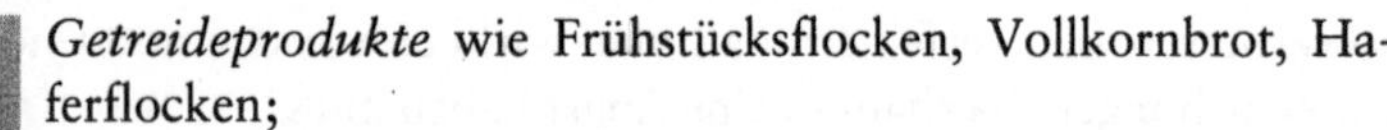

Getreideprodukte wie Frühstücksflocken, Vollkornbrot, Haferflocken;
Obst wie rote Johannisbeeren, Heidelbeeren, Äpfel, Bananen;
Gemüse wie weiße Bohnen, Spinat, Erbsen, Rotkohl, Karotten, Kartoffeln, Spargel, Tomaten.

Es ist also ganz wichtig, daß man für einen *regelmäßigen Stuhlgang* sorgt. Dies ist mitentscheidend für den Heilerfolg. Ein träger Darm verführt dazu, bei der Stuhlentleerung zu stark zu pressen und damit die Hämorrhoidalknoten stark zu erweitern. Sogar eine vererbte ungünstige Veranlagung und angeborene Bindegewebsschwäche lassen sich auf diese Weise so weit ausgleichen, daß keine Knoten im After entstehen.

Auch *Venenmittel* und äußerlich anzuwendende *Hämorrhoidenmittel* wie z. B. Roßkastanienextrakte sowie Zäpfchen und Salben können Abhilfe schaffen. Salben und Zäpfchen sind allerdings nur als kurzzeitige Begleitmaßnahme und zur Verbesserung der Krankheitszeichen gedacht. Mit den äußerlich anwendbaren Mitteln ist natürlich eine Heilung auf Dauer nicht möglich. Juckreiz kann gut gelindert werden, und die meisten Mittel wirken der örtlichen Entzündung entgegen.

Eine weitere wichtige Maßnahme ist die *Afterhygiene*. Die Afterregion besteht aus sehr sensibler Haut und Schleimhaut. Nach dem Stuhlgang sollte die Analgegend daher sehr sorgfältig gewaschen werden. Einen Fortschritt – gerade auf Reisen – stellen die feuchten Toilettenpapiere dar. Das Bidet ist für die Analhygiene besonders zu empfehlen; gut geeignet sind aber auch die modernen WC-Deckel mit eingebautem Sprühstrahl. Sehr wirkungsvoll sind auch lauwarme Sitzbäder.

Oft werden Hämorrhoiden lange Zeit unnötig verschleppt und unzureichend selbst behandelt. Meist verschlimmern sich die Hämorrhoiden mit der Zeit bis schließlich nur noch die Operation helfen kann. Generell beklagen Mediziner, daß viele Patienten mit Hämorrhoiden versuchen, sich mit Salben und Cremes, Zäpfchen und Analtampons selbst zu verarzten. Aber die rezeptfrei angebotenen Mittel können allenfalls akute Probleme lindern, etwa Entzündungen oder Schmerzen. Zudem wird die Wirksamkeit zahlreicher Inhaltsstoffe der Hämorrhoidenmittel von Experten angezweifelt.

▬ Gezielte ärztliche Hilfe

Welcher Arzt ist zuständig? Vom Facharzt für Chirurgie bis hin zum Arzt für Allgemeinmedizin, vom Hautarzt bis zum Gynäkologen, viele Ärzte können kompetent Hämorrhoidalleiden behandeln.

Gut aufgehoben ist man als Patient bei einem *Proktologen*, einem Arzt, der sich auf Erkrankungen des Enddarms spezialisiert hat.

Wegen der Vielfalt des Bildes der Hämorrhoidalleiden, gibt es auch kein therapeutisches Idealverfahren. Wichtig ist deshalb, einen wirklichen Spezialisten auf dem Gebiet der Enddarmerkrankungen zu finden. Die im Mittelalter üblichen Methoden zur Behandlung von Hämorrhoiden sind zum Glück passé. Damals wurden nämlich die Hämorrhoiden mit Brachialgewalt möglichst weit nach außen gezogen und mit einem glühenden Eisen weggebrannt. Ein äußerst schmerzhaftes Verfahren, das der griechische Arzt Hippokrates bereits rund 400 Jahre v. Chr. beschrieben und propagiert hat.

Heute können die Mediziner unter mehreren, recht unterschiedlichen Operationsverfahren auswählen, wenn Hämorrhoiden entfernt werden müssen. Operationen sind generell aber nur dann erforderlich, wenn eine eingehende Veränderung des Lebensstils vorliegt, wenn also konservative Maßnahmen keinen Erfolg gehabt haben.

Konventionelle Operation von Hämorrhoiden

Die Operation selbst wird in örtlicher Betäubung vorgenommen, so daß der Patient in der Regel völlig schmerzfrei ist. Der Schließmuskel wird durch ein Spreizspekulum gedehnt, weil die Hämorrhoiden für den Operateur gut sichtbar sein müssen. Die stark erweiterten Adern werden dann mit einer Spezialklemme gefaßt und entfernt (Hämorrhoidektomie).

Nach der Operation werden Abführmittel (Laxantien) zur Lockerung und zum leichteren Durchgang des Stuhls gegeben. Durch Schmerzmittel und warme Bäder können nach dem Eingriff möglicherweise auftretende Beschwerden gelindert werden. Nach 3–6 Wochen ist in der Regel wieder alles verheilt.

Eine mögliche Komplikation ist ein leichter Sensibilitätsverlust im Afterbereich, der zu einer unkontrollierten Flatulenz (unfreiwillige vermehrte Abgabe von Darmgasen) führen kann.

Eine andere Operationsmethode hat sich mittlerweile auch durchgesetzt: die Infrarotbehandlung von Blutungen und kleineren Hämorrhoiden. Sie beruht auf einer Hitzeentwicklung von etwa 100°C eines Lichtleiters, der in den Analkanal eingeführt wird. Eine erwünschte »dosierte Verbrennung« führt dann zu einer Narbenbildung und damit zu einer Verkleinerung der Hämorrhoide.

In Frage kommt auch eine *Sklerotherapie* (Verödungsbehandlung durch das Einspritzen von entzündungserregenden, keimfreien Substanzen in die Gefäßknoten mit einem in der Folge entstehenden erwünschten Verschluß des Blutgefäßes). Als Folge von Vernarbungsprozessen zieht sich das Gewebe dann zusammen. Bei der in Deutschland bevorzugten Methode nach Blond wird direkt in den Hämorrhoidalknoten injiziert. Üblich sind mehrere Injektionssitzungen im Abstand von einigen Wochen, damit die künstlich erzeugte Entzündung in der Zwischenzeit wieder abheilen kann.

Der Erfolg der Behandlung hängt von der Erfahrung des Arztes ab. Vielfach werden Hämorrhoiden mit Gummibändern abgebunden. Innerhalb von wenigen Tagen fällt dann die Hämorrhoide ab. Dies ist die Methode der Wahl, wenn größere vorfallende »prolabierte« Hämorrhoiden« vorliegen.

Erfolge mit Laser

Die Laserchirurgie ist eine elegante neue Technik. Gute Erfahrungen gibt es inzwischen mit dem Kohlendioxid-Laser. Die Vorteile gegenüber der herkömmlichen operativen Therapie liegt darin, daß bei der Gewebedurchtrennung durch Gerinnung gleichzeitig die Blutungen sehr gut gestillt werden können. Die Experten, die Erfahrungen auf diesem Sektor haben, berichten, daß mit dem Laser die Schnittflächen sehr exakt seien. Hierdurch wird das verbleibende Gewebe besser geschont. Das wissen Patienten zu schätzen. Die Wunde wird kleiner, schwillt nicht so stark an und schmerzt auch weniger. In der Regel können die Patienten 2–3 Tage nach der Operation wieder aus der Klinik entlassen werden.

Kältetherapie

Auch *kryochirurgische* Maßnahmen, d. h. örtliche Anwendung extremer Kälte, kamen früher zum Einsatz. Dabei wurden störende Blutgefäße außerhalb des Körpers zerfroren. Diese Methode wird heute mehr durchgeführt.

15 Leben mit Gerinnungshemmern

Was Sie über gerinnungshemmende Mittel wissen sollten

Die Strömungsgeschwindigkeit des Blutes ist einer der bedeutendsten Risikofaktoren zur Entstehung von Blutgrinnseln im Venensystem. Zur Vermeidung einer Blutgerinnselbildung werden Gerinnungshemmer, sogenannte Antikoagulanzien, eingesetzt, die die Blutgerinnung verzögern, und somit der Vorbeugung bei genereller Thrombosegefahr dienen.

Patienten vermuten oft mißverständlich, daß damit die Blutgerinnung völlig aufgehoben wird. Andere sprechen von einer »Verdünnung« des Blutes. Daraus ergeben sich viele Ängste der Patienten, z. B. die konkrete Angst, bei einem Unfall oder bei einer Verletzung zu verbluten.

Diese Gefahr besteht in aller Regel nicht, da Gerinnungshemmer die Blutgerinnung nie völlig aufheben. Der gerinnungshemmende Effekt ist immer von der Dosierung des Antikoagulans abhängig.

Wer benötigt gerinnungshemmende Medikamente?

- Insbesondere Patienten, die thrombose- und emboliegefährdet sind, z. B. Patienten mit tiefen Beinvenenthrombosen (Phlebothrombose) mit und ohne Lungenembolie;
- ferner Patienten, bei denen Operationen an den Beinschlagadern bei arteriellen Durchblutungsstörungen durchgeführt wurden; dies ist insbesondere erforderlich, wenn künstliches Bypassmaterial verwendet worden ist;

manche Patienten mit Herzrhythmusstörungen (z. B. Flimmern des Vorhofes und bei gleichzeitig vorliegendem Herzklappenfehler, oder nach abgelaufenen Embolien) bedürfen ebenfalls einer Langzeitantikoagulation;

eine Indikation für eine gerinnungshemmende Behandlung ist auch bei Patienten mit einem großen Herzinfarkt gegeben, besonders wenn es zu einer Aussackung des Herzens nach einem Infarkt kommt (Aneurysmabildung) oder auch, wenn eine ausgeprägte Herzleistungsschwäche vorliegt.

Als Gerinnungshemmer werden heute vorwiegend zwei Medikamente verordnet: *Heparin* und *Marcumar*.

Behandlung mit Heparin

Heparin ist ein körpereigener Stoff, der in der Leber (lat. hepar; daher kommt auch der Name) und in anderen inneren Organen produziert wird. Im Jahre 1916 fand *McLean* in der Hundeleber einen Stoff, der die Blutgerinnung ausgeprägt hemmte.

Heparin muß immer injiziert werden, es wäre in Tablettenform nicht wirksam. Wie Marcumar hemmt Heparin ganz ausgeprägt die Blutgerinnung. Es wird zur Thromboseprophylaxe in der Regel 2- bis 3mal am Tag unter die Haut (subkutan) gespritzt. Viele Patienten sprechen deshalb auch von »Bauchspritzen« oder auch »Antithrombosespritzen«. Neue, sogenannte *niedermolekulare Heparine* haben den Vorteil, daß sie nur noch einmal pro Tag verabreicht werden müssen.

Es ist auch bis heute noch nicht gelungen, Heparin trotz bekannter chemischer Struktur synthetisch herzustellen. Die heute in Deutschland verwendeten Heparine stammen aus dem Darmgewebe vom Schwein. Die Dosis wird in Internationalen Einheiten (IE) angegeben. Leider wird Heparin bei Verabfolgung über den Magen-Darm-Trakt praktisch nicht in den Blutkreislauf aufgenommen, so daß die Gabe von Heparin nur *intravenös* (i.v. = in die Vene) oder *subkutan* (s.c. = Spritze unter die Haut) in entsprechenden Mengen in den Kreislauf gelangt. Die Zeit, in der die Hälfte des zugeführten Heparins im Körper abgebaut ist, beträgt zwischen 60 und 90 Minuten. Deshalb müssen mehrere Heparingaben täglich verabreicht werden.

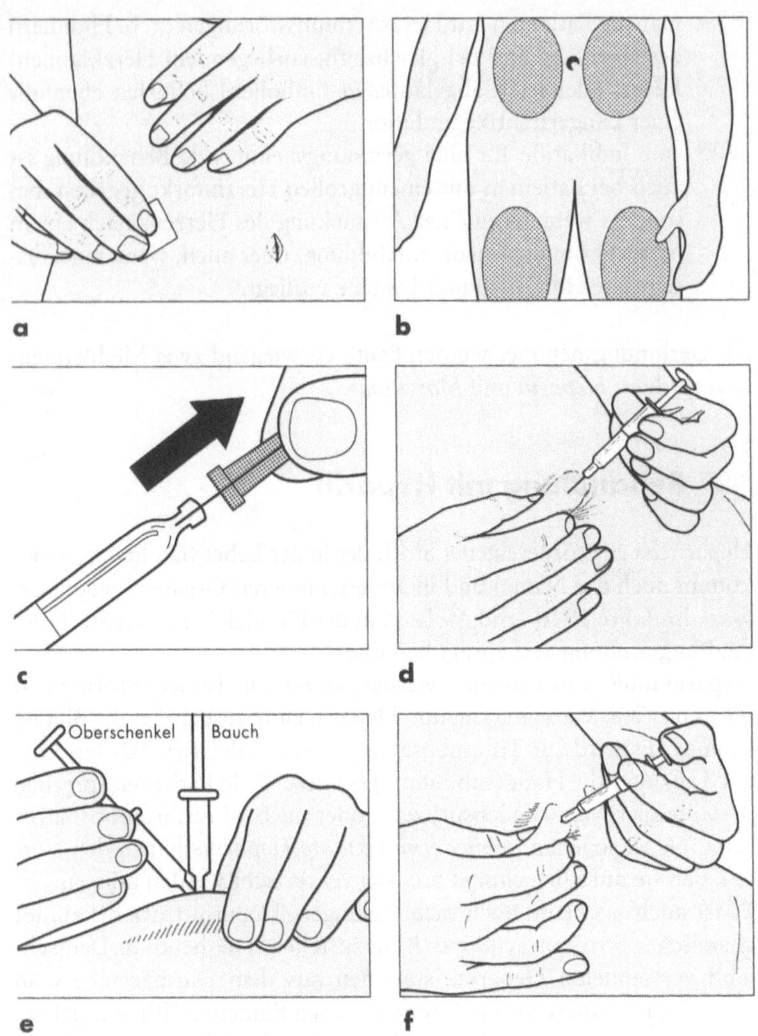

Abb. 15.1a–f. Anleitung zur Selbstinjektion von Fertigspritzen. **a** Desinfektion der Haut im Bereich der Einstichstelle mit einem Alkoholtupfer. **b** Die Einstichstelle sollte am Bauch rechts und links eine handbreit seitlich vom Nabel liegen, ausnahmsweise auch in Höhe der Mitte der Oberschenkelaußenseite. Bis zur Injektion die desinfizierte Haut nicht mehr berühren. **c** Spritzencontainer der Packung entnehmen und Nadelschutz abziehen. Die Nadel soll-

Eine *intravenöse Einzelgabe* von Heparin wird zur schnellen Gerinnungshemmung bei akuten Erkrankungen wie Herzinfarkt und Lungenembolie durchgeführt.

Die *Dauerinfusion* wird vor allem dann eingesetzt, wenn eine kontinuierliche Gerinnungshemmung benötigt wird. Das Heparin wird hierfür in eine physiologische Kochsalzlösung eingebracht und mit entsprechender Tropfgeschwindigkeit über 24 Stunden verabreicht. Genaue Kontrollen der Blutgerinnung sind unumgänglich, da die benötige Heparindosis von Patient zu Patient stark schwanken kann.

Die subkutane Heparingabe eignet sich vor allem zur *Thromboseprophylaxe* vor und nach Operationen und bei Bettlägerigkeit. Je nach Dosierung sind 2 bis 3 Injektionen pro Tag nötig. Moderne niedermolekulare Heparine brauchen meist nur noch einmal täglich verabreicht zu werden. Diese Anwendungsform kann vom Patienten auch sehr schnell selbst erlernt und durchgeführt werden, so daß eine ambulante Heparintherapie zu Hause möglich ist. Hierfür sind *Fertigspritzen* sehr gut geeignet, da dadurch Dosierungsfehler vermieden werden können. Injiziert wird in das Unterhautfettgewebe der Bauchhaut und des Oberschenkels. Die Injektion ist bei richtig durchgeführter Technik schmerzfrei (Abb. 15.1). Am Ort der Injektion können sich kleine Blutergüsse bilden, die aber harmlos sind. Der große Vorteil dieser Heparingabe ist die verbesserte Mobilität des Patienten und die Möglichkeit der *Selbstinjektion*.

Die Selbstinjektion von Heparin kann bei folgenden Erkrankungen angezeigt sein:

---

te trocken sein; falls sich an der Nadelspitze ein Tropfen gebildet hat, muß dieser abgeschüttelt, nicht abgestreift werden. **d** Haut an der desinfizierten Einstichstelle mit Daumen und Zeigefinger anheben (nicht zusammenpressen), so daß sich eine Falte bildet. Die kleine Luftblase *nicht* aus der Spritzampulle herausdrücken, weil sonst eine vollständige Dosis nicht gewährleistet ist. **e** Spritze am Bauch senkrecht, am Oberschenkel unter einem Winkel von 45 Grad ansetzen. Nadel völlig einstechen. **f** Durch Druck auf den Kolben die Injektionslösung langsam einspritzen, die Hautfalte so lange halten, bis die Nadel wieder herausgezogen ist. Im Anschluß die Injektionsstelle abtupfen und mit Pflaster abdecken. Weitere Injektionen sollten jeweils an anderer Stelle durchgeführt werden. Kleine Blutergüsse an den Einstichstellen sind nicht gefährlich. Die leeren Spritzen am besten in einem verschließbaren Behälter sammeln und als Sondermüll entsorgen.

Unterschenkelvenenthrombose, die ambulant behandelt wird,
oberflächliche Venenentzündungen (vor allem im Oberschenkelbereich),
während der Schwangerschaft bei Patientinnen mit künstlichen
Herzklappen und Beinenvenenthrombosen,
bei Patienten mit Marcumar-Unverträglichkeit.

Mögliche Nebenwirkungen

Folgende unerwünsche Begleiterkrankungen können in seltenen Fällen unter einer Heparintherapie auftreten:

Kopfschmerzen,
Rückenschmerzen,
Gelenkschmerzen,
Übelkeit,
Kreislaufreaktionen,
allergische Reaktionen mit Hautausschlag,
Haarausfall in ca. 20% der Fälle,
Erhöhung der Leberwerte im Blut,
Erniedrigung der Blutplättchen (Thrombozyten),
Knochenerweichung bei Heparinlangzeitbehandlung.

Die obengenannten Nebenwirkungen sind äußerst selten und bilden
sich bei Absetzen der Heparintherapie weitgehend zurück. Sie hinter-
lassen im allgemeinen keine bleibenden Schäden.

Niedermolekulares Heparin

Was ist zu tun, wenn ein thrombose- und emboliegefährdeter Patient
keine oralen Gerinnungshemmer wie Marcumar verträgt?
Das herkömmliche Heparin war wegen der zu häufig notwendigen Injektionen nur beschränkt geeignet. Die Alternative ist das niedermolekulare Heparin (NMH), eine neue Generation von Heparinen. Eine
einzige tägliche Fertigspritze unter die Haut reicht völlig aus. Die längere funktionelle Halbwertszeit und die höhere Bioverfügbarkeit ermöglichen längere Spritzintervalle. Die Reduktion der täglichen In-

jektionen ist sowohl für den Patienten, als auch für das Pflegepersonal eine Erleichterung. Leichte Blutungskomplikationen und Verminderungen der Blutplättchenzahlen (Thrombozytopenie) sind seltener als bei herkömmlichen, nicht fraktionierten Heparinen.

Fertigspritzen sind in der Thromboembolieprophylaxe aus folgenden Gründen vorzuziehen, weil

eine genauere Dosierung und Standardisierung der Heparinmenge möglich ist,

die Sterilität gewährleistet ist, und

bei der Selbstinjektion die Patienten mit herhömmlichem Heparin oft Schwierigkeiten mit dem Aufziehen der Ampullen haben.

Niedrig dosiertes Heparin

Ein sensationeller Meilenstein in der Verhinderung von Thrombosen und Embolien nach Operationen war die Einführung der niedrig dosierten Heparinprophylaxe durch Professor Kakkar, London, im Jahre 1975. Wird die Prophylaxe frühzeitig, d. h. vor der Operation begonnen, verhindert sie die Gerinnselbildung, ohne daß die sinnvolle und notwendige Blutstillung entscheidend gestört ist. Folgendes Behandlungsschema hat sich durchgesetzt:

5000 IE Heparin subkutan: 2 Stunden vor der Operation sowie

alle 8 Stunden bis zur vollständigen Mobilisierung des Patienten bzw. bis zur Entlassung.

Mit dieser Prophylaxe gelang es, die Thromboserate unter stationären Bedingungen auf unter 10%, die Rate der Lungenembolien von ungefähr 2% auf 0,5% zu reduzieren.

Thromboseprophylaxe in der Schwangerschaft

Die Thromboserate bei Schwangeren im Vergleich zu Nichtschwangeren einer gleichen Altersgruppe ist um den Faktor 3–5 erhöht. Die Lungenembolie infolge einer tiefen Beinvenenthrombose ist auch heute noch die Haupttodesursache während der Schwangerschaft. Dennoch sind bei gesunden Schwangeren Thrombosekomplikationen insgesamt selten. Kumarinpräparate wie Marcumar dürfen während der Schwangerschaft nicht eingesetzt werden, weil sie einen Blutungsfaktor für den Fetus darstellen und weil einige Kumarinpräparate (z. B. Warfarin) kindliche Mißbildungen verursachen können.

Eine wirksame Prophylaxe und Therapie der Thrombosen bzw. Lungenembolien in der Schwangerschaft ist die Heparinbehandlung. Heparin ist nicht plazentagängig, d. h. es tritt nicht in den Kreislauf des heranwachsenden Fötus über.

Es gilt heute als gesichert, daß nach der 12. Schwangerschaftswoche Heparin ohne Gefahr für die Frucht intravenös oder subkutan injiziert werden kann. Wenn die Heparinprophylaxe subkutan durchgeführt wird, sollte man auf die Streckseite von Oberschenkel und Oberarm ausweichen. Bei Schwangeren sollten *subkutane Injektionen in den Bauch* vermieden werden.

Kurz vor dem Entbindungstermin wird in der Regel die subkutane Behandlung auf die intravenöse umgestellt, weil dadurch beim Geburtstermin eine Normalisierung der Blutgerinnung besser zu erreichen ist. Nach der Entbindung erfolgt dann die weitere Prophylaxe wieder durch Hautspritzen.

Neuerdings können in der Schwangerschaft auch niedermolekulare Heparine einmal am Tag eingesetzt werden, weil für einige gesichert ist, daß sie nicht plazentagängig sind. Die Substanzen sind allerdings vom Bundesgesundheitsamt in Berlin noch nicht für diese Indikation zugelassen, sie werden dennoch bereits häufig im klinischen Alltag eingesetzt.

Eine *Thromboseprophylaxe in der Schwangerschaft* und im Wochenbett ist notwendig bei:

- postthrombotischem Syndrom (früher abgelaufener Beinvenenthrombose),
- immer wieder auftretenden oberflächlichen Venenentzündungen,
- extremer Krampfaderbildung,
- Herzkrankheiten, z. B. nach Herzklappenersatz,
- Nachbehandlung nach einer Thrombose.

Gerinnungshemmung mit Kumarinabkömmlingen

Die gerinnungshemmende Langzeitbehandlung wird in der Regel mit Kumarinabkömmlingen durchgeführt. Der entscheidende Vorteil dieser Medikamente ist die Einnahme in *Tablettenform*. Die gerinnungshemmende Wirkung entfaltet sich erst voll nach einigen Tagen, was mit dem Wirkungsprinzip dieser Substanzen zusammenhängt (Tabelle 15.1)
Die Wirkung der Kumarinabkömmlinge setzt erst nach 6 Stunden ein, die Maximalwirkung ist erst nach frühestens 36–48 Stunden erreicht. Aus diesem Grund wird wegen des verzögerten Wirkungseintritts die Therapie häufig überlappend in der Anfangsphase mit einer begleitenden Heparintherapie durchgeführt und zwar so lange, bis die volle Wirkung der Kumarine eingetreten ist. Dies dauert von Patient zu Patient verschieden lange zwischen 3 und 5 Tagen.

Kontrolle der Marcumar-Behandlung

Die Kontrolle über die Wirkung der Kumarine und damit die Dosierung wird mit Hilfe von einfachen Gerinnungstests durchgeführt: dem *Quick-Test* und dem *Thrombotest*.
Eine kontinuierliche Überwachung des Patienten ist unumgänglich. Liegt der Quick-Wert zu hoch, so ist keine sichere Gerinnungshemmung gewährleistet, liegt er zu tief, so kann es zu lebensbedrohlichen Blutungen kommen.
Die Kontrolluntersuchungen beim Hausarzt werden bei stark schwankenden Quick-Werten alle 1–2 Wochen durchgeführt, bei konstanten Werten im therapeutischen Bereich alle 3–4 Wochen.

Tabelle 15.1. Die gebräuchlichsten Substanzen mit Kumarinabkömmlingen.

Chemischer Name	Handelsname
Phenprocoumon	Marcumar
Phenprocoumon	Falithrom
Wasfasin Natrium	Coumadin
Acenocoumarol	Sintrom

75% aller gemessenen Quick-Werte sollten beim Patienten im therapeutischen Bereich liegen; dann sind Thrombosegefahr und Blutungskomplikationen minimal!
Folgende Faktoren beeinflussen den Quick-Wert:

falsche Tabletteneinnahme,
Bestimmung in einem anderen Labor mit anderen Reagenzien (Labornachweismethoden),
erhöhte Aufnahme von Vitamin-K-haltigen Lebensmitteln,
Einnahme zusätzlicher Medikamente, die eine Wirkungsverstärkung oder -abschwächung bewirken,
Aufnahmestörungen über den Magen-Darm-Trakt (z. B.Erbrechen).

Quick-Wert-Selbstbestimmung durch den Patienten

Mehr und mehr setzen sich im Moment die Quick-Wert-Selbstbestimmungen durch. In zahlreichen Kliniken[1] werden regelmäßig Kurse zum Erlernen der Gerinnungskontrolle angeboten. Kontrolluntersuchungen ergaben, daß es den meisten geschulten Patienten rasch gelingt, eine optimale Gerinnungshemmung zu erzielen. Die Idee dazu basierte auf den guten Erfahrungen mit der Selbstbestimmung des Blutzuckers bei Patienten mit Zuckerkrankheit. Viele Patienten erleben das Gefühl – selbst zu handeln, statt behandelt zu werden – als sehr positiv. Erstaunlicherweise gelingt es in 2 bis 3 Sitzungen fast allen Teilnehmern, die Quick-Wert-Selbstbestimmung selbst durchzuführen. Auch mit der Marcumar-Dosis werden die Teilnehmer rasch vertraut. Die meisten Patienten führen die Quick-Wert-Selbstbestimmung einmal wöchentlich durch und legen ihrem Hausarzt ihren selbst geführten Marcumar-Ausweis in größeren Abständen vor.
Der gemessene Quick-Wert hängt bekanntlich auch von den verwendeten Reagenzien ab und ist somit von Labor zu Labor verschieden. Dies ist auf lange Sicht unbefriedigend und trägt nicht selten zur Verwirrung bei den Ärzten und den betroffenen Patienten bei. Im Extremfall findet das eine Labor einen Quick-Wert von 7%, das andere

---

[1] Im Anhang befindet sich eine Liste dieser Kliniken

einen Wert von 30%. In beiden Fällen kann es sich um die gleiche Patientenprobe handeln.

Aus diesem Grunde wird neuerdings der INR-Wert (International Normalized Ratio) ermittelt. Wir empfehlen auch in Deutschland unseren Patienten, daß sie nicht mehr nur den Quick-Wert bestimmen lassen sollten, sondern vor allem den INR-Wert. In der Übergangsphase sollten immer beide Werte bestimmt werden.

Kumarinbehandlung mit niedriger Dosis

In jüngster Zeit wird mehr und mehr in Fachkreisen diskutiert, ob nicht eine »sanfte Marcumarisierung« (Quick-Werte zwischen 30 und 38%) bei manchen thromboembolischen Krankheiten genauso wirksam ist, wie eine »scharfe« Einstellung (zwischen 15 und 25%). Der Hintergrund dieser Entwicklung ist natürlich das Bestreben, durch weniger Marcumar das Blutungsrisiko zu verkleinern. So konnte bereits in einer 1991 veröffentlichten Studie gezeigt werden, daß auch Quick-Werte, die nicht im therapeutischen Bereich lagen, bei Patienten nach Implantation einer künstlichen Herzklappe nicht zu einem erhöhten Thromboserisiko führten. Gleichzeitig war das Blutungsrisiko in der entsprechend niedrigen Dosierung deutlich verringert. Die Ergebnisse dieser Studien waren damals schon um so überraschender, als man bisher annahm, daß gerade bei Patienten mit künstlichen Herzklappen eine »scharfe Einstellung« dringend notwendig sei.

Wir empfehlen Ihnen, das Dosisproblem genau mit Ihren Ärzten zu besprechen. Der Trend geht auch im Moment weiterhin eindeutig zu einer sanfteren Einstellung. Allerdings müssen derzeit noch laufende und noch geplante wissenschaftliche Untersuchungen zeigen, daß die niedrigen Kumarindosen ebenso zuverlässig thromboembolische Komplikationen vermeiden, wie die bislang praktizierte »klassische« Dosierung.

Nebenwirkungen

Wie bei der Heparintherapie, kann es in wenigen Fällen auch unter der Gabe von gerinnungshemmenden Tabletten zu allergischen Reaktionen, zu Erhöhungen der Leberwerte im Blut und zu vorübergehendem Haarausfall leichten bis schweren Grades kommen.

Bei einer Schwangerschaft können die Kumarine, im Gegensatz zu Heparinen, in den kindlichen Organismus übertreten und dort beim Kind Mißbildungen des Knochen- und Nervensystems hervorrufen. Außerdem besteht ein erhöhtes kindliches Blutungsrisiko. Auch während der Stillzeit ist die Anwendung der Kumarine problematisch, da sie auch in die Muttermilch übertreten und ebenfalls beim Kind zu Blutungen führen können.

Generell können unter Einnahme von Kumarinen Blutungen auftreten; im Vordergrund stehen nicht sichtbares Blut im Urin (Mikrohämaturie), Zahnfleischblutungen, Nasenbluten, Blutergüsse nach Verletzungen, Blutungen aus dem Magen-Darm-Trakt. Sehr selten treten Blutungen in Gelenken, Rückenmark, Gehirn, Muskeln, Nebenniere, Bauchspeicheldrüse und Netzhaut des Auges auf.

Gegenanzeigen (Kontraindikationen) für die Marcumar-Therapie sind:

> angeborene oder erworbene Blutungsneigung,
> schwere Leberschäden (z. B. Leberzirrhose),
> schwere Nierenfunktionsstörungen,
> hoher, medikamentös nicht einstellbarer Blutdruck,
> nach frischem Schlaganfall, wenn eine Hirnblutung vorlag,
> Magen- und Zwölffingerdarmgeschwüre,
> Herzklappenentzündung,
> während der Schwangerschaft und in der Stillphase,
> Blutungen oder hirnchirurgische Eingriffe innerhalb der ersten 8–10 Tage,
> Augenhintergrundsveränderungen beim Diabetes mellitus mit schon stattgehabter Blutung,
> blutende Hämorrhoidalknoten.

Menstruationsblutungen werden *nicht* als Kontraindikation angesehen.

Punktion von Rückenmarksflüssigkeit (Lumbalpunktion) und intraarterielle Punktionen (Punktion einer Arterie) sowie tiefe Injektionen in den Gesäßmuskel oder Oberarmmuskel (intramuskuläre Injektionen) sollten wegen erhöhter Blutungsgefahr unterlassen werden.

Azetylsalizylsäure

Azetlsalizylsäure (ASS) mit dem Handelsnamen Aspirin ist das bekannteste Schmerzmittel der Welt. Es wird hier nicht wegen seiner entzündungshemmenden und schmerzstillenden Wirkung aufgeführt, sondern weil es bei der Behandlung von Herz- und Gefäßerkrankungen eine weitaus wichtigere Eigenschaft besitzt.

Aspirin führt im Organismus zu einer Hemmung der Klebrigkeit der Blutplättchen. Unter Aspirin wird die Fähigkeit der Blutplättchen, sich an einer Rauhigkeit an der Gefäßwand anzulagern, herabgesetzt. Da es aber einen ganz anderen Angriffspunkt im Gerinnungssystem besitzt als Heparin oder die Kumarinpräparate, ist es nicht zwangsläufig ein Ersatzmedikament für Heparin oder Kumarin. So hat es aufgrund seiner Wirkung einen wichtigen Einsatzbereich gefunden. Immer dann, wenn im Gefäßsystem Rauhigkeiten (z. B. arteriosklerotische Ablagerungen im arteriellen Gefäßsystem, Veränderungen an

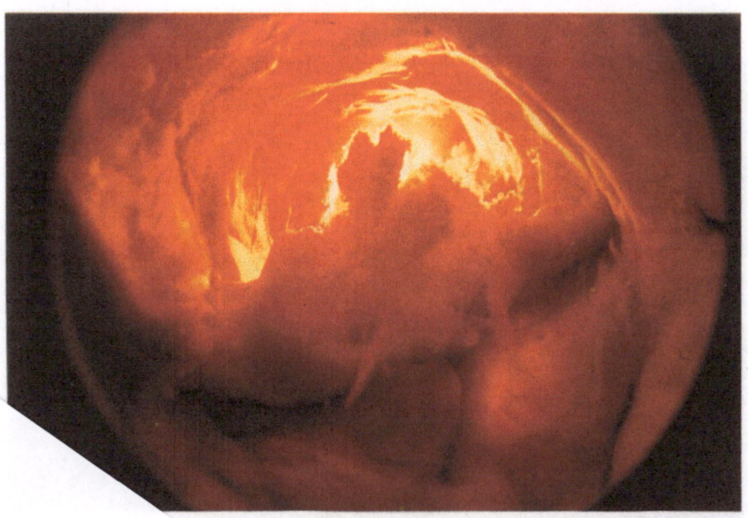

...der eines Erwachsenen mit schwerer Arterienverkal-... ...des Gefäßes haften mehrere Blutgerinnsel. Werden ...rissen, können sie kleinere Adern weiter periden Herzkranzgefäßen oder Verengungen an den Beingefäßen oder auch an den Halsschlagadern) bestehen, spielen die Blutplättchen eine entscheidende Rolle. Sie können nicht unterscheiden, ob die Rauhigkeiten durch eine Verletzung des Gefäßes oder durch arteriosklerotische Ablagerungen hervorgerufen werden, im ersten Falle wäre eine Anlagerung der Blutplättchen zur Abdichtung des Gefäßes ein physiologischer und sinnvoller Vorgang, im zweiten Fall kann es bei vorbestehender Gefäßverengung zu einem endgültigen Gefäßverschluß durch einen Blutplättchenpfropfen führen (Abb. 15.2 und 15.3).

Man weiß aus vielen Untersuchungen bei an Herzinfarkt gestorbenen Patienten, daß bei bestehenden Gefäßverengungen einer Herzkranzarterie häufig ein Blutgerinnsel vorwiegend aus Blutplättchen mit vollständigem Verschluß des Gefäßes der Auslöser für den manifesten Herzinfarkt darstellt. Aspirin wird heute sehr erfolgreich eingesetzt bei Patienten mit arteriosklerotischen Gefäßveränderungen im Bereich der großen hirnzuführenden Gefäße, der Herzkranzgefäße und Beingefäße, um einen endgültigen Gefäßverschluß an verengten

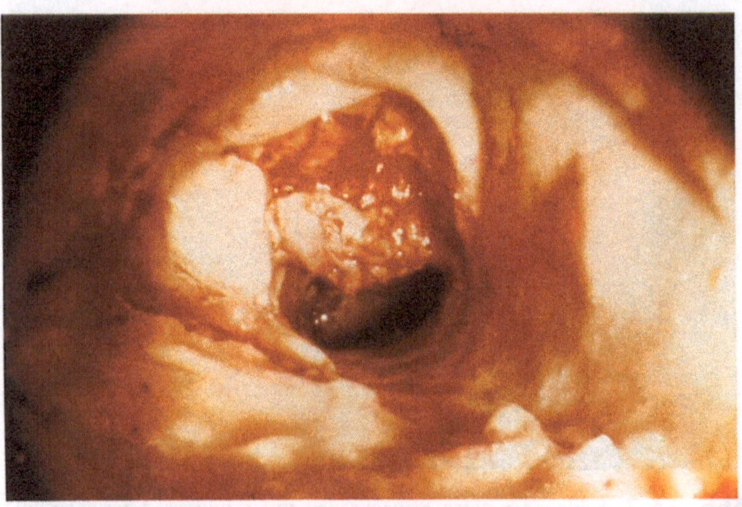

Abb. 15.3. Blutgerinnsel in einer Herzkranzarterie. Das Gefäßlumen ist hochgradig eingeengt. Es fehlt nur noch eine minimale Auflagerung eines weiteren Gerinnsels, und das Gefäß ist völlig verschlossen.

Arterien zu verhindern. Auch nach Bypassoperationen am Herzen und in den großen Beingefäßen sowie nach gefäßeröffnenden Katheterverfahren stellt die Behandlung mit Azetylsalizylsäure eine anerkannte Therapieform dar.

Risiken bei der Einnahme von Azetylsalizylsäure

ASS kann bei der Einnahme Magenunverträglichkeiten bis zur Magenschleimhautentzündung und Magen- und Zwölffingerdarmgeschwüre verursachen. Häufig treten diese Beschwerden dann auf, wenn ASS nüchtern eingenommen wird. Deshalb sollte die Einnahme zu den Mahlzeiten, immer am besten zum Mittagessen, erfolgen. Bei Patienten mit Magen- und Darmerkrankungen in der Vorgeschichte muß der Nutzen und das Risiko vom Arzt genau abgewogen werden. Sprechen Sie mit Ihrem Arzt auch immer über die einzunehmende Aspirin-Mindestdosis. Je höher die Aspirin-Dosis, desto höher ist die Gefahr, eine Magenschleimhautentzündung oder ein Magen- oder Zwölffingerdarmgeschwür zu bekommen. Viele Gefäßerkrankungen können heute mit Aspirin-Minidosen, z. B. 100 mg pro Tag, behandelt werden.
Bei Patienten mit *Asthma bronchiale* kann Aspirin einen Asthmaanfall auslösen und muß dann abgesetzt werden.
In seltenen Fällen kann unter einer ASS-Behandlung eine Verminderung der Blutplättchenzahl (Thrombopenie) im Blut auftreten, klinisch geht dies häufig mit kleinen flohstichartigen Hautblutungen einher.

Weitere Substanzen, die die Plättchenfunktion hemmen

Bei Überempfindlichkeitssymptomen oder bleibenden Magenbeschwerden kann auf eines der folgenden Medikamente zurückgegriffen werden, da diese häufig besser vertragen werden, z. B. Tricopidin (Tiklyd) und Dipyridamol (Persantin).
Vor einer geplanten Operation sollten Aspirin und auch die oben genannten Medikamente (also alle Plättchenfunktionshemmer) mindestens 10–14 Tage vorher abgesetzt werden. Immer wieder berichten

Chirurgen, vor allem bei herz- und gefäßchirurgischen Eingriffen (denn diese Patienten werden meist vorher mit plättchenfunktionshemmenden Medikamenten behandelt), über erhöhte Blutungsneigungen im Operationsgebiet.

Dies kann durch rechtzeitiges Absetzen von Aspirin oder der oben genannten Medikamente vermieden werden. Unter Umständen muß dann beim Absetzen von Aspirin bis zum Operationstermin mit Heparinspritzen behandelt werden.

Blutungsrisiken

Wie schon erwähnt, kann es unter der Therapie mit gerinnungshemmenden Medikamenten, vor allem beim Einsatz von Kumarinabkömmlingen zu Blutungen kommen. Diese Blutungen können spontan ohne erkennbare Ursache oder nach Bagatellverletzungen auftreten. Häufig erkennt man dann in der Klinik oder beim Arzt, daß der Quick-Wert niedriger ist als der therapeutisch angestrebte Wert.
Welche Blutungen können ohne sichtbare Verletzungen auftreten?

Blutungen aus dem Magen-Darm-Trakt (Teerstuhl, Kaffeesatzerbrechen),
Blutungen aus den Nieren und ableitenden Harnwegen (Rotverfärbung des Urins),
Gelenkblutungen,
Muskelblutungen bei Bagatellverletzungen,
Gehirnblutungen mit den Symptomen eines Schlaganfalls,
lange anhaltendes Nasenbluten oder Zahnfleischbluten.

Allgemeine Hinweise zu Gerinnungshemmern

Wenn Sie mit gerinnungshemmenden Medikamenten behandelt werden, sollten Sie immer den sogenannten Marcumar-Ausweis mit sich tragen (Abb. 15.4). Er enthält folgende Informationen:

Ihren Namen und Ihre Adresse,
die Diagnose, weshalb eine gerinnungshemmende Therapie durchgeführt wird,

Abb. 15.4.
Der Marcumar-
Ausweis.

Datum	Quick-W. % TT	INR Wert	Verordnung							Bemerkungen
			Mo	Di	Mi	Do	Fr	Sa	So	

Zur Beachtung!

1. Dieser Ausweis ist jedem behandelnden Arzt und Zahnarzt vorzulegen.

2. Marcumar führt zu einer Verminderung der normalen Blutgerinnungsfähigkeit. Hierdurch kann die Bildung von Blutgerinnseln (Thrombosen) weitgehend verhindert werden.

3. Die Einnahme der Tabletten darf nur in der vom Arzt angegebenen Dosis erfolgen, eigenmächtige Erhöhung der täglichen Tablettenmenge ist unbedingt zu unterlassen. Die vom Arzt angeordneten Termine zur Blutuntersuchung müssen im Interesse einer optimalen Behandlung pünktlich eingehalten werden. Wird eine Blutkontrolle versäumt, dürfen die Tabletten nur dann weiter eingenommen werden, wenn dies angeordnet wird.

4. Durch die Wirkung der Tabletten können kleinere alltägliche Verletzungen länger als normal bluten. Bei allen stärkeren Blutungen (Unfälle!) oder akut notwendigen Operationen (auch Zahnextraktionen) ist unbedingt der Arzt über die Behandlung mit Marcumar zu verständigen. Auch bei größeren Blutungen stehen mit Plasmakonzentraten und Konakion® wirksame Gegenmittel zur Verfügung.

5. Der Arzt, der die Behandlung mit Marcumar durchführt, ist sofort zu verständigen, wenn es zu Blutungen kommt (Nase, Darm, Blase), sich eine Gelbsucht einstellt oder andere Erkrankungen auftreten, die Bettruhe erforderlich machen.

6. Die Einnahme zusätzlicher Medikamente, wie sie in Apotheken und Drogerien auch ohne Rezept zu erhalten sind (z.B. Schmerz-, Abführ-, Stärkungsmittel, Vitamin-Kombinationen etc.), darf nur nach Absprache mit dem Thrombosearzt erfolgen.

7. Die Lebens- und Ernährungsweise sollte möglichst gleichbleibend sein. „Obst und Gemüsetage" sind ohne ärztliche Anweisung genauso zu unterlassen wie übermäßiger Genuß fettreicher Speisen oder Alkohol.

91/81280 AI-PMA-Akti

Dieser Patient steht unter ambulanter

Antikoagulantienbehandlung mit Marcumar ®

Anschrift des betreuenden Arztes/Klinik

Vorwahl/Telefon

Adresse des Patienten

Name   Vorname

Wohnung

Diagnose   Geb. Datum

1. Bei Zwischenfällen, wenn möglich sofort, Thrombosearzt unter oben angegebener Telefonnummer anrufen.

2. Wenn notwendig bzw. möglich, müssen bei bedrohlichen Zwischenfällen Maßnahmen zur Normalisierung der Hämostase (z.B. Prothrombinkonzentrate) und zur Volumensubstitution (keine Dextrane!) durchgeführt werden.

3. Bei lebensbedrohlichen Blutungen (z.B. nach Unfällen) besteht die Möglichkeit, je nach Entscheidung des behandelnden Arztes, mit langsamer intravenöser Injektion von 10-20 mg Konakion® (Vitamin K₁) die Normalisierung der Blutgerinnung einzuleiten.

4. Intramuskuläre Injektionen sind bei Patienten unter Antikoagulantientherapie zu vermeiden. Intravenöse und subkutane Injektionen können vorgenommen werden.

die Anschrift und Telefonnummer des betreuenden Arztes, um
bei evtl. Notfällen Rücksprache halten zu können,
Medikamente, die Sie zusätzlich einnehmen,
die Methode, mit der die Gerinnungsanalysen durchgeführt
werden und die angestrebten Gerinnungswerte,
die tägliche Dosierung und die Ergebnisse der Gerinnungsanalysen (Quick- oder Thrombotest oder INR).

Die Eintragungen der individuellen Tagesdosis von Kumarinmedika-
menten wird vom behandelnden Arzt in die Spalte mit den jeweiligen
Wochentagen eingetragen, denn je nach dem gemessenen Gerin-
nungswert, kann das von Tag zu Tag unterschiedlich sein, sogar mit
Einnahmepausen an bestimmten Tagen. Wenn eine stabile Quick-
Wert-Einstellung erreicht ist, reichen in der Regel 2- bis 3wöchentli-
che Kontrolluntersuchungen. Wir empfehlen unseren Patienten die
Einnahme von Marcumar immer abends, am besten immer zum gleichen Zeitpunkt.

Welchen Einfluß hat die Nahrung auf die Therapie?

Bei der Therapie mit Heparin hat die Nahrung keinen Einfluß auf
die gerinnungshemmende Wirkung. Bei der Therapie mit Kumarinde-
rivaten kann durch ein zu hohes Angebot an Vitamin-K-haltigen
Lebensmitteln die gerinnungshemmende Wirkung abgeschwächt
oder sogar aufgehoben werden. Deshalb sollten Patienten, die einer
Therapie bedürfen, solche Lebensmittel meiden bzw. nur in geringen Mengen zu sich nehmen. *Noch empfehlenswerter ist keine
Einschränkung der Ernährungsgewohnheiten, sondern eine entsprechende Dosisanpassung der Marcumar-Tabletten, d.h. daß die
Tabletteneinnahme individuell den Ernährungsgewohnheiten angepaßt ist.*

Einen *hohen Vitamin-K-Gehalt* haben Lebensmittel wie alle
Kohlarten, unter anderem Blumenkohl, Bohnen, Spinat, Sauer-
kraut, Schweinefleisch, fettes Rindfleisch, alle Innereien (Leber
und Niere vom Schwein und Rind).

Ein *mittlerer Vitamin-K-Gehalt* findet sich in Kartoffeln, Weizenvollkornprodukten, Weizenkeimen, Weizenkeimöl sowie in Erdbeeren, Erbsen und Eigelb.

Thromboseschutz bei Ruhigstellung einer Extremität

Bei jeder Form der Ruhigstellung der Beine im Gips- oder Zinkleimverband ist eine Thromboseprophylaxe notwendig. Auch im ambulanten Bereich und auch nach Bagatellverletzungen sind sonst Thrombosen oder Lungenembolien zu befürchten. Ein besonders hohes Risiko haben die Patienten, bei denen die unteren Extremitäten nach einer Verletzung bis zum Operationstermin ruhiggestellt werden. Unabhängig davon, ob diese Patienten ambulant oder stationär behandelt werden, ist die tägliche Heparinbehandlung erforderlich. Dadurch sind die zuvor besprochenen flankierenden physikalischen Maßnahmen aber nicht ersetzbar.

Was Sie selbst als Thromboseprophylaxe tun können!

Vor einer geplanten Operation unbedingt Übergewicht abbauen!

Stehen Sie auf, wenn Sie der Arzt schon am nächsten Tag nach einer Operation dazu auffordert. Eine frühe Mobilisation nach einer Operation schützt Sie vor Beinenvenenthrombosen!

Bei ausgeprägten Krampfaderleiden sollten konsequent Kompressionsstrümpfe getragen werden!

Warnung vor der Kombination »Pille und Rauchen«; gerade junge Patientinnen können schwerste Komplikationen durch Thrombosen und Lungenembolien davontragen!

Pille 4 Wochen vor geplanter Operation absetzen!

16 Schulmedizin und alternative Methoden

Es ist erstaunlich, wie unkritisch gefäßkranke Patienten alternativen Heilweisen und Medikamenten gegenüberstehen. Vertreter der Naturheilkunde behaupten häufig, daß die Schulmedizin vorwiegend Medikamente benutzt, die nebenwirkungsreich sind, im Gegensatz zu natürlichen Heilmitteln, die unschädlich seien. Es ist ein Phänomen, daß viele Patienten annehmen, alternative Behandlungsmethoden hätten keine Nebenwirkungen, nur weil dies von den Behandlern nicht erwähnt wird und dem Beipackzettel entsprechender Präparate nichts zu entnehmen ist.

»1978 litt ich an einer peripheren arteriellen Durchblutungsstörung im rechten Bein, verbunden mit sehr starken Ruheschmerzen. Es war ein sogenanntes Raucherbein nach einem Konsum von 60–80 Zigaretten pro Tag, obwohl ich 2 Jahre vor dem Arterienverschluß das Rauchen einhundertprozentig aufgegeben hatte. Nach einer erfolglosen Salbentherapie habe ich die Praxis von Dr. S. und Dr. P. in Mannheim aufgesucht – die nach veröffentlichten Angaben seit 1965 bei fast 10000 Patienten mehr als 400000 Ozoninjektionen verabreicht haben und nie einen ernstlichen Zwischenfall erlebten. In der Praxis erhielt ich insgesamt 11 Sauerstoff-Ozon-Spritzen. Bereits nach der 3. Spritze war mein Bein schmerzfrei und ich selbst bin heute mit 75 Jahren kerngesund und in der Lage, 3–4 Stunden ohne Schmerzen zu wandern.« (Anonymus,1982, Leserbrief an die Süddeutsche Zeitung, Ozon-Nachrichten 1:16).

So oder ähnlich lauten zahllose Stimmen zufriedener Patienten, die sich der Ozontherapie oder einer anderen alternativen Heilmethode anvertraut haben. Stimmen, die gestützt auf ein breites publizistisches Forum der Illustrierten- und Boulevardpresse, ein Millionenpublikum erreichen. Hand in Hand damit werden Vorwürfe gegen die Schulmedizin laut, die sich weigert, diese und andere unkonventionelle Behandlungsarten anzuerkennen, und sie als »paramedizinische Methoden« abtut. In der Tat verweigert die wissenschaftlich orientierte Medizin einer Reihe von diagnostischen, prognostischen und therapeutischen Verfahren die Anerkennung, da diesen – nach ihrem Dafürhalten – entweder die theoretische Plausibilität abgeht, der Wirksamkeitsnachweis fehlt, ein vergleichsweise minderwertiges Nutzen-Risiko-Verhältnis eigen ist oder weil ihnen gar Unwirksamkeit nachgewiesen worden ist.

Koehnlechner, einer der bekanntesten und vehementesten Kritiker der Schulmedizin hält dem entgegen:

»Am Beispiel der mindestens 20000 Beinamputationen, die in der Bundesrepublik vorgenommen werden (Anmerkung des Verfassers: die Zahlen beziehen sich auf das Jahr 1983, heute sind es fast 35000 Amputationen!), ohne daß auch nur der Versuch einer alternativen Behandlung vorgenommen wurde, zeigt sich die Ignoranz (Ignoranz kommt von ignorieren!) der Lehrbuchmedizin besonders deutlich und schmerzhaft für den Patienten.«

Fürwahr ein harter Vorwurf gegen alle Ärzte, die ihren Patienten unkonventionelle Methoden vorenthalten, ein Vorwurf, der Unsicherheit bei Patienten und auch bei vielen Ärzten verbreitet und der das Vertrauensverhältnis zwischen beiden bedroht. Wäre er berechtigt, müßte man in der Tat einen Verstoß gegen den hippokratischen Geist der ärztlichen Ethik konstatieren – Grund genug also zur Prüfung und sorgfältigen Bestandsaufnahme. Im anschließenden Kapitel sollen die bei Durchblutungsstörungen angewendeten Außenseitermethoden kritisch, aber sachlich, besprochen werden.

Seit Jahren schon verstärkt sich der Trend zur alternativen Medizin. Für sämtliche alternativen Mittel und Methoden zusammen werden nach Schätzungen des Bundesverbandes der Allgemeinen Ortskrankenkassen in unserem Land jährlich etwa 12 Milliarden Mark aufgewandt.

Gerade beim Vorliegen von arteriellen und venösen Durchblutungsstörungen werden »Alternative Methoden« breit und bevorzugt eingesetzt:

 Ozontherapie,
hämatogene Oxidationstherapie (HOT),

 Sauerstoff-Mehrschritt-Therapie nach Manfred von Ardenne, Chelattherapie.

All diesen Methoden ist gemeinsam, daß sie durch kontrollierte, reproduzierbare Studien im Vergleich zu Plazeboeffekten oder schulmedizinischen Behandlungsformen in ihrer Wirksamkeit nicht belegt sind. Ihr Ruf als »Außenseitermethoden« bietet wissenschaftliche Reibungsflächen, da ihre Wirkungsmechanismen oft nicht nachvollziehbar sind, ihre Befürworter jedoch über zahlreiche individuelle Behandlungserfolge berichten können.

Ozontherapie

Die Ozonbehandlung wird nur in Deutschland und Österreich von etwa 8000 Ärzten in Praxen, privaten Kliniken und Sanatorien praktiziert. Sie ist auch unter dem Namen Oxyontherapie, Ozonosantherapie und Sauerstoff-Ozon-Therapie bekannt.
Die Ozontherapie ist ein über 100 Jahre altes paramedizinisches Behandlungsverfahren. Der Berliner Arzt *Constantin Lender* hat erstmals um 1870 Ozon als Mittel zur Inhalation eingesetzt. Damals wurde bekannt, daß das giftige Gas, das aus drei Sauerstoffatomen (O_3) besteht, zuverlässig Keime abtöten kann.
Die Vielzahl der Indikationen weist die Methode als Allheilmittel aus. Ozon ist ein stark riechendes Gas (»ozon« griech.: das »Riechende«), das bakterizide und bakteriostatische Eigenschaften besitzt.

Wie wird die Ozontherapie angewandt?

Medizinisch wird ein O_2/O_3-Gasgemisch, dessen Ozonanteil zwischen 0,25–5 Vol.% liegt, verabreicht. Es existieren zahlreiche Applikationsformen. Die äußere Begasung findet hauptsächlich in der Wund- und Infektionsbehandlung Anwendung. Das Gas kann auch in Fistelgänge oder als Einlauf verabreicht werden. Als Trägersubstanzen der Injektionsbehandlungen werden Wasser und Eigenblut verwendet. Ozoniertes Olivenöl kann auch oral eingenommen werden.

Bei der Injektionsbehandlung wird das Ozon-Sauerstoff-Gemisch in Arterien, Venen, Muskulatur, Haut- und Subkutangewebe und in die Gelenke eingespritzt. Bei der sogenannten »Eigenblutbehandlung« wird entnommenes Venenblut mit Zitrat und Heparin ungerinnbar gemacht, mit Ozon-Sauerstoff versetzt und intravenös (50–100 ml) oder intramuskulär (10 ml) injiziert.

Die Behandlung der peripheren arteriellen Verschlußkrankheit (PAVK) mit Ozon-Sauerstoff entstand als Variante der intraarteriellen Sauerstofftherapie.

Wie wirkt die Therapie?

Der Wirkungsmechanismus einer intraarteriellen Ozongabe läßt sich am ehesten damit erklären, daß ein unspezifisch-physikalischer Effekt erzeugt wird: eine Gasembolie mit reaktiver Mehrdurchblutung. Unmittelbar nach der Injektion ereignet sich nämlich ein Durchblutungsstopp in der betreffenden Extremität (anoxämische Phase). Nach 5–45 Minuten tritt dann eine Phase reaktiver Mehrdurchblutung ein. Komplikationen treten zwar selten auf (1:1000 bis 1:2000), sie können jedoch durch arterielle Gasembolien zu einer Schädigung zerebralen oder spinalen Gewebes (Insult, Muskelparesen) führen. Interessant ist auch, daß die Ozontherapie für Krankheiten empfohlen wird und wurde, für die es vielfach aktuell keine Heilung gibt – bezeichnend ist, daß in letzter Zeit sogar Aids mit in den Behandlungskatalog aufgenommen wurde.

Fazit

Kontrollierte Untersuchungen, die die Wirksamkeit der Ozontherapie belegen, liegen nicht vor. Wegen des inadäquaten Nutzen-Risiko-Profils ist die Ozontherapie heute abzulehnen. Die gesetzlichen Krankenkassen bezahlen die Ozontherapie üblicherweise nicht.

Ultraviolettbestrahlung des Blutes und hämatogene Oxidationstherapie

Historisch wurde die Ultraviolettbestrahlung des Blutes (UVB) in der Vor-Antibiotika-Ära zur Bekämpfung bakterieller Infektionskrankheiten eingesetzt. Unter Ausnutzung der bekannten Bakterizide des UV-Lichtes, gelang es, Blut außerhalb des Körpers zu sterilisieren. Vorteilhafte Effekte weiteten die Indikation aus.

Das als hämatogene Oxidationstherapie (HOT) oder Blutwäsche bekannte Verfahren ist eine Kombination der UVB und der Therapie mit extrakorporal oxigeniertem Venenblut. Die Behandlung geht auf den Schweizer Arzt *Federico Wehrli* zurück, der diese Methode in seiner Privatklinik entwickelte und 1956 öffentlich vorstellte. Die Indikationsliste der HOT umfaßt heute mehr als 62 Indikationen. Als Hauptindikation gilt die periphere arterielle Verschlußkrankheit, also das Raucherbein bzw. die Schaufensterkrankheit.

Wie sieht die Behandlung aus?

Dem Patienten wird aus der Kubitalvene etwa 1 ml Blut/kg Körpergewicht entnommen, mit 3,2%igem Natriumzitrat ungerinnbar gemacht und während der 5 Minuten dauernden Reinfusion mit einem Quecksilberniederdruckbrenner bestrahlt. Bei der HOT erfolgt zusätzlich eine Aufschäumung des Blutes mit Sauerstoff.

Wie wirkt die Methode und was ist davon zu halten?

Hypothetisch werden bei dieser Behandlungsform der arteriellen Durchblutungsstörungen rheologische Eigenschaften des Blutes, wie Erythro- und Thrombozytenaggregation positiv beeinflußt. Eine plausible Theorie und beweiskräftige Therapiestudien existieren nicht. Wesentliche Komplikationen oder Nebenwirkungen sind mit Ausnahme geringer Kreislaufsensationen nicht bekannt. Ob HOT bzw. UVB mehr Nutzen und weniger Risiken als andere Therapien gegen Durchblutungsstörungen birgt, kann kaum nachgeprüft werden, weil sie meist mit anderen Behandlungen kombiniert wird und für sich allein nicht bewertet werden kann.

Sauerstoff-Mehrschritt-Therapie

Die Methode, kurz auch SMT genannt, geht auf den Physiker Manfred von Ardenne (1978) zurück. Sie ist nach Ardenne »eine in definiertem zeitlichen Ablaufplan vorgenommene, prozessual wiederholbare Maßnahmenkombination am Menschen mit dem Ziel einer Anhebung des arteriellen Sauerstoffdruckes bzw. einer Senkung des venösen Ruhesauerstoffdruckes«.

Wie wird die Methode angewandt?

Es gibt verschiedene Varianten der SMT-Behandlung. Die klassische SMT läuft in drei Schritten ab:

1. Schritt: 30 Minuten vor Beginn der Behandlung Verabreichung von Medikamenten, die zur »Erhöhung der Sauerstoffutilisation in Geweben und Zellen« führen (z. B. Vitamin B_1, Dipyridamol).

2. Schritt: Inhalation eines Sauerstoff-Luft-Gemisches mit einem O2-Gehalt von bis zu 95%. Die angestrebte Höhe der Sauerstoffkonzentration richtet sich nach bestimmten Kriterien.

3. Schritt: Je nach Belastbarkeit des Patienten wird parallel zu den beiden ersten Schritten ein tägliches Bewegungstraining durchgeführt.

Was bewirkt diese Methode und was ist davon zu halten?

Das pathophysiologische Konzept geht von einer Abnahme des Sauerstoffpartialdruckes im Blut mit zunehmendem Lebensalter aus. Umstritten ist, ob es sich dabei um ein physiologisches Phänomen oder einen Prozeß mit Krankheitswert handelt.

Der Nachweis einer spezifischen Wirksamkeit bei der arteriellen Verschlußkrankheit steht mangels lege artis durchgeführter Studien aus. Deshalb kann die Sauerstoff-Mehrschritt-Therapie zur Behandlung des Raucherbeins bzw. der Schaufensterkrankheit nicht

Immer wieder preisen »Wunderheiler«, leider aber auch Ärzte, Mittel gegen die Verkalkung der Blutgefäße an. In der Illustrierten- und Boulevardpresse steht dabei die »Chelattherapie« schon seit Jahren im Vordergrund.

»Rohrfrei für die Arterien« – mit diesem griffigen Slogan verbreitete sich die Chelattherapie zu Beginn der 80er Jahre von den USA aus nach Europa.

▓ Was bewirkt die Methode und was ist davon zu halten?

Diese Therapie geht von der Annahme aus, daß die Bindung und Ausscheidung von Ca_{++}-Ionen über den Chelatbildner EDTA zu einer »Entkalkung aller Gefäße, von der Schlagader bis zu den feinsten Haargefäßen« führen. So soll die Chelattherapie Schlaganfällen vorbeugen, Angina-pectoris-Beschwerden lindern, die Bypassoperation an den Herzkranz- und an den hirnzuführenden Gefäßen ersetzen, Raucherbeine heilen und Blutdruck und Blutzucker senken. Die Liste der Indikationen reicht vom Herzschmerz bis hin zum Ohrensausen. So jedenfalls lauten die Propagandasprüche von Kurzentren und von Ärzten.

Dennoch: Chelatkuren werden vielfach zum Preis bis zu 10000 DM und mehr durchgeführt und zahlreiche Patienten haben diese »Behandlung« über sich ergehen lassen, weil sie nichts versäumen wollen, weil es sich laut Prospekt um ein ungefährliches Verfahren handeln soll.

Dieses Behandlungskonzept konnte weder in experimentellen Studien noch in kontrollierten klinischen Studien bestätigt werden. Nebenwirkungen treten in Form von Dermatosen durch Zn_{++}-Ionen-Verluste auf. Die Therapie kann dem Körper wichtige Mineralstoffe und Spurenelemente entziehen. Der Kalziumstoffwechsel kann gestört werden, was Herzrhythmusstörungen, Krampfanfälle und Atemstillstand hervorrufen kann. Nierenversagen und Schädigungen des Knochenmarks sind beschrieben worden und auch über Todesfälle wurde berichtet. Es gibt bis zum heutigen Tag keinen einzigen Nachweis, daß die Chelattherapie bei Durchblutungsstörungen hilft. Die ame kanische Gesundheitsbehörde und die Deutsche Ärzteschaft haben bereits 1984 vor der Chelattherapie gewarnt. *Die Chelattherapie ist abzulehnen, weil sie gefährlich und unwirksam ist.*

Nützt die Frischzelltherapie?

Die Frischzelltherapie wird heute auch gefäßkranken Patienten werbewirksam »verkauft«. Die Werbung und die entsprechenden Therapeuten behaupten, daß die Zellen ungeborener oder ganz junger Schafe verbrauchte Zellen regenerieren könnten. Kurzum: Bis heute ist es nicht gelungen, einen wissenschaftlichen Nachweis über die Wirksamkeit der Frischzelltherapie durch »randomisierte« Doppelblinduntersuchungen zu erbringen, aufgrund derer beurteilt werden kann, ob wirklich Heilerfolge erzielt werden. Diese Untersuchungen sind aber auch für andere Therapien üblich und insbesondere bei der medikamentösen Therapie in allen Ländern auch gefordert.

Neben der nicht nachgewiesenen Wirksamkeit gibt es noch ganz andere erhebliche Bedenken gegen diese Therapie. So wird vermutet, daß durch die Zelltherapie sogar Virusinfektionen übertragen werden können.

Die amerikanische Food and Drug Administration hat Zelltherapeutika *nicht* zugelassen. Auch in anderen Ländern wie Norwegen und Italien sind derartige Mittel nicht auf dem Markt. Nachdem sich in der Bundesrepublik der Verdacht erhärtet hat, daß eine junge Sportlerin ein Opfer der »Frischzellkrankheit« gewesen ist, verfügte das Bundesgesundheitsamt ein vorläufiges Verbot für alle injizierbaren Arzneimittel zur Zelltherapie.

Schlußfolgerungen

Empfehlenswert sind:

Heilverfahren mit natürlichen Mitteln, die sich bewährt haben und deren Wirksamkeit erwiesen ist;
außerdem Verfahren, für die nachgewiesen ist, daß sie bestimmte Krankheiten heilen und Beschwerden lindern können.

die nachweislich nicht wirken,
deren spezifische Wirkung bei Krankheiten nicht ausreichend dokumentiert ist,
deren Anwendung gegenüber herkömmlichen Behandlungen keinen Vorteil bringt,
deren Konzept auf nachweislich falschen Annahmen beruht.

Ihre Anwendung ist nur gerechtfertigt, wenn es keine effektiven Behandlungsalternativen gibt und wenn das Verfahren keinen Schaden anrichtet

Abzulehnen sind Verfahren,

die keinen oder nur geringen Nutzen bringen, aber mit hohen Risiken verbunden sind.

Bevor Sie sich bei Außenseiterbehandlern vorstellen, sollten Sie sich dringend mit Ihrem Arzt oder mit Ihrem Gefäßspezialisten in Verbindung setzen. Manchmal bekommt man Empfehlungen, sich bei dem einen oder anderen Arzt, Heilpraktiker oder Therapeuten vorzustellen. Man weiß oft nicht, ob man an der richtigen Adresse gelandet ist. Ich möchte Ihnen deshalb einige Tips geben, wie Sie herausfinden können, wie »seriös« die Adresse ist:

Das erscheint suspekt:

Der schnelle Rat zu einer teuren Kur, aber nur wenig Zeit für ein Erstgespräch.
Die Behandlung muß unbedingt sofort beginnen, obwohl Ihr Problem kein Akutfall ist.
Die Prophezeiung einer schweren Krankheit oder gar des Todes, wenn Sie die Behandlung ablehnen.
Manipulationen an Ihnen, noch bevor Sie genau wissen, was geschehen soll und bevor Sie dem zugestimmt haben.
Ablehnung Ihres Wunsches, sich vor der Behandlung noch mit jemand anderem zu beraten.
Die Behauptung, die Behandlung sei risikolos und nebenwirkungsfrei.

Die Forderung, alle anderen Medikamente abzusetzen.
Ablehnung Ihres Wunsches nach Information und einem genauen Behandlungsplan.
Unwirsche Reaktion auf die Bitte, Barzahlungen zu quittieren.
Das Verlangen von Vorauszahlungen für eine länger dauernde Behandlung.
Abfällige Bemerkungen gegenüber schulmedizinischen Behandlungsmethoden.

Es gibt ein paar wichtige Fragen, die ein seriöser Arzt oder Heilpraktiker sich immer stellen lassen muß und die er auch problemlos beantworten kann:

Worin besteht der wesentliche Unterschied dieser Behandlung zu der, die die Schulmedizin machen würde?
Welche Risiken bringt die Behandlung?
Welches sind die Anzeichen, daß sich die Krankheit verschlimmert?
Was tun bei Verschlimmerung?
Kann man diese Behandlung mit schulmedizinischer Behandlung kombinieren?
Was soll mit den bisher eingenommenen Medikamenten geschehen?
Was geschieht mit den Krankenunterlagen und ähnlichem nach Abschluß der Behandlung?

Teil C
Erkrankungen der Lymphgefäße

17 Krankheiten des Lymphsystems

Bau und Aufgaben des Lymphsystems

Neben dem System der Arterien und Venen gibt es im Körper noch ein weiteres Gefäßsystem, das für den Abtransport des *Gewebewassers (Lymphe)* verantwortlich ist. Mit Ausnahme der oberflächlichen Hautschichten, des zentralen Nervensystems und der Knochen findet sich in allen Körpergeweben ein engmaschiges Netz von feinsten Lymphgefäßen, die Lymphhaargefäße oder *Lymphkapillaren* (Abb. 17.1).

Im Gegensatz zu den Blutkapillaren sind die Lymphkapillaren an einem Ende verschlossen. Sie befinden sich wie die feinsten Wurzelverästelungen in der unmittelbaren Nachbarschaft von Blutkapillaren. Lymphgefäße sind nicht tastbar und normalerweise auch nicht sichtbar. Nur wenn sie entzündet sind, erkennt man die Lymphgefäße bzw. Lymphbahnen als rote Stränge. Wir sprechen dann von einer *»Lymphangiitis«*.

Die Lymphkapillaren vereinigen sich zu größer werdenden Lymphgefäßen und münden schließlich über den Hauptlymphstamm, den sogenannten *Milchbrustgang* (Ductus thoracicus) im Brustraum in das Venensystem. Im Bereich der linken Schlüsselbeinvene (Vena subclavia) vermischt sich also der Lymphstrom mit dem venösen Blut.

Muskelzellen und Klappen halten den Lymphfluß in Gang

Während die Blutströmung hauptsächlich durch das Herz als Saugpumpe aufrechterhalten wird, übernimmt das Lymphabflußsystem

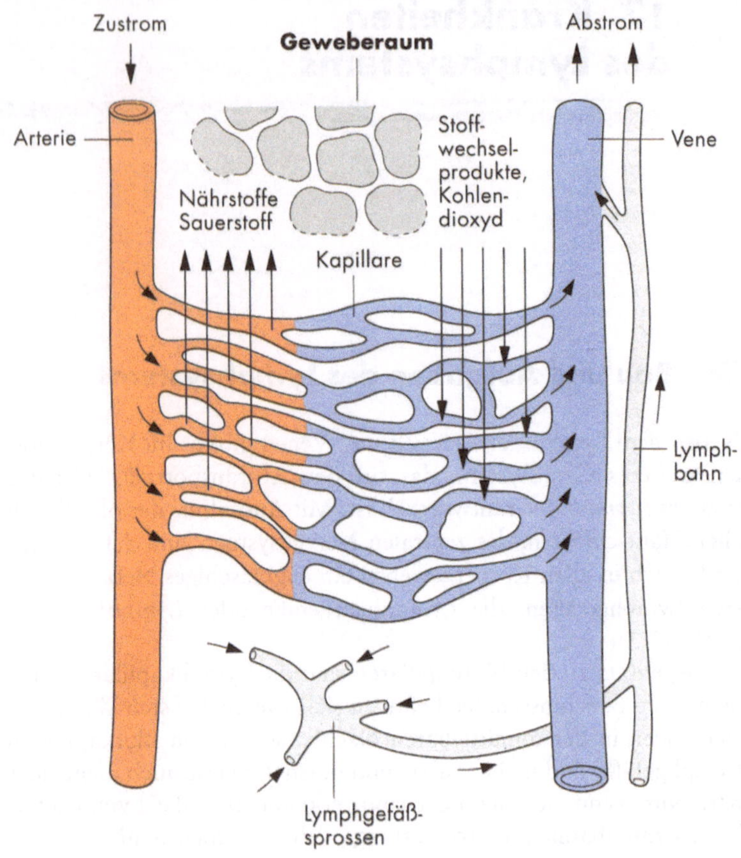

Abb. 17.1. Schematische Darstellung des Austausches der Nährstoffe und des Sauerstoffes über die Blutbahn im Bereich der kleinsten Gefäße (Kapillaren) und der Drainage und des Abtransports des Gewebewassers über die Venen und das Lymphsystem.

aktiv den Transport der Lymphe. In den Lymphgefäßen gibt es dem Willen nicht unterworfene Muskelzellen (glatte Muskelzellen) und Nerven ähnlich wie bei den Venenklappen, die den Lymphfluß nur in einer Richtung, nämlich in Richtung des Bauch- und Brustraumes zulassen. Durch das Zusammenziehen der Muskulatur (Lymphpumpe),

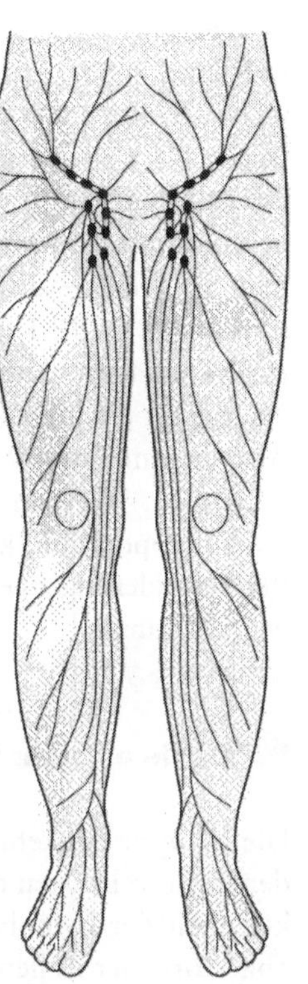

Abb. 17.2. Oberflächliche Lymphbahnen des
Beins und die Leistenlymphknoten.

wird die Lymphe aktiv von einem Lymphsegment in das nächste »gespritzt« (Abb. 17.2).
Entwicklungsgeschichtlich ist sehr interessant, daß beispielsweise
Frösche noch ein »Lymphherz« haben. Wenn dieses aus irgendeinem
Grund ausfällt, schwellen die Tiere in Kürze ballonartig an und gehen
zugrunde.
Wie beim Transport des venösen Blutes nutzt auch das Lymphabflußsystem die Unterstützung der Körpermuskulatur und der Pulsbewe-
gung in größeren arteriellen Gefäßen. So wird beispielsweise durch
das Zusammenziehen der Wadenmuskulatur die Lymphe in den
Lymphbahnen unter Zuhilfenahme des Klappenapparates in Richtung Bauch- und Brustraum gedrückt. Ebenso beeinflußt die Atembe-
wegung den Lymphfluß. Dazu kommt noch eine osmotische Kraft: In

gewisser Weise besteht eine Wanddurchlässigkeit der Lymphgefäße. In Richtung auf den Milchbrustgang wird den Lymphbahnen immer mehr Wasser entzogen, so daß die Lymphe immer konzentrierter wird.

Bekanntlich sind in den Lymphbahnen von Körperabschnitt zu Körperabschnitt *Lymphknoten* zwischengeschaltet. Diese dienen einerseits als Filter – zur Reinigung der Lymphe – und um größere Bestandteile, z. B. Tumorzellen, die in sie eingeschwemmt werden, zurückzuhalten. Außerdem werden in ihnen die *Lymphozyten* gebildet, die für die Infekt- und Immunabwehr von großer Bedeutung sind. Aus diesem Grund sind die Lymphknoten bei Entzündungen geschwollen. Werden Lymphknoten entfernt, z. B. bei einer Geschwulstoperation, kann es durch die daraus entstehende Lymphabflußbehinderung zu einer erheblichen Schwellung im zugehörigen Gewebe kommen.

Wie entsteht Lymphe?

Die Lymphe entsteht aus der Flüssigkeit, die sich zwischen verschiedenen Gewebearten befindet, also Gewebe- oder Zwischenzellflüssigkeit. Mit der Lymphe werden gewissermaßen Schlackenstoffe, Teile abgestorbener Zellen und größere Eiweißkörper abtransportiert. Die Filtrationsvorgänge im Gewebe sind sehr kompliziert, deshalb sei hier nur soviel gesagt: Die größtenteils von den Blutkapillaren »abgepreßte« Flüssigkeit wird von den Lymphhaargefäßen aufgenommen. Wie dies im einzelnen geschieht, ist bis zum heutigen Tag noch nicht genau bekannt.

Die Lymphe in den Lymphgefäßen ist normalerweise wasserklar. Eine Ausnahme gibt es im Dünndarm. Durch aus dem Darm aufgenommene Fettpartikel kann die Lymphflüssigkeit im Bereich des Dünndarmes gelblichweiß gefärbt sein.

Wieviel Lymphe wird bei einem gesunden Erwachsenen produziert? Über den Milchbrustgang fließen im Laufe eines Tages etwa 1–2 Liter. Im Vergleich zu der in der gleichen Zeit vom Herzen gepumpten Blutmenge, sieht diese Menge verschwindend gering aus. Wie wichtig aber auch diese kleine Menge für den Körper ist, zeigt sich, wenn wir die Krankheiten besprechen, die bei Lymphabflußstörungen entstehen.

Am einfachsten durch die Injektion eines gewebeverträglichen Farbstoffes, z. B. Patentblauviolett in das Unterhautgewebe. Der Farbstoff wird dann aus dem Zwischengeweberaum (Interstitium) aufgenommen und färbt die Unterhautlymphbahnen blau an.

Bei der früher durchgeführten *direkten Lymphographie* werden nach einer örtlichen Betäubung, z. B. am Fußrücken, Lymphgefäße freipräpariert und es wird ein Röntgenkontrastmittel injiziert. Am Röntgenschirm werden die Lymphgefäße und die Lymphknoten sichtbar. Diese Methode ist zeitlich und technisch sehr aufwendig.

Die Lymphgefäßdarstellung wurde früher vorwiegend mit öligen Kontrastmitteln durchgeführt. Diese hatten den Nachteil, daß sie nur sehr schlecht verträglich waren. Heute werden, wenn diese Untersuchungstechnik überhaupt noch eingesetzt wird, sehr gut verträgliche wasserlösliche Kontrastmittel eingesetzt. Dabei wird das Kontrastmittel quaddelartig unter die Haut injiziert. Da bei der Lymphogra-

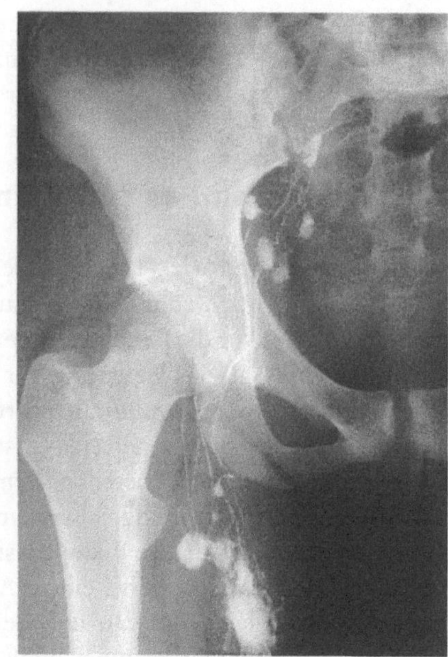

...ymphographie.
Becken-
...mmel-

phie bekanntermaßen auch eine weitere Schädigung des Lymphgefäßsystems auftreten kann, setzt man diese Methode allenfalls noch in
der Tumordiagnostik oder bei schwersten unklaren angeborenen
Fehlbildungen des Lymphgefäßsystems ein. Vielfach gilt die Methode
sogar als obsolet. Sollte Ihnen ein Arzt eine Lymphographie empfehlen, sprechen Sie am besten immer erst mit einem Spezialisten (Angio-
loge, Phlebologe oder Lymphologe).

Ein modernes Verfahren ist die *Lymphszintigraphie*. Dabei wird ein
Eiweißstoff (Humanserum-Albumin) unter die Haut einer Extremität
gespritzt und im Lymphsystem zu den Lymphknoten transportiert.
Man mißt dann genau die Zeit, die von der Injektion bis zum Erreichen des ersten Lymphknotens erforderlich ist. Die Strahlenbelastung
ist gering. Ein normales Lymphszintigramm schließt eine Schädigung
von Lymphkapillaren und Lymphknoten aus. Ein pathologischer
Befund bedeutet entweder eine primäre oder sekundäre Schädigung
des Lymphsystems. Ein Beispiel einer Lymphszintigraphie ist in
Abb. 17.3 dargestellt.

Modernste Untersuchungstechniken wurden in der Züricher Universitätsklinik in der Arbeitsgruppe von Prof. Bollinger entwickelt: die
Fluoreszenzmikrolymphographie. Mit einer speziellen Glaskanüle gelingt es, kleinste Lymphkapillaren anzustechen. So kann auch der
Druck in Lymphgefäßen bestimmt werden.

Wie kommt es zum Lymphstau?

Das Lymphödem entwickelt sich in aller Regel chronisch progredient.
Etwa 3% aller Patienten mit Gefäßkrankheiten – vorwiegend Frauen
– sind betroffen. Für die Patienten bedeutet die Erkrankung immer ein
schweres Schicksal, das sie häufig zur Aufgabe ihrer Berufstätigkeit
zwingt und sie oft zur Invalidität verurteilt.

Ein Lymphödem kann einerseits entstehen, wenn aus irgendeinem
Grund die abzutransportierende Lymphmenge zu groß wird bei
an sich gesundem Lymphgefäßsystem oder wenn die produzierte
Lymphmenge normal, das Lymphsystem aber erkrankt ist. Es ist
leicht verständlich, daß es bei einem Absinken der Lymphtransportkapazität zu einem Rückstau der Gewebeflüssigkeit und somit zu
einer Ödementstehung kommen muß. Besonders schlimme Kran¹

Tabelle 17.1. Ursachen des Lymphödems.

Primäres Lymphödem	Sekundäres Lymphödem
Anlagebedingte Fehlentwicklung bzw. Unterentwicklung des Lymphsystems	Folge bösartiger Erkrankungen bzw. deren Behandlungen, Schäden nach Bestrahlung, nach Entfernung regionaler Lymphknoten, Entzündungen (z. B. Wundrose), Verletzungen und Narben nach Operationen, Pilzerkrankungen, parasitäre Erkrankungen (Toxoplasmose, Bilharziose, Filariose)

heitsbilder finden sich dann, wenn sowohl die produzierte Lymphmenge zu hoch und gleichzeitig das Lymphabflußsystem geschädigt ist.

Lymphödeme werden nach Herkunft bzw. Entstehungsweise in *primäre* und *sekundäre Lymphödeme* unterschieden (Tabelle 17.1).

Wie entsteht ein primäres Lymphödem?

Primäre Lymphödeme beruhen auf familiären oder sporadischen Entwicklungsstörungen, also auf Fehlbildungen. Es gibt Fälle, bei denen schon von Geburt an zu wenig Lymphsammelkapillaren angelegt sind. Wir sprechen dann von einer *Hypoplasie.* Andererseits gibt es aber auch familiäre Formen von Lymphödemen, bei denen zu viele Lymphkapillaren vorhanden oder wo sie stark erweitert sind. Dann sprechen wir von Lymphangioektasien. In solchen Fällen sind wegen der Weite der Lymphgefäße die Klappen geschwächt, d. h. sie schließen nicht vollständig.

Bei einem Manifestationsalter des Lymphödems vor dem 35. Lebensjahr sprechen wir von einem Lymphoedema praecox (»vorzeitig«), danach vom Lymphoedema tardum (»spät«).

Wann kommt es zu einem sekundären Lymphödem?

Die überwiegende Anzahl aller Lymphödeme wird durch die Kompression oder Unterbrechung der Lymphbahnen oder -knoten verursacht. Sekundäre Lymphödeme können somit unterschiedliche Ursachen haben. Während in tropischen Ländern Lymphkrankheiten nach Parasitenbefall (z. B. Bilharziose oder Filariose) vorherrschen, sind in Europa bösartige Krankheiten und ihre Folgen – z. B. Entfernung von regionalen Lymphknoten oder nach Bestrahlungen – von Bedeutung. Sekundäre Lymphödeme können aber auch die Folge von Verletzungen, Operationen, Hautentzündungen (z. B. Wundrose), Insektenstichen und Pilzkrankheiten, aber auch durch schwere venöse Abflußstörungen bedingt sein. Bei einem plötzlichen Auftreten eines Lymphödems in höherem Alter muß immer auch an ein Tumorleiden gedacht werden.

Achtung! Frisch aufgetretene Lymphödeme bei älteren Menschen bleiben solange tumorverdächtig, bis das Gegenteil bewiesen ist. Bei Frauen muß bei Befall des Armes vor allem an Brustkrebs gedacht werden, bei Männern beim Befall eines oder beider Beine an Krebs der Prostata, Leber, Lunge, Bauchspeicheldrüse oder des Dickdarms und besonders an Tumoren des lymphatischen Gewebes (z. B. Lymphome).

In diesen Fällen ist eine sehr gründliche, allgemeininternistische Untersuchung mit Blutabnahme, Ultraschall, Röntgen etc. erforderlich.

Wie äußert sich das klinische Bild des Lymphödems?

In 90% aller Fälle sind Frauen betroffen. Charakteristisch sind säulenartige Deformationen im Bereich des Sprunggelenkes und Unterschenkels (Abb. 17.4). Oft verwischen die Konturen der Knöchelregion. Die natürlichen Hautfalten über dem Grundgelenk der Zehen, dem Sprunggelenk, der Kniekehle und der Leiste sind vertieft. Im Gegensatz zu Ödemen, die durch eine Herzleistungsschwäche oder durch venöse Abflußstörungen bedingt sind, weisen die Zehen wulstartige Deformationen auf. Häufig sind begleitende Pilzerkrankungen zwischen den Zehen festzustellen.
Die Hautfalten am Fußrücken lassen sich infolge bindegewebsartiger Verdickung nur schwer abheben. Beim Lymphödem ist am Ansatz der zweiten Zehe eine Hautfalte durch Verdickung der Unterhaut schlecht abhebbar. Dieses ganz typische Zeichen wurde von dem

Straßburger Venen- und Lymphgefäßspezialisten Robert Stemmer beschrieben und wird deshalb nach ihm als *Stemmersches Zeichen* benannt. Sind die Lymphgefäße bereits verhärtet, entstehen beim Drücken keine Dellen mehr.

Bei Beinödemen muß generell auch eine *Doppler-* bzw. *Duplexultraschalluntersuchung* zum Ausschluß einer Venenerkrankung durchgeführt werden.

Meist kann der Patient entstehende Ödeme selbst erkennen. Eine einfache Möglichkeit besteht darin, mit dem Daumen etwa 10 Sekunden lang das betroffene geschwollene Gewebe einzudrücken. Verschwindet die so entstandene Delle nicht sofort nach Absetzen des Druckes, so deutet dies auf ein Ödem hin.

Der Patient kommt in der Regel nicht wegen der kosmetischen Störung, sondern das Gefühl der »Bleischwere« oder ein »Holzbeingefühl« treibt ihn zum Spezialisten.

Lymphödeme werden unabhängig von ihrer Ursache nach der Ausprägung in vier Stadien eingeteilt:

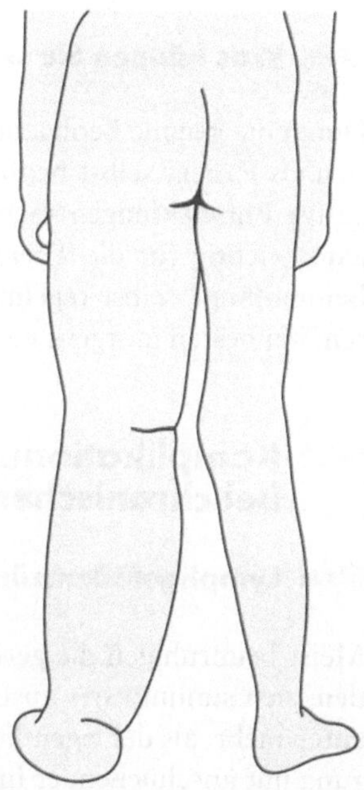

Abb. 17.4. Lymphödem.

Stadium I: Reversibles Lymphödem
Gestörte aber noch kompensierte Lymphabflußverhältnisse mit
latentem Ödem, das tagsüber meist zunimmt und über Nacht
wieder abklingt.

Stadium II: Chronisch irreversibles Lymphödem
Ständiges Lymphödem verbunden mit Spannung und Schweregefühl bis hin zu Schmerzen der betroffenen Extremität. In der
Nacht nahezu kein Rückgang des Ödems. Bereits Verhärtung
des Bindegewebes.

Stadium III: Elephantiasis
Extreme Zunahme des Volumens der Gliedmaße, zunehmende
Deformität bis hin zur Unförmigkeit. Starke Bindegewebsver-
mehrung. Erhebliche Funktions- und Bewegungseinschrän-
kung. Starke Schmerzen.

Stadium IV: Lymphangiosarkom (Stewart-Treves-Syndrom)
Bei längerem Bestehen einer Elephantiasis kann sich in den ver-
änderten Geweben eine bösartige Geschwulst, das meist zum
Tod führende Lymphangiosarkom entwickeln.

Was können Sie selbst zur Diagnosestellung beitragen?

Durch die genaue Beobachtung aller auftretenden Ödeme können Sie
sich als Patient selbst beobachten. Dadurch können positive und ne-
gative Entwicklungen rechtzeitig registriert werden, was wiederum
ganz wichtig für die Therapie ist. So können Sie beispielsweise die
Beinumfänge selbst regelmäßig messen und schriftlich dokumentieren, am besten morgens nach dem Aufstehen.

Komplikationen
bei chronischem Lymphödem

Lymphgefäßentzündungen

Meist beunruhigen die geröteten, feinkalibrigen, in der Haut liegenden, sich stammwärts ausbreitenden Stränge (rote Streifen) die Patienten mehr, als der eigentliche Infektionsherd, z. B. eine kleine Verletzung mit anschließender Infektion, meist aber Pilzerkrankungen. Oft

treten Zeichen einer allgemeinen Infektion auf, wie Fieber, eine erhöhte Blutsenkung und eine Erhöhung der Anzahl der weißen Blutkörperchen (Leukozytose).

Die Therapie besteht neben einer desinfizierenden Lokalbehandlung (evtl. Pilzmittel) in der Gabe eines Breitbandantibiotikums. Jede neue auftretende Lymphangitis verschlechtert die Prognose des Lymphödems, weil es durch die Infektion zu einer »Sklerosierung« der Lymphabflußwege kommt. Wenn es im Rahmen einer akuten Lymphangitis über die Lymphwege zu einem Überschwemmen des Blutes mit Bakterien kommt, kann eine lebensbedrohliche Blutvergiftung auftreten.

Wundrose

Es handelt sich um eine durch spezielle Eitererreger (meist Streptokokken, selten Staphylokokken) ausgelöste Entzündung der Haut und des Unterhautzellgewebes. Klinisch ist eine umschriebene, scharfbegrenzte, »landkartenartige«, druckschmerzhafte Rötung mit gamaschenartiger Ausbreitung auffällig. Auch hier dringen die Erreger über die Haut ein, weshalb jede kleinste Hautverletzung (aber auch Fußpilz und Mückenstiche) vermieden werden sollte.

Typische Anzeichen sind allgemeine Krankheitszeichen, wie Kreislaufschwäche, Kopfschmerzen, Schüttelfrost und Fieber über 39°C.

In diesem Fall ist dringend eine Ruhigstellung der Extremität mit lokalen Umschlägen sowie insbesondere eine hochdosierte *Penizillinbehandlung* erforderlich. Leider kommt es bei vielen Patienten mit Lymphödem zu Rezidiven, d. h. die Wundrose tritt immer wieder neu auf. Eine solche Situation kann sogar eine Dauerbehandlung mit Penizillin erforderlich machen. Prognostisch ist das immer rezidivierende Lymphödem sehr ungünstig, weil durch immer wieder auftretende Entzündungsschübe gamaschenartig weitere Lymphbahnen zerstört werden.

Lymphfistel

Lymphfisteln können nach Verletzungen oder operativen Eingriffen (z. B. Gewebeprobeentnahme oder Lymphknotenentfernungen) auftreten. Es handelt sich um einen Austritt von Lymphflüssigkeit im Bereich verletzter Lymphgefäße. In der Regel kann eine solche Komplikation durch die Anlage eines straffen Kompressionsverbandes behoben werden, nur selten wird ein operativer Eingriff erforderlich.

Lymphangiosarkom (Stewart-Treves-Syndrom)

Das längere Bestehen einer Elephantiasis kann eine tödliche Gefahr in sich bergen. In den veränderten lymphgestauten Geweben kann sich eine sehr bösartige Geschwulst, ein *Lymphangiosarkom*, entwickeln. Schmerzlose, blutergußartige Flecken im Bereich einer lymphomatös geschwollenen Extremität sind stets verdächtig auf eine sarkomatöse Entartung! Das Lymphangiosarkom ist deshalb so gefürchtet, weil es sehr früh metastasiert, d. h. Tochtergeschwülste absetzt. Beim ersten Verdacht muß eine sofortige Überweisung zum Hautarzt erfolgen. Bestätigt die feingewebliche Untersuchung der Probeentnahme die befürchtete Diagnose, ist oft nur eine schnelle Gliedmaßenamputation für den Patienten lebensrettend.
Allerdings bleibt nochmals festzuhalten: Eine sarkomatöse Entartung droht nur Patienten mit ausgeprägten, ungenügend oder gänzlich unbehandelten Lymphödemen. Beste Prophylaxe ist eine frühzeitige sorgfältige entstauende Therapie. Das Auftreten dieses bösartigen Tumors bei nicht ausreichend behandelten Patienten macht die Lymphödemtherapie zu einer ausgesprochen ernstzunehmenden Indikation.

Armlymphödem nach Brustentfernung

Auch wenn es viele Chirurgen, Gynäkologen und Strahlentherapeuten nicht wahrhaben wollen, das Armlymphödem ist auch nach schonender Behandlung eines Mammakarzinoms noch immer eine häufige Komplikation (Abb. 17.5).
Bei 42% aller brustamputierten Frauen entwickelt sich als Folge der Lymphknotenentfernung und/oder -bestrahlung nach unterschiedlich langer Zeit – Monate bis Jahre – ein Lymphödem des Armes. Wir sprechen vom *Postmastektomiesyndrom*. Es ist völlig falsch, diese Gefahr zu bagatellisieren. Wird vielmehr schon eine leichte Arm-

schwellung frühzeitig erkannt, verhindert die sofortige Entstauungstherapie Schlimmeres. Lymphszintigraphische Untersuchungen haben gezeigt, daß fast jede Frau nach Entfernung von Achsellymphknoten lymphödemgefährdet ist. Die Lymphtransportkapazität ist nach Entfernung von Achsellymphknoten mehr oder weniger stark herabgesetzt. Durch moderne computergestützte optoelektrische Volumenmessungen des Armes läßt sich der Verlauf und die Entwicklung von Lymphödemen am besten beurteilen.

Nach den Lymphologen Frau Dr. Földi und Herrn Prof. Földi, sollte prophylaktisch etwa 10 Tage nach einer Brustentfernung mit Lymphdrainagen und Massagen begonnen und ein Kompressionsstrumpf angepaßt werden. Eine konsequente Behandlung über 3–4 Jahre erübrigt oft das weitere Tragen.

Generell müssen Kompressionsteile maßgeschneidert sein. Ihr Arzt wird regelmäßige Kontrollen der Kompressionsteile vornehmen und bei Bedarf neue verordnen. Leider ist eine langfristige Betreuung nur

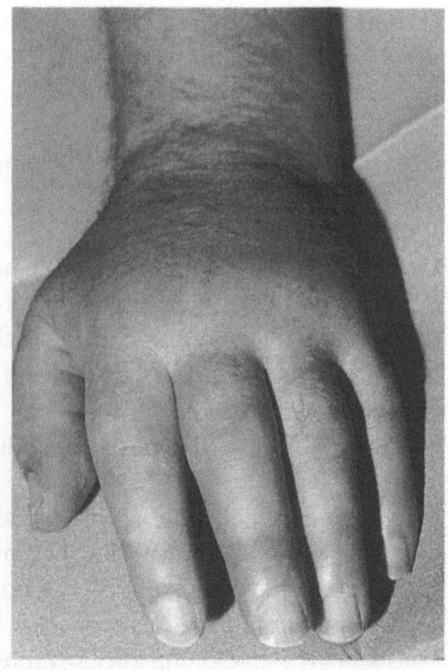

Abb. 17.5. Lymphödem der Hand nach Brustamputation.

in einer *Lymphspezialklinik* möglich, weil es im Verhältnis zu der Zahl der Lymphpatienten zu wenig lymphologisch ausgebildete niedergelassene Ärzte gibt.

Bei bereits vorliegendem Lymphödem des Armes ist eine sofortige *physikalische Entstauungstherapie* erforderlich. Die durchschnittliche Behandlungsdauer beträgt etwa 5 Wochen und muß in schwierigen Fällen in einer Spezialklinik vorgenommen werden. Zur Konservierung des Therapieerfolges muß die Patientin neben dem Tragen eines Kompressionsarmstrumpfes durch ihre ganze Lebensweise beitragen (s. allgemeine Empfehlungen).

Es soll nochmals darauf hingewiesen werden: Ein Lymphödem des Armes nicht zu therapieren, ist nicht nur funktionell und kosmetisch störend. Nach 10 Jahren entwickelt sich statistisch gesehen bei jeder 10. Patientin ein lebensbedrohliches Lymphangiosarkom.

Behandlungsmöglichkeiten eines Lymphödems

Hauptziel aller therapeutischen Bemühungen ist, die Funktion der Lymphgefäße zu verbessern, also ihre Transportkapazität zu steigern.

Jedes Lymphödem ist behandlungsbedürftig, und zwar so früh wie überhaupt möglich.

Ein beginnendes Lymphödem sollte nicht auf die leichte Schulter genommen werden. Jeder Patient sollte die Chance einer früh- und rechtzeitigen Behandlung haben. Infektionen (Pilze, Bakterien) wird durch regelmäßige gründliche Hautpflege vorgebeugt. Von zentraler Bedeutung ist ein normales Körpergewicht: Ohne Gewichtsabnahme bei Übergewicht wird es nie zu einer durchgreifenden Besserung kommen!

Eine stationäre Behandlung ist bei massiven bis monströsen Ödemen und bei Komplikationen des Lymphstaus wie Geschwürbildung, Lymphfistelbildungen sowie der Wundrose notwendig. Alle anderen Ödeme sind ambulant therapiefähig. Bei uns hat sich allerdings eine konsequente Behandlung aller Lymphödempatienten in ein- bis zweijährigen Abständen in Lymphspezialkliniken bewährt. Dort werden die Patienten zu Spezialisten in der eigenen Krankheit gemacht. Unter sachkundiger Anleitung erlernen sie dort nicht nur Techniken der Kompressionsbehandlung, sondern auch allgemeine Maßregeln. Diese stationären Aufenthalte werden in der Regel bei entsprechender ärztlicher Begründung von den Krankenkassen übernommen.

In der Behandlung primärer und sekundärer Lymphödeme hat sich die »komplexe physikalische Entstauungstherapie« bewährt. Was verstehen wir darunter?

- Eine manuelle Lymphdrainage, die von speziell ausgebildeten Masseuren oder Krankengymnasten durchgeführt wird.
- Die Verbindung einer Kompressionsbehandlung durch entsprechende Kompressionsstrümpfe und einer intermittierenden Kompressionsbehandlung mit Druckluftmaschinen.
- Bandagierungen zur Verhinderung des Wiederansammelns von Ödemflüssigkeit.
- Eine begleitende krankengymnastische Behandlung.

Manuelle Lymphdrainage

Diese wichtige Methode wurde bereits 1892 von dem Gefäßexperten *von Winiwarter* empfohlen.

Die manuelle Entstauungsbehandlung soll das Lymphödem durch eine sanfte Massage erweichen (kräftiges Ausstreichen und Kneten ist schlecht) und den Lymphfluß in Richtung des Bauch- und Brustbereiches fördern. Ausgeführt wird sie von einem speziell geschulten Physiotherapeuten (Listen mit entsprechenden Adressen liegen in den meisten Praxen aus). In Deutschland gibt es derzeit etwa 30000 Physiotherapeuten, die die Technik der manuellen Lymphdrainage beherrschen.

Je nach Ödemstärke erfolgt eine tägliche bis mehrfach wöchentliche Teil- oder Ganzkörpertherapie. Lokale Wülste und Kissen können gezielt angegangen werden, was sehr wichtig ist für eine adäquate Anpassung eines Kompressionsstrumpfes. Im Gegensatz zu allen anderen Massageformen, die nur zu einer kurzen symptomatischen Besserung eines Krankheitsbildes führen können, erkennen

die Krankenkassen heute Lymphdrainagen als Dauertherapie an.
Wichtig ist, daß die manuelle Lymphdrainage an der Gliedmaßen-
wurzel ansetzt, nicht in der Peripherie, wo der Lymphstau am deut-
lichsten ist.

Kompressionsbehandlung

Die Kompressionsbehandlung ist ein unabdingbarer Bestandteil der
komplexen Entstauungstherapie. Von Anfang an sollte eine Dauer-
kompressionsbehandlung durchgeführt werden. Selbst hunderte von
manuellen Lymphdrainagen führen nur zu einer Gewebserweichung,
nicht aber zu einer Besserung der Stauungserscheinungen, wenn der
Behandlungserfolg nicht durch eine strenge Kompressionsbehandlung gesichert wird. Man verspricht sich von der Kompressionsbehandlung drei Effekte:

> Zum ersten soll sie verhindern, daß das mobilisierte Ödem wie-
> der entsteht.
> Zum zweiten soll erreicht werden, daß durch eine Straffung des
> Gewebes die Funktion der noch verbleibenden Lymphbahnen
> verbessert wird.
> Und drittens soll durch die Kompressionsbehandlung die
> Rückresorption der Gewebeflüssigkeit verbessert und damit
> eine teilweise Auflösung der subkutanen Gewebeverhärtung
> (Fibrose) erreicht werden.

Zu Behandlungsbeginn und nach den Lymphdrainagen wird die betroffene Extremität mit elastischen Zweizugbinden gewickelt, später
kann dann ein Kompressionsstrumpf der Klasse II und III eingesetzt
werden. In der ersten Behandlungsphase muß der Kompressionsverband Tag und Nacht getragen werden, später nur tagsüber. In dieser
Phase muß täglich mindestens eine Behandlung erfolgen, eine zwei-
malige Behandlung pro Woche ist völlig unzureichend. Liegt eine Elephantiasis, also eine monströse Schwellneigung vor, muß mindestens
dreimal täglich behandelt werden.
Bei fortgeschrittenen Lymphödemen sollten maßangefertigte Strümpfe getragen werden (Abb. 17.6, s. auch Abb. 12.9).

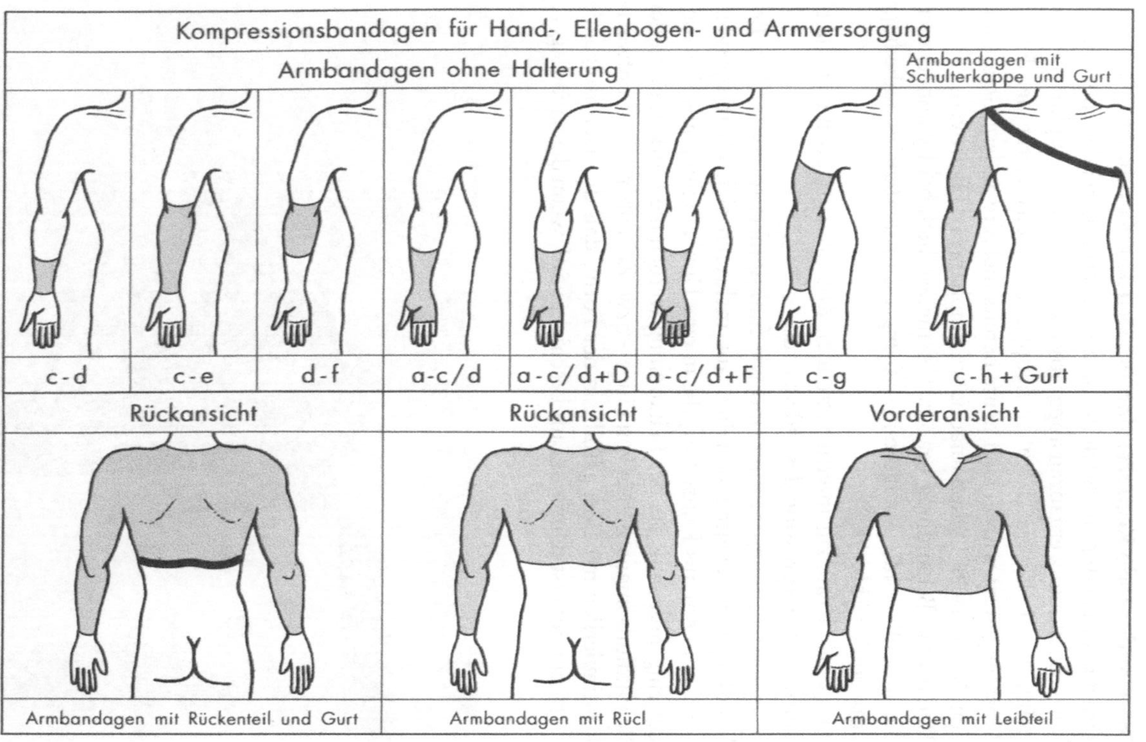

Abb. 17.6. Palette der Kompressionsarmstrümpfe zur Behandlung des Arm-lymphödems nach Brustentfernung. Aus Müller-Bühl u. Diehm 1991.

Intermittierende Kompression mit Druckwellengerät

Druckmanschetten in Stiefelform zur intermittierenden pneumatischen Entstauung ergänzen apparativ die manuellen Lymphdrainagen (Abb. 17.7). Während früher hauptsächlich das Gerät der Firma Jobst eingesetzt wurde, sind heute bereits mehrere andere Geräte auf dem Markt (z. B. Lymphamat oder Lymphapress, Hydroven).

Wie bei der Behandlung venöser Ödeme, ist auch bei Lymphödemen die anschließende Anlage eines *Kompressionsverbandes* unbedingt notwendig (Abb. 17.8)

Moderne Geräte zur intermittierenden Kompression üben eine intermittierende Expression des Ödems aus.

Was versteht man darunter und wie funktioniert so etwas? Die Behandlungsmanschetten bestehen aus mehreren sich überlappenden Luftkammern aus Kunststoff, die in eine Ummantelung aus Kunstleder eingefaßt sind. Bei der Behandlung werden die Luftkammern der Behandlungsmanschetten von Finger- bzw. Zehenbereich rumpfwärts kontinuierlich mit Luft gefüllt, in der Form, daß die nächstfolgende Luftkammer erst dann mit Luft beschickt wird, wenn die davorliegen-

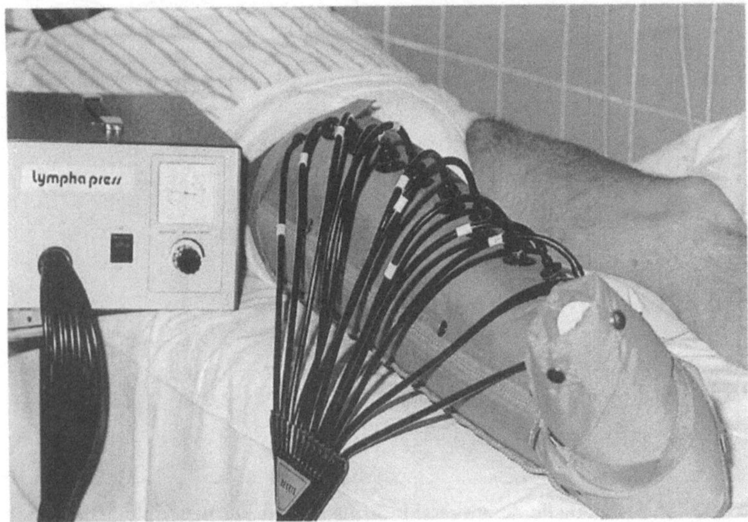

Abb. 17.7. Behandlung von Beinlymphödemen mit maschineller intermittierender Kompression.

de Kammer den gewünschten Behandlungsdruck erreicht hat. Sämtliche Luftkammern bleiben solange mit Luft gefüllt, bis auch die letzte Kammer den eingestellten Behandlungsdruck aufweist.

Diese mechanische Lymphdrainage der Extremität mobilisiert die Ödemflüssigkeit in physiologischer Weise und fördert den Abtransport.

Es soll allerdings darauf hingewiesen werden, daß eine alleinige Behandlung mit der apparativen Ödemexpression nicht ratsam ist. Ideal ist die Behandlung in Kombination mit der manuellen Lymphdrainage. Der große Vorteil besteht darin, daß die Intervalle der manuellen Lymphdrainagen durch den Einsatz der maschinellen intermittierenden Kompression vergrößert werden können. Das Gerät zählt zu den anerkannten Heilmitteln. Bei Patienten mit außerordentlich schweren Lymphödemen, deren Wohnsitz zudem noch weit von der nächsten auf Lymphdrainage geschulten Praxis entfernt liegt, kann ein Heimgerät verschrieben werden, so daß der Patient die Kompressionsthera-

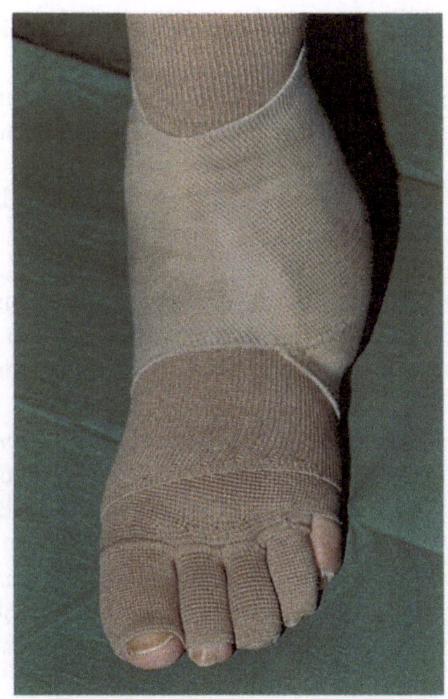

Abb. 17.8. Optimaler Kompressionsverband beim Lymphödem.

pie zu Hause durchführen kann. Nach entsprechender Begründung des behandelnden Arztes übernehmen die Kassen in der Regel die Kosten eines solchen Gerätes, oder sie leihen ein solches unbefristet aus. Langfristig zahlt sich die Anschaffung der automatischen Kompressionsgeräte auch für die Krankenkassen aus, da dadurch manuelle Lymphdrainagen teilweise eingespart werden können.

Moderne Maschinen zur intermittierenden Kompression werden vom Gefäßspezialisten heute auch noch bei weiteren Indikationen eingesetzt:

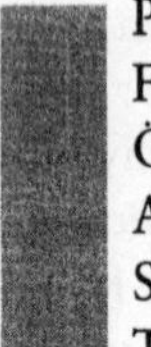

Phlebödem (Ödem durch venöse Abflußstörung),
Fettödem (Lipödem),
Ödemmischformen,
Armlymphödem nach Brustamputation,
Schwangerschaftsvarikosis,
Thromboseprophylaxe.

Sind chirurgische Eingriffe möglich?

Bevor man eine Lymphödemoperation in Erwägung zieht, müssen alle anderen konservativen Behandlungsmöglichkeiten herangezogen worden sein. Operiert werden sollte nur, wenn alle konservativen Maßnahmen versagt haben. Prinzipiell gibt es drei Operationsmöglichkeiten:

Entfernung des neugebildeten Binde- und Fettgewebes,
flüssigkeitsableitende Verfahren,
lymphgefäßrekonstruierende Verfahren.

Beim *resezierenden Operationsverfahren* kann das durch das langwierige Bestehen des Lymphödems entstandene Fett- und Bindegewebe entfernt werden. Leider bleiben vielfach nach der Operation große Narben zurück.

Bei den *flüssigkeitsableitenden Operationen* werden Kurzschlußverbindungen zwischen gestauten Lymphgefäßen und einer Vene geschaffen. Neuerdings werden auch in spezialisierten Zentren *Lymphgefäßtransplantationen* durchgeführt.

Insgesamt ist aber bei der Beurteilung der Operationschancen im Moment noch eher Skepsis angebracht. Generell gehört die Lymphödemoperation in die Hand von absolut spezialisierten Operationsteams. Chirurgische Eingriffe beim Lymphödem sind nur in Sonderfällen angezeigt. Die chirurgischen Verfahren zur Wiederherstellung zerstörter Lymphbahnen sind noch im Stadium der Erprobung. Allgemeinchirurgen sind in der Regel nicht in der Lage, die speziellen Operationen durchzuführen.

Helfen Medikamente?

Das Medikament Kumarin (5,6-Benzo-alpha-Pyron, z. B. Venalotkapseln) und Kombinationspräparate, die Kumarin enthalten, sind sehr gut zur Therapie des Lymphödems geeignet. Das Medikament hat eine ödemreduzierende Wirkung. Kumarin hilft beim Abbau der durch einen erhöhten Stauungsdruck in das Gewebe eingepreßten Eiweißsubstanzen. Der Lymphabfluß wird dabei nachweislich erhöht. Darüber hinaus verbessert das Medikament die Durchblutung in den kleinsten Haargefäßen. Die Schwellneigung nimmt schneller ab, vor allem auch nach Operationen, insbesondere nach erfolgreichen Bypassoperationen bei arterieller Verschlußkrankheit der Beine.
Beim Vorliegen von Lymphödemen muß das Medikament allerdings langfristig genommen werden, nur so führt es zu einer zwar langsamen, aber nachhaltigen Ödemausschwemmung. In jüngster Zeit wurden großangelegte Langzeitstudien über die Anwendung von Kumarinpräparaten durchgeführt, die auch zeigten, daß diese die Lebensqualität der betroffenen Patienten verbessert und das Fortschreiten des Lymphödems günstig beeinflußt.

Keine Entwässerungstabletten beim Lymphödem!

Harntreibende Medikamente, die *Diuretika* (z. B. Lasix, Dytide H), gehören zu den wichtigsten Medikamenten für viele schwere Krankheiten, wie beispielsweise die Herzleistungsschwäche und den hohen Blutdruck. Beim Lymphödem sollen sie allerdings *nicht* eingesetzt werden, weil durch sie die Eiweißkonzentration im Gewebe noch erhöht werden kann und die Ödemneigung zunimmt. Leider ist diese Tatsache sogar vielen ärztlichen Kollegen nicht bekannt. Zum Einsatz von harntreibenden Mittel führt oft auch die Tatsache, daß zu Behandlungsbeginn der Umfang der gestauten Extremität durch eine forcierte Wasserausscheidung wirklich abnehmen kann. Durch die daraus resultierende Erhöhung der Eiweißkonzentration im Gewebe kehrt sich der Effekt allerdings sehr schnell um.

Bei der Verordnung eines Medikamentes müssen wir Ärzte immer wieder eine Nutzen-Risiko-Abwägung vornehmen. Diese spricht im Falle des Lymphödems entschieden *gegen* den Einsatz von harntreibenden Mitteln. Bekanntlich sind diese Medikamente nicht nebenwirkungsfrei. Durch eine starke Wasserausscheidung kann es zu einer Eindickung des Blutes (Hämokonzentration) kommen, was der Gerinnselbildung in den Blutgefäßen Vorschub leistet. Darüber hinaus führen harntreibende Mittel in der Regel zu einer Erhöhung der Blutfette (Cholesterin und Triglyzeride) und auch zu einer Erhöhung der Harnsäure, was wiederum die Gefahr einer Gicht in sich birgt.

Andere Medikamente, die heute häufig bei Herzleiden, Hochdruck und Durchblutungsstörungen eingesetzt werden, können sowohl Lymph- als auch Lipödeme verschlimmern. Dazu gehören die Kalziumantagonisten vom Nifedipintyp (z. B. Adalat).

Lymphödeme durch Selbstverschulden

Immer wieder sehen wir in der Sprechstunde Patienten mit künstlichen (artifiziellen) Lymphödemen. Es handelt sich bei dieser Lymphödemform um solche, die durch Selbstverstümmelung, beispielsweise durch Abschnüren von Gliedmaßen, Beklopfen des Handrückens u. ä. erzeugt werden. Vielfach finden sich neurotisch Veranlagte unter diesen Patienten. In diesen Fällen ist eine begleitende psychotherapeutische Behandlung erforderlich.

Lipödem

Eine Sonderform stellt das Lipödem (Fettödem) dar, das fast ausschließlich bei Frauen vorkommt. Es handelt sich dabei um eine konstitutionell verankerte und familiär gehäufte Störung der Fettanlage in der Unterhaut. In der Fachliteratur wird auch von einer »zonalen Adipositas«, also von einer *örtlich begrenzten Fettsucht* (»Sulzfuß«) gesprochen. Die betroffenen Frauen sind selbst meist gar nicht dick,

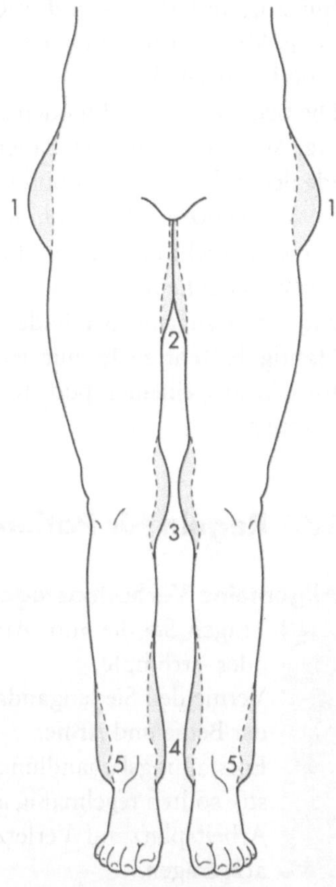

Abb. 17.9. Typisches Lipödem der Beine; weitgehend seitengleiche Schwellung mit kragenartigem Abschluß oberhalb der Sprunggelenke, freien Fußrücken und örtlich betonten Fettpolstern. *1* Hüftkissen; *2* Schenkelwülste auf der Innenseite der Oberschenkel unterhalb des Leistenbandes; *3* Fettkörper auf der Innenseite im Bereich der Kniegelenke; *4* Fettmuff in der Gamaschenzone mit kragenförmigem Abschluß oberhalb der Sprunggelenke; *5* umschriebene Fetteinlagerungen im Bereich der Außenknöchel. Aus Müller-Bühl u. Diehm 1991.

sondern oft sogar grazil. Die Verteilung örtlich betonter ödematöser Fettpolster im Beinbereich, insbesondere die seitengleiche Schwellung mit dem kragenartigen Abschluß über den Sprunggelenken zeigt die Abb. 17.9. Typisch ist, daß die Fußrücken nicht betroffen sind, auf Kompression ist das Lipödem häufig schmerzhaft. Eine Lymphabflußstörung läßt sich in der Regel nicht nachweisen, wobei es allerdings Mischformen zwischen dem klassischen Lymphödem und dem Lipödem geben kann.

Die Behandlung der Lipödeme auf konservativem Wege wirkt oft wenig. Wir raten unseren Patienten zu einer Gewichtsreduktion zum Idealgewicht, viel Sport und Gymnastik, wobei natürlich eine isolierte »Problemzonenbehandlung«, wie sie oft in der Werbung angeboten wird, nicht möglich ist. In schweren Fällen und bei Patienten mit erheblichem Leidensdruck können die plastische Chirurgie und spezielle fettabsaugende Methoden helfen.

Häufig besteht nicht nur ein isoliertes Lipödem, sondern Mischformen aus einem Lipödem, Lymphödem und Phlebödem (venöse Stauung).

Regeln für Patienten mit einem Lymphödem

Allgemeine Verhaltensregeln

Tragen Sie die vom Arzt verordneten Kompressionsverbände oder -strümpfe.

Vermeiden Sie langandauerndes bzw. übermäßiges Abknicken der Beine und Arme.

Entstauungsbehandlungen (apparativ/manuell) sowie Gymnastik sollten regelmäßig angewendet werden.

Arbeitsplatz auf Verletzungsgefahr überprüfen, evtl. Betriebsarzt fragen.

Körperpflege und Hygiene

Achten Sie auf Sauberkeit und gründliche Hautpflege.

Verwenden Sie keine reizenden und allergisierenden Kosmetika.

Während der Nachtruhe und wenn möglich in mehreren Pausen tagsüber das betroffene Bein hochlegen. Fußende des Bettes hochstellen.

Suchen Sie bei den ersten Anzeichen einer Pilzkrankheit (juckende Rötung, gelbe brüchige Nägel, Einrisse zwischen den Zehen) sofort den Arzt auf.

Schneiden Sie sich bei der Nagelpflege nicht in den Nagelfalz.

Keine knetende Massage des Ödembereichs, keine festen Hautbürsten.

Keine Wärmebehandlung (z. B. wärmende Salben, Fango, Solarien, Infrarotbestrahlung, Bäder an der betreffenden Extremität). Vorsicht vor Frostschäden (bei kalter Witterung).

Bei der Urlaubsplanung insektenverseuchte Gebiete meiden.

Ernährung

Versuchen Sie, Ihr Normalgewicht zu halten. Bekämpfen Sie Ihr Übergewicht durch eine ausgewogene Ernährung und viel Bewegung.

Vermeiden Sie eine chronische Verstopfung durch eine faserreiche Kost (Vollkornprodukte, Gemüse, Müsli, frisches Obst).

Die Nahrung sollte kochsalzarm sein.

Rauchen und Alkohol sind in jedem Fall gesundheitsschädlich und sollten möglichst vermieden werden.

Kleidung

BH-Träger, Röcke, Hosen, Gürtel, Gummizüge: kein Kleidungsstück darf Druck ausüben oder in die Haut einschneiden. Achten Sie darauf, daß Ihre Bewegungsfähigkeit erhalten bleibt und der Lymphabfluß nirgendwo behindert wird.

Keine schweren Mäntel tragen, bequeme Kleidung bevorzugen.

Tragen Sie bequeme Schnürschuhe mit flachen Absätzen (eventuell orthopädisch angepaßte, gepolsterte Schuhe oder verordnete Einlagen). Kein luftundurchlässiges Schuhwerk (z. B. Gummistiefel) tragen.

Sport

Ruhiges Schwimmen, Spazierengehen, Radfahren sind empfehlenswert und unterstützen die von Ihrem Therapeuten eingeleiteten Maßnahmen.

Vermeiden Sie Sportarten mit Anstrengungen und ruckartigen Bewegungen des betroffenen Beines/Armes (z. B.Tennis, Golf, Fußball, Rudern, Jogging, Bergsteigen, Skifahren).

Angelsport ist wegen des langen Stehens bzw. Sitzens ungünstig.

Vermeiden Sie Quetschungen, Prellungen, Blutergüsse.

Generell gilt: Liegen und Laufen ist lobenswert – Sitzen und Stehen ist schlecht

Auf was muß der Arzt achten?

Keine Wärmebehandlung des Beines (z. B. wärmende Salben, Fango, Bäder, Infrarotbestrahlung).

Keine Injektion oder Akupunktur/Akupressurbehandlung in das betreffende Bein geben lassen. Keine Blutegelbehandlung.

Übungen zur Anregung der Lymphmotorik der Beine

Wir empfehlen Ihnen, diese Übungen vorbeugend – aber auch als therapeutische Maßnahme – morgens und abends mehrmals mit Kompressionsbandage bzw. -strumpf durchzuführen (Abb. 17.10).

Spezielle Verhaltensregeln beim Armlymphödem

Was der Arzt beachten muß

Keine Wärmebehandlung des Armes (z. B. wärmende Salben oder Fango).

Keine Injektionen, Akupressur oder Akupunktur in den betroffenen Arm.

Keine Blutegelbehandlung.

Blutdruck nicht am betroffenen Arm messen.

Kein Blut aus dem betroffenen Arm entnehmen.

Was Sie als Patientin beachten sollten

Mit dem betroffenen Arm keine Fenster putzen, Gardinen sowie Wäsche aufhängen etc. (Überlastungsgefahr).

Keine schweren Gegenstände tragen (Taschen, Eimer).

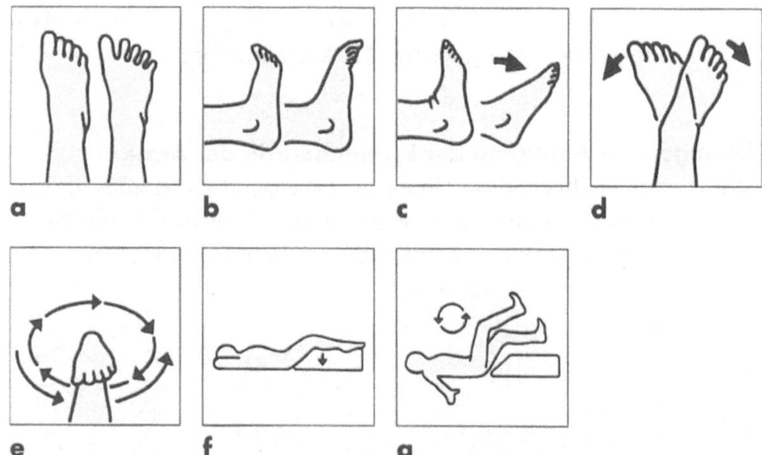

Abb. 17.10a–g. Übungen zur Anregung der Lymphmotorik der Beine. Die Übungen **a–f** sollten im Liegen, die Übung **g** im Sitzen oder im Liegen durchgeführt werden. **a** Zehen spreizen. **b** Zehen krümmen und strecken. **c** Fuß hochziehen und strecken. **d** Fuß in beide Richtungen bewegen. **e** Fuß nach rechts und links kreisen. **f** Anspannen der Wadenmuskulatur. **g** Leichtes »Radfahren« ohne starke Bewegung des Knies.

Vorsicht vor Verbrennungen beim Bügeln.
Keine Zigarette in die Hand des geschwollenen Armes nehmen.
Auch bei Arbeiten im Haushalt die verordneten Armstrümpfe und Kompressionshandschuhe tragen.
Keine engen Armbänder, Ringe und Armbanduhren am betroffenen Arm tragen. BH-Träger dürfen nicht einschneiden.
Keine schweren Mäntel tragen.
Vermeiden Sie den Kontakt mit zu heißem Wasser (Spülen, Putzen, Handwäsche).
Vermeiden Sie Verbrennungen beim Kochen. Verwenden Sie immer Handschuhe oder Topflappen.
Schützen Sie den betroffenen Arm und die Schulter vor Hitzeeinwirkung von Trockenhauben.
Vermeiden Sie Verletzungen (z. B. durch Gartengeräte, Küchenmesser, Nähnadel, Dornen).
Während der Nachtruhe den geschwollenen Arm hochlagern.

 Sofort den Arzt aufsuchen, wenn am geschwollenen Arm schmerzlose blutergußartige Flecken auftreten!

Übungen zur Anregung der Lymphmotorik der Arme

Wir empfehlen Ihnen, diese Übungen vorbeugend – aber auch als therapeutische Maßnahme – morgens und abends mehrmals mit Kompressionsbandage bzw. -strumpf durchzuführen (Abb. 17.11).

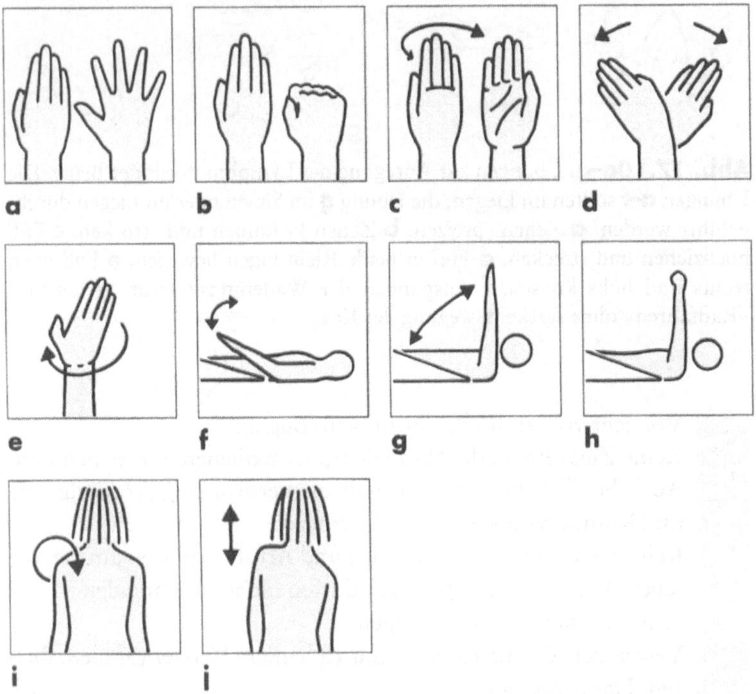

Abb. 17.11a–j. Übungen zur Anregung der Lymphmotorik der Arme. Eine keilförmige Unterlage zur Hochlagerung des Armes unterstützt die Wirksamkeit der Übungen. Die Übungen sollten liegend durchgeführt werden. **a** Finger spreizen und schließen. **b** Finger ausstrecken und Faust bilden. **c** Handflächen drehen. **d** Hand in beide Richtungen drehen. **e** Hand kreisen. **f** Unterarm leicht anheben und langsam absenken. **g** Arm anheben und langsam absenken. **h** Faust schließen und öffnen. **i** Schulter kreisen. **j** Schulter heben und senken.

Antworten auf häufige Fragen an den Arzt

Kann ein Mensch ohne Lymphgefäßsystem existieren?
Nein, die Lymphbahnen und die Lymphknoten sind lebensnotwendig. Gäbe es das Lymphsystem nicht, würde der Mensch an seiner eigenen Lymphe »ersticken«.

Wie häufig sind Störungen des Lymphabflusses?
Wir gehen davon aus, daß in Deutschland mehr als 5 Millionen Menschen an Lymphödemen leiden (12% der Frauen, 2% der Männer). Leider gehen nur die wenigsten Patienten frühzeitig zum Arzt.

Warum sind Frauen häufiger betroffen?
Vermutlich ist dies hormonbedingt. Weibliches Gewebe zeigt eine höhere Neigung, Flüssigkeit zu speichern.

Wie merkt man, daß das Lymphsystem krank ist?
An Schwellungen am Arm oder Bein. Manchmal treten zuerst dicke Finger oder dicke Füße auf. Im Anfangsstadium ist das Ödem meist noch nicht schmerzhaft. Viele Patienten klagen über ein unangenehmes Schweregefühl. Wenn die Wassereinlagerung zunimmt, gerät die Haut unter extreme Spannung und schmerzt.

Was versteht man unter einer manuellen Lymphdrainage?
Eine besonders intensive, aber druckarme Spezialmassage, die die Funktion der Lymphgefäße anregt und Gewebeverhärtungen löst. Diese Therapie kann nur von ganz speziell geschulten physikalischen Therapeuten durchgeführt werden.

‍en Lymphdrainagen auch bei der »Zellulitis«?
Zellulitis (Orangenhaut) liegt eine Störung der Haut und des ‍‍es vor. Dagegen ist noch kein Kraut gewachsen. Der ‍ck«, den sogar schlanke Frauen an den Hüften haben ‍agegen in einzelnen Fällen ganz gut auf Lymphdrai-

Anhang

Adressen von Verbänden, Selbsthilfegruppen und Kliniken[1]

Verbände zu Herz-Kreislauf- und Gefäßerkrankungen

Deutsche Liga zur Bekämpfung von Gefäßerkrankungen e.V., Medizinische Klinik im Klinikum Karlsbad-Langensteinbach, Guttmannstr. 1, 76307 Karlsbad
Die Deutsche Gefäßliga führt regelmäßig Arzt-Patienten-Seminare im gesamten Bundesgebiet zur Aufklärung der Bevölkerung über die Folgen von Gefäßkrankheiten und deren Risikofaktoren durch. Sie gibt regelmäßig vierteljährlich einen »Doctor's Letter« heraus, der in einer Auflagenzahl von 6000 Exemplaren erscheint. In diesem Informationsheft werden ständig aktuelle Themen, Kongreßberichte und »Neues aus der Wissenschaft« veröffentlicht.

Aktion Venenhilfe e.V., Postfach 801005, 81610 München
Die Aktion Venenhilfe e.V. hat das »Venomobil« ins Leben gerufen, eine mobile Venenambulanz, die in ganz Deutschland aktiv ist und bei Messen, Gesundheitstagen und anderen Informationsveranstaltungen eingesetzt wird. Betroffene können ihr Venensystem kostenlos von einem Venenarzt untersuchen lassen. Selbstverständlich werden auch Ultraschall- und Doppler-Sonographien durchgeführt. Einsatzorte und Termine für das Venomobil sind unter der Tel. Nr. 089/45441329 zu erfragen.

Deutsche Gesellschaft Venen e.V., Dr. Carlo-Schmid-Str. 204, 90491 Nürnberg, Tel. 0911/5988600

---

[1] Dieses Verzeichnis erhebt keinen Anspruch auf Vollständigkeit.

Bein-Liga e.V., Am Nocken 4, 58840 Plettenberg, Tel. 02391/1651

Deutsche Venen-Liga e.V., Postfach 1129, 56864 Bad Bertrich

BIV-Info »Bein-Liga«, Postfach 100651, 44006 Dortmund

Deutsche Schlaganfallstiftung, Carl-Bertelsmannstr. 256,
33311 Gütersloh, Tel. 05241/702070
Die Aufgaben der Deutschen Schlaganfallstiftung sind: Aufklärung
der Bevölkerung, Verbesserung und Weiterentwicklung der diagnostischen Möglichkeiten, Einrichten von »Schlaganfall-Stationen« in
Krankenhäusern zur Früh- und Akutbehandlung sowie zur Frühreha-
bilitation, Fortbildung und Erfahrungsaustausch von Ärzten, Förde-
rung von patientenorientierter Forschung. Hier erhalten Sie wichtige
Informationen und Kontaktadressen bei Hirndurchblutungsstörungen.

Deutsche Herzstiftung e.V. , Hans-Thoma-Str. 10, 60596 Frankfurt,
Tel. 069/610838

Deutsche Liga zur Bekämpfung des hohen Blutdrucks e.V.,
Berliner Str. 46, 69120 Heidelberg

Herz-Kreislauf-Telefon Heidelberg, Bergheimer Str. 88,
69120 Heidelberg, Tel. 06221/181088

Lipid-Liga, Deutsche Gesellschaft zur Bekämpfung
von Fettstoffwechselstörungen, Leopoldstr. 87, 80802 München

Deutsche Lymphliga e.V., Schlehaid 49, 86865 Markt,
Tel. 08678/1775
Hier sind die Adressen von Lymphotherapeuten und Spezialkliniken
sowie weiteres Informationsmaterial zu beziehen.

Frauenselbsthilfegruppe nach Krebs e.V., Bussartstr. 6, 68782 Brühl,
Tel. 06202/73916
Hier sind insbesondere Informationen für Frauen mit Lymphödemen
nach Brustamputation zu erhalten.

Baden-Württemberg

*Landesverband für Prävention und Rehabilitation
von Herz-Kreislauf-Erkrankungen Baden-Württemberg e.V.,*
Angelmoos 13, 78126 Königsfeld, Tel. 07725/1340

Deutsche Gesellschaft für Gefäßsport, T6 25, 68161 Mannheim,
Tel. 06204/79793

*Ambulantes Zentrum für Rehabilitation und Prävention
am Entenfang GmbH,* Am Entenfang 12, 76185 Karlsruhe,
Tel. 0721/95206-0

Bayern

*Landesarbeitsgemeinschaft für ambulante kardiologische Prävention
und Rehabilitation in Bayern e.V.,* Klinik Höhenried,
82347 Bernried am Starnberger See, Tel. 08158/3387

Berlin

Berliner Gesellschaft für Prävention und Rehabilitation e.V.,
Forckenbeckstr. 20, 14199 Berlin, Tel. 030/8232634

Brandenburg

*Landesverband Brandenburg für Prävention und Rehabilitation
von Herz-Kreislauf-Erkrankungen,* Leipziger Str. 46, 03048 Cottbus,
Tel. 0355/421579

Bremen

*Landesarbeitsgemeinschaft für kardiologische Prävention
und Rehabilitation von Herz-Kreislauf-Erkrankungen,*
Horner-Heer-Str. 33, 28359 Bremen, Tel. 0421/231844

Hamburg
*Landesarbeitsgemeinschaft für Prävention und Rehabilitation
von Herz-Kreislauf-Erkrankungen e. V.,* Humboldtstr. 56,
Ärztehaus, 22083 Hamburg, Tel. 040/22802364

Hessen
*Gesellschaft für Prävention und Rehabilitation
von Herz-Kreislauf-Erkrankungen in Hessen e. V.,* Mierendorffstr. 4,
36037 Fulda, Tel. 0661/62743

Mecklenburg-Vorpommern
*Landesarbeitsgemeinschaft für kardiologische Prävention
und Rehabilitation in Mecklenburg-Vorpommern,*
Friedrich-Heppel-Weg 2, 18146 Rostock, Tel. 0381/291883300

Niedersachsen
*Landesarbeitsgemeinschaft für kardiologische Prävention
und Rehabilitation in Niedersachsen e. V.,*
Sturmbäume Kreiskrankenhaus, 37154 Northeim,
Tel. 05551/707591-92 und 93

Nordrhein-Westfalen
*Arbeitsgemeinschaft für kardiologische Prävention
und Rehabilitation im Landessportbund Nordrhein-Westfalen,*
Friedrich-Alfred-Str. 25, 47055 Duisburg, Tel. 0203/7381228

Rheinland-Pfalz
*Landesverband für kardiologische Prävention und Rehabilitation
Rheinland-Pfalz e. V.,* Rizzastr. 34, 56068 Koblenz, Tel. 0261/309233

Saarland
Herzgruppen Saar e. V., Landesverband für Prävention
und Rehabilitation von Herz-Kreislauf-Erkrankungen,
Bliestal-Kliniken, 66440 Blieskastel, Tel. 06842/542212

Sachsen

*Landesverband Sachsen für kardiologische Prävention
und Rehabilitation e.V.,* Marchlewskistr. 2, 08062 Zwickau,
Tel. 0375/784161

Sachsen-Anhalt

*Landesverband Sachsen-Anhalt für Prävention und Rehabilitation
von Herz-Kreislauf-Erkrankungen e.V.,* Klinik Halle-Kröllwitz,
06120 Halle, Tel. 0345/672635

Schleswig-Holstein

*Landesarbeitsgemeinschaft für kardiologische Prävention
und Rehabilitation Schleswig-Holstein e.V.,* Postfach 5766,
24001 Kronshaben, Tel. 0431/8803795

Thüringen

*Landesarbeitsgemeinschaft für kardiologische Prävention
und Rehabilitation von Herz-Kreislauf-Erkrankungen e.V.,*
Fachklinik Bad Liebenstein, Herzog-Georg-Str. 37,
36448 Bad Liebenstein, Tel. 036961/6311

Kliniken

Kliniken für arterielle Verschlußkrankheiten

Zentralklinikum Bad Berka GmbH, Robert-Koch-Str. 9,
99437 Bad Berka, Tel. 036458/51800

Herz-Kreislauf-Klinik Bad Bevensen, Fachklinik
für Herz-Kreislauf- und Gefäßerkrankungen, Römstedterstr. 25,
29549 Bad Bevensen, Tel. 05821/82466

William-Harvey-Klinik, Am Kaiserberg 6, 61231 Bad Nauheim,
Tel. 06032/707952

Spessart-Klinik Bad Orb, Rehabilitationsklinik
für Herz-Kreislauf-Erkrankungen, Würzburgerstr. 7-11,
63619 Bad Orb, Tel. 06052/87-0

Klinik Höhenried, LVA-Klinik Oberbayern,
82347 Bernried am Starnberger See, Tel. 08158/3387

Max-Ratschow-Klinik, Klinik für Arterien- und Venenerkrankungen,
Heidelberger Landstr. 379, 64297 Darmstadt, Tel. 06151/940-0

Aggertalklinik Engelskirchen, Schwerpunktklinik
für Gefäßkrankheiten, 51766 Engelskirchen, Tel. 02263/93-0

Medizinische Klinik im Klinikum Karlsbad-Langensteinbach,
Angiologische Ambulanz, Guttmannstr.1, 76307 Karlsbad,
Tel. 07202/613381

▮ Kliniken für die Rehabilitation nach Schlaganfall

Parksanatorium Nachsorgeklinik, Parkstr. 1, 88326 Aulendorf,
Tel. 07224/795, Fax 8086

Odeborn-Klinik, Neurologische Abteilung, Hinterm Schloßpark,
57319 Bad Berleburg, Tel. 02751/820, Fax 82490

Diana-Klinik, Dahlenburger Straße, 29549 Bad Bevensen,
Tel. 05821/800, Fax 803777

Marcus-Klinik, Brunnenstraße 1, 33014 Bad Driburg,
Tel. 05253/4011 und 401345

Klinik Falkenburg, Falkenburgweg, 76332 Bad Herrenalb

Neurologische Klinik Bad Homburg, Tannenwaldallee 50,
61348 Bad Homburg, Tel. 06172/35032

Schwarzwaldklinik, Im Sinnighofen 1, 79189 Bad Krozingen,
Tel. 07633/4055505, Fax 405647

Klinik Wetterau der BfA, Zanderstraße 30–32, 61231 Bad Nauheim,
Tel. 06032/3020 und 302355

Johanniter-Ordenshäuser, Johanniterstraße 7,
32545 Bad Oeynhausen, Tel. 05731/21151 und 22056

Schüchtermann-Klinik, Ulmenallee 11, 49214 Bad Rothenfelde,
Tel. 05424/6411 und 641562

Sigmund-Weil-Klinik, Kraichgaustr. 17, 76669 Bad Schönborn,
Tel. 07253/850, Fax 85169

Rehabilitationszentrum, Kurhausstraße 81, 23795 Bad Segeberg,
Tel. 04551/8021 und 802227

Buchberg-Klinik, Wengleinstraße 20, 83646 Bad Tölz,
Tel. 08041/5010

Klinik Hohenurach, Immanuel-Kant-Straße 31, 72574 Bad Urach,
Tel. 07125/1510 und 151146

Wicker-Klinik I (Neurologische Abteilung), Fürst-Friedrich-Straße 2–4,
34537 Bad Wildungen, Tel. 05621/7921 und 792212

Klinik Berlin, Abteilung für neurologische Rehabilitation an der FU
Berlin am Klinikum Steglitz, Kladower Damm 223, 14089 Berlin 22

Reha-Klinik Murg Landshut, Kuserplateau, 54470 Bernkastel-Kues,
Tel. 06531/530, Fax 53170

Rehabilitationsklinik Loipl, 83483 Bischofswiesen/Berchtesgarden,
Tel. 08652/890

Rheinische Landesklinik Bonn, Kaiser-Karl-Ring 20, 53111 Bonn,
Tel. 0228/5511

Neurologisches Rehabilitationszentrum Godenshöhe e. V.,
Waldstraße 2–10, 53177 Bonn-Bad Godesberg,
Tel. 0228/3811, Fax 381350

Neurologische Klinik Braunfels, Postfach 160,
35615 Braunfels/Lahn, Tel. 06442/3010

Rehabilitationsklinik Damp, 24351 Damp 2,
Tel. 04352/806001/003, Fax 806002

Geriatrisches Krankenhaus, Ellbräusch GmbH, Am Falder 6,
40589 Düsseldorf, Tel. 0211/750055

Neurologisches Therapiezentrum Düsseldorf, Hohensandweg 37,
40591 Düsseldorf 13

*Neurologische Klinik Elzach des Bundes Deutscher
Hirnbeschädigter*, 79215 Elzach, Tel. 07682/8010

Fachklinik Rhein/Ruhr, Auf der Rötsch 2, 45219 Essen (Kettwig),
Tel. 02054/880

Fachklinik Enzensberg, Hohenstr. 56, 87629 Füssen-Hopfen am See,
Tel. 08362/50101, Fax 123030

Kliniken Schmieder, Neurologisches Rehabilitationskrankenhaus,
78262 Gailingen/Allensbach, Tel. 07533/8080, Fax 808339

Werner Otto-Institut der ev. Stiftung Alsterdorf,
Bodelschwingstr. 23, 22337 Hamburg 60,
Tel. 040/50773116, Fax 50773618

Henrietten-Stiftung, Klinik für medizinische Rehabilitation
und Geriatrie, Schwemannstr. 17, 30559 Hannover-Kirchrot,
Tel. 0511/2890

Rehabilitationsklinik Heidelberg, Bonhoefferstraße,
69123 Heidelberg, Tel. 06221/882910, Fax 883611

Neurologisches Sanatorium Allner, Siegburger Straße 41,
53773 Hennef-Allner, Tel. 02242/2763

Neurologische Klinik Hessisch-Oldendorf, Greitstraße 18–28,
31840 Hessisch-Oldendorf/Weser, Tel. 05152/7810

Weserbergland-Klinik, Grüne Mühl, Postfach 100193,
37671 Höxter, Tel. 05271/640, Fax 644444

Fachklinik St. Hedwig, Krankenhausstraße 1, 66557 Illingen/Saar,
Tel. 06825/4010

Klinikum Karlsbad-Langensteinbach, Guttmannstr. 1,
76307 Karlsbad, Tel. 07202/610, Fax 616167

Rehabilitationszentrum der Universität zu Köln,
Josef-Stelzmann-Str. 9, 50931 Köln 41, Tel. 0221/4780, Fax 4785647

Haus »August Bier«, Dieksee-Promenade 9–11,
23714 Malente-Gremsmühlen, Tel. 04523/4050, Fax 405100

Neurologisches Landeskrankenhaus, Liebfrauenberg,
55590 Meisenheim-Glan, Tel. 06753/2011

DRK-Klinik Mettlach für Geriatrie und Rehabilitation GmbH,
Saarufer 10, 66693 Mettlach, Tel. 06864/880, Fax 2006

Eifelhöhen-Klinik AG, Haus Tannenblick,
Dr.-Konrad-Adenauer-Straße 1, 53947 Nettersheim-Marmagen,
Tel. 02486/710

Neurologische Klinik Bad Salzhausen, Am Hasensprung 6,
63667 Nidda, Tel. 06043/8041 und 802414

Klinik Schildautal, Fachkrankenhaus f. Neurologie,
38723 Seesen/Harz, Tel. 05381/74321, Fax 74321

Neuroorthopädisches Reha-Zentrum, Oeninger Weg 59,
29614 Soltau, Tel. 05191/8000, Fax 800200

Ostertal-Klinik, Am Bosenberg, 66606 St. Wendel,
Tel. 06851/141 und 14235

Kreiskrankenhaus für Geriatrie und Neurologie,
14929 Treuenbrietzen, Tel. 033748/291

Rehabilitationskrankenhaus Ulm RKU, Oberer Eselsberg 45,
89081 Ulm, Tel. 0731/1770, Fax 177558

Neurologische Klinik, Walter-Poppelreuter-Haus, Heerstraße 54/65/67,
56179 Vallendar/Rhein, Tel. 0261/64050

Kliniken und Rehabilitationszentrum Lippoldsberg e.V., Birkenallee,
37194 Wahlsburg (Lippoldsberg), Tel. 05572/411, Fax 41221

Kliniken für Rehabilitation, Bergstraße 38, 76337 Waldbronn,
Tel. 07243/6030, Fax 603617

Hardtwaldklinik, Hardtstraße 32, 34596 Zwesten,Tel. 05626/871

▬ Kliniken für Venenerkrankungen

Mosel-Eifel-Klinik Bad Bertrich, Fachklinik für Venen-, Arterien-
und lymphatische Erkrankungen, Auf der Sees, 56864 Bad Bertrich

Klinik Oberwald, Fachklinik für Gefäß- und Enddarmerkrankungen,
An den Mühlwiesen 14, 36352 Grebenhain, Tel. 06644/89-01

Arcus Sportklinik, Wilhelm-Becker-Str. 15, 75179 Pforzheim,
Tel. 07231/163500

Gefäßklinik Ulm-Blaustein, Erhard-Grözinger Str. 102, 89134 Ulm,
Tel. 0731/95350

▄▄▄ Kliniken für Lymphödeme

Eggbergklinik Bad Säckingen GmbH, Bergsee 41–43,
79713 Bad Säckingen, Tel. 077661/6015

Ostsee-Klinik Damp, Prof Schobert, 24351 Damp

Feldbergklinik Haus Sonnenbühl, Dr. Astonk, Benzweg 4,
79868 Feldberg/Falkau, Tel. 07665/663

Fachklinik für Lymphologie, Prof. Földi, Freiburgerstr. 38,
79856 Hinterzarten, Tel. 07652/1240

Fürstabt-Gerbert-Haus der Feldbergklinik, Todtmooserstr. 48,
79837 St. Blasien, Tel. 07672/4840

▄▄▄ Schulungszentren für den Gerinnungs-Selbst-Test

Herz-Kreislauf-Klinik Bad Berleburg, Dr. A. Bernado,
57319 Bad Berleburg

Herzzentrum Bad Krozingen, Dr. C. Gohlke-Bärwolf,
79188 Bad Krozingen

Kerckhoff-Klinik, Abt. Hämostaseologie und Transfusionsmedizin,
Dr. U. Taborski, Benekestr. 2–8, 61231 Bad Nauheim

Klinik Höhenried für Herz- und Kreislauf-Krankheiten,
Dr. D. Michel, 82347 Bernried

Medizinische Klinik im Klinikum Karlsbad-Langensteinbach,
Dr. K. Berger, Guttmannstr. 1, 76307 Karlsbad

Deutsches Herzzentrum Baden, Fr. Dr. Schüpphaus, Hobergweg,
77933 Lahr

Bücher und Broschüren, die weiterhelfen

Alexander K, Gerok W, Hartmann F, Schuster HP (Hrsg) (1994) Gefäßkrankheiten. Urban & Schwarzenberg, München

American College of Sports Medicine Editors, Durstine JL (eds) (1993) Resource manual for guidelines for exercise testing and prescription, 2. edn. Lea & Febiger, Philadelphia

Bloss A (1991) Gesundheitssport gegen Herzinfarkt. Piper, München

Cooper K (1995) Die neuen Gesundmacher: Antioxidanzien. BLV, München

Die andere Medizin (1994) Stiftung Warentest, Berlin

Diehm C (1994) Durchblutung ist Leben. Steinkopff, Darmstadt

Diehm C, Gerlach H (1990) Bewegungstherapie bei arteriellen Durchblutungsstörungen. Zuckschwerdt, München

Diehm C, Rechtsteiner HJ (1987) Wer heilt, hat recht? Ozontherapie, Hämatogene Oxidationstherapie und Sauerstoff-Mehrschritt-Therapie bei arterieller Verschlußkrankheit. Eine kritische Analyse. Zuckschwerdt, München

Diehm C, Schettler G (Hrsg) (1995) Das metabolische Syndrom. Medikon, München

Diehm C, Weiss T (1995) pAVK-Fibel. LinguaMed, Neu-Isenburg

Diehm C , Wilhelm C (1992) Leben mit Gerinnungshemmern. Thieme, Stuttgart

Diehner H-C (1994) Wie beuge ich dem Schlaganfall vor. Piper, München

Földi M, Földi E (1993) Das Lymphödem, 6. Aufl. Gustav Fischer, Stuttgart

Földi M, Kubik S (Hrsg) (1993) Lehrbuch der Lymphologie, 3. Aufl. Gustav Fischer, Stuttgart

Halhuber, C (1995) Sprechstunde Herzinfarkt. Gräfe und Unzer, München
Krämer G (1993) Dem Schlaganfall vorbeugen. Trias, Stuttgart
Lohmann F W et al. (1992) Fragen und Antworten zur Hypertonie. PMI, Frankfurt
Mannebach E (1992) Das Herz, 2. Aufl. Springer, Berlin Heidelberg New York Tokyo
Matthes P (1995) Dein Herz, dein Leben. BLV, München
Müller-Bühl U, Diehm C (1991) Angiologie – Praxis der Gefäßkrankheiten. Kohlhammer, Stuttgart
Ornish D (1984) Stress, diet & your heart. New American Library/Signet Books, New York
Ornish D (1993) Die Ornish Herz-Diät. Kreuz, Stuttgart
Ornish D (1993) Revolution in der Herztherapie. Kreuz, Stuttgart
Schettler G, Mörl H (1991) Der Mensch ist so jung wie seine Gefäße. Piper, München
Schettler G, Diehm C (1993) Herzinfarkt: Vorsorge, Behandlung und Nachsorge, 2. Aufl. Piper, München

Was heißt denn das?

Aderlaß Blutverdünnung durch Entnahme von Blut aus einer Vene

Adipositas (adipös) Fettsucht (übergewichtig)

Adventitia (tunica) dritte (äußere) Gefäßwand; enthält die das Blutgefäß ernährenden Gefäße und Nerven

Aggregation Anhäufung, Klumpenbildung, z. B. von Blutplättchen

Anämie Blutarmut mit Verminderung des roten Blutfarbstoffes (Hämoglobin), meist aufgrund einer Abnahme der roten Blutkörperchen

Anamnese Krankheitsvorgeschichte, Patientenbefragung; wichtiger Teil der Untersuchung

Aneurysma Aussackung, lokale Gefäß- oder Herzhöhlenerweiterung

Aneurysma dissecans spontan oder nach Gefäßverletzung auftretender Einriß der Innenwand einer Arterie mit Ausbildung eines zweiten Lumens

Angiitis Entzündung eines Blutgefäßes

Angina pectoris Brustengegefühl mit anfallsartig auftretenden Schmerzen hinter dem Brustbein; wichtigstes Zeichen einer Herzerkrankung mit Durchblutungsnot, meist infolge einer Herzkranzgefäßenge

Angiographie Gefäßdarstellung mit Röntgenkontrastmittel

Angiologie Lehre von den Blutgefäßen und Gefäßkrankheiten

Angiopathie Gefäßerkrankung

Angioplastie Beseitigung einer Gefäßverengung mit Spezialkathetertechnik; am bekanntesten ist die Ballondilatation

Angioskopie Einblick in Gefäße durch Fieberglasoptik

Antihypertensium Medikament zur Behandlung des erhöhten Blutdrucks

Antikoagulanzien gerinnungshemmende Medikamente; verhindern bei bestimmten Herz- und Gefäßkrankheiten die Bildung von Blutgerinnseln und ihre Verschleppung

Antiphlogistika Medikamente, die entzündungshemmend wirken

Aorta Hauptschlagader, große Körperschlagader, ausgehend von der linken Herzkammer

Aortenbogen Anfangsteil der Aorta nach dem Abgang aus dem Herzen

Aphasie Sprachstörung bei Zerstörung des Sprachzentrums, »Verlust der Sprache«

Apraxie Unfähigkeit, zweckmäßige und sinnvolle Bewegungen auszuführen trotz erhaltener Kraft

Arrhythmie Unregelmäßigkeit des Herzschlages

Arteria basilaris Hirnstammarterie; große Schlagader, die den Hirnstamm und das Kleinhirn mit Blut versorgt

Arteria carotis communis gemeinsame Halsschlagader vor der Aufteilung in die innere und äußere Halsschlagader

Arteria carotis externa äußere Halsschlagader, versorgt die Gesichtsmuskulatur mit Blut

Arteria carotis interna innere Halsschlagader, versorgt das Gehirn mit Blut

Arteria cerebri media mittlere Gehirnarterie

Arteria vertebralis eine der beiden »hinteren« Wirbelsäulenarterien zur Versorgung des Gehirns mit Blut

Arterie Schlagader

arteriell die Arterien betreffend

arterielles Blut sauerstoffreiches Blut

Arteriitis Entzündung der Arterien; kann zum Verschluß einer Schlagader führen

Arteriole kleines arterielles Blutgefäß zwischen Kapillaren und kleinsten Arterien

Arteriosklerose krankhafter Umbau der Schlagader; häufigste Erkrankung der Arterien, die durch Einlagerung von Fett oder Kalk zu einer Einengung oder zu einem Verschluß der Arterie führt

ASS Abk. für Azetylsalizylsäure

Atherektomie Entfernung von arteriosklerotischem Material aus einem Gefäß mittels Spezialkatheter

Arteriographie siehe Angiographie

Atherom Fett- und Cholesterinablagerungen an der Innenwand der Arterien

Atherosklerose heute im allgemeinen gleichbedeutend gebraucht wie Arteriosklerose

Atrophie Rückbildung eines Organs oder Gewebes

AVK Abk. für arterielle Verschlußkrankheit

Azetylsalizylsäure Wirkstoff von Aspirin; hemmt die Blutplättchen und damit die Blutgerinnung

B-Bild-Untersuchung Ultraschalluntersuchung, mit der Arterien abgebildet werden

Babcock-Operationstechnik Entfernung einer großen Stammkrampfader (»Stripping«)

Ballaststoffe unverdauliche pflanzliche Nahrungsbestandteile (z. B. Zellulose, Pektin, Guarmehl), die die Darmperistaltik anregen

Ballondilatation Gefäßerweiterung durch aufgeblasenen Ballon an der Spitze eines Katheters

Bandspeicher-EKG Langzeit-EKG, technisches Verfahren zur Langzeit-EKG-Aufzeichnung, üblicherweise über 24 Stunden

Basilaristhrombose Thrombose der Arteria basilaris; lebensgefährliche Form eines Schlaganfalls

Besenreiservarizen erweiterte, kleine, oberflächliche Gefäße; »Miniaturkrampfader«

Betarezeptorenblocker Medikament zur Behandlung von Angina pectoris und Bluthochdruck

Blutkörperchensenkungsgeschwindigkeit Geschwindigkeit (in Millimeter pro Stunde), mit der rote Blutkörperchen in einem Reagenzglas zu Boden sinken; bei Entzündungen erhöht

BMI Abk. für Body-Mass-Index

Bobath-Therapie spezielle Form der Krankengymnastik, die der Spastikentstehung entgegenwirkt

Body-Mass-Index Formel zur Ermittlung des relativen Körpergewichts: BMI = Gewicht (in kg)/Körpergröße^2 (in m); Normalwerte liegen unter 25

Bradykardie langsamer Herzschlag (unter 60 Schlägen pro Minute)

Broca-Index zur Ermittlung des Normgewichts bei einer bestimmten Körpergröße: Norm (in kg) = Körpergröße (in cm) – 100

Buerger-Syndrom Thrombangiitis obliterans; schwere Gefäßerkrankung meist bei jungen Männern

Bypass Überbrückung eines krankhaft veränderten Gefäßabschnittes, Umleitung der Blutbahn (ACVB = Aorto-coronarer Venenbypass

Chelattherapie Außenseitermethode, Infusion eines chemischen Stoffes als Kalziumfänger

Cholesterin Blutfettstoff, der sich in Gefäßwänden einlagert

chronisch-venöse Insuffizienz Folgezustand nach durchgemachter tiefer Beinvenenthrombose; Hautveränderungen im Sinne eines Ekzems bis hin zum offenen Bein (Ulcus cruris); Bezeichnung für vorwiegend im Knöchelbereich oder am Unterschenkel auftretende Stauungserscheinungen

Claudicatio intermittens Schmerzen in den Beinen, intermittierendes Hinken (»Schaufensterkrankheit«) infolge Minderdurchblutung

Compliance Bereitschaft zur guten Zusammenarbeit zwischen Patient und Arzt, z. B. genaues Befolgen der ärztlichen Verordnungen

Computertomographie schichtweise Röntgenaufnahme, z. B. des Gehirns; mit dieser Methode ist eine Unterscheidung von Hirnblutung und Hirninfarkt sowie die Größenbestimmung eines Hirninfarktes möglich

Cross-over »Umleitungsoperation« bei verstopften tiefen Venen; auch Palma-Operation

CT Abk. für Computertomographie

Dekubitus »Aufliegen« eines bettlägerigen Patienten; meist offenes Geschwür

Dermatose Hautkrankheit

Diabetes mellitus Zuckerkrankheit

Diastole Phase der Herzmuskelerschlaffung; in dieser Phase wird das Herz mit Blut gefüllt

Digitalis herzstärkendes Mittel, aus dem Fingerhut (Giftpflanze) gewonnen

Dilatation Erweiterung eines verengten Gefäßes mit Spezialkathetertechnik, sog. Ballondilatation

Disposition Veranlagung, Krankheitsbereitschaft

distal rumpffern, weit vom Rumpf entfernte Teile der Extremitäten; im Gegensatz zu proximal

Diuretika harntreibende Mittel

Doppler-Sonographie Ultraschallverfahren, das den Doppler-Effekt benutzt; zur Beurteilung der Blutströmungsverhältnisse und intraoperativ zum Nachweis der Durchblutung

Dosierung Anweisung zur Verabreichung von Heilmittel

Duplexultraschallverfahren Kombination zweier Ultraschallverfahren; erlaubt die gleichzeitige Untersuchung der Weichteilstrukturen und des Blutstromes

Dysarthrie Störung der Aussprache, Stimmgebung, Atmung und von Sprechausdrucksmerkmalen

Echokardiographie Ultraschalluntersuchung des Herzens; unschädliche und beliebig wiederholbare Methode zur Beurteilung der Beweglichkeit der Herzwände und zum Ausschluß von Herzklappenfehlern

Echokardiographie, transösophageale spezielle Echokardiographie, bei der der Schallkopf wie bei einer Magenspiegelung in die Speiseröhre eingeführt wird

Economy-Class-Syndrom Beinvenenthrombose, z. B. nach einem langen Flug, auch »Reisevenenthrombose«

EEG Abk. für Elektroenzephalogramm, s. Elektroenzephalographie

EKG Abk. für Elektrokardiogramm, s. dort

Ekzem Hautausschlag

Elefantiasis unförmige Anschwellung einzelner Körperteile, besonders der Extremitäten; »Elefantenbein« (z. B. beim Lymphödem)

Elektroenzephalographie Ableitung der elektrischen Hirnstromkurve; ähnlich wie beim EKG werden Elektroden auf die Kopfhaut aufgebracht, so können mögliche gestörte Hirnfunktionen aufgezeichnet werden

Elektrokardiogramm Aufzeichnung der Herzstromkurve

Elektrolyte   Salze im Blut, wie z. B. Natrium, Kalium, Chlorid oder
Kalzium

Embolie   plötzlicher Blutgefäßverschluß durch ein Blutgerinnsel,
das durch die Blutströmung verschleppt wird

Entstauungstherapie   physikalische Behandlung, die den venösen
Blut- und den Lymphrückfluß aktiviert

Enzyme   Eiweißkörper, die als Biokatalysatoren eine chemische Reaktion in Gang bringen und beschleunigen

Erythrozyt   rotes Blutkörperchen

Extrasystole   Extraschlag

Extremität   Gliedmaße, z. B. Arm oder Bein

Fahrradergometrie   dosierte körperliche Belastung auf dem Fahr-
rad mit EKG-Registrierung zum Nachweis oder Ausschluß von
Durchblutungsstörungen der Herzkranzgefäße

Faszie   derbe bindegewebige Hülle, die die Muskulatur und auch
die Venen umgibt

Fasziotomie, paratibiale   operatives Verfahren, bei dem die Mus-
kelbindegewebsschicht, die die tiefen Venen umgibt, gespalten
bzw. aufgetrennt wird

femoral   zum Oberschenkel gehörend

Fettstoffwechselstörung   zu hohe Cholesterin- und/oder Triglyzeridspiegel im Blut; wichtiger Risikofaktor für Arterioskleroseentstehung

Fibrin   faserförmiger Eiweißstoff zur Blutgerinnung

Fibrinogen   lösliche Vorstufe des Fibrins

Fibrinolyse   Auflösung eines Blutgerinnsels

Fibrinolytika   Medikamente, mit denen Blutgerinnsel aufgelöst
werden

Fischöl   diätetisches Lebensmittel, das aufgrund seines Gehalts an
Omega-3-Fettsäuren zum selbstmedizierten Arterioskleroseschutz eingesetzt wird

Fistel   Röhre; eine krankhafte Kurzschlußverbindung zwischen
Schlagadern und Venen (arteriovenöse Fistel)

Flavonoid   Pflanzenstoff mit einer gefäßabdichtenden Wirkung

Fontaine-Klassifizierung   Einteilung der peripheren arteriellen Verschlußkrankheit (Raucherbein/Schaufensterkrankheit) in vier
Schweregrade, nach dem französischen Chirurgen Réné Fontaine

Gefäßstenose Verengung eines Blutgefäßes

Gefäßwanddissektion Verletzung der Gefäßwand, z. B. Aufspaltung der inneren und mittleren Gefäßwandschichten

Generikum (Genericum) Internationaler Freiname eines Arzneimittels im Gegensatz zum geschützten Handelsnamen (Warenzeichen ®)

Gerinnungsfaktoren Eiweißkörper im Blutplasma (eigentliche Blutflüssigkeit), die an dem in mehreren Phasen ablaufenden Blutgerinnungsvorgang beteiligt sind

Gerinnungshemmer Substanzen, die die Blutgerinnung hemmen; für die Behandlung stehen u.a. Heparin und Marcumar zur Verfügung

Gingko biloba sommergrüner Laubbaum; aus seinen fächerförmigen Blättern wird eine durchblutungsfördernde Substanz gewonnen (Gingko-biloba-Extrakt)

Glukose Zucker; wichtigster Energielieferant im Blut

Großhirn Hauptbestandteil des Gehirns; die beiden Halbkugeln des Gehirns

Hämatokrit Anteil der Blutzellen an der Gesamtmenge des Blutes

Hämatom Bluterguß, Blutansammlung im Unterhautzellgewebe oder anderen Weichteilen

Hämoglobin roter Blutfarbstoff

Hämorheologie siehe Rheologie

Hämorrhagie Einblutung

Hämorrhoiden meist anlagebedingte, arterielle und venöse Geflechtvermehrung im Anusbereich

HDL-Cholesterin Abk. für engl. High-Density-Lipoprotein-Cholesterin; »gute« Cholesterinfraktion

HELP-Verfahren Verfahren zur starken Senkung des Gesamt- und LDL-Cholesterins

Hemianopsie Halbseitenblindheit; Sehstörung mit halbseitigem Ausfall des Gesichtsfeldes eines oder beider Augen; meist durch Schlaganfall im Bereich der hinteren Hirnarterie, wo das Sehzentrum lokalisiert ist

Hemineglect Nichtbeachtung der gelähmten Körperseite

Heparin Wirkstoff, der die Blutgerinnung hemmt; wird zum Thromboseschutz eingesetzt; in Antikoagulanzien enthalten

Herzembolie   Blutgerinnsel, das sich meist durch Herzklappenfehler im Herzen gebildet hat, mit dem Blutstrom losgeschwemmt wird und eine Körperschlagader, z. B. eine Schlagader des Gehirns, verstopfen kann

Herzfrequenz   Anzahl der Herzschläge pro Minute

Herzinfarkt   durch Minderdurchblutung zerstörtes Herzgewebe

Herzinsuffizienz   Herzleistungsschwäche; unzureichende Förderleistung des Herzens

Herzkranzgefäße   Arterien, die den Herzmuskel mit sauerstoffreichem Blut versorgen

Herzminutenvolumen   Blutvolumen, das das Herz in einer Minute aus dem Herzen auswirft

Herzrhythmusstörung   Störung der Herzschlagfolge

Hirnblutung   Blutung aus den Hirngefäßen in das Gehirn oder in die Hirnkammern; zerstört meist gesunde Hirnsubstanz

Hirndruck   gesteigerter Druck im Gehirn, z. B. bei Hirntumor, Hirnblutung oder Hirnödem

Hirninfarkt   durch Minderdurchblutung zerstörtes Gehirngewebe

Hirninfarkt, embolischer   Verschluß eines Hirngefäßes durch eine Embolie führt zum Absterben von Hirngewebe

Hirninfarkt, hämorrhagischer   durch Einblutung entstandener Hirnschlag

Hirninfarkt, ischämischer   Verschluß eines Hirngefäßes durch Thrombose, Arteriosklerose oder Geschwulst führt zum Absterben von Hirngewebe

Hirnödem   Volumenvergrößerung des Gehirns durch Wassereinlagerung; verursacht Hirndruck

Hirnrinde   an der Gehirnoberfläche liegend; Sitz der »höheren geistigen Funktionen«

Hirnschlag   Schlaganfall, Apoplexie; schwere Funktionsstörung des Gehirns durch Verminderung oder vollständige Unterbrechung der Blutversorgung umschriebener Hirnbezirke; auch durch Gehirnblutung kann es dazu kommen

Hirnstamm   der nach Abtragung des Großhirnmantels und des Kleinhirns verbleibende Teil des Gehirns; auch Stammhirn genannt

Hirnsubstanz, graue   Zellschicht an der Hirnoberfläche, in der die Ganglienzellen beheimatet sind

Hirnsubstanz, weiße   Hirnregionen, in denen die Leitungsbahnen zwischen den Hirnzellen liegen

Hirntod   totaler Ausfall aller Hirnfunktionen

Histologie   Feinbau von Geweben und Organen

Hypercholesterinämie   zuviel Cholesterin im Blut

Hyperlipidämie   erhöhte Blutfettspiegel

Hypertonie   Bluthochdruck

Hyperurikämie   zuviel Harnsäure im Blut

Hypoglykämie   zu wenig Blutzucker, Unterzuckerung

Hypotonie   niedriger Blutdruck, systolische Werte unter 100 mmHg

Hypoxie   Sauerstoffnot

Indikation   Anlaß/Grund zur Durchführung einer Behandlung oder Untersuchung; Heilanzeige für die Anwendung bestimmter Heil- bzw. Behandlungsmethoden

Infarkt   Absterben eines Gewebestücks oder Organteils aufgrund einer Unterbrechung der Blutzufuhr bzw. infolge Sauerstoff- oder Substratmangels

Infusion   langsames Einfließen von Flüssigkeit in eine Vene, »Tropf«

Insuffizienz   Schwäche bzw. ungenügende Leistung eines Organs

Insulin   Hormon zur Steuerung des Blutzuckerhaushalts; wird in der Bauchspeicheldrüse gebildet

Insult   anderes Wort für Schlaganfall, Hirnschlag

Insult, apoplektischer   Schlaganfall, Absterben von Hirnzellen entweder durch Minderdurchblutung oder durch Hirnblutung

Insult, hämorrhagischer   Schlaganfall durch Hirnblutung

intermittierend   zeitweilig auftretend

Intima   innerste Schicht der Gefäßwand der Arterien, Venen und Lymphgefäße

intraarteriell   in den/die Arterien

intravenös   in den/die Venen

invasive Maßnahmen   in den Körper eingreifende Maßnahmen; im Gegensatz zu konservativ

Ischämie   Durchblutungsnot

Kalziumantagonist   Medikament zur Behandlung von Durchblutungsstörungen der Herzkranzgefäße und bei Bluthochdruck

Kompression, intermittierende apparatives Verfahren zur passiven Entstauung

Kollaterale Umgehungskreislauf

Kortikoide Gruppe von Medikamenten, die in der Nebenniere gebildet werden

Krossektomie Durchtrennung der Einmündungsstelle einer Stammvene ins tiefe Venensystem

Kumarin Bestandteil des Gerinnungshemmers Marcumar; giftiger Pflanzenstoff, der zu Blutungen führen kann; 1922 erstmals in verdorbenem Süßkleeheu entdeckt

Kapillare feinstes Haargefäß

kardial das Herz betreffend

Kardiologie Lehre von den Herzkrankheiten

kardiovaskulär Herz und Gefäße betreffend

Karotisarterie Halsschlagader

Katheter dünner Draht zum Einführen von Medikamenten oder Sonden in Gefäße o.ä.

Kernspintomographie Untersuchung mit Magnetresonanz (MR); neues Untersuchungsverfahren, bei dem nicht Röntgenstrahlen, sondern Magnetwellen verwendet werden

Kleinhirn Teil des Gehirns, der sich in der hinteren Schädelgrube unterhalb der Hinterhauptlappen des Großhirns befindet; verantwortlich für die Steuerung der Feinbewegungen (Koordination)

Kollaps Blutdruckabfall, meist harmlose Kreislaufregulationsstörung

Koma tiefe Bewußtlosigkeit

Kompressionsstrümpfe Strümpfe, die einen genau festgelegten und dosierten Druck auf das Bein oder den Arm ausüben

Kompressionstherapie Behandlungsmethode zur aktiven Entstauung, bei der von außen ein genau dosierter Druck auf die Venen ausgeübt wird

Kompressionsverbände Verbände nach dem Prinzip einer Kompressionstherapie

konservative Behandlung nicht in den Körper eingreifende, meist medikamentöse Behandlung; im Gegensatz zu invasiv

Kontraindikation Gegenanzeige für bestimmte Heilmittel oder Behandlungsmethoden

Kontrastmittel Lösung zur besseren Darstellung, macht die im normalen Röntgenbild nicht erkennbaren Organe, z. B. Blutgefäße, sichtbar

Kontrastmittelangiographie s. Angiographie

Kontrazeptiva Medikamente zur Verhütung einer Schwangerschaft, »Antibabypillen«

Koronarangiographie Darstellung der Herzkranzarterien mittels Röntgenkontrastmittel bei der Herzkatheteruntersuchung; s. auch Angiographie

Koronararterie Herzkranzarterie

koronare Herzkrankheit Erkrankung durch Einengung der Herzkranzgefäße

Koronarinsuffizienz unzureichendes Sauerstoffangebot im Herzmuskel; meist Folge einer Herzgefäßerkrankung

Koronarstenose Verengung eines Herzkranzgefäßes

Koronarthrombose Gerinnsel in einer Herzkranzarterie

Krampfader ausgesackte, erweiterte Vene

Läsion Schädigung, Verletzung der Gewebestruktur

LDL-Cholesterin engl. Low-Density-Lipoprotein-Cholesterin; »schlechtes« Cholesterin; Lipoprotein-Fett-Eiweiß-Komplex im Blut

Leitvenen große Hauptvenen des tiefen Venensystems; sie sammeln das Blut aus den Muskelvenen und dem oberflächlichen Venensystem und leiten es zum Herzen zurück

Leukozyten weiße Blutkörperchen

Lipide Blutfette

Lipödem Fettödem

Lipoprotein Fett-Eiweiß-Komplex im Blut; dient dem Transport der wasserunlöslichen Blutfette im wäßrigen Milieu des Blutplasmas

Logopäde speziell ausgebildeter Therapeut, der Patienten mit Aphasie (s. dort) oder anderen Sprachstörungen behandelt

Lumen Gefäßlichtung, lichte Weite eines z. B. offenen Gefäßes

Lungenembolie Gefäßverschluß in der Lunge durch ein Blutgerinnsel, meist von einer Beinvenenthrombose ausgehend

Lymphdrainage spezielle Massage, mit der durch leichten Druck der kreisende Finger den Abfluß von Lymphflüssigkeit aus dem Gewebe unterstützt und Lymphstauungen beseitigt werden können

Lymphgefäßsystem besteht aus Lymphgefäßen und -knoten, die den Abtransport und die Filterung der Lymphflüssigkeit übernehmen; im Lymphknoten werden auch die Lymphozyten gebildet

Lymphödem Schwellung der Extremität durch Störung des Abtransportes von Lymphflüssigkeit

Lymphologe Spezialist für Lymphkrankheiten

Lymphozyten weiße Blutkörperchen, die für Abwehrvorgänge verantwortlich sind

Lyse(therapie) Auflösung von im Körper befindlichen Abflußhindernissen, Verklumpungen; z. B. Thrombolyse

Magnetresonanztomographie s. Kernspintomographie

Manifestation Auftreten, Erkennbarwerden, z. B. einer Krankheit

Media mittlere Wandschicht der Arterien, Venen und Lymphgefäße; besteht aus glatter Muskulatur und elastischen Fasern

Mediainfarkt Hirninfarkt im Bereich der mittleren Hirnarterie

Melatonin Hormon der Zirbeldrüse

metabolisches Syndrom Kombination verschiedener Risikofaktoren wie Fettsucht, Zuckerkrankheit mit paradox hohen Insulinspiegeln, erhöhte Blutfettwerte und hoher Blutdruck

mg/dl Abk. für Milligramm pro Deziliter

Mitralklappe Herzklappe zwischen linker Herzkammer und linkem Vorhof

mmHg Abk. für Millimeter Quecksilbersäule, Maßeinheit für die Blutdruckmessung

Mönckeberg-Syndrom ausgedehnte Verkalkung der Extremitätenarterien (»Gänsegurgel-Arterien«)

Morbidität Erkrankungsrate, Häufigkeit einer Krankheit in einer bestimmten Zeit bei einer bestimmten Bevölkerungszahl

Morbus Krankheit

Mortalität Sterblichkeitsrate, Sterblichkeit an einer Krankheit in einer bestimmten Zeit an einer bestimmten Gesamtbevölkerungszahl (z. B. in 1 Jahr bei 100000 Einwohnern)

Muskelpumpe Antriebskraft für den venösen Kreislauf; durch Zusammenziehen und Erschlaffen wird Blut aus den tiefen Venen herzwärts befördert

Myokard Herzmuskel

Myokardinfarkt Herzinfarkt

Neurologe behandelt Nervenkrankheiten
Neuron Nervenzelle
niedermolekular aus kleinen Teilen bestehend
NMR Abk. für Magnetresonanztomographie

Ödem Wassersucht, Wassereinlagerung
Okklusion Verschließung, Verschluß
Östrogen Sexualhormon der Frau
Oszillographie Methode zur Aufzeichnung von Pulskurven an den
Extremitäten

Paget-von Schroetter-Syndrom Verschluß der Schlüsselbein-
bzw. Achselvene durch ein Blutgerinnsel
Palpation Abtasten der Beine, Untersuchungsmethode
Parese Erschlaffung, Lähmung
paroxysmal anfallsweise auftretend
Pathologe untersucht Ursache und Entstehung von Kankheiten an
Verstorbenen, insbesondere Körperbau und Organe
PAVK Abk. für periphere arterielle Verschlußkrankheit
Perforanzvarikose Krampfaderleiden, das durch defekte Venen-
klappen in den Verbindungsvenen entstanden ist
Perforanzvenen Verbindungsvenen zwischen dem oberflächlichen
und tiefen Venensystem; auch Communicansvenen
Perfusor Gerät zur gleichmäßigen Abgabe/Infusion einer Flüssig-
keit, z. B. Medikament, in das Blut
perkutane transluminale Angioplastie nichtchirurgische Erwei-
terung von Gefäßverengungen
perkutane transluminale Koronarangioplastie Aufdehnung der
Verengung eines Herzkranzgefäßes mit Ballonkatheter
Phlebitis oberflächliche Venenentzündung
Phlebödem Ödem bei Erkrankungen der Venen
Phlebographie Röntgendarstellung der Venen
Phlebologe Venenspezialist
Plaque Ablagerung auf der Innenwand eines Gefäßes; französisch
Platte
Plasminogenaktivator wichtiger Stoff bei der Blutgerinnung
Plazebo Scheinmedikament

postthrombotisches Syndrom Spätfolgen, Folgeschäden einer tiefen Venenthrombose

Primärprävention Verhinderung einer Ersterkrankung, Vorkehrung zur Verhütung von Krankheiten und zur Erhaltung von Gesundheit

Prognose Vorhersage des weiteren aufgrund von Erfahrungen und Statistik

prolongiertes reversibles ischämisches neurologisches Defizit (PRIND) Lähmung, die sich innerhalb von wenigen Tagen wieder zurückbildet; wie TIA, nur länger anhaltend

Prostaglandine Substanz, die als Medikament eingesetzt, die Durchblutung steigert

Protein Eiweiß

proximal nahe zum Körperstamm liegend

PTA Abk. für perkutane transluminale Angioplastie

PTCA Abk. für perkutane transluminale Koronarangioplastie

Puls Druckwelle in den Arterien

Pulsfrequenz Herzschlag pro Minute

Punktion Einstich mit einer Nadel in den Körper zur Entnahme von Körperflüssigkeit oder Gewebe

Quick-Test Labortest zum Nachweis der Gerinnungsfähigkeit des Blutes

Quick-Wert wichtiger Blutwert zur Behandlung mit gerinnungshemmenden Medikamenten

Raynaud-Phänomen durch Kältereiz oder Streß auslösbarer kurzzeitiger Verschluß oder Verkrampfen kleiner Gefäße, meist der Finger (»Leichenfinger«)

Rehabilitation Wiederherstellung, Wiedereingliederung; Maßnahmen zur Wiederherstellung der körperlichen und geistigen Leistungsfähigkeit

Restless legs wörtlich: unruhige Beine; ständiger Bewegungsdrang der Beine

retikulär netzartig

Revaskularisation Wiederherstellung einer ausreichenden Blutversorgung, z. B. durch Bypassoperation

reversibles ischämisches neurologisches Defizit (PRIND) auf Mangeldurchblutung des Gehirns zurückzuführende Störung, die länger als eine TIA anhält (mehr als 24 Stunden), sich aber innerhalb von ca. 3 Wochen wieder vollständig zurückbildet

rezidivierend rückfällig, wiederauftretend

Rheologie Lehre von den Blutfließeigenschaften

Rotationsangioplastie Erweiterung bzw. Abtragung von Gefäßverschlüssen mit einem Katheter, an dessen Spitze Fräsköpfe rotieren

Sauerstoffradikale Verbindungen, die sich vom molekularen Sauerstoff ableiten; spielen aufgrund ihrer chemischen Aggressivität bei Entzündungen und vielen anderen krankhaften Prozessen eine wichtige Rolle

Schock plötzliches Kreislaufversagen, lebensbedrohlicher Zustand

Seitenastvarikose Krampfaderleiden der Seitenäste der großen Stammvene

Seitenastvenen Venen, die in die oberflächlichen Stammvenen einmünden

Sekundärprävention Vorkehrung zur Verhütung einer Zweiterkrankung

Single-Photon-Emissions-Computertomographie moderne Methode zur Messung der Hirndurchblutung mit Gamma-Strahlen-aussendenden radioaktiven Substanzen

Sinusvenenthrombose Thrombose der großen venösen Blutgefäße des Gehirns

Sklerose krankhafte Verhärtung von Gewebe, z. B. in Blutgefäßen

Sklerosierung Verödung, »Wegspritzen« von Krampfadern

Stammganglien Nervenzellenansammlung in der Tiefe des Gehirns

Stammvarikose Krampfaderleiden der oberflächlichen Stammvenen, also der kleinen und großen Rosenkranzader

Stammvenen große Hauptvenen des oberflächlichen Venensystems

Stauungsinduration Verhärtung des Haut- und Unterhautgewebes; Zeichen des fortgeschrittenen Stadiums der chronisch-venösen Insuffizienz und Folge des Stauungsödems

Steal-Syndrom Durchblutungsstörung mit Umverteilung des Blutes durch »Anzapfen« eines anderen Blutgefäßes zugunsten des gestörten Blutgefäßes

Stenose Gefäßverengung

Stent maschendrahtartige Gefäßstütze

Stripping »Herausziehen« einer Krampfader aus dem Bein in einer Operation

Subtraktionsangiographie, digitale moderne Computerröntgenmethode, mit der eine Röntgenkontrastdarstellung von Blutgefäßen mit nur wenig Kontrastmittel und gleichzeitig eine Flußmessung mittels Doppler möglich ist; neuerdings auch farbig

Symptom Krankheitszeichen

Systole oberer Blutdruck in der Phase der Herzmuskelanspannung

Tachykardie schneller Puls; über 100 Schläge pro Minute

Takayasu-Syndrom entzündliche Gefäßerkrankung mit Verschlüssen der großen Schlagadern

TEE Abk. für transösophageale Echokardiographie

Thorax Brustkorb

Thrombektomie operative Entfernung eines Blutgerinnsels einer tiefen Venenthrombose

Thrombolyse medikamentöse Auflösung eines Blutgerinnsels

Thrombophlebitis Entzündung einer oberflächlich gelegenen Vene

Thrombose Blutgerinnsel in einem Gefäß, das zu einer zusätzlichen oder vollständigen Verstopfung des Gefäßes führt

Thromboseprophylaxe Maßnahme zur Vermeidung eines Blutgerinnsels

Thrombozyten Blutplättchen

Thrombozytenfunktionshemmer Medikamente, die die Blutplättchen daran hindern, sich zusammenzuballen; z. B. Aspirin

Thrombus Blutgerinnsel; durch Blutgerinnung in Gefäßen und an der Herzwand entstandener Blutpfropf

TIA Abk. für transitorische ischämische Attacke

transitorische ischämische Attacke wichtigstes Warnsymptom für einen drohenden Schlaganfall, z. B. vorübergehende Lähmung oder Sehstörung; Symptome haben sich nach spätestens 24 Stunden wieder zurückgebildet

Trauma Verletzung, Unfall, Schock

traumatisch durch eine Verletzung oder einen Unfall bedingt
Triglyzeride Neutralfette, bestehend aus Glyzerin und drei Fettsäuren

Ulcus cruris Beingeschwür, »offenes Bein«
Ulkus Geschwür

Varikose (Varikosis) Krampfaderleiden
Varize Krampfader
Varizen, retikuläre Krampfaderleiden des retikulären (netzarti-
gen) Venengeflechtes, das direkt unter der Haut liegt
Varizensklerosierung Verödung von kleineren Krampfadern oder
Besenreiser durch Einspritzen eines Verödungsmittels; durch ei-
ne künstlich erzeugte Entzündung wird das Gefäß verschlossen
vaskulär das Gefäß betreffend
Vaskulitis Entzündungen von arteriellen oder venösen Blutgefäßen
Vasokonstriktion Gefäßverengung
vegetative Zentren Sitz der unwillkürlichen Funktionen (Atmung,
Herzaktion, Körpertemperatur); im Hirnstamm (s. dort) gele-
gen
Vena saphena magna große Rosenkranzader
Vena saphena parva kleine Rosenkranzader
Vene Blutader; führt dem Herzen Blut zu
Venen-Stripping Unterbindung und Herausziehen einer Stammva-
rize mit einem korkenzieherähnlichen Instrument (Stripper);
dieser Eingriff erfolgt meist in Vollnarkose unter stationären
Bedingungen
Venengeflecht, retikuläres netzartiges Venengeflecht direkt unter
der Haut
Venenklappen verhindern das Zurückfließen des Blutes in den Ve-
nen
Venentonus aktive Grundspannung der Venenwandmuskulatur
venöses Blut sauerstoffarmes, bläuliches Blut
Ventrikel Hohlraum in Organen, z. B. Herzkammern oder die Ner-
venwasser enthaltenen Räume im Gehirn
Virchow-Trias so werden drei Faktoren bezeichnet, die die Entste-
hung eines Blutgerinnsels beschleunigen; nach dem deutschen
Pathologen Rudolf Virchow

Vorhofflimmern häufigste Herzrhythmusstörung, unkoordinierte Flimmerbewegung der Herzvorhöfe durch zu schnelle Vorhoferregung; dadurch bewegen sich die Herzvorhöfe praktisch nicht, die Gesamtherzleistung wird um ca. 20% gemindert; wegen des Stillstands der Vorhöfe wird Gerinnselbildung möglich; Risikofaktor für Schlaganfallentstehung

Winiwarter-Buerger-Syndrom Thrombangiitis obliterans; schwere Gefäßerkrankung bei jungen Männern

Zentralnervensystem Gehirn, Rückenmark und Sehnerven

Zentrum (des Gehirns) Nervenzellenanhäufung mit bestimmten Aufgaben, z. B. Sehen und Sprechen

zerebral das Gehirn betreffend

Zerebrum Großhirn

Zirkulation Kreislauf

Sachverzeichnis

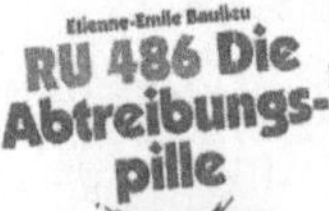
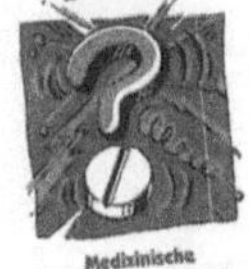

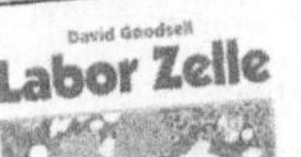
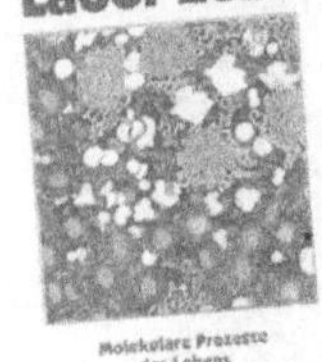

1994. XVIII, 344 S.
98 Abb., 3 in Farbe
Brosch. **DM 29,80**;
öS 232,50; sFr 29,80
ISBN 3-540-57897-8
▼

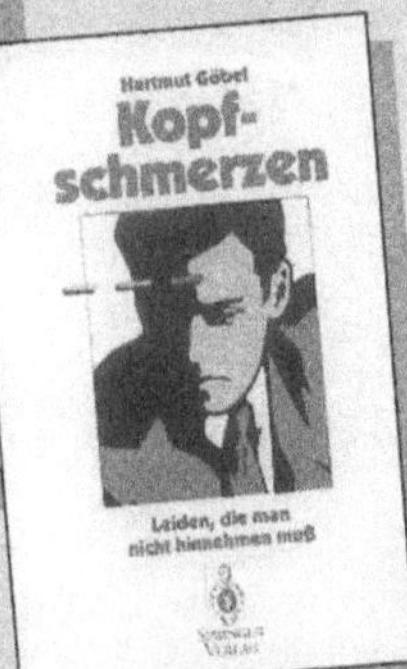

▲

1994. VI, 159 S.
24 Abb.
Brosch. DM 29,80;
öS 232,50; sFr 29,80
ISBN 3-540-57902-8

▲

1994. XIII, 199 S.
77 Abb., 16 in Farbe
Geb. **DM 39,80**;
öS 310,50; sFr 39,80
ISBN 3-540-57101-9

1994. XI, 247 S.
48 Abb., 24 in Farbe
Brosch. **DM 34,80**;
öS 271,50; sFr 34,80
ISBN 3-540-57898-6
▼

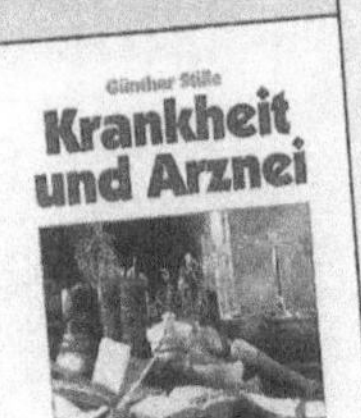

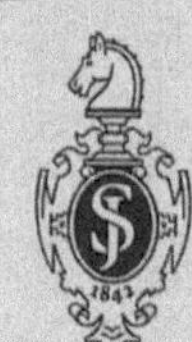

◄

1994. IX, 181 S.
22 Abb., 13 in Farbe
Brosch. **DM 29,80**;
öS 232,50; sFr 29,80
ISBN 3-540-57900-1

Springer

Tm.BA94.11.8

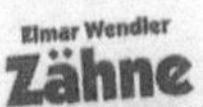
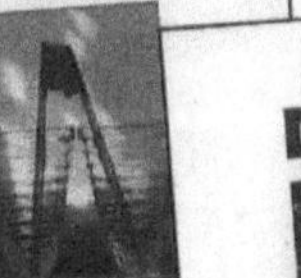

Elmar Wendler
Zähne

Hermann Mannebach
Das Herz

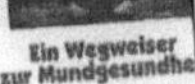
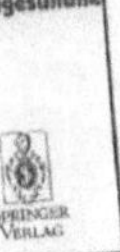
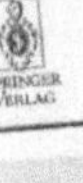

◀ 1993. XV, 257 S. 73 Abb., davon 12 in Farbe. 2 Tab.
DM 29,80; öS 232,50; sFr. 33,-   ISBN 3-540-56664-3

◀ 2. Aufl. 1992. IX, 268 S. 20 Abb.
DM 29,80; öS 232.50; sFr. 33.00
ISBN 3-540-55435-1

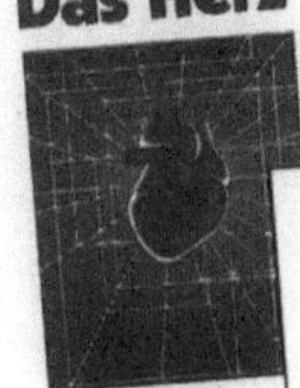

Hilke Stamatiadis-Smidt
Almuth Sellschopp (Hrsg.)
Thema Krebs

Mit Beiträgen von G. Brettschneider, A. Gaisser,
G. Harms, B. Hiller, K.-D. Humbert, G. Kautzmann,
V. Mertens, M. Preszly, M. Rolf, H. Schüssler und S. Wilcke

▶ 1993. XX, 410 S. 23 Abb. DM 34,80;
öS 271.50; sFr 38.50 ISBN 3-540-56959-6

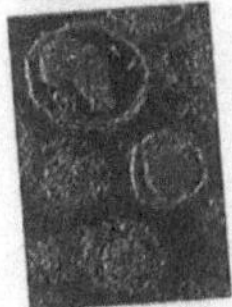

Reiner Gödtel
Die Brust

1993. XI, 151 S. 18 Abb. ▶
DM 29,80; öS 232.50; sFr 3.00
ISBN 3-540-56168-4

Thorsten Nikolaus
Älterwerden

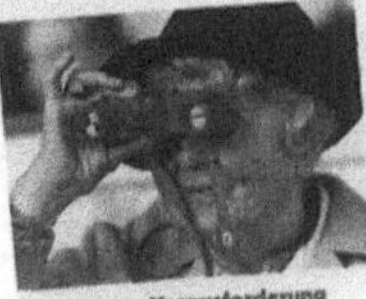

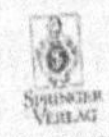

Isaac Marks
Ängste

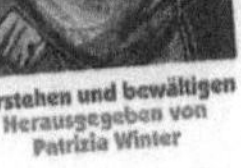

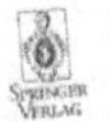

▲ 1993. VII, 175 S. 70 Abb.
1 Tab. DM 29,80;
öS 232.50; sFr 33.00
ISBN 3-540-56242-7

▲ 2. Aufl. 1993. XIV, 294 S.
DM 34,80; öS 271,50; sFr. 38,50
ISBN 3-540-56498-5

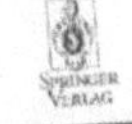

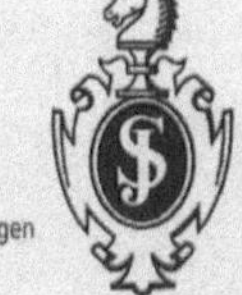

Springer

Preisänderungen
vorbehalten

Tm.BA3.11.002

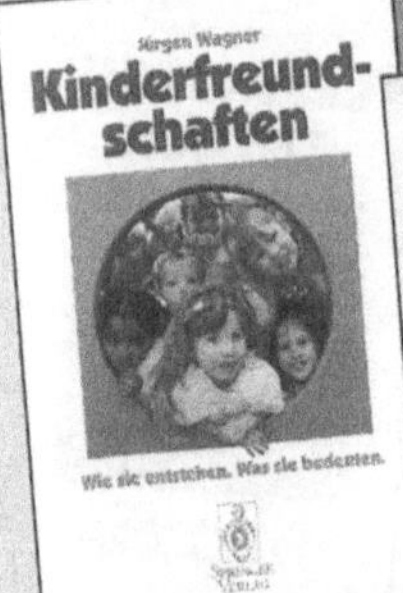

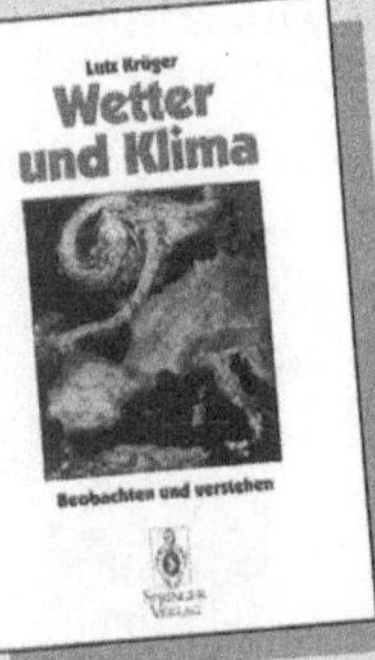

1994. VII, 211 S. 65 Abb.,
22 in Farbe. Brosch.
DM 29,80; öS 232,50; sFr 29,80
ISBN 3-540-57895-1 ▼

▲ 1994. IX, 182 S.
13 Abb., 12 in Farbe
Brosch. **DM 29,80;**
öS 232,50; sFr 29,80
ISBN 3-540-57894-3

▲ 1994. XI, 223 S.
21 Abb. Brosch.
DM 29,80;
öS 232,50; sFr 29,80
ISBN 3-540-57603-7

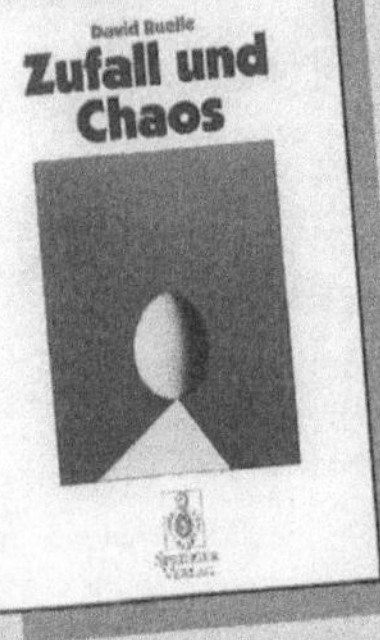

2. Aufl. 1994. IX, 254 S.
19 Abb. Brosch.
DM 34,80; öS 271,50;
sFr 34,80
ISBN 3-540-57786-6 ▼

1994. IX, 238 S. 48 Abb.,
19 in Farbe. Brosch.
DM 29,80; öS 232,50;
sFr 29,80
ISBN 3-540-57602-9 ▼

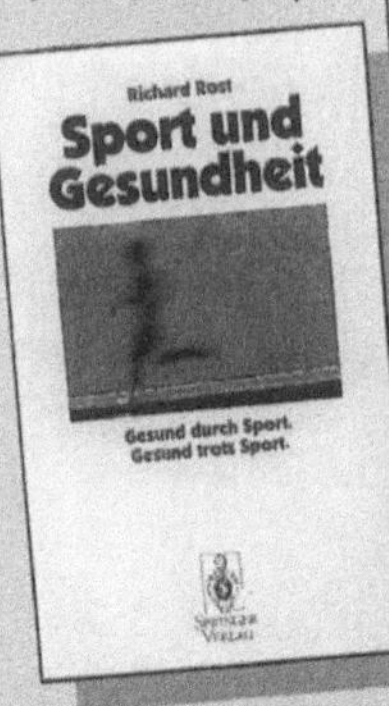

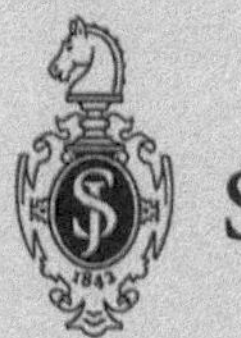

▲ 1994. XI, 209 S.
43 Abb., 1 Tab.
Brosch. **DM 29,80;** öS 232,50;
sFr 29,80 ISBN 3-540-57040-3

Springer

Tm.BA94.11.8

2., überarb. u. erg. Aufl. 1993. X, 257 S. 31 Abb.
DM 29,80; öS 232.50; sFr 33.00. ISBN 3-540-54768-1

2. Aufl. 1992. IX, 226 S.
73 Abb. DM 29,80; öS 32.50;
sFr 33.00. IBN 3-540-55313-4
▼

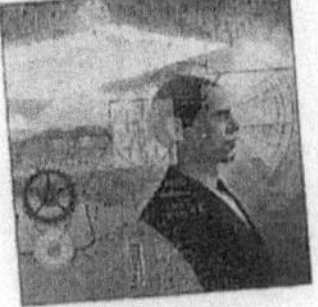

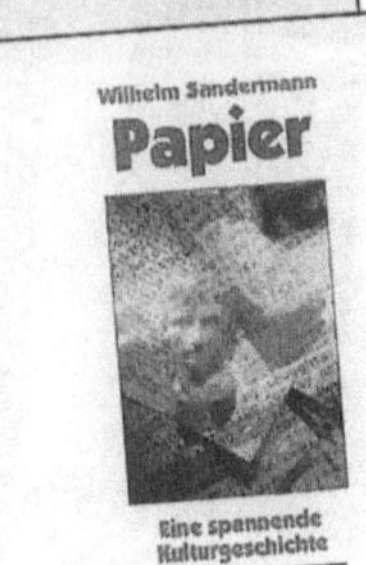

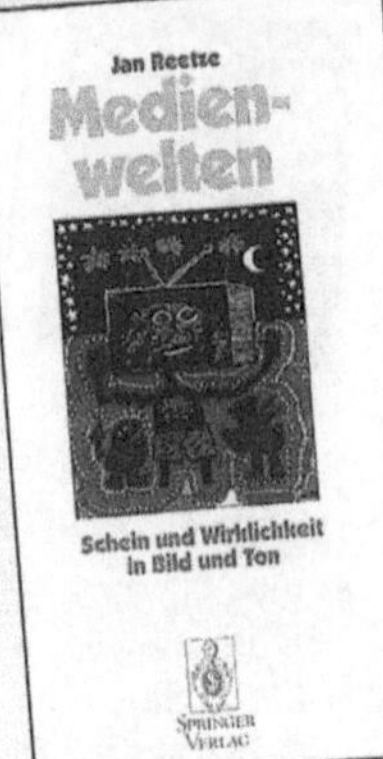

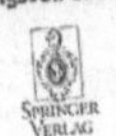

◄ 1993. VII, 263 S. 13 Abb.,
davon 8 in Farbe.
DM 29,80; öS 232,50;
sFr.33,- ISBN 3-540-56538-8

1993. VIII, 236 S. 48 Abb., davon
6 in Farbe. 14 Tab.
DM 29,80; öS 232,50; sFr. 33,-
ISBN 3-540-56666-X ▼

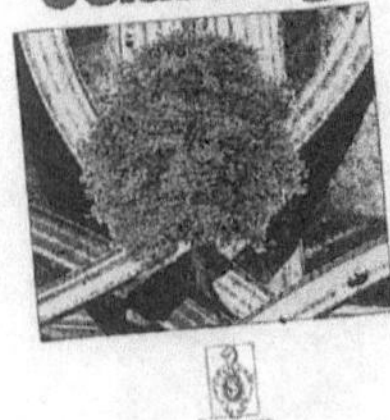

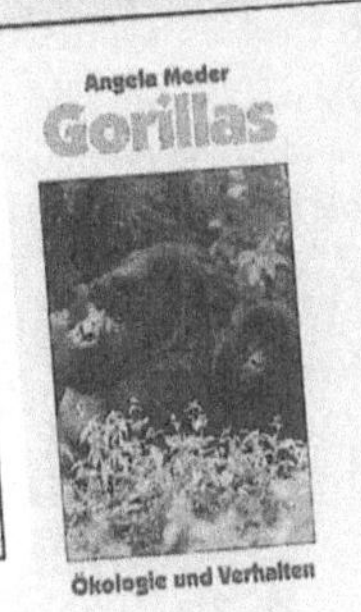

▲ 1992. X, 174 S. 47 Abb.
DM 29,80; öS 232.50;
sFr 33.00.
ISBN 3-540-55623-0

▲ 2., erw. Aufl. 1993. X, 200 S.
33 Abb., 21 historische
Vignetten DM 29,80;
öS 232.50; sFr 33.00.
ISBN 3-540-56240-0

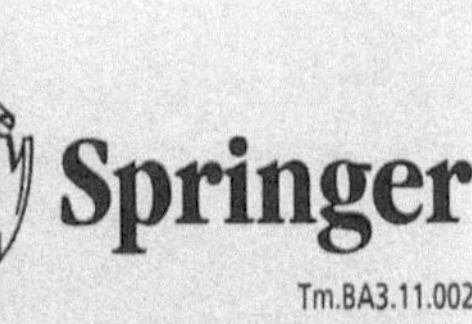

Tm.BA3.11.002

Springer und Umwelt

Als internationaler wissenschaftlicher Verlag sind wir uns unserer besonderen Verpflichtung der Umwelt gegenüber bewußt und beziehen umweltorientierte Grundsätze in Unternehmensentscheidungen mit ein. Von unseren Geschäftspartnern (Druckereien, Papierfabriken, Verpackungsherstellern usw.) verlangen wir, daß sie sowohl beim Herstellungsprozess selbst als auch beim Einsatz der zur Verwendung kommenden Materialien ökologische Gesichtspunkte berücksichtigen.

Das für dieses Buch verwendete Papier ist aus chlorfrei bzw. chlorarm hergestelltem Zellstoff gefertigt und im pH-Wert neutral.

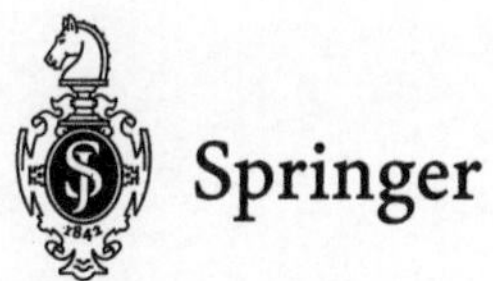

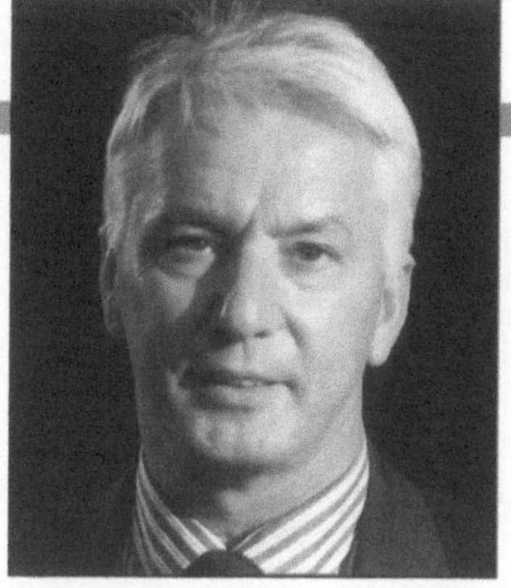

Prof. Dr. C. Diehm, geb. 1949, ist Arzt für Innere Medizin, Kardiologie sowie Angiologie und Phlebologie. Nach langjähriger Tätigkeit an der Medizinischen Universitätsklinik in Heidelberg übernahm er 1991 die Leitung der Inneren Abteilung im Klinikum Karlsbad-Langenstein-bach. Sein Spezialgebiet sind die Erkrankungen des Herz-Kreislauf-Systems. Er ist Mitglied mehrerer in- und ausländischer wissenschaftlicher Gesellschaften und Autor zahlreicher wissenschaftlicher Publikationen. Daneben schreibt er auch für medizinische Laien, weil er am liebsten mit mündigen Patienten zusammenarbeitet.